Thieme

Facharztprüfung
Anästhesie

1000 kommentierte Prüfungsfragen

Roland Braun
Uli-Rüdiger Jahn
Gerhard Wittenberg-Rump

4. vollständig überarbeitete Auflage

32 Cartoons
9 Tabellen

Georg Thieme Verlag
Stuttgart New York

Bibliografische Information
der Deutschen Nationalbibliothek

Die Deutsche Nationalbibliothek verzeichnet diese Publikation in der Deutschen Nationalbibliografie; detaillierte bibliografische Daten sind im Internet über http://dnb.d-nb.de abrufbar.

1. Auflage 2000
2. Auflage 2002
3. Auflage 2006

Wichtiger Hinweis: Wie jede Wissenschaft ist die Medizin ständigen Entwicklungen unterworfen. Forschung und klinische Erfahrung erweitern unsere Erkenntnisse, insbesondere was Behandlung und medikamentöse Therapie anbelangt. Soweit in diesem Werk eine Dosierung oder eine Applikation erwähnt wird, darf der Leser zwar darauf vertrauen, dass Autoren, Herausgeber und Verlag große Sorgfalt darauf verwandt haben, dass diese Angabe **dem Wissensstand bei Fertigstellung des Werkes** entspricht.

Für Angaben über Dosierungsanweisungen und Applikationsformen kann vom Verlag jedoch keine Gewähr übernommen werden. **Jeder Benutzer ist angehalten**, durch sorgfältige Prüfung der Beipackzettel der verwendeten Präparate und gegebenenfalls nach Konsultation eines Spezialisten festzustellen, ob die dort gegebene Empfehlung für Dosierungen oder die Beachtung von Kontraindikationen gegenüber der Angabe in diesem Buch abweicht. Eine solche Prüfung ist besonders wichtig bei selten verwendeten Präparaten oder solchen, die neu auf den Markt gebracht worden sind. **Jede Dosierung oder Applikation erfolgt auf eigene Gefahr des Benutzers.** Autoren und Verlag appellieren an jeden Benutzer, ihm etwa auffallende Ungenauigkeiten dem Verlag mitzuteilen.

Rüdigerstr. 14
70469 Stuttgart
Deutschland
Telefon: +49/0711/8931-0
Unsere Homepage: www.thieme.de

Printed in Germany

Zeichnungen: www.rippenspreizer.de
Umschlaggestaltung: Thieme Verlagsgruppe
Umschlagfoto: Karl-Heinz Krauskopf, Wuppertal
Satz: Druckhaus Götz GmbH, 71636 Ludwigsburg
gesetzt in 3B2, Version 9.1, Unicode
Druck: AZ Druck und Datentechnik GmbH, Kempten

ISBN 978-3-13-125544-0 1 2 3 4 5 6

Anschriften

Dr. med. Roland Braun, D.E.A.A.
Klinik für Anästhesiologie,
Intensivtherapie und Schmerzbehandlung
Fürst-Stirum-Klinik Bruchsal,
Kliniken des Landkreises Karlsruhe gGmbH
im Verbund der Regionalen Kliniken Holding RKH
Gutleutstraße 1 – 14
76646 Bruchsal

Dr. med. Uli-Rüdiger Jahn
Klinik für Anästhesiologie, Intensivmedizin,
Notfallmedizin und Schmerztherapie
Helios-Klinikum Bad Saarow
Pieskowerstraße 33
15526 Bad Saarow

Dr. med. Gerhard Wittenberg-Rump, D.E.A.A.
Abteilung für Anästhesie,
Intensivmedizin und Schmerztherapie
Berufsgenossenschaftliche Unfallklinik
67071 Ludwigshafen/Rh.

MEDI-LEARN

Das Repetitorium für alle
medizinischen Examina

Dr. med. Dipl.-Psych.
Bringfried Müller
Psychologische Leitung

Vera Lippek
Pädagogische Leitung

Bahnhofstraße 26b
35037 Marburg

Vorwort zur 4. Auflage

Den angehenden Fachärztinnen und Fachärzte, die unser Buch zur Vorbereitung gewählt haben, gilt unser herzlicher Dank. Sie haben dieses Buch etabliert und erfolgreich gemacht. Die große Resonanz, auch durch Zuschriften mit Korrekturvorschlägen, zeigt uns die Notwendigkeit für ein solches Buch. Wir halten den Verzicht auf Multiple-Choice-Fragen und das Konzept aus Frage und Antwort mit knapper und präziser Zusammenfassung für die Vorbereitung zur Prüfung und auf die Prüfungssituation weiterhin für sinnvoll. Nicht wenige Prüfer nehmen unser Buch als Grundlage für das Facharztgespräch. In der deutschen Facharztausbildung wird immer noch zu wenig Wert auf die Vermittlung von Kenntnissen in den Grundlagenwissenschaften wie Physiologie, Pathophysiologie, Pharmakologie u. a. gelegt. Wir können daher auf Fragen zu diesen Gebieten, die auf die Vertiefung des Verständnisses pathophysiologischer Zusammenhänge in klinischen Situationen abzielen nicht verzichten. Nach drei Jahren war eine intensive Revision, Aktualisierung und Ergänzung nötig. Dieser Aufgabe haben wir uns gerne gestellt und hoffen, auch diesmal wieder eine konsensfähige aktuelle Darstellung der Bereiche unseres vielfältigen und interessanten Fachgebiets erreicht zu haben, welche die aktuelle Datenlage der nationalen und internationalen Literatur als Grundlage hat.

Unser besonderer Dank geht an die Mitarbeiter des Georg Thieme Verlags, allen voran Frau Korinna Engeli, Frau Silke Neugebauer und Frau Ursula Biehl-Vatter, für die kooperative und unkomplizierte Zusammenarbeit.

Bruchsal, Bad Saarow, Flörsheim-Dalsheim,
im April 2010

Roland Braun
Uli-Rüdiger Jahn
Gerhard Wittenberg-Rump

Vorwort zur 3. Auflage

Wir danken den Lesern, die für den anhaltenden Erfolg des Buchs sorgen. Das Konzept der Vorbereitung zur Facharztprüfung in Frage und knapp formulierter Antwort – im Sinne einer realen Prüfungssituation – hat sich nach unserer Ansicht bewährt. Nach dem Erscheinen unseres Facharztprüfungsbuches wurde die Konzeption vom Thieme-Verlag auch für andere Fachgebiete umgesetzt. Dieser kreative Prozess macht nun auch eine optische Anpassung der Neuauflage erforderlich. Natürlich wurden alle Fragen überarbeitet und ggf. aktualisiert. Unsere Zusammenarbeit war wie immer völlig unproblematisch. Unser Dank geht an Fr. Ueckert und Fr. Addicks vom Thieme-Verlag für die gute Kooperation. Besonderen Dank verdienen unsere Familien, die in Phasen intensiven Schreibens viel Geduld aufbringen mussten.

Mannheim, Ludwigshafen, Münster
Im Frühjahr 2006

Roland Braun
Gerhard Rump
Uli-Rüdiger Jahn

Vorwort zur 2. Auflage

Die positiven Rückmeldungen zur 1. Auflage von Lesern und Rezensenten waren für uns sehr erfreulich. Unser Ziel, den Facharztkandidatinnen und -kandidaten zu helfen, die erworbenen Kenntnisse vor der Prüfung zu überprüfen und sich auf die Prüfungssituation vorzubereiten, wurde sichtlich erreicht. Wir haben die Aufforderung zur Aktualisierung und Anpassung der Fragen in fast jeder Rückmeldung an die Autoren ernst genommen und konnten nach dem Erfolg der 1. Auflage jetzt schon nach einem Jahr die komplett überarbeitete und erweiterte Neuauflage fertig stellen.

Viele der Fragen behandeln wichtige „basics", sodass wir nur wenig gestrichen haben; der aufmerksame Leser allerdings wird die Vielzahl der Änderungen sicher wahrnehmen. Durch eine Reihe zusätzlicher Fragen erhöht sich die Gesamtzahl nun auf über 1050 Fragen.

Die Zusammenarbeit mit meinen Freunden und Koautoren Gerhard Rump und Uli-Rüdiger Jahn war wieder äußerst angenehm. Meiner Chefärztin Frau Dr. Ingrid Büche und allen Kolleginnen und Kollegen der Klinik danke ich für ihre Anregungen. Bedanken möchte ich mich auch bei meiner Frau Gesine und meinen Kindern Katharina, Markus und Jan, ohne deren Geduld diese Auflage nicht möglich gewesen wäre.

Bruchsal, Dezember 2001
Roland Braun

Die zweite und überarbeitete Auflage dieses Buchs widme ich meinem hochverehrten Chef und langjährigen Lehrer, Herrn Univ.-Prof. Dr. H. Van Aken, der meine Mitarbeit an diesem Buch zu jeder Zeit wohlwollend unterstützte.

Münster, Dezember 2001
Uli-Rüdiger Jahn

Vorwort zur 1. Auflage

Die erfreulich große Zahl umfangreicher Nachschlagewerke, kompakter Lehrbücher und Repetitorien ermöglicht dem Kandidaten, der zur Facharztprüfung und zur Prüfung für das europäische Anästhesiediplom (D.E.A.A.) antritt, sich ein profundes Wissen anzueignen. Das vorliegende Buch soll ihm helfen, seine erworbenen Kenntnisse vor der Prüfung zu kontrollieren und sich anhand von Fragen auf die Prüfungssituation vorzubereiten. Die bewusst knapp gehaltenen Antworten sollen klare Aussagen fördern, Zusammenhänge darstellen und Wissenslücken aufzeigen. Aufgrund der Simulation einer realen Prüfungssituation kann der Leser das aktive Darstellen seines Wissens üben. Natürlich würde eine ausführliche Diskussion aller Lehrmeinungen den Rahmen des Buches sprengen. Wir sind uns bewusst, dass einige Antworten Diskussion und Kritik hervorrufen und begrüßen dies ausdrücklich. Für die Prüfungsvorbereitung hielten wir es für sinnvoll, eine konsensfähige Kommentierung anzubieten – auch der Prüfungskandidat muss eine aus persönlicher Erfahrung, Ausbildung und Literaturstudium gebildete Meinung vertreten. Die Gewichtung der Anteile unseres Fachgebiets entspricht unserer Erfahrung mit Facharztprüfungen; so werden Themen aus der Notfallmedizin eher selten angesprochen, die Schwerpunkte liegen eindeutig im Bereich der Anästhesiologie und Intensivmedizin. Da in Zukunft auch vermehrt Themen aus der Schmerztherapie zu erwarten sind, haben wir versucht, dieses Gebiet ausreichend zu repräsentieren. Das Autorenteam umfasst Anästhesisten aus einem Krankenhaus der Grund- und Regelversorgung, einer berufsgenossenschaftlichen Unfallklinik mit Verbrennungszentrum und einer Universitätsklinik, um ein breites Spektrum an Erfahrung und „Schule" einzubringen.

Ich möchte meinen Freunden und Koautoren Gerhard Rump und Uli-Rüdiger Jahn für die angenehme Zusammenarbeit danken. Besonderer Dank gilt meiner Chefärztin, Frau Dr. Ingrid Büche, für ihre Unterstützung und wertvolle Diskussion. Ich möchte auch allen Kolleginnen und Kollegen der Klinik danken, die mit ihren Fragen eine Inspiration für dieses Buch waren. Selbstverständlich gilt mein Dank auch meiner Familie für ihre Geduld. Ich widme dieses Buch meinem verehrten ehemaligen Chef, Dr. Wolfgang Schumacher, unter dessen Ägide ich die Facharztprüfung und die D.E.A.A-Prüfung absolvierte.

Bruchsal, im Frühjahr 2000
Roland Braun

Notfallmedizin 155

Schmerztherapie 173

Weiterführende Literatur 193

Facharzt – wie nehme ich die letzte Hürde?

Bringfried Müller, Vera Lippek

Die Weiterbildung zum Facharzt erfolgt im Rahmen einer mehrjährigen Berufstätigkeit. Wer Allgemeinmediziner, Kinderarzt, Chirurg o. Ä. werden will, erwirbt seine Fachbezeichnung, indem er als Arzt in weiterbildungsberechtigten Einrichtungen arbeitet, Weiterbildungsveranstaltungen besucht und eine Prüfung ablegt. Mit der Facharztprüfung erlangt der Arzt die Befähigung, selbstständig zu arbeiten und sich niederzulassen.

Wer die Weiterbildung zum Facharzt anstrebt, kann sich bei der für ihn zuständigen Landesärztekammer beraten lassen. Hier erhält man die rechtsverbindliche Weiterbildungsordnung sowie die Listen weiterbildungsberechtigter Ärzte und Einrichtungen. Darüber hinaus bearbeiten die zuständigen Abteilungen der Landesärztekammern die Anträge auf Zulassung zur Facharztprüfung, und organisieren die Prüfung (siehe Adressenlisten der 17 bundesdeutschen LÄK).

Das Facharztgespräch

Antragstellung und Voraussetzungen

Der Arzt in Weiterbildung kann den Antrag auf Zulassung zur Facharztprüfung in der Regel frühestens 4 – 8 Wochen vor Erfüllung der Mindestweiterbildungszeiten stellen. (s. Weiterbildungsordnung der Landesärztekammern). Das Antragsformular ist bei der Abteilung Weiterbildung der zuständigen Ärztekammer erhältlich. Bei schwierigen Fragen zur Anerkennung von Ausbildungszeiten etc. ist es unbedingt ratsam, schon vorab Teilabklärungen vorzunehmen. Dies empfiehlt sich insbesondere bei wechselnden Arbeitgebern, Teilzeitstellen etc. Unter Umständen können diese Unterlagen schon vorab eingereicht werden, das aktuelle Arbeitszeugnis darf jedoch frühestens 1 Woche vor Ablauf der Mindestweiterbildungszeit ausgestellt und eingereicht werden.

Zur Antragstellung sind in der Regel folgende Unterlagen einzureichen:

- vollständig ausgefülltes Antragsformular,
- Approbation oder Berufserlaubnis,
- Lebenslauf,
- sämtliche Zeugnisse/Beurteilungen, die für den angestrebten Facharzt relevant sind, mit:
  - genauen Angaben zu Beginn und Ende der Weiterbildung,
  - den im Einzelnen absolvierten Weiterbildungsabschnitten,
  - den dabei vermittelten und erworbenen Kenntnissen, Erfahrungen und Fertigkeiten,
  - den erbrachten ärztlichen Leistungen in Diagnostik und Therapie gemäß den „Richtlinien zur Weiterbildungsordnung".

Im Abschlusszeugnis muss der zur Weiterbildung Ermächtigte eine Stellungnahme über die fachliche Eignung des Arztes in Weiterbildung abgeben und diesen für die Facharztprüfung vorschlagen.

Bei operativen Fächern ist darüber hinaus die Vorlage einer Aufstellung der selbstständig durchgeführten Eingriffe erforderlich. Der Operationskatalog muss vom Weiterbildungsleiter bestätigt werden und sollte sich an den Richtlinien zur Weiterbildungsordnung orientieren.

Normalerweise können nur Weiterbildungszeiten von zur Weiterbildung Ermächtigten anerkannt werden. Bei manchen Ärztekammern muss ein Weiterbildungsabschnitt obligat für mindestens 1 Jahr in einem Haus mit voller Weiterbildungsermächtigung absolviert werden. In manchen Ländern können Teilweiterbildungszeiten addiert werden unter der Voraussetzung, dass alle in der Weiterbildungsverordnung vorgeschriebenen Inhalte absolviert wurden. Beschäftigungszeiten von weniger als 6 Monaten werden üblicherweise nicht angerechnet. Auch die in diesem Zeitraum erbrachten Richtzahlen werden normalerweise nicht anerkannt!

Prüfungstermin

In der Regel gibt es keine feststehenden Prüfungstermine. Allerdings kann der Antragsteller damit rechnen, innerhalb von 3 Monaten einen Prüfungstermin zugeteilt zu bekommen.

Nach Abschluss des Zulassungsverfahrens wird er dann mit einer Frist von mindestens 2 Wochen zur Prüfung geladen (gewünschten Prüfungstermin mit angeben).

Prüfungsablauf

Die Facharztprüfung ist eine 30- bis 45-minütige, nichtöffentliche mündliche Einzelprüfung.

Die Prüfungskommission besteht in der Regel aus 3 Ärzten, von denen mindestens 2 selbst die Anerkennung für das zu prüfende Gebiet besitzen müssen. Die Entscheidung zur Beurteilung der Prüfung wird mehrheitlich getroffen.

Den weitaus meisten Bewerbern um die Anerkennung als Facharzt gelingt es, in dem abschließenden Fachgespräch die erforderlichen besonderen oder zusätzlichen Kenntnisse darzulegen, wie die geringen Durchfallquoten beweisen (s. Abbildung).

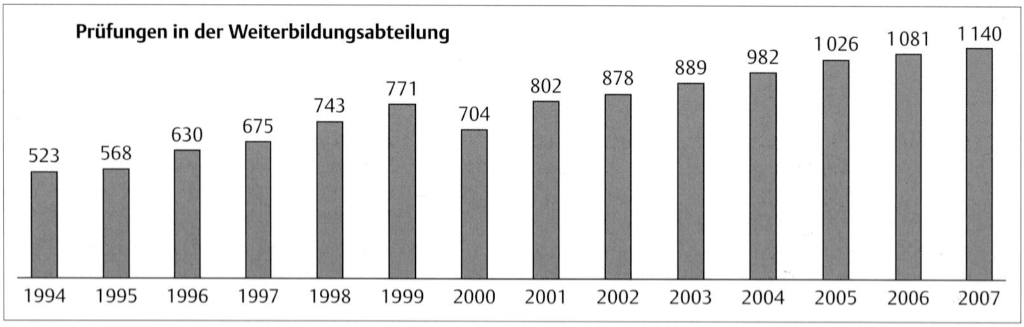

Zur Illustration der Entwicklung der Facharztprüfungen in den letzten 15 Jahren beispielhaft die Anzahl der Facharzt-Prüfungen in Hessen. Die Durchfallquoten liegen bei ca. 5%. (Quelle: www.laekh.de)

Nichtbestehen

Das Nichtbestehen der Facharztprüfung hat für den Betroffenen keine existenziellen Folgen, da er weiterhin den Arztberuf wie bisher ausüben kann.

Gegen ablehnende Entscheidungen ist innerhalb von 4 Wochen ein Widerspruch bei der Ärztekammer möglich. Über den Widerspruch entscheidet die Ärztekammer dann nach Anhörung des von ihr eingesetzten Widerspruchsausschusses. Ansonsten kann das Anerkennungsverfahren und damit das Fachgespräch mehrmals, auch schon nach relativ kurzer Zeit (frühestens nach 3 Monaten) wiederholt werden.

Allerdings kann die Ärztekammer eine Verlängerung der Weiterbildungszeit von 3 Monaten bis zu maximal 2 Jahren anordnen. Alternativ kann der Prüfungsausschuss auch Auflagen erteilen, die, wenn sie erfüllt und nachgewiesen werden, ohne Wiederholungsprüfung zur Anerkennung führen.

Prüfungsstil und -inhalt

Anders als in den medizinischen Staatsexamina muss der Prüfungsstil in der Facharztprüfung einerseits den Ausbildungsstand und die Berufserfahrung der Bewerber respektieren, andererseits aber auch die erforderliche Kontrolle ermöglichen. Dies geschieht in der Form eines **klinisch relevanten Fachgesprächs** mit Kollegen, vergleichbar einer Chefarztvisite.

Anhand von **Fallschilderungen** soll der Prüfling sein Wissen auf folgenden Gebieten unter Beweis stellen:

- einschlägiges Grundlagenwissen,
- ausreichende Kenntnis der Fachliteratur,
- Kenntnis ärztlicher Arbeitsweisen (Untersuchungstechniken, bildgebende Verfahren, Mikroskopie, EKG, EEG-Diagnostik u. Ä.),
- Anamnese,
- Abfragen von Untersuchungsbefunden,
- Differenzialdiagnosen,
- Entwickeln eines differenzialdiagnostischen Approaches (welche Untersuchungen, in welcher Reihenfolge?).

In der Regel wird der Prüfling mit einem Fall aus der Praxis konfrontiert, wie er im Klinikalltag jederzeit vorkommen kann. Im Unterschied zu den IMPP-orientierten Prüfungen im Studium werden in der Facharztprüfung **keine exotischen Details, sondern die häufigsten Krankheitsbilder** erörtert. Der Prüfling sollte daher ein **differenzialdiagnostisches Ranking** im Kopf haben, damit er die Wahrscheinlichkeit verschiedener Diagnosehypothesen einordnen kann.

Protokollführung

Rechtlich besteht keine zwingende Notwendigkeit, das gesamte Prüfungsgeschehen einschließlich der Fragen und Antworten genau zu dokumentieren. Was die Protokollführung während der Facharztprüfung betrifft, werden insofern keine überzogenen Ansprüche gestellt. Mindestanforderung ist, dass die Hauptthemen der Prüfung zusammengefasst und die Antworten des Prüflings dokumentiert sind. Selbst ein unzureichendes Protokoll würde allein nicht zwingend zur Rechtswidrigkeit der Prüfungsentscheidung führen.

Im Streitfall wird ggf. ein von der Ärztekammer gebildeter Widerspruchsausschuss eingeschaltet, der die entscheidenden Informationen durch Einvernahme von Zeugen, z. B. der Prüfer, einholt.

Lerntipps

Lernen ist ein Prozess der Verknüpfung neuer Inhalte mit bereits vorhandenen Gedächtnisstrukturen. Da diese Strukturen individuell verschieden sind, muss auch die Wahl geeigneter Lernstrategien individuell erfolgen.

Als ausgebildeter Arzt verfügen Sie bereits über umfangreiche Lernerfahrungen und offenbar auch über einige brauchbare Lernstrategien (immerhin haben Sie schon eine ganze Reihe Prüfungen erfolgreich gemeistert...). Die folgenden Ausführungen sollten Sie daher lediglich als Anregungen verstehen, Ihre bisherigen Strategien punktuell zu ergänzen oder effektiver zu gestalten. Empfehlenswert sind die folgenden Ausführungen insbesondere dann, wenn der Motor Ihrer Prüfungsvorbereitung ein aus Lernvermeidung resultierendes „schlechtes Gewissen" ist.

Lernvermeidung ist die Folge einer mehr oder weniger stark ausgeprägten Angst. Diese Angst führt dazu, alles, was an das Angst auslösende Objekt (hier: die Prüfung) erinnert, zu vermeiden. Die inhaltliche Auseinandersetzung mit der Prüfung wird daher immer wieder aufgeschoben. Schließlich wird von einem bestimmten Zeitpunkt an das schlechte Gewissen so groß, dass es handlungsbestimmend wird. Die Handlungen zielen dann aber leider nicht auf Lernen ab, sondern auf die Reduzierung des schlechten Gewissens. Bücher werden gekauft, das eigene Budget wird belastet, was uns das wohlige Gefühl vermittelt, nun doch etwas in die Prüfungsvorbereitung „investiert" zu haben. Das schlechte Gewissen ist beruhigt und verliert an Triebkraft – leider jedoch nur vorübergehend. Gleichzeitig bekommen wir nämlich beim Durchblättern der Fachliteratur eine grobe Vorstellung von der enormen Fülle des Prüfungsstoffes und schon beginnt der Angstpegel erneut zu steigen. Mit anderen Worten: Alles, was an die Prüfung erinnert, wird zunächst aus Angst so lange beiseite gelegt, bis das schlechte Gewissen wächst, die vorhandene Angst übertrifft und wieder zum Handlungsantrieb wird.

Dabei grenzen einige der zur Gewissensberuhigung eingesetzten Strategien geradezu an Selbstbestrafung: Man quält sich in stundenlangen Sitzungen am Schreibtisch, liest „grausame Literatur", nur um sich anschließend besser zu fühlen! Die Kehrseite der Medaille ist jedoch leider, dass man nicht wirklich etwas für die Prüfung getan hat.

Sie kennen das? Dann könnten Ihnen die folgenden Empfehlungen vielleicht doch nützen:

- Im Schnelltest zur Prüfungsvorbereitung erfahren Sie, in welchen Bereichen sich Ihre Prüfungsvorbereitung optimieren lässt.
- Wer Zeit sparen möchte, kann sich direkt mit den beschriebenen Profilen auseinander setzen und den dort gegebenen Empfehlungen folgen, um spezielle Lernbereiche zu verbessern.
- Im Test geprüft werden die Bereiche Lernplanung, Lernort, Lernzeit, Lern- und Lesestil.
- Geben Sie bitte an, ob Sie der jeweiligen Aussage zustimmen können (stimmt) oder sie für sich verneinen müssen (stimmt nicht).
- Die Auswertungstabelle zeigt Ihnen, welche Antwort welchem Punktwert in den einzelnen Bereichen entspricht.

Selbsttest

Nr.	Frage	stimmt	stimmt nicht
1	Ich markiere Textstellen, bevor ich den Text vollständig gelesen habe.		
2	Bevor ich einen Text lese, formuliere ich Fragen, die ich aus den Überschriften ableite.		
3	Bevor ich lerne, orientiere ich mich über die Prüfungsrelevanz der zu lernenden Fakten.		
4	Beim Lesen fasse ich den Text Abschnitt für Abschnitt in eigenen Worten zusammen.		
5	Ich sitze häufig bis nachts am Schreibtisch.		
6	Meine tägliche Lernzeit hängt vom Zufall und der jeweiligen Stofffülle ab.		
7	Ich mache mir oft bildliche Vorstellungen von komplizierten Zusammenhängen.		
8	Ich versuche fast immer, Bezüge zwischen verschiedenen Fächern herzustellen.		
9	Ich versuche meistens, alles zu behalten, was ich lese.		
10	Ich baue gerne Modelle (Papier, Draht, Pappe), um mir Sachverhalte besser vorzustellen.		
11	Ich muss ein Stoffgebiet sehr häufig wiederholen, bis ich es mir einprägen kann.		
12	Ich denke mir häufig Eselsbrücken aus.		
13	Bevor ich ein Buch lese, orientiere ich mich am ganzen Inhaltsverzeichnis und verschaffe mir einen Überblick über alle Kapitel.		
14	Ich überlege mir häufig eine praktische Anwendung dessen, was ich gelernt habe.		
15	Ich lese lieber ein Buch mehrmals als mehrere Bücher einmal.		
16	Ich vermeide fachliche Diskussionen mit Kollegen, da diese zu zeitraubend sind.		
17	Mir wichtig erscheinende Textstellen schreibe ich wörtlich ab.		
18	Ich lerne meistens erst kurz vor der Prüfung.		
19	Ich nehme einen Kalender und plane die Gesamtzeit für jedes Gebiet, nachdem ich mir einen Überblick über die Zeit bis zur Prüfung verschafft habe.		
20	Beim Lesen überlege ich mir, was ein Prüfer hierzu fragen könnte.		
21	Ich stelle das Telefon ab, wenn ich lerne.		
22	Beim Lernen freue ich mich über jede Ablenkung, auch wenn es Dinge sind, die mir sonst keinen Spaß machen (Einkaufen, Abwaschen).		
23	Ich mache regelmäßig zu festen Zeiten kurze Pausen.		
24	Ich habe jeden Tag feste Arbeitszeiten, die ich einhalte.		
25	Ich plane, an welchen Tagen ich den Stoff wiederholen muss.		
26	Zum Lernen gehe ich extra an einen Ort, an dem ich ungestört bin.		
27	Wenn ich vor dem Schreibtisch sitze, denke ich oft an etwas anderes.		
28	Ich beginne in der Regel mit meinen Lieblingsthemen.		
29	Bevor ich lerne, verschaffe ich mir einen Überblick über den gesamten Prüfungsstoff.		
30	Ich werde beim Lernen häufig durch unangemeldeten Besuch abgelenkt.		
31	Ich höre beim Lernen gerne Musik.		
32	Ich denke mir häufig verrückte Sachen aus, um Fakten besser zu behalten.		
33	Oft ist es nicht wichtig, den Stoff zu verstehen; man muss ihn reproduzieren können.		

Auswertung

Bereich	*Frage*	*Score*	*Antwort*
Lernplanung	3	4	stimmt nicht
	18	3	stimmt
	19	3	stimmt nicht
	25	4	stimmt nicht
	28	2	stimmt
	29	4	stimmt nicht
			Summe
Lernort	21	5	stimmt nicht
	26	5	stimmt nicht
	30	5	stimmt
	31	5	stimmt
			Summe
Lernzeit	5	4	stimmt
	6	3	stimmt
	22	3	stimmt
	23	4	stimmt nicht
	24	4	stimmt nicht
	27	2	stimmt
			Summe
Lernstil	7	1	stimmt nicht
	8	1	stimmt nicht
	9	2	stimmt
	10	3	stimmt nicht
	11	2	stimmt
	12	2	stimmt nicht
	14	3	stimmt nicht
	15	1	stimmt nicht
	16	1	stimmt
	32	2	stimmt nicht
	33	2	stimmt
			Summe
Lesestil	1	2	stimmt
	2	4	stimmt nicht
	4	3	stimmt nicht
	13	4	stimmt nicht
	17	3	stimmt
	20	4	stimmt nicht
			Summe

Interpretation

0 – 5 Punkte: Sie gestalten diesen Bereich optimal.

6 – 10 Punkte: Ihre bisherigen Strategien haben sich wahrscheinlich bewährt. Eine Optimierung des betreffenden Bereiches ist zwar möglich, aber kurzfristig steht der Aufwand vermutlich in keiner sinnvollen Relation zum erwarteten Nutzen. Wenn Sie jedoch noch sehr viel Zeit bis zur Prüfung haben, könnten Sie an diesen Bereichen noch arbeiten.

11 – 15 Punkte: Sie könnten durch eine bessere Gestaltung des betreffenden Bereiches Ihre Prüfungsvorbereitung optimieren. Lesen Sie hierzu die ausführlicheren Erläuterungen zu den einzelnen Lernbereichen.

16 – 20 Punkte: Sie benötigen vermutlich sehr viel Energie, um Defizite in diesem Bereich zu kompensieren. Eine Änderung Ihrer Lernstrategie in dem Bereich würde eine wesentliche Verbesserung Ihrer bisherigen Prüfungsvorbereitung zur Folge haben. Lesen Sie hierzu unbedingt die ausführlichere Interpretation.

Lernplanung

Sie haben nur vage Vorstellungen von der inhaltlichen Gestaltung Ihrer Lernzeit. Es hängt häufig vom Zufall und Ihrer Lust ab, welches Themengebiet Sie gerade lernen. Prüfungsrelevanz spielt hierbei oft eine untergeordnete Rolle. Sie werden häufig unzufrieden sein mit sich und Ihren Leistungen, da Sie nur vage Zwischenziele haben, deren Erreichen für Sie nicht überprüfbar ist. Sie sollten sich etwas mehr Zeit nehmen, den genauen Ablauf Ihrer Prüfungsvorbereitung zu konzeptualisieren. Eine bessere Planung könnte diesem schlechten Gefühl vorbeugen.

- Zur Erstellung dieses Planes sollten Sie sich Zeit lassen.
- Klären Sie, welche Lernzeit Ihnen bis zur Prüfung zur Verfügung steht.
- Klären Sie, welche Teilgebiete wirklich prüfungsrelevant sind, und teilen Sie Ihre Zeit entsprechend dem Umfang dieser Stoffgebiete ein.
- Beginnen Sie mit den prüfungsrelevantesten Themen.
- Kalkulieren Sie mehrere Wiederholungsdurchgänge ein.
- Planen Sie an jedem Tag eine feste Zeit ein, in der Sie den Stoff des Vortages wiederholen.

Bedenken Sie, dass Sie Ihren Plan sicherlich mehrmals neu überarbeiten und revidieren müssen. Interpretieren Sie eine Änderung Ihres Lernplanes dabei nicht als völlige Fehlplanung, sondern als neue verbesserte Auflage Ihres ursprünglichen Vorhabens, welches Sie dem Ziel näher bringt.

Lernort

An Ihrem bisher gewählten Arbeitsplatz sind Sie vielen Störungen ausgesetzt und müssen erhebliche Energie aufwenden, um sich diesen Störungen zu entziehen. Die Stunden, die Sie als Arbeitszeit verbuchen, haben Sie eigentlich damit verbracht, sich immer wieder in ein Thema einzudenken, da Sie vermutlich jedes Mal gestört werden, wenn Sie gerade die innere Ruhe gefunden haben, sich auf den Lernstoff einzulassen. Diese Energien stünden Ihnen zusätzlich zum Lernen zur Verfügung, wenn Sie Maßnahmen ergreifen würden, um eine bessere Arbeitsatmosphäre zu schaffen.

- Sie könnten Ihre Prüfungsvorbereitung effizienter gestalten,
  - indem Sie Ihren jetzigen Arbeitsplatz durch organisatorische Maßnahmen abschirmen,
  - indem Sie z. B. Lernzeiten definieren, die auch Ihre Bekannten kennen, oder
  - indem Sie das Telefon abstellen.
- Sie können sich aber auch ein Refugium an einem schwer zu erreichenden Ort (z. B. Bibliothek) schaffen.

Letzteres hat darüber hinaus den weiteren Vorteil, dass Sie sich nicht in den Tiefen Ihrer eigenen Literatur verlieren, Ihnen nicht einfällt, dass Sie noch Blumen gießen müssen oder dass Sie ja das Fernsehprogramm vom Abend noch nicht kennen...

Lernzeit

Sie zwingen sich häufig zu ineffektiven Zeiten an den Schreibtisch. Wahrscheinlich sind Sie getrieben von Ihrem schlechten Gewissen, halten sich aber nur vor Ihren Büchern auf, ohne sich tatsächlich in brauchbare Lernarbeit zu vertiefen.

Bei Ihnen besteht eine deutliche Diskrepanz zwischen Brutto- und Nettoarbeitszeit. Sie verbringen viel Zeit an Ihrem Schreibtisch, ohne dass Sie überhaupt aufnahmefähig sind. Bei der Organisation Ihres Arbeitstages vernachlässigen Sie, dass Sie einem physiologischen Rhythmus unterliegen und Erholungspausen brauchen. Sie zwingen sich an den Schreibtisch, schaffen es vielleicht, ein paar Seiten zu lesen, und sind zu einem späteren Zeitpunkt enttäuscht, weil Sie zwar wissen, dass Sie das Thema gelesen haben, sich aber nicht an den Inhalt erinnern können. Sie kompensieren diesen Misserfolg durch noch längere Arbeitszeiten und ertappen sich ständig bei abschweifenden Gedanken. Dies geschieht zwangsläufig, da Sie Ihrem Geist nicht die nötigen Ruhepausen einräumen.

- Akzeptieren Sie die Endlichkeit Ihrer Aufnahmefähigkeit und gönnen Sie sich Pausen.
- Bedenken Sie, dass der Erholungswert einer Pause in den ersten Minuten am größten ist.
- Machen Sie daher häufiger kurze Pausen.
- Wenn Sie sehr lange Pausen machen, sollten Sie hinterfragen, ob diese langen Pausen nicht das Resultat einer mangelnden Lernmotivation sind, die entsteht, weil Sie diese Pausen zu spät machen.
- Versuchen Sie auch dann eine Pause einzulegen, wenn Sie eigentlich noch „fit" sind.
- Steigern Sie Ihre tägliche Lernzeit von Woche zu Woche.

Sie werden bemerken, dass Sie sich darauf freuen, nach 5 – 10 min wieder an den Schreibtisch zu dürfen, wenn Sie Ihre Lernzeit nicht bis zur Erschöpfung ausdehnen.

Lernstil

Sie empfinden Lernen als eine Pflichtübung, bei der es gilt, einfach nur viele Fakten zu behalten. Sie versuchen diese Fakten abzuspeichern und verlieren vermutlich schnell die Lust am Lernen, weil Sie nur für die Prüfung lernen.

- Sie sollten sich bemühen, den Lernstoff in Ihre eigenen Gedächtnisstrukturen zu integrieren. Hierzu ist es jedoch notwenig, die Inhalte selbst zu überdenken und nicht nur passiv abzuspeichern.
- Eine Übung könnte ein Referat sein, welches Sie zu einem relevanten Thema vorbereiten und das Sie

einer fachfremden Person vortragen. Bei der Erläuterung komplexer Zusammenhänge gegenüber einem Fachfremden werden Sie Strategien entdecken, die Sie sich selbst zu Nutze machen können, wenn Sie vor der Aufgabe stehen, komplizierte Zusammenhänge zu behalten.
- Überlegen Sie sich praktische Anwendungen des Gelernten oder suchen Sie nach Beispielen aus Ihrem Alltag, die Sie mit dem Gelernten assoziieren. Auf diese Weise wird der Stoff in Ihre eigenen Gedächtnisstrukturen integriert.
- Entwickeln Sie eigene Modelle, die gedanklich oder konkret sein können, um die Verarbeitungstiefe des Gelernten zu erhöhen. Vernachlässigen Sie hierbei zunächst den Anspruch auf die Vollständigkeit dieser Modelle, damit Sie sich nicht verzetteln.
- Erinnern oder konstruieren Sie zu jedem Krankheitsbild einen Patienten, den Sie selbst behandelt haben. Überlegen Sie, welche diagnostischen und therapeutischen Maßnahmen Sie selbst durchgeführt haben oder durchführen lassen würden.

Dieser Lernstil erfordert kurzfristig zwar mehr Zeit, doch die neu entwickelten Strategien vermitteln Ihnen Spaß am Lernen, so dass Sie keine zusätzliche Belastung empfinden. Darüber hinaus sparen Sie sich einige Wiederholungsdurchgänge, da Sie den gelernten Stoff durch die gesteigerte Verarbeitungstiefe länger behalten.

Lesestil

Sie lesen ein Lehrbuch wie einen Roman. Leider empfinden Sie dessen Inhalt wahrscheinlich weniger spannend, so dass nur sehr wenig von dem Gelesenen haften bleibt. Sie könnten die Behaltensquote des Gelesenen wesentlich steigern, wenn Sie Folgendes beachten:
- Verschaffen Sie sich einen Überblick über den Lernstoff, indem Sie auch Vorwort und Einleitung der Lehrbücher lesen und das Inhaltsverzeichnis studieren.
- Leiten Sie sich aus den Kapitelüberschriften Fragen an den Text ab (Beispiel Hormone: Was ist ein Hormon? Wie teilt man Hormone ein? Was passiert, wenn wir ein bestimmtes Hormon nicht hätten?). Sie können diese Standardfragen im Prinzip zu jedem Kapitel stellen.
- Versuchen Sie beim Lesen, die gestellten Fragen zu beantworten.
- Fassen Sie in eigenen Worten den gelesenen Text zusammen und markieren Sie die Kernaussagen des Textes, auch wenn diese zunächst zu trivial erscheinen.
- Markieren Sie Textstellen erst dann, wenn Sie einen Abschnitt vollständig gelesen und selbst durchdacht haben, was die Kernaussage des Gelesenen war.
- Rekapitulieren Sie nach ca. einem Tag das Gelesene, ohne das Buch hierbei aufzuschlagen. Lesen Sie erst dann erneut, wenn Sie bei Ihrem Gedächtnisprotokoll die Lücken erkannt haben.

Möglicherweise benötigen Sie beim ersten Lesedurchgang mehr Zeit als gewohnt. Kurz vor der Prüfung profitieren Sie jedoch von diesem Mehraufwand. Sie werden sehr viel von den gelesenen Texten behalten, da Sie mit der inzwischen erworbenen Lesestrategie eine hohe Verarbeitungstiefe erreichen.

Der Mensch behält

(nach R. Spinola, in Weiterbildung 4/88):

- 10 % von dem, was er **liest,**
- 20 % von dem, was er **hört,**
- 30 % von dem, was er **beobachtet,**
- 50 % von dem, was er **hört** und **sieht,**
- 70 % von dem, was er **selbst sagt,**
- 90 % von dem, was er **selbst tut.**

Prüfungsrhetorik

Auf Augenhöhe mit dem Prüfer!?

Im Zusammenhang mit der Facharztprüfung wird immer wieder betont, dass es sich hierbei um ein „kollegiales Fachgespräch“ handelt. Trotz der in dieser Formulierung angedeuteten Statussymmetrie gibt es unter den „Kollegen“ faktisch erhebliche Rollenunterschiede: Während der *Prüfling* mit einem Anliegen an die Prüfungskommission herantritt, haben die *Prüfer* die Macht, dies zu bewilligen oder abzulehnen.

Bei aller Kollegialität sollten daher in jedem Fall einige kommunikative Grundregeln beachtet werden.

Beurteilungskriterien in der Prüfung

Jede menschliche Kommunikation findet stets auf zwei Ebenen gleichzeitig statt: der Vernunft- und der Gefühlsebene. Dieses Prinzip greift selbstverständlich auch in mündlichen Prüfungen.

Den Nachweis unserer fachlichen Qualifikation erbringen wir über unsere inhaltlichen Äußerungen, die der Prüfer auf der Vernunftebene wahrnimmt und bewertet. Gleichzeitig empfängt und interpretiert der Prüfer unbewusst aber auch alle anderen (nonverbalen) Signale, die wir senden, und gleicht sie mit dem gängigen Rollenideal ab.

Im Prüfungsgespräch muss der Kandidat daher beweisen, dass er nicht nur über die *fachlichen* Voraussetzungen zum Facharzt verfügt, sondern auch die erforderlichen *charakterlichen* Eignungsmerkmale mitbringt. Hierzu zählen z. B. Selbstsicherheit, Belastbarkeit, angemessene Umgangsformen etc. All dies wird über nonverbale Signale vermittelt, wie z. B. unsere äußere Erscheinung, Sprache und Körperhaltung. Daraus ergeben sich verschiedene Konsequenzen auf der Verhaltensebene.

Tasten und testen: die Begrüßungsphase

In der sog. Begrüßungsphase tasten sich die Gesprächspartner aneinander heran. Auf der Basis des hier gezeigten Verhaltens *orientieren* sich die Prüfer, d. h. es entsteht ein erster Eindruck vom Prüfling. Ist dieses „Vor-Urteil" erst gebildet, werden die Prüfer im weiteren Verlauf des Gesprächs versuchen, Belege zur Untermauerung ihrer Annahme zu finden (zur Not wird das Gehörte/Gesehene im Unterbewusstsein auch „passend gemacht", um Disharmonien zwischen der Vernunft- und Gefühlsebene zu beseitigen).

Da die Begrüßungsphase sehr kurz und wortarm ist, entsteht der prägende Ersteindruck hauptsächlich aufgrund der vom Prüfling vermittelten nonverbalen Signale. Unter Berücksichtigung dieser Tatsache können die folgenden Tipps eine positive Voreinstellung des Prüfers bewirken.

Kleidung/äußere Erscheinung

Ihre äußere Erscheinung am Prüfungstag sollte dem formalen Anlass einer Prüfung gerecht werden. Entscheiden Sie sich für eine Garderobe, die einen möglichst optimalen Kompromiss zwischen den Anforderungen der Prüfungssituation und Ihren eigenen Vorstellungen darstellt, damit Sie am *Tag X* nichts aus der Fassung bringt. Wer sich irgendwie „verkleidet", in seiner Bewegungsfreiheit eingeschränkt oder lächerlich fühlt, könnte ungewollt die falschen Signale in Richtung Prüfer aussenden.

Körperhaltung und Auftreten

Die Körperhaltung ist eine der zentralen Strategien, bewusste Kompetenzsignale zu vermitteln. Positive Verhaltensziele wie Entspanntheit und Selbstbewusstsein können durch eine kontrollierte Körperhaltung ausgedrückt werden.

Gangarten. Probieren Sie unterschiedliche Gangarten im Hinblick auf Tempo und Anspannung. Gehen Sie auf Ihr Spiegelbild zu und begrüßen Sie einen imaginären Prüfer. Die zunehmende Routine wird Sie entspannen, so dass das Kompetenzsignal „selbstbewusst auftreten" sich von selbst einstellt.

Blickkontakt. Erweitern Sie Ihr Gangtraining um die Komponente „Blickkontakt". Gehen Sie auf den „Prüfer" im Spiegel zu und versuchen Sie, einem Blickkontakt standzuhalten (dabei das Lächeln nicht vergessen, sonst wirkt Ihr Verhalten aggressiv!). Nach und nach wird sich durch Training auch diese Selbstbewusstseinsgeste fest in ihrem Verhaltensrepertoire verankern.

Sitzpositionen. Probieren Sie Sitzpositionen aus (mit und ohne Tisch)! Benutzen Sie auch hier Ihr Spiegelbild als Kontrolle. Versuchen Sie, Sitzpositionen zu finden, die Selbstbewusstsein und Entspanntheit ausdrücken (z. B. locker übereinander geschlagene Beine, Hände lose im Schoß gefaltet oder entspannt auf dem Tisch). Ziel sollte es sein, eine Sitzposition zu finden, die häufige Korrekturen (gern als „nervöses Gezappel" interpretiert) vermeidet.

Rollenspiel. Alle im Vorfeld trainierten Verhaltensweisen sollten bis zur Prüfung so weit automatisiert sein, dass sie authentisch wirken. Nichts darf so aufgesetzt wirken wie die Vorstellung eines schlechten Schauspielers. Der Prüfer könnte sonst auf die Idee kommen, auch Ihre Fachkompetenz sei nur „vorgetäuscht". Sichern Sie sich daher durch Rollenspiele mit Ihrer Arbeitsgruppe/Freunden ab und lassen Sie sich Ihr Verhalten in seiner Wirkung rückmelden.

- Spielen Sie die Begrüßungsphase mit verteilten Rollen durch. Legen Sie dabei Ihre Ziele offen und lassen Sie sich die Wirkung Ihres Verhaltens rückmelden. Setzen Sie jeden Verbesserungsvorschlag unmittelbar in einen neuen Versuch um, bis Ihr Verhalten sich mit der gewünschten Wirkung deckt.
- Beobachten Sie genau, wie Ihre Mitspieler Ihre Verhaltensziele umsetzen. Möglicherweise können Sie von den gezeigten Alternativen profitieren (Ausprobieren!).
- Variieren Sie die Begrüßungssituation, damit Sie für alle Fälle gewappnet sind (z. B. Prüfer kommt zur Begrüßung auf Sie zu; Prüfer ist bei Ihrem Eintreten noch mit Notizen beschäftigt etc.). Dokumentieren Sie das Akzeptieren der Rollengrenzen durch Einhalten der „Benimm-Regeln"!

Sauber starten: das „Warming-up" im Prüfungsgespräch

Als Warming-up bezeichnet man die Phase im Prüfungsgespräch, in der die ersten inhaltlichen Äußerungen getroffen werden. Zur Annäherung und zum Stressabbau stellt der Prüfer in der Regel eine offene Eingangsfrage. Das bedeutet: Der Prüfling hat den aktiven Sprecherpart und verfügt bei der Gestaltung der Antwort sowohl zeitlich als auch inhaltlich über einen maximalen Freiheitsgrad und entscheidet allein, *was* und *wie viel* er erzählt.

Das Warming-up ist beendet, sobald der Prüfling seinen Redefluss unterbricht oder signifikante fachliche Fehler macht. Mit dem Ende dieser Phase übernehmen die Prüfer verstärkt die Themen- und Gesprächssteuerung.

Verhaltensziel in dieser Prüfungsphase sollte es sein, ein Maximum an Prüfungszeit durch selbstbestimmtes Sprechen zu verbrauchen und eine vorzeitige Einmischung des Prüfers zu verhindern.

Hier eine Auswahl geeigneter Strategien:

Sprechtempo kontrollieren. Langsames Sprechen verbraucht Zeit, hat einen selbstberuhigenden Effekt und suggeriert Selbstbewusstein. Sprechen Sie sich zur

Übung in Ihrem normalen Sprechtempo einen kurzen Text vor, den Sie auswendig hersagen können. Stoppen Sie die Zeit und versuchen Sie in den folgenden Durchgängen, die Sprechzeit möglichst zu verdoppeln.

Bemühen Sie sich auch in Alltagsgesprächen, sooft Sie daran denken, um eine gezielte Verlangsamung des Sprechtempos. Sie werden die Erfahrung machen, dass Sie sich besser konzentrieren können, sich insgesamt entspannter fühlen und dass Ihre Zuhörer aufmerksamer sind als üblich.

Antworten sinnvoll strukturieren. Verfahren Sie grundsätzlich nach der Faustregel „Skelett vor Detail"! Eine vom Allgemeinen zum Speziellen voranschreitende Antwortstruktur erlaubt Ihnen, ein Maximum an Prüfungszeit selbstbestimmt zu gestalten und vorzeitige Einmischungen der Prüfer zu verhindern. Je mehr Sie (quantitativ) zu sagen haben, desto deutlicher gelingt es Ihnen, (Fach-)Kompetenz zu suggerieren. Es sei allerdings angemerkt, dass eine unabdingbare Erfolgsvoraussetzung für diese Strategie die fachliche Korrektheit Ihrer Äußerungen ist!

Führen Sie als Training mit Ihrer Arbeitsgruppe/Freunden eine Simulation dieser Gesprächsphase durch. Lassen Sie sich eine offene Eingangsfrage stellen und bitten Sie die anderen, sich überall dort mit Fragen einzuschalten, wo eine Nachfrage erforderlich scheint. Je länger Sie ungestört reden können, desto besser ist Ihre Antwortstruktur!

Mit Pausen richtig umgehen. Pausen haben eine überaus wichtige Funktion im Prüfungsgespräch, denn Sie geben dem Prüfling die nötige Zeit, seine Gedanken zu ordnen, und fördern so einen logisch-stringenten Vortrag. Um den Sprecherpart und damit die aktive Gesprächssteuerung in dieser Phase möglichst lange zu behalten, sollte man allerdings dafür sorgen, dass der Prüfer die eingeschobenen Pausen nicht als „Startsignal" missdeutet.

Verschaffen Sie sich in Alltagsgesprächen ein Gefühl dafür, welche Pausenlänge vom Gesprächspartner toleriert wird. Registrieren Sie unauffällig die Pausenlänge bis zur ersten Einmischung des Gesprächspartners. Auf diese Weise gewinnen Sie ein sicheres Gefühl für die zeitliche Angemessenheit von Sprechpausen.

Vermeiden Sie überlange Pausen in der Prüfung, wenn Sie auf Anhieb keine Antwort parat haben. Versuchen Sie stattdessen „laut zu denken", d. h. lassen Sie den Prüfer an Ihrer Antwortfindung teilhaben. Bemühen Sie sich, auf der Basis Ihnen bekannter Fakten eine Antwort herzuleiten. Immerhin ist dieses Verfahren besser als ein vorschnelles „Passen", da Sie auf diese Weise wenigsten in Teilbereichen Ihre Kompetenz dokumentieren können.

Laut und deutlich sprechen. Die Sprachqualität (Lautstärke, Intonation, Tempo) ist ein überaus deutliches Kompetenzsignal. Mit dem vorrangigen Ziel in dieser Prüfungsphase, eine vorzeitige Prüfereinmischung zu verhindern, ist insbesondere die Lautstärke von großer Bedeutung.

Eine laute und klare Aussprache kann z. B. verhindern, dass der Prüfer Ihre Ausführungen rein akustisch nicht versteht. Eine Nachfrage des Prüfers könnte Sie zum einen verunsichern und zum anderen mit einer weiteren Frage verknüpft werden, so dass die selbstbestimmte Eröffnungsphase vorzeitig gekappt wird. Darüber hinaus steigt für den Prüfer die Hemmschwelle, sich in einen lauten Vortrag einzuschalten, da er Sie bei seiner Unterbrechung akustisch überbieten müsste!

Abgesehen davon suggeriert eine angemessene Lautstärke, dass Sie hinter dem stehen, was Sie sagen und ist damit eine eindeutige Dokumentation von Selbstbewusstsein und Kompetenz. Und bitte keine falsche Scheu: Eine *geflüsterte* Falschantwort ist mit Blick auf die Endbeurteilung nicht weniger gravierend als eine laut und deutlich vorgetragene...

Versuchen Sie schließlich, Ihre Intonation zu verbessern (z. B. durch laute Leseübungen). Sie tun Ihren durch vorangegangene Prüfungen vielleicht schon erschöpften Prüfern einen großen Gefallen, da es leichter fällt, einem intonatorisch abwechslungsreichen Vortrag zu folgen. Auf diese Weise sammeln Sie ohne großen Aufwand Pluspunkte.

Die heiße Phase des Prüfungsgesprächs

In dieser Gesprächsphase geht es darum, die Fachkompetenz des Prüflings etwas genauer unter die Lupe zu nehmen. Entsprechend dominieren die Prüfer das Geschehen durch eine verstärkte (Frage-)Aktivität im Detailbereich.

Unser vorrangiges Gesprächsziel in dieser Phase sollte es sein, die Zahl der Prüferfragen möglichst gering zu halten, deren „Tiefenreichweite" auf ein vertretbares Maß zu begrenzen und die eigenen Antwortspielräume auszubauen.

Antworten sinnvoll strukturieren. Wie schon in der Frühphase des Prüfungsgesprächs sollten jetzt die Antworten generell vom Allgemeinen zum Speziellen strukturiert werden.

Machen Sie sich klar, dass jeder Ihrer Antworten ein potenzielles Angebot an den Prüfer darstellt, die von Ihnen gegebenen Fachinformationen durch weitergehende Fragen zu vertiefen. Durch die Antwortstruktur „Skelett vor Detail" hat man die Chance, vorab eine ganze Reihe richtiger Fakten zu nennen, bevor auf der Detailebene ggf. „gepasst" werden muss. Der positive Effekt basiert hier auf einer Abschwächung möglicher Falschantworten durch ihre Einbettung in (richtige) Allgemeinaussagen.

Das Prüfungsgespräch steuern. Um sein (fachliches) Gesicht in der Detailfragerunde zu wahren, sollte man ausschließlich „kontrollierte" Antworten geben, um sich ein Mindestmaß an thematischer Steuerung zu sichern. Nur so besteht die Möglichkeit, Nichtgewusstes dezent zu verschweigen und stattdessen sicheres Wissen zu thematisieren. Aus diesem Grund sollten in den Antworten ausschließlich Themen, Termine oder Details genannt werden, die bei näherem Nachfragen auch näher erläutert werden können. Andererseits können Details bewusst und gezielt eingeflochten werden, um den Prüfer zu Nachfragen zu provozieren und dann fachlich zu glänzen.

Trainieren Sie Ihre Fähigkeit zur Gesprächssteuerung, indem Sie z. B. versuchen, „Köder" aus dem Bereich Ihres sicheren Fachwissens auszulegen. Am geeignetsten hierfür erweist sich immer wieder die Erwähnung spezieller Fachtermini oder Verfahren.

Antwortspielräume ausbauen. Weniger Prüferfragen bedeuten mehr Antwortspielräume für den Prüfling. Die quantitative Minimierung der Prüferfragen erlaubt dem Kandidaten besser zu steuern, was er darstellen will oder kann, so dass die Gefahr, bei Lücken ertappt zu werden, sich erheblich verringert. Außerdem bedeutet ein selbstbestimmtes (und möglichst ausgedehntes) Gestalten von Prüfungszeit, dass weniger Gebiete/Themen abgefragt werden können.

Denken Sie daran, dass (selbst richtige) *Stichworte* häufig geraten wirken und bei der Endbeurteilung im ungünstigsten Fall als bloßes *Fragmentwissen* eingestuft werden. Gewöhnen Sie sich in Prüfungssimulationen daher an, grundsätzlich in ganzen, zusammenhängenden Sätzen zu antworten. Kombinieren Sie diese Technik mit einer bewussten Kontrolle des Sprechtempos, um möglichst viel Prüfungszeit selbstbestimmt zu verbrauchen.

Trainieren Sie die inhaltliche Strukturierung Ihrer Antworten unter dem Aspekt der *Nachvollziehbarkeit*. Sollte sich aus der Prüferperspektive ein „roter Faden" vermissen lassen, ist mit häufigen und vorzeitigen Einmischungen und damit mit dem Verlust des Sprecherparts zu rechnen.

Sollte Ihnen dieser Trainingspunkt schwer fallen, stellen Sie den Prüfungssimulationen eine Aufbauübung voran: Skizzieren Sie Ihre Antworten (z. B. auf Fachfragen aus früheren Prüfungsprotokollen) zunächst schriftlich und bitten Sie dann Ihre Arbeitsgruppe/Freunde um eine Beurteilung im Hinblick auf Nachvollziehbarkeit und logische Stringenz!

Sich auf den Prüfer einstellen. In der heißen Phase des Prüfungsgesprächs sollte jede unnötige Spannung zwischen Prüfer und Prüfling vermieden werden. Aus diesem Grund sollte der Kandidat versuchen, sich möglichst schnell auf den Fragestil des Prüfers einzustellen. Ausschweifende Antworten werden den „Stichwort-Frager" ebenso in Wallung bringen wie Telegrammstil-Antworten den „offenen Frager". Die Konsequenz einer missglückten Einstellung auf den Prüfer ist das vorzeitige Abkappen der Prüflingsbeiträge. Dadurch werden Selbstbewusstsein und Konzentrationsfähigkeit des Kandidaten unterminiert und (schlimmer noch) die Unfähigkeit der Verhaltenseinstellung auf den Prüfer ggf. als fachliche Unfähigkeit hochgerechnet.

Spielen Sie in Ihren Prüfungssimulationen verschiedene Prüfertypen durch mit dem Trainingsziel, Ihre Antworten möglichst schnell dem Fragestil des Prüfers anzupassen. Fertigen Sie dazu eine Kurzbeschreibung verschiedener Prüfertypen an. Ein Mitglied Ihrer Lerngruppe wählt dann geheim einen Prüfertyp aus, den er in der folgenden Simulation verkörpern will. Nach der „Prüfung" beurteilt der Prüfer das Anpassungsvermögen des Kandidaten und gibt ggf. Hinweise zu einer Optimierung des Antwortstils.

Adressen der Ärztekammern

Bundesärztekammer

Postfach 120 864
1004 56 – 0
Fax.: 030/40 04 56 – 388
E-Mail: info@baek.de

Baden-Württemberg Landesärztekammer

Jahnstraße 40
70597 Stuttgart
Tel.: 07 11/76 98 90
Fax: 07 11/769 89 50
E-Mail: laek-baden-wuerttemberg@dgn.de

Bayerische Landesärztekammer

Mühlbaurstraße 16
81677 München
Tel.: 089/41 47 – 0
Fax: 089/41 47 – 280
E-Mail: blaek@blaek.de

Ärztekammer Berlin

Friedrichstraße 16
10969 Berlin
Tel.: 030/4 08 06 – 0
Fax: 030/4 08 06 – 34 99
E-Mail: kammer@aekb.de

Landesärztekammer Brandenburg

Dreifertstraße 12
03044 Cottbus
Tel.: 0355/7 80 10 – 0
Fax: 0355/7 80 10 – 36
E-Mail: post@laekb.de

Ärztekammer Bremen

Schwachhauser Heerstraße 30
28209 Bremen
Tel.: 0421/34 04 20 – 0
Fax: 0421/34 04 20 – 9
E-Mail: info@aekhb.de

Ärztekammer Hamburg

Humboldtstraße 56
22083 Hamburg
Tel.: 040/22 80 20
Fax: 040/2 20 99 80
E-Mail: aekhh@aerztekammer-hamburg.de

Landesärztekammer Hessen

Im Vogelsgesang 3
60488 Frankfurt
Tel.: 069/9 76 72 – 0
Fax: 069/9 76 72 – 128
E-Mail: laek.hessen@laekh.de

Ärztekammer Mecklenburg-Vorpommern

August-Bebel-Straße 9 a
18055 Rostock
Tel.: 0381/4 92 80 – 0
Fax: 0381/4 92 80 – 80
E-Mail: info@aek-mv.de

Ärztekammer Niedersachsen

Berliner Allee 20
30175 Hannover
Tel.: 05 11/3 80 02
Fax: 05 11/3 80 22 40
E-Mail: info@aekn.de

Ärztekammer Nordrhein

Tersteegenstraße 9
40474 Düsseldorf
Tel.: 02 11/43 02 – 0
Fax: 02 11/43 02 – 12 00
E-Mail: aerztekammer@aekno.de

Landesärztekammer Rheinland-Pfalz

Deutschhausplatz 3
55116 Mainz
Tel.: 0 61 31/28 82 20
Fax: 0 61 31/2 88 22 88
E-Mail: kammer@laek-rlp.de

Ärztekammer des Saarlandes

Faktoreistraße 4
66111 Saarbrücken
Tel.: 06 81/40 03 – 0
Fax: 06 81/4 00 33 40
E-Mail: info-aeks@aeksaar.de

Ärztekammer Schleswig-Holstein

Bismarckallee 8 – 12
23795 Bad Segeberg
Tel.: 0 45 51/80 30
Fax: 0 45 51/80 31 80
E-Mail: aerztekammer@aeksh.org

Sächsische Landesärztekammer

Schützenhöhe 16
01099 Dresden
Tel.: 03 51/8 26 70
Fax: 03 51/8 26 74 12
E-Mail: dresden@slaek.de

Landesärztekammer Thüringen

Im Semmicht 33
07751 Jena-Maua
Tel.: 0 36 41/61 40
Fax: 0 36 41/61 41 69
E-Mail: post@laek-thueringen.de

Ärztekammer Sachsen-Anhalt

Doctor-Eisenbart-Ring 2
39120 Magdeburg
Tel.: 03 91/6 05 46
Fax: 03 91/6 05 47 00
E-Mail: info@aeksa.de

Ärztekammer Westfalen-Lippe

Gartenstraße 210 – 214
48147 Münster
Tel.: 02 51/92 90
Fax: 02 51/929 29 99
E-Mail: posteingang@aekwl.de

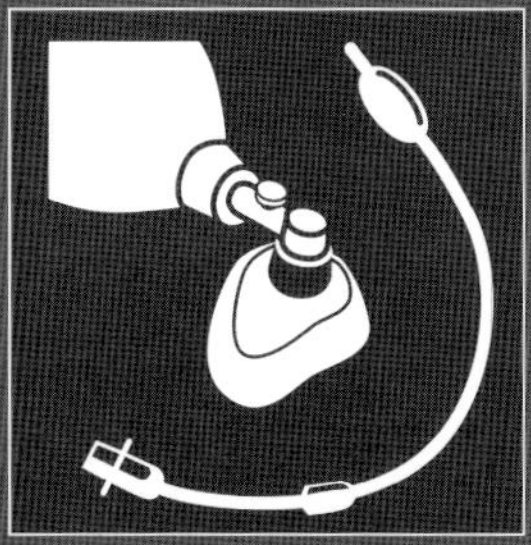

Anästhesie

Allgemeines

Pharmakologie und Pathophysiologie

Frage 1

? Beschreiben Sie das autonome Nervensystem!

! **Das autonome Nervensystem besteht aus dem sympathischen und dem parasympathischen System.**

i *Es beeinflusst unbewusst kontrollierte physiologische Parameter, ermöglicht die Stressantwort und dient der Aufrechterhaltung der Homöostase. Kardiovaskuläre, pulmonale, endokrine, exokrine, gastrointestinale, urogenitale und zentralnervöse Strukturen werden innerviert, Metabolismus und Thermoregulation werden beeinflusst. Das sympathische Nervensystem ist bezogen auf die Zielorgane „aktivierend" („fight, flight, fright"), das parasympathische System wirkt antagonistisch dazu. Aus dem Gegenspiel der Einflüsse ergibt sich ein Ruhetonus.*

Frage 2

? Welche kolloidalen Volumenersatzmittel stehen Ihnen zur Verfügung? Nennen Sie Vor- und Nachteile!

! **Hydroxyethylstärke (HES) mit unterschiedlichen mittleren Molekulargewichten, Gelatine (Oxypolygelatine, harnstoffvernetzte Gelatine, Gelatinesuccinat), Dextrane und natürliche Kolloide (Humanalbumin, Fresh-frozen-Plasma).**

i *Für Humanalbumin gibt es als Volumenersatzmittel kaum noch eine Indikation; Dextrane werden in Deutschland wegen der Gefahr schwerer anaphylaktischer Reaktionen nicht mehr eingesetzt. Gelatine hat eine kürzere intravasale Verweildauer (renale Elimination), einen geringeren Volumeneffekt und möglicherweise eine höhere Rate anaphylaktischer und anaphylaktoider Reaktionen als HES. Ab 100 – 150 g HES kann besonders durch HES mit hohem Molekulargewicht Juckreiz auftreten. Die Gerinnung, besonders bei Patienten mit von-Willebrand-Syndrom, wird bei höhermolekularen HES-Lösungen stärker als durch Gelatine beeinträchtigt, die Mikrozirkulation wird durch HES stärker gefördert. Bei niereninsuffizienten Patienten mit Oligo-/Anurie und beim Serumkreatinin > 2 mg/dl ist HES kontraindiziert. Bevorzugt sollten heute HES-Präparationen mit niedrigem mittleren Molekulargewicht (130 000 D) und geringem Anteil großer (> 250 000 D) Moleküle eingesetzt werden. FFP ist kein reines Volumenersatzmittel, sondern ein Gerinnungspräparat. Bei Blutverlusten > 50 % des Gesamtblutvolumens ist ein früher Einsatz von FFP als entscheidender Bestandteil der Volumentherapie indiziert.*

Frage 3

? Welche Form hat die Sauerstoffbindungskurve?

! **Eine sigmaförmige Kurve.**

i *Sie beschreibt die nicht lineare Affinität von O_2 zu Hämoglobin, abhängig vom paO_2. Im oberen Bereich nähert sich die Kurve asymptotisch einer Sättigung von 100 %, und die Sättigung des Hb ist bei einem paO_2 von 70 – 100 mmHg nur unwesentlich verändert; beim Abfall des paO_2 unter 60 mmHg (z. B. im Kapillarbett) ist die Affinität geringer und die O_2-Abgabe ans Gewebe erleichtert. Meist wenig beachtet wird der Halbsättigungsdruck P_{50}, der normalerweise 27 mmHg beträgt und über die Rechts-Links-Verlagerung Auskunft gibt.*

Frage 4

? Beschreiben Sie die wichtigsten Metabolisierungswege bei der Elimination der in der Anästhesie verwendeten Pharmaka!

! **Man unterscheidet Phase-I-Reaktionen (Oxidation, Reduktion, Hydrolyse, Dekarboxylierung) und Phase-II-Reaktionen (Glukuronidierung, Azetylierung, Methylierung, Sulfatierung u. a.).**

i *In der Phase-I-Reaktion wird die Ausgangssubstanz in aktive oder inaktive Metabolite übergeführt, bei Phase-II-Reaktionen in inaktive, wasserlösliche Metabolite. Phase-I-Reaktionen können auch extrazellulär durch unspezifische Ezymsysteme wie Esterasen vermittelt werden. Eine Sonderform der Phase-I-Reaktion ist die spontane nicht enzymatische Hydrolyse („Hoffmann-Elimination", z. B. bei Atracurium). Phase-II-Reaktionen (besonders die Glukuronidierung) sind die wichtigsten Prozesse zur Überführung von Arzneimitteln und Giftstoffen in eine wasserlösliche (ausscheidbare) Form.*

Frage 5

? Welches Enzymsystem ist bei Phase-I-Reaktionen am wichtigsten?

! **Das Cytochrom-P450-System (CYP), ein Oxidasensystem mit NADPH als Koenzym. Es gibt etwa 12 relevante Untertypen, die beim Menschen eine Rolle spielen (z. B. CYP 1A2, CYP 3A4 ...).**

i *CYP-katalysierte Phase-I-Reaktionen sind störanfälliger als Phase-II-Reaktionen. So kann z. B. durch Barbiturate oder Carbamazepin das System enzyminduziert (erhöhte Metabolisierungsrate für Pharmaka, Wirkminderung) oder enzyminhibiert werden (verringerte Metabolisierung, verlängerte Wirkung).*

Frage 6

? Welche Mechanismen sind für eine hepatische Schädigung durch Inhalationsanästhetika verantwortlich?

! Alle Inhalationsanästhetika können – sehr selten – Hepatozyten direkt oder durch ihre Metaboliten toxisch schädigen; dies ist am häufigsten (30 %) für Halothan als geringgradige Leberfunktionsstörung mit asymptomatischer Transaminasenerhöhung beschrieben. Die Inhalationsanästhetika werden oxidativ metabolisiert, das Cytochrom-P450-System spielt eine entscheidende Rolle. So werden Sevoflurane, Isoflurane, Enflurane und Halothan über den Cytochrom-Untertyp CYP 2E1 metabolisiert.

i *Die seltene (1 : 30 000) Halothanhepatitis ist immunologisch bedingt. Ein viel häufigeres Problem ist die Vasodilatation in der A. hepatica und den präportalen Gefäßen durch die Inhalationsanästhetika mit eingeschränkter Leberperfusion und direkter Abhängigkeit vom systemischen Blutdruck.*

Frage 7

? Beschreiben Sie die Rezeptorwirkungen der üblichen Sympathomimetika!

! Man unterscheidet direkt wirkende Rezeptoragonisten und indirekte Sympathomimetika, bei denen die Wirkung durch die Freisetzung endogener Neurotransmitter aus den präsynaptischen Nervenendigungen erzielt wird.

i *Indirekte und gemischt wirksame Substanzen unterliegen einer Wirkungsabschwächung bei wiederholter Gabe durch Depletion der Neurotransmittervesikel. Durch Down-Regulation der Rezeptoren ist eine progrediente Dosissteigerung erforderlich.*

Tabelle zu Frage 7.

Substanz	Rezeptor	Wirkmechanismus
Adrenalin	α1, α2, β1, β2	direkt
Dobutamin	β1, β2	direkt
Dopamin	α1, β1, DA1, DA2	direkt und indirekt
Dopexamin	β1, β2, DA1, DA2	direkt
Ephedrin	α1, α2, β1, β2	direkt und indirekt
Noradrenalin	α1, α2, β1	direkt
Phenylephrin	α1	direkt

Frage 8

? Was versteht man unter dosisspezifischer Rezeptoraffinität? Nennen Sie Beispiele!

! Eine Affinität zu verschiedenen adrenergen Rezeptoren, die je nach Konzentration des Agens unterschiedlich ausgeprägt ist.

i *Dopamin wirkt in Dosierungen bis 3 µg/kg KG/min dopaminerg (DA1), von 3 – 10 µg/kg KG/min β1-adrenerg und über 10 µg/kg KG/min α1-adrenerg. Damit sind dosisabhängig unterschiedliche Wirkungen zu erzielen. Adrenalin wirkt in einer Dosis unter 2 µg/kg KG/min vor allem β2-mimetisch, bei 2 – 10 µg/kg KG/min β1- und β2-mimetisch und über 10 µg/kg KG/min α1-mimetisch.*

Frage 9

? Beschreiben Sie das Wirkprofil von Dobutamin und erklären Sie die „Pseudoselektiviät"!

! Das als Razemat vorliegende Dobutamin wirkt stark β1- und schwach β2-agonistisch.

i *Damit ist seine Hauptwirkung die Steigerung der Inotropie bei geringer Steigerung der Herzfrequenz und des Blutdrucks. Das R(+)-Enantiomer hat deutliche α1-antagonistische Wirkung, das S(-)-Enantiomer ist stark α1-agonistisch wirksam. Die beiden Wirkungen heben sich gegenseitig auf, dadurch ist das Dobutamin-Razemat trotz seiner Effekte am α-Rezeptor ein klinisch „pseudoselektives" β-Mimetikum.*

Frage 10

? Welcher Metabolisierung unterliegen Adrenalin und Noradrenalin?

! Noradrenalin und Adrenalin werden über Monoaminooxidase (MAO) und Katecholaminomethyltransferase (COMT) zu Vanillinmandelsäure, Metanephrin und Normetanephrin metabolisiert.

i *Zur Entfernung von Noradrenalin aus dem synaptischen Spalt ist quantitativ die Wiederaufnahme in die präsynaptischen Nervenendigungen am wichtigsten.*

Frage 11

? Welche elementaren Funktionen übernimmt das parasympathische Nervensystem (PNS)? Beschreiben Sie die funktionelle Anatomie!

! Das PNS steuert die Funktionen der Zielorgane auf das Basisaktivitätsniveau herunter und wirkt antagonistisch zum sympathischen Nervensystem.
Die präganglionären Fasern stammen aus den Hirnnerven III, VII, IX und X sowie aus den Sakralsegmenten S 2 – 4, der Hauptnerv des PNS ist der N. vagus (X). Die Synapsen zur postganglionären Faser liegen dicht am Endorgan.

Frage 12

? Welche Rezeptortypen finden Sie im parasympathischen Nervensystem und wie sehen die Wirkungen an den Erfolgsorganen aus?

! **Neurotransmitter im PNS prä- und postganglionär ist Azetylcholin. Azetylcholinrezeptoren werden unterteilt in 2 Typen: nikotinische (ganglionär und neuromuskulär) und muskarinische (postganglionäre) cholinerge Rezeptoren. Wichtigste Zielorgane sind Herz, Atemtrakt, Leber, Milz, Auge, Urogenitaltrakt und der obere Gastrointestinaltrakt. Aktivierung des PNS führt zu Bradykardie, Bronchokonstriktion, Miosis, Sekretionssteigerung und Verstärkung der Peristaltik.**

Frage 13

? Beschreiben Sie die Biosynthese und Metabolisierung von Azetylcholin!

! **Azetylcholin wird in den Mitochondrien der präsynaptischen Nervenendigungen über Veresterung von Azetyl-CoA und Cholin durch die Cholinazetyltransferase synthetisiert und in Vesikeln gespeichert. Der Abbau durch Esterspaltung in die Ausgangssubstanzen erfolgt prinzipiell durch die membranständige Azetylcholinesterase (AChE) im synaptischen Spalt.**

i *In geringerem Ausmaß ist die Metabolisierung durch die ubiquitär vorkommende Plasmacholinesterase (PChE) möglich.*

Frage 14

? Welche Eigenschaften besitzen Parasympatholytika (Muskarinantagonisten)?

! **Alle Parasympatholytika – mit Ausnahme der quartären Formen (Glykopyrrolat, Ipratropium), die nicht die Blut-Hirn-Schranke durchdringen – hemmen in gleichem Maße alle muskarinischen Rezeptoren.**

i *Am häufigsten werden Atropin, Scopolamin (Scopoderm TTS®), Ipratropiumbromid (Atrovent®, Itrop®), Tiotropiumbromid (Spiriva®) und Glykopyrrolat (Robinul®) verwendet. Tachykardie, Bronchodilatation, Schweiß- und Speichelhemmung, Temperaturanstieg, Mydriasis sowie Spasmolyse im Gastrointestinaltrakt sind die wichtigsten peripheren Wirkungen. Zentral wirksame Parasympatholytika können psychische Veränderungen (delirante Zustände, zentrales anticholinerges Syndrom – ZAS) hervorrufen, Scopolamin wirkt zentral 10-mal stärker als Atropin.*

Frage 15

? Was versteht man unter autonomer Dysfunktion? Welches sind die Symptome? Nennen Sie die gängigsten Ursachen!

! **Orthostatische Blutdruckschwankungen, Schwindel, vaso- und sudomotorische Störungen, Blasenfunktionsstörungen (Inkontinenz, Harnverhalt), gastrointestinale Probleme (Diarrhö, Obstipation) und Impotenz.**

i *Die Symptome resultieren aus einer Fehlfunktion im Zusammenspiel von sympathischem und parasympathischem Nervensystem, meist durch die Schädigung eines und Überwiegen des anderen Systems. Typische Ursachen sind Diabetes mellitus, Alkoholabusus und -entzug, Hyperthyreose, Kollagenosen und Polyneuropathien.*

Frage 16

? Beschreiben Sie die pharmakologischen Wirkungen von Dopexamin!

! **Dopexamin ist 10fach stärker β2-adrenerg als β1-adrenerg und dopaminerg.**

i *Außerdem bewirkt es eine synaptische Reuptake-Hemmung für Noradrenalin. Damit wirkt die Substanz positiv-inotrop, allerdings bei Steigerung der Herzfrequenz und des myokardialen O_2-Verbrauchs. Über die dopaminerge Wirkung werden (ähnlich wie bei Dopamin) die Nieren- und Splanchnikusgefäße dilatiert. Dopexamin hat bisher keinen großen Stellenwert in der klinischen Medizin.*

Frage 17

? Welche pharmokologischen Wirkungen haben die Phosphodiesterase-III-Hemmstoffe (PDE-III-Hemmer)?

! **PDE-III-Hemmer (Inodilatatoren) wie Milrinon, Enoximon und Amrinon erhöhen den intrazellulären cAMP-Spiegel über eine Hemmung des Abbaus.**

i *Die intrazelluläre Ca^{2+}-Konzentration steigt an. Weiterhin wirken PDE-III-Hemmer vasodilatierend (NO-Freisetzung, Nachlastsenkung) und verbessern die diastolische Funktion des Herzens (sog. lusitroper Effekt), bei fehlender β1-Stimulation kommt es zu keinem erhöhten O_2-Verbrauch. Additive Wirkung zu Katecholaminen und mögliche Auslösung von Arrhythmien.*

Frage 18

? Beschreiben Sie die β1-rezeptorvermittelten Wirkungen!

! **Stimulation dieser Adrenorezeptoren führt zur Erhöhung von intrazellulärem cAMP, zur Erhöhung der intrazellulären Ca^{2+}-Konzentration und damit zur Steigerung der Inotropie und der Gewebsperfusion.**

i *Cave: Der O_2-Verbrauch steigt!*

Frage 19

? Ein 67-jähriger Patient im kardiogenen Schock bei dekompensierter Herzinsuffizienz erhält seit 48 h 10 µg/kg KG/min Dobutamin sowie Diuretika und Nitrate. Nach anfänglicher Stabilisierung verschlechtert sich die Pumpfunktion des Herzens zunehmend; eine Dosissteigerung auf 15 µg/kg KG/min bringt nur kurzfristige Besserung. Wie erklären Sie den Verlauf? Gibt es therapeutische Alternativen?

! Es liegt wahrscheinlich eine Down-Regulation der Adrenorezeptoren mit Abnahme der Rezeptordichte an der Zellmembran vor.

i *Neben dem Einsatz mechanisch assistierender Verfahren (IABP) kommt der Einsatz von Inodilatatoren (Phosphodiesterase-III-Hemmern) in Frage: Steigerung der Inotropie über Abbauhemmung von cAMP (unabhängig vom Adrenorezeptor), Nachlastsenkung und Verbesserung der diastolischen Funktion.*

Frage 20

? Nennen Sie einige Substanzgruppen, die Nebenwirkungen im autonomen Nervensystem haben!

! Neuroleptika, trizyklische Antidepressiva und Antihistaminika haben anticholinerge (parasympatholytische) Nebenwirkungen.

i *Die Gabe von Sympathomimetika bei laufender Therapie mit MAO-(A)-Hemmern oder bei Einnahme zentral stimulierender Substanzen wie Kokain oder Amphetaminen kann zu überschießender sympathomimetischer Antwort führen.*

Frage 21

? Beschreiben Sie die Wirkungen von Levosimendan!

! Levosimendan ist der erste klinisch eingesetzte Kalziumsensitizer. Die Kalziumsensitivität von Troponin C wird erhöht. Daraus resultiert eine positiv inotrope Wirkung (ohne Zunahme des myokardialen O_2-Verbrauchs). Gleichzeitig induziert Levosimendan die Öffnung von Kaliumkanälen an der glatten Muskulatur mit nachfolgender Vasodilatation. In der Summe kommt es zur Steigerung des Herzzeitvolumens und der Herzfrequenz, sowie der Abnahme des arteriellen Mitteldrucks und des PCWP.

i *Eine Bewertung des Stellenwerts von Levosimendan in der Therapie ist nach den bisher vorliegenden Daten noch nicht möglich, die Substanz ist in Deutschland noch nicht im Handel.*

Frage 22

? Kann der Blutfluss in den Nieren- und Splanchnikusgefäßen während der Gabe von Sympathomimetika aufrechterhalten werden

! Ja! Allerdings nur beim Einsatz von Dopamin oder Dopexamin durch die dopaminerge Wirkung bis zu einer Dosierung von max. 10 µg/kg KG/min; darüber wird die Nierenperfusion durch die α1-mimetische Wirkung kompromittiert.

i *Dopamin wird heute kaum noch eingesetzt, da die Diurese zwar verbessert wird, ein (akutes) Nierenversagen aber nicht verhindert werden kann. Der positive Effekt auf die Nierenperfusion führt also nicht zu einer Verbesserung des Outcomes. Dopexamin hat ebenfalls dopaminerge Effekte.*

Frage 23

? Wie diagnostiziert und behandelt man ein Phäochromozytom? Was ist bei der Narkoseführung zu beachten?

! Dieser katecholaminproduzierende Tumor aus chromaffinem Gewebe ist meist in den Nebennieren lokalisiert, andere Lokalisationen (z. B. Grenzstrang) sind möglich. Typische Symptome sind krisenhafte Blutdruckanstiege, Schwitzen, Palpitationen, Hautrötung und Kopfschmerz. Die Diagnose erfolgt über die Bestimmung der Katecholaminspiegel in Urin und Plasma sowie der Menge der Abbauprodukte (Vanillinmandelsäure, Metanephrin und Normetanephrin) im Urin.
Die Therapie ist die operative Entfernung. Präoperative Vorbereitung durch Infusionstherapie und α1-Blocker sowie bei Tachykardien zusätzlich Betablocker. Invasives Blutdruckmonitoring ist obligat; bei intraoperativen Blutdruckanstiegen Gabe von α1-Blockern als Infusion oder Na^+-Nitroprussid.

i *Nach Entfernung des Tumors sind Hypotonien und Hypoglykämien häufig.*

Frage 24

? Geben Sie einen Überblick über die Antiarrhythmika!

! Die erweiterte Klassifikation nach Vaughan-Williams in 5 Klassen ist heute klinisch unbedeutend. Nach den Erkenntnissen aus großen Studien (z. B. CAST: Cardiac Arrhythmia Suppression Trial) wurde die Therapie mit Antiarrhythmika auf wenige Substanzen zur Akut- und Langzeittherapie beschränkt: Betarezeptorenblocker und Amiodaron sind die wichtigsten, Ajmalin gilt als Reservemedikament bei Kammerflimmern oder ventrikulärer Tachykardie.

i *Letztendlich haben alle Antiarrhythmika proarrhythmogene Wirkungen, diese sind bei Amiodaron am gerings-*

ten. Eine Alternative ist Dronedaron (Multaq®), das jodfrei und dem Amiodaron seitens Struktur und Wirkmechanismus nahe verwandt ist (Zulassung 2010 erwartet). Kalziumantagonisten (Verapamil, Diltiazem) und Digitalis werden zur Frequenzkontrolle bei Vorhofflimmern eingesetzt. Adenosin (Adrekar®) ist das Mittel der Wahl zur Terminierung einer AV-Reentry-Tachykardie, Magnesium wird bei der Torsades-de-pointes-Tachykardie eingesetzt.

Frage 25

? Wodurch sind die antiarrhythmische (frequenzsenkende) und die positiv inotrope Wirkung von Digitalis verursacht?

! Die antiarrhythmische Wirkung ist auf einen parasympathomimetischen Effekt am Sinus- und AV-Knoten zurückzuführen. Die – geringe – positiv inotrope Wirkung wird durch einen Anstieg der intrazellulären Kalziumkonzentration (Hemmung der Na^+-K^+-ATPase) erreicht und spielt in der Therapie der Herzinsuffizienz keine entscheidende Rolle mehr.

Frage 26

? Beschreiben Sie die chemische Struktur von Lokalanästhetika!

! Alle Lokalanästhetika haben eine gemeinsame 3-teilige amphotere (sowohl lipophile als auch hydrophile Eigenschaften) Molekülstruktur:

- **aromatischer Ring (lipophiler Anteil)**
- **Zwischenkette (Esterbindung oder Amidbindung)**
- **Aminogruppe (hydrophiler Anteil)**

Frage 27

? Wie gelangt das Lokalanästhetikum (LA) nach der Injektion an seinen Wirkort?

! Die meisten LA sind schlecht wasserlöslich und werden als LA-Hydrochlorid (LA-HCl) gelöst zubereitet. In wässriger Lösung liegt das Salz dissoziiert vor:
$LA\text{-}HCl \rightleftharpoons LAH^+ + Cl^-$

i *LAH^+ dissoziiert bei Körper-pH zu LA und H^+. Das Verhältnis von dissoziierter zu undissoziierter Base hängt vom pKa der Substanz ab (bei Lokalanästhetika: pKa > 7,4; je größer der pKa, desto mehr ungeladene Base). Der pKa-Wert entspricht demjenigen pH-Wert, bei dem die Substanz zu 50 % ionisiert und zu 50 % nicht ionisiert vorliegt. Der pH-Wert und der pKa-Wert sind über die Henderson-Hasselbalch-Gleichung miteinander verknüpft. Es gilt:*

$pH = pKa + \log (LA/LAH^+)$.

Falls die Konzentration von LA und LAH^+ gleich ist, ist pH = pKa, da der Logarithmus von 1 Null ist.

Nur die ungeladene Base penetriert das Epineurium und die axonale Membran. Im Zellinneren (wässriges Milieu) liegen dann wieder LAH^+ und LA dissoziiert vor. Die geladene Form interagiert mit schnellen Natriumkanälen und blockiert so die Depolarisation. Die freie Base LA trägt durch einen Quelleffekt und dadurch bedingter Verengung der Na^+-Kanäle zur lokalanästhetischen Wirkung bei.

Frage 28

? Welchen Einfluss hat eine Entzündung der Gewebe am Injektionsort der LA?

! Bei einer Entzündung ist der Gewebs-pH erniedrigt, d. h. die Konzentration an H^+ ist erhöht. Betrachtet man die Gleichung
$LAH^+ \rightleftharpoons LA + H^+$,
so liegt im sauren Milieu ($H^+ \uparrow$) mehr Kation (LAH^+) als Base vor. Nur die Base penetriert die Membran, sodass es unter den genannten Bedingungen zu einer Wirkungsabschwächung kommt.

Frage 29

? Wie definieren Sie einen Differenzialblock?

! Beim Differenzialblock sind die verschiedenen Anteile eines gemischten Nervs (motorisch, sensibel, sympathisch – unterschiedliche Faserdurchmesser) unterschiedlich stark blockiert.

i *Dies ist von der Konzentration des Lokalanästhetikums und der Struktur (Durchmesser, Verteilung der Fasern im Nerv) des Nerven abhängig. So sind z. B. bei Verwendung einer 0,2 %igen Ropivacain-Lösung am peripheren Nerven die (dünneren) sensiblen Fasern blockiert, während die (dickeren) motorischen Fasern weitgehend unblockiert sind.*

Frage 30

? Gibt es Höchstdosen für Lokalanästhetika? Diskutieren Sie den Sinn einer Höchstdosis!

! Alle Pharmakopoen enthalten Angaben über Höchstdosen für Lokalanästhetika (LA). Der Sinn einer solchen Angabe darf zu Recht bezweifelt werden; die Applikation einer „Höchstdosis“ eines LA ist eng mit der korrekten Applikation, der Zeitdauer der Applikation und der Anatomie verbunden.

i *Lokalanästhetika sind Medikamente, die gezielt lokal (in hoher lokaler Konzentration) eingesetzt werden und selten in systemischen Konzentrationen relevante Wirkungen haben (Ausnahme: systemische Toxizität und Nebenwirkungen). So führt die (Bolus-)Gabe einer „normalen“ Dosis bei akzidenteller intravenöser oder intraarterieller Applikation bereits zu toxischen Reaktionen, während die korrekte Applikation der 1,5fachen „Höchstdosis“ in ein schlecht perfundiertes Areal ohne jede systemische Reaktion bleibt. Zu beachten ist die Metabolisierungsrate der Leber bei Perfusor-Applikation im Rahmen einer postoperativen Katheter-Regionalanästhesie: Beim* *gesunden Erwachsenen können etwa 30 – 35 mg Bupivacain oder 35 – 40 mg Ropivacain stündlich hepatisch metabolisiert werden!*

Frage 31

? Welche Vasokonstriktorzusätze werden für Lokalanästhetika verwendet? In welcher Dosis werden Vasokonstriktoren zugesetzt?

! **Adrenalin, selten Noradrenalin, Octapressin (Felypressin – in der Zahnmedizin eingesetzt) und Ornipressin.**

i *Alle Vasokonstriktorzusätze können systemische Reaktionen hervorrufen, speziell bei intravasaler Injektion. Ein üblicher Zusatz ist Adrenalin 1 : 200 000 bis max. 250 µg. Die Maximaldosis für Ornipressin beträgt 1 IE.*

Frage 32

? Welche Effekte haben Vasokonstriktorzusätze zum Lokalanästhetikum (LA)?

! **Verlängerung der Wirkdauer und geringere systemische Konzentrationen sind die Haupteffekte.**

i *Die langsamere Elimination vom Wirkort verlängert die Wirkung, höhere Dosierungen sind möglich und systemisch toxische Wirkungen werden reduziert. Eine geringere Blutung im Operationsgebiet und die Aufhebung der durch manche Lokalanästhetika induzierten Vasodilatation sind zusätzlich vorteilhaft. Bei der Epiduralanästhesie kann bei Verwendung adrenalinhaltiger LA bei der ersten Injektion (Testdosis) eine intravasale Lage anhand der systemischen Reaktion leichter entdeckt werden.*

Frage 33

? Was unterscheidet Glykopyrrolat von Atropin oder Scopolamin?

! **Quartäre Ammoniumverbindungen wie Glykopyrrolat überwinden die Blut-Hirn-Schranke nicht.**

i *Die Substanz hemmt die Speichelsekretion ohne Beeinflussung der Herzfrequenz und des Zerebrums (im Gegensatz zu Atropin oder Scopolamin).*

Frage 34

? Wie sehen die Anforderungen an ein ideales Inhalationsanästhetikum aus?

! **Das klinische Anforderungsprofil beinhaltet die voraussagbare Wirkung mit guter Einschätzbarkeit der Konzentration am Wirkort, ein schnelles Einsetzen der narkotischen Wirkung und schnelles Erwachen, Muskelrelaxation, gute Analgesie sowie die Gewährleistung von kardiovaskulärer Stabilität, Bronchodilatation und normaler Hirndurchblutung. Weiterhin sollte es keine Triggersubstanz für die maligne Hyperthermie darstellen, nicht metabolisiert werden, nicht entflammbar sein und keine unerwünschten Nebenwirkungen wie Übelkeit und Erbrechen haben.**

i *Keine der verfügbaren Substanzen erfüllt alle Anforderungen.*

Frage 35

? Begründen Sie, warum die älteren volatilen Anästhetika nicht mehr verwendet werden.

! **Ältere Inhalationsanästhetika hatten unerwünschte Wirkungen: Entflammbarkeit (Cyclopropan, Diethylether), Hepatotoxizität (Chloroform, Fluroxen, Halothan), Kardiotoxizität (Chloroform), Nephrotoxizität (Methoxyfluran). Ein weiterer Aspekt ist die bessere Steuerbarkeit der modernen Substanzen.**

i *Halothan ist noch im Handel, wird aber wegen kardialer Nebeneffekte und schlechterer Steuerbarkeit kaum noch eingesetzt.*

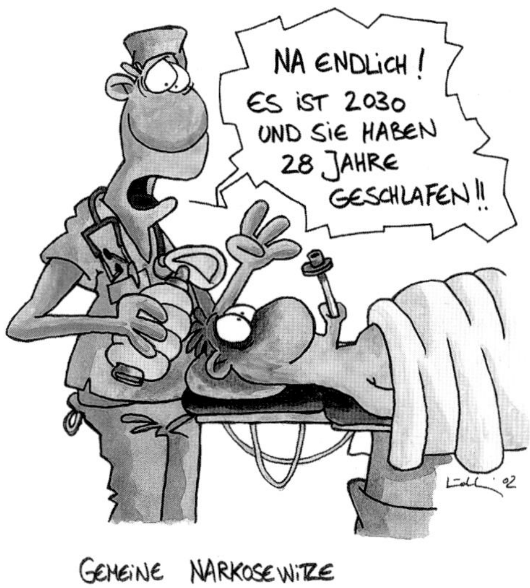
NA ENDLICH!
ES IST 2030
UND SIE HABEN
28 JAHRE
GESCHLAFEN!!
GEMEINE NARKOSEWITZE

Frage 36

? Wie kann man die anästhetische Wirksamkeit verschiedener Anästhetika vergleichen?

! Zum Vergleich wird die MAK (minimale alveoläre Konzentration) verwendet. Sie ist als diejenige Konzentration (bei 1 bar Atmosphärendruck) definiert, bei der 50 % der Patienten auf einen Schmerzreiz (Hautschnitt) nicht mehr mit einer motorischen Abwehrreaktion reagieren.

i *Bei der Messung der MAK wird vorausgesetzt, dass die alveoläre Konzentration mit dem Partialdruck des Anästhetikums am Wirkort direkt korreliert und im Äquilibrium ist.*
Merke: *Eine endotracheale Intubation ist ein stärkerer Reiz als ein Hautschnitt!*

Frage 37

? Welcher Nutzen ergibt sich außerdem aus der MAK?

! Die MAK ermöglicht eine Einschätzung der für einen Patienten benötigten Dosis.

i *Die Beurteilung der Wirkung zusätzlich verwendeter Medikamente wie z. B. von Opioiden (Senkung der MAK) ist möglich.*

Frage 38

? Welche Faktoren beeinflussen die MAK?

! Alter, Körpertemperatur, atmosphärischer Druck, Schwangerschaft, Medikamente, Hyponatriämie, Verwendung eines zweiten Inhalationsanästhetikums (N_2O).

i *Die MAK ist am höchsten beim 6 Monate alten Kind und sinkt mit zunehmendem Alter, aber auch beim Frühgeborenen. Für jeweils 1 °C Senkung der Körpertemperatur sinkt die MAK um etwa 2 – 5 %. Nach der Formel*

Partialdruck = Konzentration × atmosphärischer Druck

sinkt der Partialdruck bei zunehmender Höhe (= abnehmender barometrischer Druck) und die MAK steigt. In der Schwangerschaft, bei der Therapie mit Kalziumantagonisten, Opioiden oder Barbituraten sowie bei einer Hyponatriämie ist die MAK erniedrigt. Da die MAK ausschließlich auf die Wirkung bezogen ist, können MAK-Werte addiert werden: 0,7 MAK Isoflurane+ 0,3 MAK N_2O sind 1,0 MAK Isoflurane gleichwertig (wohlgemerkt nur bezüglich der Wirkung, nicht jedoch der substanzspezifischen Nebenwirkungen).

Frage 39

? Welche Theorien zur Wirkung der volatilen Anästhetika kennen Sie?

! Theorien zur Wirkung gibt es reichlich – keines der bisher vorgestellten Modelle erklärt die Wirkung umfassend. Ein überzeugendes Wirkmodell ließe sich ableiten, wenn eine Substanz gefunden würde, die die Wirkung der volatilen Anästhetika aufhebt. Ein solcher Wirkstoff (analog beispielsweise zu Opioidrezeptorantagonisten) ist derzeit nicht bekannt.

i *Die alte* ***Meyer-Overton-Theorie*** *beinhaltet die Zunahme der Wirkstärke der Anästhetika mit zunehmender Fettlöslichkeit und erklärt die Wirkung durch die Einlagerung in Lipidmembranen – dieses Modell ist nur in einem begrenzten Bereich von Molekülgrößen schlüssig. Volumenzunahme der Zellen am Wirkort durch Expansion an Membranen mit Beeinflussung von Ionenkanälen ist der Mechanismus in der* ***Hypothese der kritischen Volumina.*** *Ab einem kritischen Zellvolumen wird die anästhetische Wirkung erreicht. Weiterhin werden Wirkungen über* ***Neurotransmittersysteme*** *(GABA) und durch die Beeinflussung intrazellulärer Strukturen (z. B. Mitochondrien) angenommen.*

Frage 40

? Definieren Sie den Begriff Verteilungskoeffizient und geben Sie Beispiele für anästhesierelevante Verteilungskoeffizienten!

! Ein Verteilungskoeffizient beschreibt die Verteilung einer beliebigen Substanz in einem äquilibrierten Gemisch zweier anderer Substanzen bei gleicher Temperatur, gleichem Druck und Volumen.
Beispiele:
- **BGVK (Blut-Gas-Verteilungskoeffizient)**
- **GBVK (Gehirn-Blut-Verteilungskoeffizient)**
- **FBVK (Fett-Blut-Verteilungskoeffizient)**
- **ÖGVK (Öl-Gas-Verteilungskoeffizient)**

i *Besonders der BGVK unterscheidet moderne volatile Anästhetika von den älteren Substanzen.*

Frage 41

? Beschreiben Sie den Blut-Gas-Verteilungskoeffizienten (BGVK)!

! Durch den BGVK wird die Verteilung eines volatilen Anästhetikums zwischen Blut und Alveolen bei gleichem Partialdruck ausgedrückt.

i *Hohe BGVK (> 1) ergeben eine höhere Konzentration im Blut (höhere Löslichkeit); dadurch wird mehr Anästhetikum im Blut gespeichert und weniger zum Wirkungsort (Gehirn) transportiert; die Wirkung tritt langsamer ein und das Anästhetikum wird langsam abgeatmet („slow wash in, slow wash out"). Bei niedrigem BGVK (< 1) tritt die Wirkung schnell ein und das Anästhetikum wird* *schnell eliminiert („fast wash in, fast wash out"). Das Gleichgewicht zwischen den Partialdrücken im Inspirationsgas und in der Alveole wird ähnlich schnell erreicht wie zwischen Alveole und arteriellem Blut und auch zwischen arteriellem Blut und dem Gehirn; somit sind die alveoläre Konzentration und (adäquate Ventilation vorausgesetzt) die inspiratorische Konzentration die Haupteinflussgröße für den Wirkungseintritt. Beispiele:*

- *Lachgas 0,47*
- *Desflurane 0,45*
- *Sevoflurane 0,65*
- *Halothan 2,4*
- *Ether 12,1*

Frage 42

? Beschreiben Sie den Fett-Blut-Verteilungskoeffizienten (FBVK)!

! Die Fettlöslichkeit der volatilen Anästhetika ist aus zwei Gründen relevant: Erstens besteht zwischen der anästhetischen Potenz eines Anästhetikums und seiner Fettlöslichkeit ein linearer Zusammenhang, je besser die Löslichkeit, desto potenter ist das Narkotikum. Zweitens ist die Fettlöslichkeit für die Eliminationskinetik von Bedeutung.

i *Beispiele für FBVK:*

- *Lachgas 2,3*
- *Desflurane 27*
- *Sevoflurane 48*
- *Halothan 62*
- *Ether 5*

Frage 43

? Welche Faktoren außer der Erhöhung der alveolären Konzentration beschleunigen die Narkoseeinleitung?

! Alle Einflüsse, die die alveoläre Konzentration aufrechterhalten oder steigern, wie z. B. hoher Frischgas-Flow, beschleunigen die Narkoseeinleitung.

i *Die wichtigste Einflussgröße ist die alveoläre Ventilation (exspiratorisches Atemminutenvolumen – Totraumventilation). Bei Substanzen mit hohem Blut-Gas-Verteilungskoeffizient wird fortlaufend Anästhetikum aus der Alveole aufgenommen und nur mit hoher alveolärer Ventilation kann die Einleitung beschleunigt werden.*

Frage 44

? Welchen Stellenwert hat Lachgas (N_2O) heute?

! Lachgas ist ein schwaches Anästhetikum mit guter analgetischer Wirkung und schneller An- und Abflutung. In der modernen balanzierten Anästhesie hat sich Lachgas als verzichtbar herausgestellt. N_2O wird wegen der aufwendigen Logistik (wartungspflichtige, zentrale Lachgasversorgung) zunehmend seltener eingesetzt.

i *N_2O ist preiswert, die Versorgungsanlagen sind teuer im Unterhalt. Derzeit verfügen nach einer DGAI-Umfrage nur noch etwa 30 % der Anästhesieabteilungen über eine zentrale Lachgasversorgung.*

Frage 45

? Welche Wirkung haben die volatilen Anästhetika auf die pulmonale hypoxische Vasokonstriktion (HPV)?

! Die HPV ist ein lokal in der Lunge durch Mediatoren initiierter Mechanismus, der bei Minderbelüftung von Lungenabschnitten (lokale Hypoxie) die Perfusion in diesen Abschnitten durch Vasokonstriktion herunterreguliert und damit in erster Linie zur Vermeidung eines Shunts dient.

i *Volatile Anästhetika verringern die HPV, was bei einer Ein-Lungen-Anästhesie die Perfusion der nicht ventilierten Lunge erhöht.*

Frage 46

? Wie beeinflussen volatile Anästhetika die mukoziliäre Clearance und die Weite der Bronchien?

! Die mukoziliäre Clearance wird verringert, in erster Linie durch die Verringerung der Schlagfrequenz der Zilien. Hinzu tritt die Verschlechterung durch trockenes Inspirationsgas, hohe FiO_2 und IPPV.

i *Alle volatilen Anästhetika, besonders aber Halothan und Sevoflurane, wirken bronchodilatatorisch durch Relaxation der glatten Muskulatur.*

Frage 47

? Beschreiben Sie die kardialen Effekte der volatilen Anästhetika! Welches Anästhetikum hat das höchste arrhythmogene Potenzial?

! Die höchste arrhythmogene Potenz durch Sensibilisierung des Myokards für endogen freigesetzte Katecholamine hat Halothan. Die kardialen Effekte beschreibt folgende Tabelle.

i *Zurzeit ist die Rolle der Inhalationsanästhetika im Rahmen der „ischämischen Konditionierung" (z. B. bei extrakorporaler Zirkulation) Gegenstand intensiver Forschung.*

Tabelle zu Frage 47.

	Isoflurane	Desflurane	Enflurane	Halothan	N_2O
Herzminutenvolumen	0	0	–	–	+
Herzfrequenz	++	0	++	0	+
Blutdruck	–	–	–	–	0
Schlagvolumen	–	–	–	–	–
Kontraktilität	–	–	–	–	–
systemischer Gefäßwiderstand (SVR)	–	–	–	0	0
pulmonaler Gefäßwiderstand	0	0	0	0	+
koronarer Blutfluss	+	+	0	0	0
zerebraler Blutfluss	+	+	+	+++	0

Frage 48

? Welcher Metabolisierung unterliegen die Inhalationsanästhetika?

! Die frühere Annahme, volatile Anästhetika wären völlig inert und würden unverändert wieder abgeatmet, ist nicht korrekt – mit Ausnahme von Xenon werden alle Inhalationsanästhetika teilweise metabolisiert.

i *Sie werden in Leber, Lunge, Nieren und Gastrointestinaltrakt durch oxidativen Abbau über Cytochrom P450 abgebaut. Während Desflurane und Isoflurane < 0,1 % metabolisiert werden, liegt die Rate für Enflurane bei etwa 2 – 3 % und für Halothan bei etwa 11 – 25 %! Unter hypoxischen Bedingungen kann Halothan durch Reduktion abgebaut werden und Lebernekrosen verursachen. Sevoflurane wird unter Freisetzung von Fluoridionen und CO_2 zu 3 – 5 % metabolisiert; diese sind potenziell nephrotoxisch. Außerdem bildet sich Compound A.*

Frage 49

? Gibt es Teratogenität?

! Ja. Für N_2O wird in Konzentrationen > 50 Vol.-% im Tiermodell eine teratogene Wirkung beschrieben (Hemmung der Methioninsynthese), weshalb auch beim Fehlen humanpathologischer Erfahrungen die Verwendung von N_2O im ersten Trimenon nicht angeraten wird.

Frage 50

? Wie beeinflussen volatile Anästhetika die Hirndurchblutung?

! Alle gebräuchlichen volatilen Anästhetika wie N_2O, Halothan, Isoflurane, Enflurane, Desflurane und Sevoflurane steigern den zerebralen Blutfluss (CBF) und entkoppeln die Abhängigkeit zwischen CBF und $CMRO_2$ (zerebrale Metabolisierungsrate für O_2).

i *Damit können CBF und Hirndruck steigen; da die Abhängigkeit des CBF vom $paCO_2$ weitgehend erhalten bleibt, kann durch Hyperventilation ein Anstieg des CBF verhindert werden. Bei Schädelhirntraumen sollten volatile Anästhetika nur niedrig dosiert und nur unter Hirndruck-Monitoring mit ICP (intrazerebraler Druck) und CPP (zerebraler Perfusiondruck) eingesetzt werden.*

Frage 51

? Beschreiben Sie die Eigenschaften eines idealen Einleitungshypnotikums!

! Die Substanz sollte wasserlöslich, in der Lösung stabil und kompatibel mit Infusionslösungen sein. Schneller Wirkungseintritt (1 Kreislaufzeit) ohne Auslösung unwillkürlicher Bewegungen, unerwünschter kardiovaskulärer oder neurologischer Wirkungen sowie übermäßiger Venenreizung ist zu fordern. Erwünscht hingegen sind antikonvulsive, antiemetische, analgetische und amnestische Eigenschaften. Die Erholung sollte rasch, vorhersagbar und von klarer Dosis-Wirkungs-Beziehung sein. Die Substanz sollte weder hepato- noch nephrotoxisch sein, kein Histamin freisetzen, keine endokrinen Effekte haben und nicht teratogen sein.

i ***Keines*** *der heute verfügbaren Einleitungshypnotika genügt allen Kriterien; allerdings verfügen alle verwendeten Hypnotika wenigstens über die meisten erwünschten Eigenschaften.*

Frage 52

? Nennen Sie alle verfügbaren Substanzgruppen zur Narkoseeinleitung sowie typische Vertreter!

! Thio- und Oxybarbiturate (Thiopental, Methohexital), Imidazolderivate (Etomidat), Alkylphenole (Propofol), Phenzyklidine (Ketamin-Razemat, S-Ketamin), Benzodiazepine (Midazolam, Flunitrazepam), Opioide (Fentanyl, Sufentanil, Alfentanil, Remifentanil).

i *Der Neurotransmitter GHB (Gammahydroxybuttersäure, als Somsanit® im Handel) kann zur Narkoseeinleitung verwendet werden; dies ist zumindest in Deutschland unüblich. Ein Missbrauch von GHB wird in letzter Zeit häufiger beobachtet: Partydroge („Liquid Ecstasy“) und „Knockout-Drug“. Nach krimineller Anwendung ist die kurze Nachweiszeit (12 h) im Urin zu beachten.*

Frage 53

? Nennen Sie einige typische Eigenschaften der Barbiturate!

! Die kurze Wirkdauer der Thio- und Oxybarbiturate ist durch Umverteilung vom Wirkungsort weg zu erklären, die Eliminationshalbwertszeiten (terminale HWZ) sind lang. Die Metabolisierung erfolgt hepatisch, Barbiturate sind bei Porphyrien kontraindiziert. Der Wirkungseintritt ist schnell (1 Kreislaufzeit, max. 1 min); dosisabhängig werden tiefer Schlaf und Amnesie erreicht (Hemmung der Formatio reticularis des Hirnstamms) und nach etwa 10 – 15 min wird das Bewusstsein wiedererlangt.

i *Sie haben keinerlei analgetische, eher eine algesierende Wirkung. Die am häufigsten verwendeten Substanzen sind Thiopental (Dosis: 3 – 5 mg/kg KG) und Methohexital (1 – 2 mg/kg KG). Barbiturate induzieren das Cytochrom-P-450-System.*

Frage 54

? Nennen Sie typische Nebenwirkungen der Barbiturate!

! Thiopental- und Methohexitallösungen sind stark alkalisch (pH ≈ 11), bei versehentlicher intraarterieller Injektion droht der Verlust der Extremität. Die antikonvulsive Wirkung wie auch die Kreislaufdepression (negative Inotropie) sind bei Thiopental stärker ausgeprägt, die terminale HWZ ist länger (6 – 12 h), während durch Methohexital bei Epileptikern Krampfpotenziale ausgelöst werden können und die terminale HWZ 2 – 4 h beträgt. Thiobarbiturate (1 : 22 000) und in geringerem Ausmaß Oxybarbiturate wirken über Histaminfreisetzung bronchokonstriktorisch.

i *Durch eine reflektorische ZNS-Übererregbarkeit kann es bei beiden Substanzen zum Herzstillstand kommen.*

Frage 55

? Welche Eigenschaften und Nebenwirkungen besitzt Propofol?

! Propofol (2,6-Diisopropylphenol) ist ein stark hydrophobes (Zubereitung als Fettemulsion) Sedativum/Hypnotikum, das zur Einleitung und Aufrechterhaltung der Anästhesie Verwendung findet. In Dosen von 2 – 2,5 mg/kg KG verliert der Patient nach 1 – 2 min das Bewusstsein und wacht nach 4 – 6 min wieder auf. Die Elimination erfolgt durch Umverteilung in lipophile Kompartimente und raschen oxidativen Abbau in der Leber zu inaktiven Metaboliten.

i *Propofol ist zur kontinuierlichen Applikation geeignet, wobei eine längerfristige Anwendung (> 48 h und > 4 mg/kg KG/h) in höherer Dosierung mit der Gefahr eines „Propofol-Infusionssyndroms“ (metabolische Azidose, Rhabdomyolyse, Kreislaufstillstand) einhergeht und unbedingt zu vermeiden ist. Ein Injektionsschmerz ist häufig, die kognitiven Fähigkeiten werden schneller als bei Barbituraten wiedererlangt und die gravierendste Nebenwirkung ist die Kreislaufdepression (arterielle und venöse Vasodilatation sowie leichte negative Inotropie) mit Abfall des MAP um 20 – 30 % besonders bei hypovolämischen Patienten und gleichzeitiger Applikation von Opioiden. Bei Injektion kann es zu nicht epileptischen Myoklonien kommen. Die kontextsensitive Halbwertszeit ist von der Applikationsdauer abhängig und beträgt bis zu 40 min.*

Frage 56

? Vergleichen Sie die Eigenschaften von Propofol mit Ketamin!

! Das Phenzyklidinderivat Ketamin ist als razemisches Gemisch (S- und R-Ketamin) und seit 1997 auch als reines Enantiomer (S-Ketamin) erhältlich. Geschwindigkeit der Narkoseeinleitung und Wirkdauer sind ähnlich. Ketamin induziert den Bewusstseinsverlust nach etwa 30 s (Propofol: 1 min) in einer Dosis von 1 – 2 mg/kg KG (0,5 – 1 mg/kg KG bei S-Ketamin) i. v.; die Wirkung hält 5 – 10 min an (Propofol: 4 – 6 min).

i *Gravierende Unterschiede bestehen im Aufwachverhalten, der Beeinflussung des intrakraniellen Drucks und der Kreislaufwirkung: Im Gegensatz zum raschen Wiedererlangen der kognitiven Fähigkeiten bei Propofol sind psychotomimetische Reaktionen bei Ketamin-Razemat häufig (weniger bei S-Ketamin), die als „Bad Trips“, Traumerlebnisse und illusionäre Verkennung imponieren. Deshalb wird die Technik der „Tranquanalgesie“ (Benzodiazepin + Ketamin) empfohlen. Ketamin steigert bei* ***nicht*** *beatmeten Patienten mit SHT (ohne $etCO_2$-Kontrolle) oder Raumforderungen den intrakraniellen Druck. Propofol senkt den intrakraniellen Druck. Ketamin ist wegen seines zentralen sympathomimetischen Effekts das einzige kreislaufstimulierende Anästhetikum (Blutdruck, Herzfrequenz und Herzzeitvolumen steigen), im Gegensatz dazu ist Propofol kreislaufdepressiv. Der bronchodilatatorische Effekt sowie eine Steigerung der Speichel- und*

Bronchialsekretproduktion sind typisch für Ketamin, Propofol hat hier keine Effekte. Organtoxische Wirkungen fehlen bei beiden Substanzen, die Metabolisierung erfolgt rasch hepatisch und renal (Propofol wird zu Phenol abgebaut und geht ins Grundwasser). Bei Propofol existiert noch ein extrahepatischer Metabolismus.

Frage 57

? Durch welche pharmakologischen Wirkungen unterscheidet sich die Ketamin-Anästhesie von allen sonstigen Anästhetika?

! Pauschal formuliert wirkt Ketamin als Hemmstoff der aktivierenden Komponente, während alle übrigen Anästhetika über Aktivierung der hemmenden Komponenten wirken.

i *Ketamin besitzt dosisabhängig sowohl eine analgetische als auch eine (schwächere) hypnotische Wirkung, der klinische Effekt wird als „dissoziative Anästhesie" oder „Ataranalgesie" bezeichnet, da die Patienten weniger schlafend erscheinen, als vielmehr in einem kataleptischen Zustand sind. Es interagiert nicht selektiv mit vielen Neurotransmittersystemen. Im Gegensatz zur GABA-agonistischen Wirkung der meisten Anästhetika (Barbiturate, volatile Anästhetika, Benzodiazepine, Propofol) entsteht die Hauptwirkung von Ketamin durch einen nicht kompetitiven Antagonismus der exzitatorischen Aminosäure Glutamat am NMDA-Rezeptor (NMDA: N-methyl-D-Aspartat). Es kommt zu einer Verminderung des Ca^{2+}- und Na^{+}-Einstroms in die Neuronen. In der Formatio reticularis des Hirnstamms (Regulation der Vigilanz) hat das NMDA-Rezeptorsystem eine große Bedeutung. Es gehört zu den aktivierenden Neurotransmittersystemen („Excitatory Amino-Acids", EAA) und befindet sich im funktionellen Gleichgewicht mit den dämpfenden, z. B. GABA-rezeptorvermittelten, Wirkungen. Ketamin wird als NMDA-Antagonist eine neuroprotektive Wirkung zugeschrieben, ebenso eine positive Wirkung bei Amputationen (Phantomschmerz, Stumpfschmerz). Nach Amputationen werden NMDA-Rezeptoren überstimuliert, die Nervenzellen funktionell verändern und die Ausbildung von WDR-Neuronen (WDR: „Wide-Dynamic-Range") fördern. Die psychotomimetischen Wirkungen sind durch Interaktion an der σ-Bindungsstelle, die früher zu den Opioidrezeptoren gerechnet wurde, verursacht.*

Frage 58

? Welche Vor- und Nachteile hat Etomidate als Anästhetikum!

! Es ist schnell und kurz wirksam, kaum kreislaufdepressiv und setzt kein Histamin frei. Eine kompletter Atemstillstand tritt gewöhnlich nur für etwa 30 – 40 s auf. Durch galenische Zubereitung in einer Fettemulsion ist praktisch kein Injektionsschmerz zu beobachten. Die bekannte Nebennierenrindendepression verbietet eine kontinuierliche Anwendung und die Gabe bei Patienten mit Sepsis oder Nebenniereninsuffizienz. Störend sind die bei der Einleitung regelhaft beobachteten Myoklonien.

i *Etomidat ist – mit den o. g. Einschränkungen – das Mittel der Wahl bei kardiorespiratorisch gefährdeten Risikopatienten und (in Kombination mit S-Ketamin) bei voraussichtlich schwierigen Intubationen in der Notfallmedizin; es ist mit einer erhöhten Rate postoperativer Übelkeit assoziiert.*

Frage 59

? Wie können Sie die Wirkungen von Benzodiazepinen antagonisieren?

! Durch die Gabe eines Benzodiazepin-Antagonisten wie Flumazenil.

i *Flumazenil ist ein nur schwach agonistisch wirkender Ligand an der Benzodiazepinbindungsstelle des GABA-Rezeptors, der die Benzodiazepine kompetitiv verdrängt. Durch die kurze Wirkdauer von ca. 60 min kann es nach dieser Zeit zur erneuten Benzodiazepinwirkung kommen (diagnostisches Fenster).*

Frage 60

? Welche Vorteile und Nachteile haben die Muskelrelaxanzien vom Benzylisocholin-Typ (z. B. Atracurium) gegenüber den steroidkonfigurierten Relaxanzien (z. B. Pancuronium, Vecuronium)?

! Hauptvorteile sind die organunabhängige Elimination (Hoffmann-Elimination) und die schnelle Erholung der neuromuskulären Übertragung („Recovery"). Hauptnachteil ist die Histaminliberation (Atracurium, weniger bei Cis-Atracurium).

i *Benzylisocholin-Typ-Relaxanzien können grundsätzlich nicht durch Sugammadex antagonisiert werden.*

Frage 61

? Beschreiben Sie die Eliminationskinetik von Fentanyl und die klinische Relevanz!

! Der reine μ-Agonist Fentanyl ist fettlöslich, hat eine hohe Rezeptoraffinität, einen schnellen Wirkungseintritt und eine kurze Wirkdauer. Die α-Eliminationshalbwertszeit ist kurz (Redistribution, 9 – 19 min), die Konzentration im lipophilen Kompartiment (Blut und Gehirn) steigt schnell an und sinkt genauso schnell wieder ab, wodurch die kurze klinische Wirkung erzielt wird. Die β-Halbwertszeit (Umverteilung in Skelettmuskel, Bindegewebe, Fettgewebe und Organe mit geringer Perfusion, Metabolisierung und Elimination) ist lang (3 – 6 h).

i *Werden viele Repetitionsdosen oder eine Dauerinfusion verabreicht, ist durch Übersättigung der Rezeptoren (bei etwa 7 µg/kg sind alle Rezeptoren besetzt) ein Anstieg der*

Blutkonzentration zu beobachten: Das schnelle klinische Abklingen der Wirkung durch Umverteilung weicht einer Abhängigkeit von Verteilungsvolumen und β-Eliminationshalbwertszeit mit unvorhersehbarer Wirkdauer. Dies ist besonders für die späte Atemdepression von erheblicher Bedeutung (sog. Silent Death).

Frage 62

? Welche Eigenschaften von Opioidrezeptoragonisten sind für in der Anästhesie verwendete Opioide wichtig?

! Eine hohe Rezeptoraffinität und -selektivität an μ-Rezeptoren ist entscheidend für stark analgetische Wirkung. Weiterhin sollte die Substanz kurz wirksam sein, rasch ohne wirksame Metaboliten eliminiert werden und geringe Nebenwirkungen auf das kardiovaskuläre und respiratorische System haben. Eine geringe Sedation und fehlende Histaminliberation sind ebenfalls wünschenswert.

i *Keines der heute verwendeten Opioide erfüllt alle Anforderungen; Remifentanil und Sufentanil kommen dieser Forderung am nächsten.*

Frage 63

? Welche Opioidrezeptor-Antagonisten sind in der Anästhesie, Intensivmedizin, Notfallmedizin und Schmerztherapie einsetzbar? Beschreiben Sie den klinischen Einsatz!

! Klinisch eingesetzt werden die reinen μ-Rezeptorantagonisten Naloxon, Naltrexon und Methylnaltrexon. Eine Sonderstellung nimmt Nalbuphin ein. Es verbindet einen starken μ-Rezeptorantagonismus mit einer κ-rezeptoragonistischen (analgetischen) Wirkung.

i *Am häufigsten wird das i. v. applizierbare, kompetitiv wirkende und kurz wirksame (20 – 30 min) Naloxon zur Behandlung der akuten Opioidintoxikation (außer Buprenorphin!) und Aufhebung der Opioidwirkung eingesetzt. Das oral einsetzbare, lang wirksame (< 24 h) Naltrexon wird nur bei der Behandlung Opioidabhängiger benutzt. Methylnaltrexon (Relistor®) passiert nicht die Blut-Hirn-Schranke und hebt nach subkutaner Injektion die periphere, opioidinduzierte Obstipation auf. Nalbuphin kann die Wirkung von μ-Rezeptorantagonisten zwar aufheben und wirkt analgetisch, was perioperativ vorteilhaft ist – die starke Sedierung und typische κ-agonistische Effekte wie Dysphorie limitieren den Einsatz.*

Frage 64

? Nennen Sie die Vorteile, Nachteile und typischen Nebenwirkungen von Remifentanil!

! Der Vorteil des reinen μ-Agonisten Remifentanil besteht in der kurzen Halbwertszeit (kontextsensitive HWZ: 3 – 4 min), der geringen Lipophilie und der schnellen Metabolisierung zu unwirksamen Metaboliten durch unspezifische Blut- und Gewebsesterasen. Kurze Wirkdauer von etwa 8 min. Nachteilig ist die damit verbundene aufwendige Applikationstechnik mit einer computergestützten Infusionspumpe.
Die postoperative Schmerztherapie muss bereits zum Anästhesieende durch andere Analgetika oder Regionalanästhesien initiiert werden, da die Restwirkungen wie bei anderen Opioiden fehlen und eine ausgeprägte postoperative Schmerzempfindlichkeit entsteht. Hierbei spielt die (für die meisten Opioide beschriebene) opioidinduzierte Hyperalgesie (ausgeprägt bei Remifentanil!) eine wichtige Rolle. Thoraxrigidität und Übelkeit/Erbrechen, vor allem bei Bolusapplikation, sind typisch (Prävention durch langsame Injektion und Vorgabe von Atropin).

i *Remifentanil verursacht keine signifikante Histaminliberation.*

Frage 65

? Welche Vorteile hat Sufentanil gegenüber Fentanyl?

! Sufentanil hat gegenüber Fentanyl eine 5- bis 10fach höhere pharmakodynamische Potenz, ein geringeres Verteilungsvolumen (1,7 vs. 4 l/kg), eine höhere Plasmaeiweißbindung (93 vs. 84 %), eine kürzere Eliminationshalbwertszeit (2,5 vs. 3,3 h) und die doppelte Lipidlöslichkeit.

i *Sufentanil hat eine stärkere hypnotische Wirkung; die genannten pharmakologischen Daten begründen schnelleren Wirkungseintritt (2 – 3 vs. 5 – 8 min), bessere Steuerbarkeit bei repetitiver Dosierung und die Eignung zur epiduralen Applikation (geringere rostrale Ausbreitung).*

Frage 66

? Definieren Sie den Begriff „Ceiling Effect“!

! Durch weitere Dosissteigerung eines antagonistisch/agonistischen oder eines schwach μ-agonistischen Opioids wird nach Erreichen einer Grenzdosis nur noch eine Zunahme der Nebenwirkungen (Übelkeit, Erbrechen, Dysphorie) ohne Steigerung der Wirkung (Analgesie, Atemdepression) erreicht. Sind alle Rezeptoren besetzt, ist eine Dosissteigerung ineffektiv.

i *Opioide mit ausgeprägtem „Ceiling-Effect“ sind z. B. Buprenorphin und Tramadol.*

Frage 67

? Beschreiben Sie das typische Atemmuster nach Opioidgaben!

! Initial sinkt die Atemfrequenz bei gleich bleibendem Tidalvolumen. Bei höherer Dosierung sinkt auch das Tidalvolumen ab bis hin zur Apnoe. Auch unregelmäßige Atemmuster sind unter Opioiden möglich.

Eine opioidinduzierte Atemstörung unterscheidet sich deutlich von der durch Inhalationsanästhetika verursachten: Hier ist eine hochfrequente Atmung mit niedrigen Tidalvolumen typisch.

Frage 68

Welche Anästhetika/Hypnotika wirken am $GABA_A$-Rezeptor?

Benzodiazepine (ω-Rezeptor), Barbiturate, Etomidat, Propofol und volatile Anästhetika.

Es kommt zu einer Beeinflussung des GABA-Benzodiazepin-Chlor-Ionophors.

Frage 69

Was versteht man unter Linksverschiebung der Sauerstoffbindungskurve?

Eine Linksverschiebung der O_2-Bindungskurve bedeutet eine gesteigerte Affinität von O_2 zum Hämoglobin und damit eine verschlechterte O_2-Abgabe an das Gewebe.

Ursachen sind: akute Alkalose, Hypokapnie, Hypothermie, niedrige 2,3-DPG-Spiegel in den Erythrozyten, CO-Hb und Hämoglobinvarianten.

Frage 70

Welchen Einfluss hat eine Hyperkapnie auf den zerebralen Blutfluss?

Der zerebrale Blutfluss steigt um 1 ml/100 g/min bei einem Anstieg des $paCO_2$ um 1 mmHg vom Ausgangswert (und sinkt umgekehrt um 1 ml/100 g/min bei einem Abfall um 1 mmHg).

Die maximale zerebrale Vasodilatation wird bei einem $paCO_2$ von 80 mmHg erreicht.

Vorbereitung zur Anästhesie

Frage 71

Welchen Zeitabstand zur Operation müssen Sie bei der Aufklärung zur Anästhesie für einen elektiven Eingriff einhalten?

Es muss zwischen ambulanten und stationär durchgeführten Eingriffen unterschieden werden. Für elektive Eingriffe unter stationären Bedingungen gilt, dass zwischen Aufklärung und Eingriff eine Nacht liegen soll. Organisationsmängel entschuldigen eine Verkürzung der Zeitspanne nicht; bei einer Aufklärung unmittelbar vor dem Eingriff kann diese unwirksam sein.

Bei ambulanten, nicht schwerwiegenden Eingriffen ist eine Aufklärung am Operationstag zulässig. Insbesondere bei vorheriger Einwilligung in einen chirurgischen Eingriff kann von der „stillschweigenden Einwilligung" in die Anästhesie ausgegangen werden.

Frage 72

Nennen Sie Risikoklassifikationen und Score-Systeme zur präoperativen Risikoabschätzung!

Am häufigsten werden die ASA-Klassifikation (ASA: American Society of Anesthesiologists) und die Mannheimer Risiko-Checkliste verwendet.

Weitere häufig verwendete spezifische Risiko-Scores sind der Goldman-Index zur Abschätzung des kardialen Risikos bei nicht kardiochirurgischen Eingriffen und Score-Systeme zur Einschätzung des Risikos einer schwierigen oder unmöglichen Intubation (z. B. Mallampati-Score, Airway-risk-Index nach El-Ganzouri, Adnet-Score).

Frage 73

Beschreiben Sie die Risikoklassifikation der ASA!

Risikogruppen:
- **ASA1: normaler, sonst gesunder Patient**
- **ASA2: leichte Allgemeinerkrankung ohne Leistungseinschränkung**
- **ASA3: schwere Allgemeinerkrankung mit Leistungseinschränkung**
- **ASA4: schwere Allgemeinerkrankung, die mit oder ohne Operation das Leben des Patienten bedroht**
- **ASA5: moribunder Patient, Tod innerhalb von 24 h mit oder ohne Operation zu erwarten**

Die Einteilung ist unscharf und von der subjektiven Beurteilung durch den Anästhesisten abhängig.

Frage 74

? Nennen Sie die Ziele der medikamentösen Prämedikation!

! **Wichtigstes Ziel ist die Anxiolyse.**

i *Fakultative Ziele sind je nach Situation Vagolyse, Analgesie, Histaminrezeptorblockade, Antiemesis, Senkung des Magensaft-pH und Aspirationsprophylaxe.*

Frage 75

? Welche Applikationsform bevorzugen Sie?

! **Die orale Applikation ist die erste Wahl.**

i *Bei Kindern ist neben der oralen auch die rektale Gabe möglich, i. m.-Injektionen sind heute obsolet.*

Frage 76

? Welche Hilfsmittel stehen Ihnen zur Bewältigung einer schwierigen Atemwegssicherung („Difficult Airway Management“) zur Verfügung?

! **Modifizierte Laryngoskopspatel (z. B. McCoy), videoassistierte Laryngoskopie (z. B. Glidescope®), Larynxmaske, Larynxtubus, ILM-Fasttrach, Pharynxtubus, Kombitubus, spezielle Mandrins, starre Optiken (Bullard-Laryngoskop, Winkeloptik nach Bumm, Intubationsfiberskop nach Bonfils), Transilluminationstechnik, fiberoptische bronchoskopische Intubation, Koniotomie-Sets und Ravussin-Kanüle.**

i *Da speziell die apparativen Methoden einen hohen Grad an Übung erfordern und das fiberoptische Instrumentarium zur Bronchoskopie häufig bereits für die Intensivmedizin vorgehalten wird, beschränken sich viele Anästhesieabteilungen auf eine alternative aufwendige Methode neben den einfacheren Hilfsmitteln (McCoy-Spatel, Larynxtubus, ILM-Fasttrach, Larynxmaske, Kombitubus) und ein Notkoniotomie-Set. Wichtig ist, dass die verfügbaren Methoden sicher beherrscht werden. Goldstandard ist bei schwieriger bis unmöglicher Intubation die fiberoptische Intubation unter sicherer Spontanatmung.*

Frage 77

? Nennen Sie translaryngeale und transtracheale Zugänge zur Atemwegssicherung sowie ihre Indikationen!

! **Perkutane Punktion des Lig. conicum (cricothyreoideum), Koniotomie und Tracheotomie. Die beiden erstgenannten Verfahren sind Notfallmaßnahmen beim akuten Atemwegsnotfall (z. B. „Cannot-intubate-cannot-ventilate“-Situation) zum temporären Aufrechterhalten der Ventilation (in erster Linie der Oxygenierung). Es resultiert ein temporärer Atemweg und es kann eine Jetventilation durchgeführt oder über die Koniotomie ein dünner (6 – 7 mm Innendurchmesser) Tubus eingeführt werden.**

i *Die zeitaufwendigere Tracheotomie (als perkutane Dilatationstracheotomie oder chirurgisch) dient der Schaffung eines definitiven Atemwegszugangs bei speziellen Indikationen (z. B. kieferchirurgische Eingriffe, Langzeitbeatmung). Beim „Difficult Airway“ ist die perkutane Dilatationstracheotomie kontraindiziert!*

Frage 78

? Wie hoch ist die Inzidenz schwieriger und unmöglicher konventioneller Intubation?

! **Nach einer großen Studie an mehr als 8000 Patienten (Deller 1995) waren 1,3 % der Patienten auch für einen erfahrenen 2. Anästhesisten schwierig zu intubieren und 0,08 % konnten konventionell nicht intubiert werden.**

i *Im Bereich der Geburtshilfe liegt die Inzidenz bei 1:300.*

Frage 79

? Welches ist die sensitivste nicht invasive kardiologische Untersuchungsmethode zur Erkennung einer relevanten koronaren Herzkrankheit?

! **Die transthorakale Stressechokardiographie (z. B. mit Dobutamin).**

i *Sie ist besonders dann indiziert, wenn ein Patient bei entsprechender Angina-pectoris-Symptomatik z. B. wegen einer peripheren AVK nicht einem Belastungs-EKG unterzogen werden kann.*

Frage 80

? Nennen Sie allgemeine physiologische Veränderungen bei der Lagerung des Patienten!

! **Die meisten physiologischen Veränderungen sind mit den Schwerkrafteffekten auf das kardiovaskuläre und respiratorische System assoziiert.**
Schwerkraftbedingt kommt es zur Redistribution von Blut im venösen, arteriellen und pulmonalen Gefäßbett sowie zu Veränderungen in der Atemmechanik. Die Lageveränderung von der aufrechten Position zur Rückenlage geht mit erhöhtem venösen Rückstrom sowie steigendem Schlagvolumen und damit mit erhöhtem Herzzeitvolumen einher; der zentrale Venendruck steigt. Der Blutdruck wird durch die (vorwiegend parasympathische) Gegenregulation mit Abfall der Herzfrequenz und der Kontraktilität nur gering beeinflusst. Bei Situationen mit erhöhtem intraabdominellen Druck (Tumoren, Aszites, Schwangerschaft, Adipositas) ist der venöse Rückstrom (und damit das Herzzeitvolumen) reduziert; die Folge ist eine Hypotension in Rückenlage. Funktionelle Residualkapazität und totale Lungenkapazität nehmen durch Einschränkung der Zwerchfellexkursion ab. Durch Steinschnittlagerung oder Trendelenburg-Position werden diese Veränderungen verstärkt. Der intrakranielle Druck steigt.

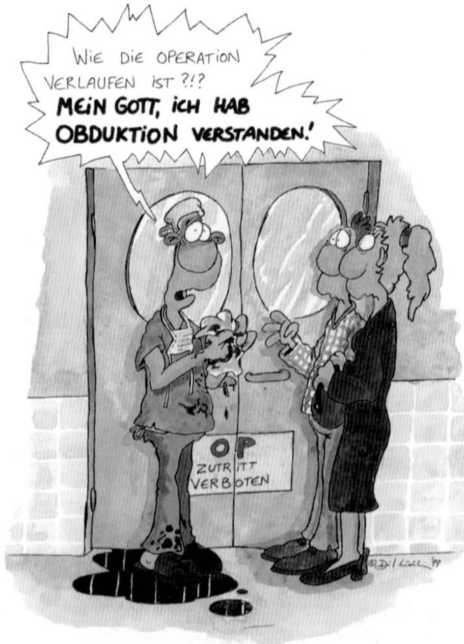
WIE DIE OPERATION VERLAUFEN IST ?!?
MEIN GOTT, ICH HAB OBDUKTION VERSTANDEN!
OP
ZUTRITT VERBOTEN

Frage 81

? Welche Besonderheiten sind bei der Lagerung in Bauchlage im OP zu beachten?

! Eine Dislokalisation oder Obstruktion von i. v. und arteriellen Kanülen, Drainagen, Blasenkathetern und Endotrachealtuben ist möglich. In Bauchlage wird durch abdominelle Kompression das Zwerchfell nach kranial verlagert und möglicherweise die Aorta und V. cava komprimiert. Lagerungskissen unter Thorax und Becken sind zur Vermeidung abdomineller Kompression wichtig. Es kommt bei bestehender Hypovolämie regelhaft zu Hypotonien.

i *Alle Auflagepunkte müssen zur Vermeidung von Lagerungsschäden korrekt abgepolstert werden (Gesicht, Augen, Nase, Ohren, Arme, Knie, Hüfte, Sprunggelenk, Mammae, Genitalien). Die Beatmungsparameter müssen wegen der geänderten Druckverhältnisse angepasst werden.*

Frage 82

? Beschreiben Sie die Hämostase!

! Die Hämostase ist ein Gleichgewicht zwischen vaskulärer und thrombozytärer Gerinnselbildung sowie der Fibrinolyse einschließlich der jeweiligen Regulations- und Hemmmechanismen.

Frage 83

? Welche Rolle spielen die Thrombozyten bei der Hämostase?

! Nach Läsion des Gefäßendothels kommt es zur Adhäsion und Aktivierung der Thrombozyten sowie TF-Freisetzung (TF: Tissue Factor), die „primäre Blutstillung" wird induziert.

i *Die Thrombozyten setzen eine Reihe von Gerinnungsfaktoren frei: Thromboxan A (Kontraktion von Gefäßen, vaskuläre Blutstillung), Plasminogenaktivatorinhibitor (Fibrinolysehemmung), Plättchenfaktor 3 und 4, von-Willebrand-Faktor (Aktivierung von Faktor VIII), Faktor XIII, V, I, Serotonin und ADP (Aktivierung weiterer Thrombozyten). Es kommt durch die Thrombozytenaggregation zum primären Wundverschluss (primäre Blutstillung).*

Frage 84

? Nennen Sie absolute und relative Indikationen für eine Ein-Lungen-Anästhesie!

! Absolute Indikationen:
- **einseitige pulmonale Infektionen (Lungenabszess, Bronchiektasien) und Blutungen**
- **einseitige Lungenschäden (bronchopleurale Fistel, Lungenzyste, Emphysemblase, Bronchusverletzung)**
- **Operationen an Trachea oder Hauptbronchien, Lungentransplantation**
- **einseitige bronchoalveoläre Lavage**

Relative Indikationen:
- **lungenchirurgische Eingriffe wie Pneumektomie, Lappenresektion, Segmentresektion, Thorakoskopie**
- **thorakale Gefäßchirurgie, Ösophagusresektion**
- **thorakale Wirbelsäuleneingriffe**

Frage 85

? Beschreiben Sie den Mallampati-Score in der Modifikation nach Samsoon und Young!

! Beurteilung des Risikos erschwerter Laryngoskopie und schwieriger/unmöglicher Intubation. Einteilung in 4 Klassen:

I weicher Gaumen, Uvula, Pharynxhinterwand und Gaumenbögen voll sichtbar
II weicher Gaumen, Pharynxhinterwand und Uvula sichtbar
III nur weicher Gaumen und Basis der Uvula sichtbar
IV nur harter Gaumen sichtbar

i *Bei Mallampati-Klasse IV ist der Kehlkopf in ca. 50 % laryngoskopisch nicht einstellbar.*

Frage 86

? Welcher Parameter wird mit der Untersuchung nach Patil erfasst?

! Der thyreomentale Abstand (Schildknorpeloberrand – Unterkiefervorderrand) bei maximaler Reklination des Kopfes.

i *Bei < 7 cm: schwierige Intubation; < 6 cm: meist sehr schwierige oder unmögliche Intubation.*

Frage 87

? Wie beurteilen Sie die Qualität der Laryngoskopie?

! Mit der Einteilung nach Cormack und Lehane:

Grad I: Kehlkopf und Stimmbänder komplett einsehbar
Grad II: Aryknorpel und hintere Kommissur einsehbar
Grad III: nur Epiglottis sichtbar
Grad IV: Epiglottis nicht sichtbar, nur weicher Gaumen

Frage 88

? Gibt es differenziertere Scores zur Prädiktion schwieriger/unmöglicher Intubation

! Ja! Wilson-Risiko-Score, Airway-Risk-Index nach El-Ganzouri und Intubation-Difficulty-Score nach Adnet.

Frage 89

? Welche Parameter werden beim Wilson-Risiko-Score erfasst?

! Körpergewicht, Kopf-Hals-Beweglichkeit, Mundöffnung, Mikrognathie, vorstehende Schneidezähne.

i *Sensitivität und Spezifität liegen höher als beim Mallampati-Score.*

Frage 90

? Welchen Score schätzen Sie als sensitivsten und spezifischsten Test zur Prädiktion schwieriger/unmöglicher Intubation ein?

! Den Airway-Risk-Index nach El-Ganzouri.

i *Er beinhaltet folgende Punkte:*
- *Schneidezahnkantendistanz (bzw. die Alveolarkammdistanz bei Zahnlosen): > 4 cm/< 4 cm → 0/1 Punkte*
- *thyreomentaler Abstand: > 6,5 cm/6 – 6,5 cm/< 6 cm → 0/1/2 Punkte*
- *Mallampati-Klasse: I/II/III → 0/1/2 Punkte*
- *Halsbeweglichkeit (Extension/Flexion): > 90/80 – 90/< 80 → 0/1/2 Punkte*
- *Subluxation im Unterkiefer: ja/nein → 0/1 Punkte*
- *Körpergewicht: < 90 kg/90 – 110 kg/> 110 kg → 0/1/2 Punkte*
- *Anamnese („Difficult Airway“): nein/fraglich/ja → 0/1/2 Punkte*

Bei einer Gesamtpunktzahl > 4 ist mit einer schwierigen Intubation zu rechnen.

Frage 91

? Ihre nächste Patientin im OP ist eine 48-jährige ASA-I-Patientin (178 cm, 73 kg), die nasotracheal für einen kieferchirurgischen Routineeingriff intubiert werden soll. Thyreomentaler Abstand nach Patil ca. 7 cm, Mallampati-Score I, leichte Retrognathie, Mundöffnung ca. 4,5 cm. Im Prämedikationsprotokoll lesen Sie, dass es bereits einmal erhebliche Intubationsprobleme bei der letzten Narkose (in einer auswärtigen Klinik) gab. Es ist später Nachmittag und die ängstliche Patientin erhielt ihre Prämedikation (10 mg Midazolam p.o) unmittelbar vor Einschleusen in den OP. Nehmen Sie Stellung zur Intubierbarkeit der Patientin aufgrund der Ihnen vorliegenden Daten und beschreiben Sie Ihr weiteres Vorgehen.

! Prinzipiell gilt zunächst der Grundsatz, dass Berichte über Probleme bei Narkosen sehr ernst zu nehmen sind. Die vorliegenden Eckdaten zur Evaluation eventueller Intubationsschwierigkeiten lassen jedoch keinerlei erschwerte Intubation erwarten.

i *Die Patientin wird gemäß Standard eingeleitet. Um dem Bericht über Intubationsschwierigkeiten dennoch Rechnung zu tragen und die Patientin keinesfalls zu gefährden, wird die Ausrüstung zur Bewältigung einer schwierigen Intubation (Fast-Trach-Larynxmaske, Bronchoskop etc.) in unmittelbarer Nähe vorgehalten. Es gelten die Algorithmen für die erwartete schwierige Intubation (ESIT).*

Frage 92

? Begleitend liegt ein Anästhesieausweis vor, in dem zu „Besonderheiten bei Intubation“ folgendes beschrieben ist: „Pat. hatte nach Injektion von Sufentanil 15 µg + Propofol (fraktioniert 150 mg) keine Mundöffnung, Kieferklemme. Maskenventilation mit Wendl-Tubus gut möglich. Insertion der Larynxmaske erheblich erschwert. Fiberoptische Wachintubation empfohlen.“ Bewerten Sie kritisch die Maßnahmen des Kollegen, der den Anästhesieausweis ausgefüllt hat.

! Leider müssen die Vorgehensweise und Beurteilung des Kollegen sehr kritisch gesehen werden. Die applizierten Induktionsdosen reichen bei der Patientin keinesfalls aus, um eine adäquate Narkosetiefe zur Insertion einer Larynxmaske zu erreichen. Es ist daher überhaupt nicht überraschend, dass die Mundöffnung

erschwert war, es liegt natürlich keine Kieferklemme vor. Der sparsame Einsatz von Opioiden (hier Sufentanil, ca. 0,2 µg/kg KG) erklärt, dass bei der jungen und gesunden Patientin die fraktionierte Gabe von ca. 2 mg/kg KG Propofol nicht ausreichend zur Insertion einer Larynxmaske war.

i *Es ist unsinnig, aus den dargestellten Gegebenheiten (keine Gabe von Muskelrelaxanzien, zu flache Anästhesie), die Empfehlung einer fiberoptischen Wachintubation auszusprechen.*

Frage 93

? Sie kommen als Anästhesist in eine neue Klinik. Dort werden Larynxmasken vor Insertion mit Lidocain-Gel bestrichen und die Patienten werden zur Larynxmaskennarkose obligat relaxiert. Auf dieses Verhalten angesprochen, erklärt man Ihnen, dass durch die Relaxation der Sitz der Maske verbessert sei und durch das Lokalanästhetika-Gel gleichzeitig eine adäquate Schleimhautanästhesie zur besseren Tolerierung der Masken erzielt würde. Nehmen Sie Stellung zu dieser Vorgehensweise!

! **Der Vorteil der Verwendung von Larynxmasken liegt unter anderem darin, dass der Patient nicht relaxiert werden muss! Die Notwendigkeit der Anwendung von Muskelrelaxanzien bei Atemwegssicherungen mittels Larynxmaske ist fast immer Resultat einer inadäquaten Narkosetiefe. Verstärkt wird der schlechte Sitz der Masken noch durch die Anwendung von Gleitmitteln. Die hydrophile Oberfläche der Larynxmasken sorgt bei Befeuchtung mit wässrigen Lösungen (NaCl 0,9 % oder artifizielle Speichelzubereitungen) für guten Sitz und Dichtigkeit durch Schleimhautadhäsion. Durch die Anwendung von Mitteln, welche die Schleimhaut und die Oberfläche der Larynxmaske trennen (Gleitgel), wird die Gleitreibung außerordentlich erleichtert und bereits geringe Druckausübung des umliegenden Gewebes führt zum Verrutschen oder Herausrutschen der Larynxmaske aus dem passenden Sitz.**

i *Solche unsinnigen Modifikationen von etablierten Standards sind ein Zeichen für mangelnde Fortbildung und unzureichende Ausbildung in den „Basic Sciences" (z. B. Pathophysiologie, Anatomie, Pharmakologie).*

Frage 94

? Welche Wirkungen hat Desmopressin (DDAVP) auf die Blutgerinnung?

! **Desmopressin ist eine Abwandlung des natürlichen Vasopressins ohne Wirkung auf die glatte Muskulatur (Blutdrucksteigerung, Uteruskontraktion) mit erhaltenem antidiuretischem Effekt. Seine Hauptwirkung ist die Erhöhung des Faktor-VIII- und von-Willebrand-Faktor-Spiegels mit Verbesserung von Thrombozytenfunktion und Gerinnung.**

i *In einer Dosis von 0,3 – 0,4 µg/kg KG ist Desmopressin bei Hämophilie oder von-Willebrand-Faktormangel sowie erworbenen Thrombozytenfunktionsstörungen (hepatisch, urämisch) und im Rahmen perioperativer Fremdbluteinsparung einsetzbar. Durch Verbesserung der Thrombozytenadhäsion kann es zum Abfall der Thrombozytenzahl und Thrombosen kommen. Wegen einer geringfügigen Steigerung der Fibrinolyse wird oft parallel Tranexamsäure (0,5 – 1 g) eingesetzt.*

Frage 95

? Welche Antifibrinolytika können perioperativ eingesetzt werden?

! **In Deutschland ist nur Tranexamsäure verfügbar, in anderen Ländern auch ε-Aminocapronsäure. Tranexamsäure ist ein Lysin-Analogon, das Plasminogen bindet und seine Funktion (Fibrinspaltung) inhibiert. Einsatzgebiete sind Operationen an Geweben mit hoher fibrinolytischer Aktivität (Urologie, Gynäkologie), die Kombination mit Desmopressin und die Therapie einer Hyperfibrinolyse bei massiven Blutungen und Traumata.**

i *Antifibrinolytika wie Tranexamsäure sind in der Therapie des hereditären angioneurotischen Ödems (Quincke-Ödem) wirksam (10 – 15 mg/kg KG i. v.)!*

Frage 96

? Nennen Sie Risikofaktoren für perioperative Thrombosen!

! **Allgemeine Faktoren: Adipositas, höheres Alter, maligne Erkrankungen, große Operationen, Immobilisation, hormonelle Kontrazeption, Varikosis, Nikotinabusus, Herz-Kreislauf-Erkrankungen, chronische Lungenerkrankungen, frühere Thrombosen (Anamnese!).**

i *Erhöhtes Risiko bei Operationen > 1 h, hohes Risiko bei orthopädischen und onkologisch-chirurgischen Eingriffen!*

Frage 97

? Warum sind die Thienopyridine Ticlopidin und Clopidogrel nur marginal wirksamer als Aspirin?

! **Die Thienopyridine Ticlopidin und Clopidogrel sind irreversible Antagonisten des Plättchen-ADP-Rezeptors. Die Wirkung hält etwa 7 – 10 Tage an. Da es auf humanen Thrombozyten aber 3 verschiedene ADP-Rezeptoren gibt (Subtypen) und die Thienopyridine nur den Subtyp P2 Y_{12} inhibieren, wird der über die beiden anderen Subtypen gesteuerte Ca^{2+}-Influx nicht verhindert.**

i *Es kommt also nur zu einer partiellen Blockade der ADP-Wirkung, einer wichtigen Teilkomponente der Plättchenaktivierung.*

Frage 98

? Erläutern Sie den klinischen Stellenwert von Clopidogrel!

! **Clopidogrel leitet sich von Ticlopidin ab und soll Patienten nach Herzinfarkt (besonders nach Stentimplantationen), Schlaganfall oder pAVK vor erneuten kardiovaskulären Ereignissen oder Tod schützen.**

i *Die therapeutische Wirksamkeit tritt erst nach 4 – 7 Tagen ein, da hepatische Metaboliten die eigentlichen Wirkstoffe sind (keine In-vitro-Wirkung; Prodrugs). Nach den vorliegenden Daten ist es weniger toxisch für das Knochenmark als Ticlopidin und kann bei Gegenanzeigen ASS ersetzen. Derzeit wird eine Kombination von Clopidogrel mit ASS (duale Thrombozytenfunktionshemmung) nach Stent-Implantationen mit „Drug-eluting-Stents" (DES) für 12 Monate und die Verschiebung elektiver Eingriffe empfohlen (Notfalleingriffe: möglichst Fortführung der ASS-Medikation). Bei „Bare-Metal-Stents" (BMS) werden 1 – 2 Monate empfohlen.*

Frage 99

? Mit welcher schwerwiegenden Nebenwirkung von Clopidogrel müssen Sie rechnen?

! **Clopidogrel kann immunogene Reaktionen wie die thrombotisch-thrombozytopenische Purpura (TTP, Moschcowitz-Krankheit) auslösen.**

i *Bei Schlaganfallpatienten kann das Syndrom die Grundkrankheit imitieren: neurologische Symptome, arterielle Verschlüsse (Insulte, Infarkte), Lungenembolien, Nierenveränderungen. Autoantikörper gegen eine Protease, die den von-Willebrand-Faktor spaltet, werden als Ursache angesehen. Wirksamste Behandlung ist die therapeutische Plasmapherese (TPE).*

Monitoring

Frage 100

? Beschreiben Sie den Wert der Kapnographie!

! **Die Kapnographie ermöglicht die Überwachung der Ventilation, da die endexspiratorische CO_2-Konzentration wegen der hohen Diffusionskapazität von CO_2 gut mit dem $paCO_2$ korreliert; die physiologische Differenz beträgt höchstens 5 mmHg.**

i *Sie ist die sensitivste Methode zur Detektion einer ösophagealen Fehlintubation. Durch plötzlichen Abfall der endexspiratorischen CO_2-Konzentration können pulmonale Thromboembolien und Luftembolien erkannt werden. Anhand einer Inzisur im exspiratorischen Plateau kann eine nachlassende Relaxation erkannt werden.*

Frage 101

? Beschreiben Sie die Ausstattung eines Standardarbeitsplatzes in der Anästhesie nach den Empfehlungen der DGAI und des BDA unter Berücksichtigung der europäischen Norm EN 740!

! **Narkosegerät (entsprechend der EN 740) mit Respirator, EKG-Monitor, noninvasive Blutdruckmessung, Pulsoxymetrie, Kapnometrie und Narkosegasmessung müssen obligat am Arbeitsplatz vorhanden sein.**

i *Je nach Art der Eingriffe und Patienten müssen verfügbar sein: EKG-Registrierung, Defibrillator, Temperaturmessung, Notfallinstrumentarium (einschließlich Ausrüstung zur Notfallkoniotomie), Relaxometrie, ZVD-Messung, invasive Blutdruckmessung, Notfalllabor, Thermokonditionierung.*

Frage 102

? Nennen Sie die Ausstattung eines „erweiterten Arbeitsplatzes" nach den Empfehlungen der DGAI und des BDA!

! **Zusätzlich zur Ausstattung des Standardarbeitsplatzes sollen am Arbeitsplatz installiert sein: mindestens 2 Module zur invasiven Druckmessung, Infusions- und Spritzenpumpen und Messung von mindestens 2 Temperaturen.**

i *Verfügbar nach Art der Patienten und des Eingriffs: Messung des Herzzeitvolumens, Neuromonitoring, Dopplersonde (TEE).*

Frage 103

? Welche Gesetze und europäische Normen sind für die Anästhesiearbeitsplätze relevant?

! **Die europäische Norm EN 740 ersetzt seit dem 20. 1. 1998 die frühere DIN 13 252; das Medizinproduktegesetz (MPG) ersetzt seit dem 13. 06. 1998 die frühere Medizingeräteverordnung (MedGV). Die EN 740 regelt die Ausstattung des Anästhesiearbeitsplatzes mit Überwachungs-, Alarm- und Schutzmodulen.**

i *So sind eine Alarmierung bei Ausfall der O_2-Versorgung, eine alarmgesicherte Messung der inspiratorischen O_2-Konzentration und die alarmgesicherte CO_2-Messung (bei Integration eines mechanischen Narkosebeatmungssystems) zwingend vorgeschrieben. Das MPG regelt detail-*

liert das für die Anästhesie relevante „Betreiben“ und „Anwenden“ von Medizinprodukten, wobei unter „Betreiben“ das sachgerechte Anwenden entsprechend der Zweckbestimmung des Herstellers, die Einweisung des Anwenders, sicherheitstechnische Kontrollen, Inspektion zur Feststellung des Istzustands sowie Instandsetzung und Wiederherstellung des Sollzustands verstanden wird. „Anwender“ sind Ärzte und Pflegepersonal.

Frage 104

? Welches Neuromonitoring setzen Sie bei einer Karotis-TEA in Allgemeinanästhesie ein?

! Die Ableitung somatosensibler evozierter Potenziale bei Stimulation des N. medianus (Medianus-SEP).

i *Sie ist das sensibelste Verfahren zur Detektion von relevanten Perfusionsstörungen während der Abklemmphase. Die Indikation für einen temporären Shunt ist bei Abflachung oder Verlust der kortikalen Antwortpotenziale bei 20 ms (N20) oder Verlängerung der Latenzzeit gegeben. Das computerverarbeitete 2-Kanal-EEG ist keine gleichwertige Alternative, da nur kortikale Funktionseinschränkungen im Seitenvergleich beurteilt werden können.*

Frage 105

? Beschreiben Sie die Wertigkeit des EKG-Monitorings zur Detektion myokardialer Ischämien!

! Nur etwa 20 – 50 % aller Myokardischämien können im 12-Kanal-EKG erfasst werden.

i *Durch Ableitung einer Extremitätenableitung (II oder III) können nur etwa 10 – 30 % dieser Ischämien erkannt werden, bei zusätzlicher Ableitung von V5 75 % und von V4 und V5 96 %. Die Aussagekraft einer kontinuierlichen, automatisierten ST-Segmentanalyse hängt bei korrekter Auswahl der Ableitungen erheblich von der Festlegung der Auswertepunkte ab.*

Frage 106

? Nennen Sie Indikationen für das perioperative Neuromonitoring mittels evozierter Potenziale!

! Somatosensible evozierte Potenziale (SEP) können zur Überwachung aller Situationen eingesetzt werden, bei denen die sensible Reizfortleitung auf allen Ebenen (peripherer Nerv, Rückenmark, Thalamus, Kortex) gefährdet ist.

i *Dies sind beispielsweise orthopädische Eingriffe (Skolioseoperationen, Dekompression des Spinalkanals, Stabilisierung nach Wirbelsäulentrauma, stabilisierende Eingriffe an der Wirbelsäule), Eingriffe am Plexus brachialis, neurochirurgische Eingriffe (Tumoroperationen am Rückenmark, Tumor- oder Aneurysmaoperationen an Kortex oder Thalamus), Eingriffe an abdominalen und thorakalen Aneurysmen sowie supraaortale Gefäßeingriffe (z. B. Karotisendarteriektomie).*

Frage 107

? Erklären Sie das Code-System, das zur Beschreibung von Herzschrittmachern verwendet wird!

! Der Code besteht aus 5 Buchstaben. Der 1. Buchstabe nennt die Herzkammer, die stimuliert wird, der 2. die Kammer, in der das Sensing erfolgt, der 3. die Art der Antwort, der 4. die Programmierbarkeit und der 5. antitachykarde Funktionen.

i *Die verwendeten Abkürzungen bedeuten:*

A = Vorhof, V = Ventrikel, D = dual (A + V), I = inhibiert, T = getriggert, P = Pacing, S = Schock, P = einfach programmierbar, M = mehrfach programmierbar, C = kommunizierend, R = frequenzresponsibel.

Beispiele: AAI = vorhofstimuliert, Vorhofsensing, inhibiert. VVI = ventrikelstimuliert, Sensing im Ventrikel, inhibiert. DDD = Stimulation in Vorhof und Ventrikel, Sensing in Vorhof und Ventrikel, getriggert und inhibiert.

Frage 108

? Welche Möglichkeiten zur Lagekontrolle eines ZVK gibt es?

! Kontrolle durch EKG-Ableitung über den Katheter und Röntgenthoraxaufnahme.

i *Bei der EKG-Lagekontrolle muss im über den Katheter abgeleiteten EKG eine hohe P-Welle (bei intraatrialer Lage) zu sehen sein; der Katheter wird so weit zurückgezogen, bis wieder eine normale P-Welle zu sehen ist.*

Frage 109

? Welche Beziehung besteht zwischen dem zentralen Venendruck und der linksventrikulären Vorlast?

! Der zentrale Venendruck (ZVD) repräsentiert nur die rechtsventrikuläre Vorlast. Bei Patienten, deren rechter und linker Ventrikel gleich gut arbeiten, korreliert der ZVD mit der linksventrikulären Vorlast.

i *Für alle Patienten mit pulmonaler Hypertonie, Lungenerkrankungen, Klappenfehlern und rechts- oder linksventrikulärer Schädigung ist nur eine eingeschränkte Aussage möglich.*

Frage 110

? Gibt es einen Normwert für den ZVD?

! **Es gibt keinen für alle Patienten gültigen Normwert.**

i *Beim individuellen Patienten kann der ZVD von 1 – 15 cmH_2O (mbar) in Abhängigkeit von Hydratationszustand, Lagerung, Herzleistung und Atmung oder Beatmung schwanken. Anhand mehrerer klinischer Parameter (Hydratationszeichen, Urinproduktion, Blutdruck, Durstgefühl) kann die individuelle Spanne des ZVD für einen Patienten abgeschätzt werden. Entscheidend ist immer der Verlauf (Anstieg bei Hypervolämie oder kardialer Dekompensation, Abfall bei Hypovolämie oder Vasodilatation).*

Frage 111

? Nennen Sie typische Komplikationen bei der Katheterisierung zentraler Venen!

! **Punktion der A. carotis, Pneumothorax, Hämatothorax (Verletzung der A. subclavia), Chylothorax durch Verletzung des Ductus thoracicus (besonders bei versuchter linksseitiger Punktion der V. jugularis).**

i *Abscheren und Embolisierung des Seldingerdrahts beim Zurückziehen über die liegende Punktionskanüle, Luftembolie, Verletzung von Nerven (Plexus cervicalis, Plexus brachialis etc.), Verbluten bei Diskonnektion, Infusionsthorax bei Perforation. Bei schwierigen Punktionsverhältnissen selten auch Punktion des Subarachnoidalraums oder der Trachea.*

Frage 112

? Wie können punktionsbedingte Komplikationen bei der ZVK-Einlage reduziert werden?

! **Durch ultraschallgestützte Punktion!**

i *Sie ist technisch aufwendiger und an die Vorhaltung geeigneter Geräte gebunden. Die Bildgebung ermöglicht aber besonders bei anatomisch schwierigen Verhältnissen eine sicherere Orientierung.*

Frage 113

? Zählen Sie die Spätkomplikationen der Katheterisierung zentraler Venen auf!

! **Infektionen, Gefäßschäden (Dissektion, a.v.-Fistel oder Aneurysma nach Arterienpunktion), Venenthrombose, Perforation der Vene durch den Katheter, Herzrhythmusstörungen, Hämatomorganisation.**

Frage 114

? Sie wollen einen Patienten auf einer orthopädischen Normalstation zur Narkose aufklären. Der Patient liegt in einem Einzelzimmer. Davor steht ein Rolltisch mit mehreren Schutzkitteln, sowie Behältnissen mit Mundschutz, Hauben und Handschuhen. An der Tür hängt ein Schild mit der Aufschrift: MRSA – Isolierung. Sie werden aufgefordert, sich komplett in Schutzkleidung zu begeben, bevor Sie den Patienten im Zimmer aufsuchen. Nehmen Sie Stellung dazu!

! **Die Isolierung und damit auch Stigmatisierung von Patienten mit multiresistenten Erregern ist heutzutage obsolet und im Sinne der eigentlichen Intention von Isolierungsmaßnahmen (Verhindern der Verbreitung von Erregern innerhalb einer Station und der Übertragung auf andere Patienten) nicht wissenschaftlich gesichert.**

i *Die gründliche Händedesinfektion vor und nach Patientenkontakt ist ausreichend. Bei Patienten, bei denen die Gefahr der Verbreitung kontaminierter Flüssigkeiten besteht (z. B. stark sezernierende, infizierte Wunden oder Abhusten) muss beim Arbeiten am Patienten Schutzkleidung (z. B. Kittel) getragen werden, die nach Patientenkontakt ausgezogen werden muss.*

Frage 115

? Mit welchem Frischgasfluss wird eine „Low-Flow-Anästhesie“ (Niedrigflussnarkose) bzw. „Minimal-Flow-Anästhesie“ durchgeführt?

! **1 l/min bzw. 0,5 l/min.**

i *Die Leckage moderner Respiratoren ist gering, sodass fast nur der Sauerstoff zugeführt werden muss (ca. 250 ml/min).*

Frage 116

? Was versteht man unter der Zeitkonstante eines Narkosesystems?

! **Sie beschreibt die Geschwindigkeit des Ein- und Auswaschens von Anästhetika eines Narkosesystems.**

i *Sie ist als Quotient aus Systemvolumen und der Differenz von Frischgasfluss und Gesamtgasaufnahme definiert; je größer der Frischgasfluss, desto kleiner die Zeitkonstante.*
Beispiel: Bei 1 l/min liegt die Zeitkonstante bei 11 min, bei 0,5 l/min bei 50 min. Approximativ nach 3 Zeitkonstanten hat sich die Anästhetikakonzentration im System der Konzentration im Frischgas angepasst.

Frage 117

? Welche technischen Varianten zur Kapnometrie kennen Sie?

! Messung im Hauptstrom- und Nebenstromverfahren.

i *Beim Nebenstromverfahren wird dem Exspirationsgas eine bestimmte Menge Gas zur Messung entnommen (bis zu 200 ml/min) und bei neueren Geräten zurückgeführt. Ein Nachteil des Hauptstromverfahrens ist das Gewicht der Messeinheit, die tubusnah angebracht ist.*

Frage 118

? Bewerten Sie das Monitoring der Narkosetiefe mittels EEG (z. B. BIS)!

! Der Einsatz prozessierter 2-Kanal-EEGs im operativen Bereich wird zur Beurteilung der Schlaftiefe und damit zur Vermeidung von intraoperativer Wachheit (Awareness) empfohlen. Der 1997 eingeführte Bispektralindex (BIS) ist das am weitesten verbreitete Verfahren. Es handelt sich um ein statistisches Verfahren, das verschiedene Zustände des EEG wie das Sistieren elektrischer Aktivität („Burst-Suppression") und dominierende Frequenzen in einen Indexwert zur Beurteilung der Schlaftiefe umwandelt. Typische klinische Situationen sind z. B. herzchirurgische Eingriffe mit Verzicht auf volatile Anästhetika. Durch BIS-Monitoring können bis zu 80 % der Awareness-Fälle vermieden werden. Ein weiterer Aspekt ist der Hinweis auf mögliche ischämische und/oder hypoxische Ereignisse bei abnormen Veränderungen des BIS während der Anästhesie.

i *Die Wirkung von Ketamin, N_2O, Xenon und Opioiden kann nicht durch BIS erfasst werden. Es ist eine Vielzahl von Störungsmöglichkeiten des BIS in der Literatur beschrieben.*

Allgemeinanästhesie

Frage 119

? Warum ist N_2O beim Vorliegen eines Pneumothorax zu vermeiden? Gibt es andere Kontraindikationen dieser Art?

! Lachgas diffundiert rasch (20-mal schneller als N_2) in luftgefüllte Räume (Pneumothorax, Pneumozephalus, Paukenhöhle, Darmschlingen und Luftembolie). Es kommt zur Volumenexpansion oder bei starrer Begrenzung des Raums zur Druckerhöhung.

i *Die Anwendung von Lachgas bei Allgemeinanästhesien wird immer mehr eingeschränkt. Nach einer Umfrage der DGAI haben in Deutschland derzeit nur noch weniger als 30 % der Krankenhäuser ein Versorgungssystem für N_2O.*

Frage 120

? Welchen Stellenwert haben Butyrophenon-Neuroleptika wie Droperidol heute in der Anästhesie?

! Als Bestandteil der klassischen Neuroleptanalgesie wurde Droperidol kombiniert mit Fentanyl, N_2O und Muskelrelaxanzien eingesetzt. Die hypnotische Wirkung ist gering und Awareness besonders bei Verwendung niedriger N_2O-Konzentrationen möglich.

i *Wegen langer Wirkdauer und schlechter Steuerbarkeit sowie unerwünschter kardiovaskulärer (AV-Überleitungsstörungen, α-blockierende Wirkung mit Blutdruckabfall besonders bei Hypovolämie) und zentralnervöser Wirkungen (tardive Dyskinesie, Dysphorie, Angst) wurde die Technik der reinen Neuroleptanalgesie zugunsten der balanzierten Anästhesie zunehmend verlassen. Wegen deletärer QT-Verlängerungen wurde Droperidol zwischenzeitlich vom Markt genommen, ist aber wieder verfügbar (Xomolix®). In der Anästhesie sind keine Todesfälle wegen Verlängerung der QT-Zeit beschrieben. Haupteinsatzgebiet ist zurzeit die Prophylaxe und Therapie von PONV (postoperative Übelkeit und Erbrechen), wo Droperidol eine Reduktion um ca. 30 % erreichen kann (ähnlich wie Ondansetron oder Dexamethason).*

Frage 121

? Was versteht man unter tardiver Dyskinesie (Spätdyskinesie)?

! Es handelt sich um Bewegungsstörungen, die bis zu 6 Monaten nach Einnahme dopaminantagonistischer Medikamente (z. B. Neuroleptika, Antiemetika) auftreten und mindestens 1 Monat, oft jedoch über Jahre anhalten.

i *Klinisch manifestiert sich die tardive Dyskinesie als orale oder pharyngeale Dyskinesie (Kauen, Schmatzen, Grimassieren, „Fly Catcher's Tongue" mit unwillkürlichem Herausschnellen der Zunge), selten sind die Gliedmaßen betroffen. Therapeutisch muss die auslösende Substanz abgesetzt werden; symptomatisch werden Trihexyphenidyl, Pimozid, Tetrabenazin, Clonazepam oder Valproinsäure eingesetzt. Muss eine antipsychotische Therapie fortgesetzt werden, kommen atypische Neuroleptika (Clozapin, Olanzapin, Sulpirid, Risperidon) zum Einsatz.*

Frage 122

? Welche Muskelrelaxanzien stehen Ihnen zur Verfügung?

! **Nicht depolarisierende Muskelrelaxanzien (NDMR): Steroidkonfigurierte NMDR (Pancuronium, Vecuronium, Rocuronium), Benzylisocholin-NMDR (Atracurium, Cis- Atracurium, Mivacurium).**
Depolarisierende Muskelrelaxanzien (DMR): Succinylcholin.
Die NDMR unterscheiden sich vor allem in Anschlagszeit (z. B. Atracurium 3 – 4 min, Rocuronium 45 s bis 3 min, Mivacurium 3 – 5 min, Vecuronium 3 – 4 min), Wirkdauer (Atracurium 35 – 45 min, Rocuronium 30 – 40 min, Mivacurium 10 – 25 min, Vecuronium 35 – 45 min) und ihrer Elimination (Atracurium und Cis-Atracurium organunabhängig über „Hoffmann-Elimination", Vecuronium und Rocuronium vorwiegend hepatisch eliminiert, Mivacurium von Plasmacholinesterasen gespalten).

i *Der Einsatz von Succinylcholin ist heute auf die Verwendung bei der „Rapid-Sequence-Induction" begrenzt. Succinylcholin ist eine Triggersubstanz für die maligne Hyperthermie, verursacht Arrhythmien und kann zur Kaliumfreisetzung mit entsprechenden kardiovaskulären Folgen bis zum hyperkaliämischen Herzstillstand führen. Seit der Markteinführung des Cyclodextrins Sugammadex ist auch eine Notfall-Einleitung mit Rocuronium oder Vecuronium jederzeit antagonisierbar und damit gefahrlos möglich.*

Frage 123

? Nennen Sie typische Einsatzgebiete für Ketamin!

! **Ketamin ist wegen seiner sympathomimetischen Effekte das Einleitungsanästhetikum der Wahl in der Notfallmedizin und bei Anästhesien von Patienten im Schock. Weiterhin ist es zur Anästhesieeinleitung und -führung bei Patienten mit obstruktiven Lungenerkrankungen (COPD) geeignet.**

i *Wegen seiner geringen Atemdepression kann es zur notfallmäßigen i. m.-Narkoseeinleitung bei Verbrennungspatienten oder behandlungsunwilligen Patienten verwendet werden. In der Intensivmedizin ist es in Kombination mit Hypnotika/Sedativa zur Analgosedierung besonders bei kreislaufinstabilen oder COPD-Patienten geeignet. Im Status asthmaticus kann mit 2 mg/kg KG Ketamin eine Verminderung des Bronchospasmus erzielt werden. Ketamin ist derzeit der einzige klinisch einsetzbare NMDA-Rezeptorantagonist. Einsatzgebiete: Neuroprotektion, Ultima-Ratio-Therapie neuropathischer Schmerzsyndrome.*

Frage 124

? Beschreiben Sie das klinische Bild der Patienten bei Narkoseeinleitung mit Ketamin!

! **Etwa 30 s nach i. v. Injektion verliert der Patient den Kontakt zur Umwelt, man beobachtet einen langsamen horizontalen Nystagmus.**

i *Die Wirkung ist komplett, wenn die Bulbi in Mittelstellung fixiert bleiben.*

Frage 125

? Welche Möglichkeiten zur Therapie psychotomimetischer Effekte von Ketamin haben Sie?

! **Die gleichzeitige Gabe von Benzodiazepinen (Midazolam, Diazepam, Flunitrazepam) oder Propofol mildert in den meisten Fällen die psychotomimetischen Wirkungen; gelingt dies nicht, kann die Dosis des Benzodiazepins gesteigert, ein länger wirkendes Benzodiazepin gewählt oder ein sedierendes Neuroleptikum (z. B. Promethazin) gegeben werden.**

i *Bei Verwendung von S(+)-Ketamin sind die psychotomimetischen Effekte geringer ausgeprägt.*

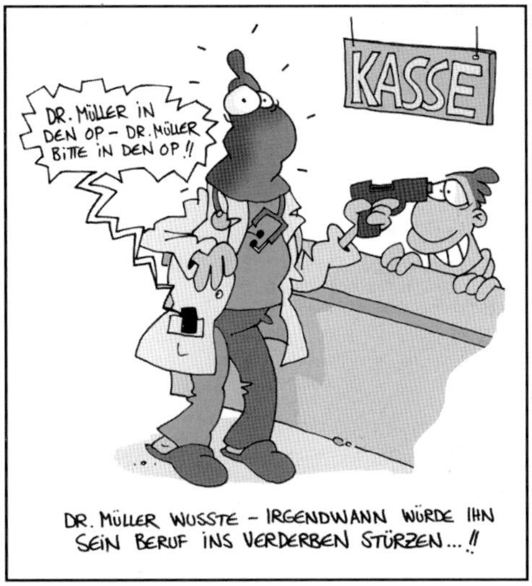
DR. MÜLLER IN DEN OP – DR. MÜLLER BITTE IN DEN OP !!
KASSE
DR. MÜLLER WUSSTE – IRGENDWANN WÜRDE IHN SEIN BERUF INS VERDERBEN STÜRZEN ... !!

Frage 126

? Sie haben eine Patientin zur Sectio caesarea mit Ketamin/Thiopental eingeleitet und die Narkose nach Abnabelung des Kindes als balanzierte Anästhesie mit Fentanyl und Desfluran fortgeführt. Würden Sie ein Benzodiazepin zur Prophylaxe psychotomimetischer Effekte geben?

! **Nein! Die routinemäßige Applikation eines Benzodiazepins ist nicht erforderlich, da die psychotomimetischen Effekte auch durch die Anwendung volatiler Anästhetika weitgehend unterdrückt werden. Zudem treten Benzodiazepine in die Muttermilch über.**

Frage 127

? Sie wollen bei einem 23-jährigen Patienten mit bekanntem Asthma bronchiale eine Ataranalgesie in Spontanatmung zum Verbandswechsel nach einer Verbrennung III. Grades (15 % KOF) am Rumpf durchführen. Wie gehen Sie vor?

! **Nach Prämedikation mit Benzodiazepin (z. B. Midazolam) Gabe von Atropin wegen der möglichen Hypersalivation. O_2-Gabe über Maske. Einleitung durch Titration mit i. v. Boli von Midazolam bis zur Sedierung. Danach i. v. Injektion von 1 – 2 mg/kg KG Ketamin (bzw. 0,5 – 1 mg/kg KG S-Ketamin). Nachinjektionen von 0,5 – 1 mg/kg KG (bzw. 0,25 – 0,5 mg/kg KG) ggf. alle 10 min.**

i *Grimassieren, Schmatzen und unartikulierte Laute sind häufig und korrelieren nicht mit inadäquater Narkosetiefe.*

Frage 128

? Beschreiben Sie Wirkung und Einsatz von Sugammadex!

! **Sugammadex-Octannatrium (Bridion®) ist ein Zyklodextrin, das an der Außenseite hydrophil und an der Innenseite lipophil ist. Durch seine Struktur kann es einige steroidkonfiguierte NDMR (besonders Rocuronium, aber auch Vecuronium) umschließen. Es reversiert die Muskelrelaxation somit nicht an der neuromuskulären Endplatte, sondern durch Inaktivierung des Moleküls. Nach i. v. Bolusgabe von 2 – 16 mg/kg KG wird innerhalb von 90 s eine Erholung der neuromuskulären Transmission (T 4/T 1-Ratio 0,9) bei einer initialen Rocuroniumdosis von 1,2 mg/kg KG erreicht. Somit kann durch Sugammadex auch eine tiefe neuromuskuläre Blockade reversiert werden – im Gegensatz zu herkömmlicher Reversierung durch Cholinesterasehemmer. Die Anwendung bei Niereninsuffizienz (Kreatininclearance < 30 ml/min) und bei Dialysepatienten wird nicht empfohlen, ebenso bei Kindern und Jugendlichen (keine Daten). Sugammadex ist derzeit noch sehr teuer (ca. 80 €/Ampulle). Cholinerge Effekte wie z. B. nach Gabe von Neostigmin fehlen. Durch die Verfügbarkeit von Sugammadex kann die „Rapid-Sequence-Induction" mit Rocuronium risikoarm durchgeführt werden (falls Schwierigkeiten mit der Atemwegssicherung auftreten, wäre die lange Wirkdauer problematisch).**

Frage 129

? Nennen Sie die Symptome einer versehentlichen intraarteriellen Injektion von Thiopental und beschreiben Sie Ihr Vorgehen!

! **Heftiger, nach distal schießender Schmerz, Abblassen der Extremität (Vasospasmus). Später Zyanose, Gangrän und irreversible Nervenschäden.**

i *Kanüle belassen! Wiederholte Injektion von 20 – 50 ml 0,9 % NaCl-Lösung zur Verdünnung und 20 – 40 mg Lidocain zur Vasodilatation.*

Frage 130

? Eine 67-jährige Patientin soll wegen eines kalten Knotens einer Hemithyreoidektomie unterzogen werden. Beim Aufklärungsgespräch erwähnt Sie, dass bei ihr vor 6 Jahren ein „besonderer Herzschrittmacher" implantiert worden sei. Seit 3 Jahren war sie nicht mehr bei der Schrittmacherkontrolle gewesen, da Sie keine Beschwerden verspürte. Was müssen Sie bei der Anästhesie beachten, wie gehen Sie vor?

! **Sie benötigen unbedingt den Schrittmacherausweis! Es könnte ein Schrittmacher mit antitachykarder Funktionen sein, evtl. auch ein ICD (implantierter Cardioverter/Defibrillator).**

i *Die Patientin sollte zur Kontrolle der Schrittmacherfunktion beim Kardiologen vorgestellt werden. ICD müssen idealerweise mit einem geeigneten Programmiergerät auf die HF-Chirurgie eingestellt werden, eine Magnetauflage zur Deaktivierung ist bei den meisten Produkten möglich.*

Frage 131

? Beurteilen Sie die Benzodiazepine als Einleitungshypnotika und für die Aufrechterhaltung der Anästhesie!

! **Zur Einleitung können Midazolam oder Flunitrazepam wegen ihrer hypnotischen Wirkung (auch additiv zu Einleitungshypnotika) eingesetzt werden, wobei die üblichen Einleitungshypnotika deutlich stärker wirken. Das Wiedererlangen des Bewusstseins ist aber verspätet. Selbst beim am kürzesten wirkenden Benzodiazepin Midazolam (terminale Eliminationshalbwertszeit 2,5 h) erwachen die Patienten deutlich später als bei Etomidate, Propofol oder Barbituraten. Die Anwendung dieser weitgehend kreislaufneutralen und wenig organtoxischen Substanzen sollte auf länger dauernde Eingriffe (z. B. mit postoperativer Nachbeatmung, Kar-**

dioanästhesie) und Patienten mit starkem Übergewicht oder ausgeprägter Angst beschränkt bleiben.

i *Hauptanwendungsgebiete sind die Prämedikation und die Anwendung als Komponente der Analgosedierung von Intensivpatienten.*

Frage 132

? Ein Patient ohne operative Anamnese berichtet, dass einige Verwandte Probleme bei Anästhesien mit nachfolgender intensivmedizinischer Behandlung hatten. Wonach fragen Sie gezielt, welche Untersuchungen veranlassen Sie?

! **Familiäre Häufung von Anästhesiezwischenfällen lassen an eine maligne Hyperthermie, atypische Cholinesterase und neurologische Erkrankungen wie Myopathien denken.**

i *Eine exakte Anamnese und Fragen nach dem Verlauf der betroffenen Familienmitglieder geben wegweisende Informationen. Liegen Hinweise auf eine verlängerte Muskelrelaxation (Nachbeatmung) vor, kann ein Cholinesterasemangel oder atypische ChE vorliegen. Bei schwerem intensivmedizinischem Verlauf mit hohen Temperaturen und Todesfällen ist an die maligne Hyperthermie zu denken, vor einer triggerfreien Anästhesie sollte die Kreatinkinase (CK) im Serum bestimmt werden. Ein (aufwendiger) In-vitro-Kontrakturtest mit Koffein und Halothan kann die Diagnose sichern. Unter den Myopathien sind die progressiven Muskeldystrophien, Myotonien und familiären paroxysmalen Lähmungen bei Kaliumstoffwechselstörungen bedeutsam. Bei Myopathieverdacht sollten neben der neurologischen Diagnostik die CK- und Serumkaliumwerte bestimmt werden. Bei allen genannten Erkrankungen muss auf Succinylcholin als Relaxans und Inhalationsanästhetika verzichtet werden. Am sichersten ist die sog. „triggerfreie Anästhesie" mit Opioiden und Propofol. Die Anwendung von Muskelrelaxanzien muss engmaschig überwacht werden (Relaxometrie).*

Frage 133

? Wie setzen Sie die Relaxometrie (qualitativ) klinisch ein?

! **Durch die 4fach-Reizung (2 Hz) mit einem deutlich überschwelligen Reiz („Train of Four", TOF) kann eine für einen chirurgischen Eingriff ausreichende Relaxation beurteilt werden. Der Quotient aus der Amplitude der vierten Zuckung (T 4) und der Amplitude der ersten Zuckung (T 1) wird als TOF-Ratio (TOF-Quotient) bezeichnet, die Anzahl der Reizantworten sind die TOF-Zahlen. Beim nicht relaxierten Patient ist der Quotient 1,0 und die TOF-Zahl 4. Die Stärke der Reizantwort wird taktil, visuell oder apparativ gemessen (digitale Anzeige des Relaxometers). Verschwindet die vierte Reizantwort, beträgt die Höhe der ersten Zuckung 25 % (vom Ausgangswert), was 75 % Relaxation entspricht. Das Verschwinden der 3. Zuckung entspricht 80 % Relaxation, das der 2. Zuckung 90 % Relaxation. Verschwindet auch die erste Zuckung, liegt eine 95 – 100 %ige Relaxation vor. Für die meisten Operationen genügt eine 75 – 90 %ige Relaxation (drei bis eine Restzuckung oder TOF-Quotient 0,25 – 0,1!) Es kann also nach der Amplitude oder der Anzahl der Zuckungen beurteilt werden. Die Erholungsphase beginnt beim TOF-Quotienten 0,25, bei 0,75 kann extubiert werden.**

i *Wird die Reizschwelle vor der Relaxation ermittelt, kann am Ende der Operation die Restrelaxation durch Stimulation an der Reizschwelle abgeschätzt werden: kein „Fading", qualitativ der Ausgangszuckung entsprechende Amplitude. Heute ohne große klinische Relevanz ist die Möglichkeit zur Differenzierung zwischen einem Depolarisations- und einem Nichtdepolarisationsblock: „Fading" (nachlassende Zuckungsamplitude innerhalb der 4 Einzelreizungen) und posttetanische Potenzierung beim Nichtdepolarisationsblock, 4 gleiche reduzierte Zuckungsamplituden beim Depolarisationsblock.*

Frage 134

? Nennen Sie typische Nebenwirkungen bei rückenmarknaher Opioidtherapie!

! **Pruritus, Harnverhalt, Übelkeit und Erbrechen, Atemdepression, Kreislaufdepression.**

Frage 135

? Welches Opioid wählen Sie für die epidurale Applikation in welcher Dosis?

! **Sufentanil und Morphin sind zugelassen.**

Tabelle zu Frage 135.

Dosisempfehlungen	Sufentanil	Morphin
Postoperative Analgesie	Bolus: 10 – 20 µg kontinuierlich: 5 – 15 µg/h	1 – 4 mg
Geburtshilfe	Bolus: 10 µg bis max. 30 µg	

Frage 136

? Was ist eine TIVA? Nennen Sie Medikamente, die zur TIVA eingesetzt werden können!

! **Die TIVA (totale intravenöse Anästhesie) ist eine Anästhesietechnik, bei der völlig auf volatile Anästhetika verzichtet wird. Kombiniert werden i. v.-Narkotika (Propofol, Ketamin, Methohexital, Midazolam) mit Opioiden (Remifentanil, Fentanyl, Sufentanil, Alfentanil) unter Verwendung von üblichen Muskelrelaxanzien. Die Anwendung ist weitgehend auf den Einsatz von Spritzenpumpen angewiesen.**

Am häufigsten wird eine Kombination aus Propofol und einem Opioid (Sufentanil, Fentanyl, Remifentanil) eingesetzt.

Frage 137

? Nennen Sie Einsatzgebiete, bei denen die TIVA vorteilhaft ist!

! Wenn auf volatile Anästhetika verzichtet werden soll oder muss.

i *Bei der Ein-Lungen-Anästhesie (volatile Anästhetika beeinflussen die hypoxische pulmonale Vasokonstriktion), bei Disposition für die maligne Hyperthermie (volatile Anästhetika = Triggersubstanzen), bei kurz dauernden Eingriffen, bei Eingriffen, bei denen eine schnelle postoperative neurologische Beurteilung erwünscht ist (Propofol/Remifentanil) und bei einer PONV-Anamnese ist die TIVA von Vorteil. Bei der TIVA ist gehäuft mit intraoperativer Wachheit („Awareness") zu rechnen, da keine Substanz eine zuverlässige Amnesie auslöst!*

Frage 138

? Ein 70-jähriger Patient mit inoperablem Ösophaguskarzinom in reduziertem Allgemeinzustand erhält zur Schmerztherapie 105 µg/h Buprenorphin transdermal. Eine Ösophaguspassage ist nicht mehr möglich, es soll eine Witzelfistel operativ angelegt werden. Sie planen eine balanzierte Anästhesietechnik unter Verwendung von Fentanyl und Isoflurane. Der Patient erhält am Operationstag zur Prämedikation 0,2 mg Buprenorphin s. l. zusätzlich zur transdermalen Therapie. Welchen Aspekt müssen Sie bei der Anästhesieführung beachten?

! Buprenorphin ist ein Agonist/Antagonist mit langer Wirkdauer (6 – 8 h), langer Halbwertszeit (2 – 5 h) und sehr hoher Rezeptoraffinität (neben Sufentanil die höchste Affinität zum µ-Rezeptor).

i *Bei der geplanten Fentanylgabe kann die µ-agonistische Wirkung verringert sein; eine Antagonisierung der Buprenorphinwirkung durch Naloxon ist kaum möglich. Bei der Anästhesie wäre Sufentanil die bessere Wahl.*

Frage 139

? Nennen Sie die Häufigkeit des perioperativen ANV (akutes Nierenversagen) bei aortenchirurgischen Eingriffen!

! Die Häufigkeit liegt bei 8 %, die Letalität bei 60 %.

i *Patienten mit präexistenten Nierenfunktionsstörungen (Kreatinin > 2,3 mg/dl), komplizierten Aneurysmen (Größenzunahme, Dissektion, Ruptur, suprarenales, pararenales oder thorakales Aneurysma) und intraoperativer suprarenaler Abklemmung haben eine höhere Inzidenz des ANV.*

Frage 140

? Wie hoch ist der O_2-Verbrauch in ausreichend tiefer Narkose?

! Vereinfacht ca. 3 – 4 ml O_2/kg KG/min (für einen 70 kg schweren Patienten: 243 ml/min).

i *In einer für chirurgische Eingriffe ausreichend tiefen Narkose liegt der O_2-Verbrauch etwa in Höhe des Grundumsatzes, d. h. nach der Brody-Formel:*
$VO_2 = 10{,}15 \times kg\ KG^{0{,}73}$.

Frage 141

? Klassifizieren Sie Narkosesysteme!

! Die früher übliche Einteilung in „offene", „halboffene", „halb geschlossene" und „geschlossene" Systeme wird heute zugunsten einer Einteilung in Systeme mit und ohne Rückatmung verlassen.

i *Beide Systeme arbeiten mit einem Überschuss an Frischgas; davon abgegrenzt werden können total geschlossene Systeme, bei denen das Frischgasangebot gleich der Aufnahme ist.*

Frage 142

? Nennen Sie sichere Zeichen der endotrachealen Tubuslage!

! Direkte laryngoskopische Sicht auf den durch die Stimmritze platzierten Tubus, bronchoskopische Verifikation der endotrachealen Tubuslage und konstanter Nachweis von CO_2 in der Exspirationsluft sind sichere Zeichen.

i *Auskultation, Inspektion, Beschlagen der Tubusinnenseite und Nachweis einer ausreichenden O_2-Sättigung mittels Pulsoxymetrie über Minuten sind unsichere Zeichen.*

Frage 143

? Welche Nachteile hat die γ-Hydroxybuttersäure (GHB) bei der Verwendung als Einleitungsnarkotikum?

! Die interindividuell unterschiedlichen Aufwachzeiten nach Bolusgabe (60 – 90 mg/kg KG) bei einer Halbwertszeit von 30 – 40 min machen die Substanz schlecht steuerbar.

i *Ein Einsatzgebiet ist die Langzeitsedierung in der Intensivmedizin. Es gibt Responder und Non-Responder.*

Frage 144

? Nennen Sie typische Probleme bei der Langzeitanwendung von GHB!

! **Hypernatriämie (18 mval/g!), metabolische Alkalose, Übelkeit und Erbrechen, Myokloni und Tonusminderung des Blasensphinkters.**

i *Ein Präparat mit geringerem Natriumgehalt ist in Entwicklung.*

Frage 145

? Welche Muskeln sind am sensibelsten gegenüber Muskelrelaxanzien?

! **Gerade und schräge Augenmuskeln sowie die pharyngeale Muskulatur.**

Frage 146

? Welche Muskeln sind am resistentesten gegenüber Muskelrelaxanzien?

! **Stimmbandmuskulatur und Zwerchfell.**

Frage 147

? Nennen Sie Faktoren, die eine neuromuskuläre Blockade prolongieren!

! **Respiratorische Azidose, metabolische Alkalose, Hypothermie, Hypokaliämie, Hyperkalzämie, Hypermagnesiämie.**

i *Antibiotikatherapie (Streptomycin, Polymyxin), Lithiumtherapie, einige Lokalanästhetika (Kokain, Procain, Lidocain), Kortikosteroidtherapie und allgemein eine renale und hepatische Insuffizienz (Elimination!) sind weitere Faktoren.*

Frage 148

? Welche Tubusgrößen wählen Sie zur oralen Intubation bei Erwachsenen?

!
- **Männer: 7,5 – 8,5 mm Innendurchmesser (ID)**
- **Frauen: 7 – 8 mm ID**

i *Umrechnung in Charrière (Ch.): (ID – 0,5) × 4 + 2 = Ch.*

Frage 149

? Welche Größe des Endotrachealtubus wählen Sie für die nasale Intubation beim Erwachsenen?

! **Meist werden 7 oder 7,5 mm ID bei Erwachsenen verwendet. Grundsätzlich soll der größtmögliche Tubus verwendet werden, der die Nase atraumatisch passiert.**

i *Nach Vorbereitung mit abschwellenden Medikamenten (Vasokonstriktoren) kann mit dem behandschuhten kleinen Finger die Nase palpiert und anhand des Größenvergleichs mit dem Tubus die Größe gewählt werden.*

Frage 150

? Wie wählen Sie die passende Larynxmaske für den Patienten und welches Volumen verwenden Sie zur Blockung?

!
- **90 kg KG: Größe 5 – 6 (40 ml)**
- **70 – 90 kg KG: Größe 4 (30 ml)**
- **30 – 70 kg KG: Größe 3 (20 ml)**
- **20 – 30 kg KG: Größe 2,5 (15 ml)**
- **6,5 – 20 kg KG: Größe 2 (10 ml)**
- **bis 6,5 kg KG: Größe 1 (4 ml)**

i *Bei Kindern kann die Größe klinisch eingeschätzt werden: Die Breite der geeigneten Larynxmaske entspricht der Breite der aneinandergelegten Finger 2 – 4.*

Frage 151

? Bei einem 51-jährigen Patienten mit ausgeprägter Madelung-Lipomatose im Halsbereich und einem Mallampati-Status III muss wegen eines Ileus eine notfallmäßige Laparotomie durchgeführt werden. Nach einem Mediainsult vor 3 Jahren besteht eine rechtsseitige Hemiparese. Welche Technik zur Anästhesieeinleitung wählen Sie?

! **Es liegt ein komplexes Problem vor: erwartet schwierige Intubation (Mallampati III, pathologische Anatomie des Halsbereichs) beim nicht nüchternen Patienten (Ileus) und Kontraindikation für Succinylcholin (länger bestehende Parese).**

i *Nach Einlage einer Magensonde und ausgiebiger Präoxygenierung ist die beste Wahl die primäre fiberoptische Wachintubation in Lokalanästhesie. Möglich wäre auch ein Intubationsversuch nach Laryngoskopie in tiefer Propofol-Sedierung. Eine Relaxierung mit Rocuronium ist nur möglich, wenn Sugammadex verfügbar ist.*

Frage 152

? Beschreiben Sie die Möglichkeiten zur Narkoseeinleitung bei Patienten mit Ileus!

!
- **Rapid-Sequence Induction" („Crash Intubation") in Oberkörperhochlagerung oder Rechtsseitenlage mit Krikoiddruck (Sellick-Manöver)**
- **„Rapid-Sequence Induction" in Kopftieflage (Trendelenburg-Lagerung)**
- **Wachintubation in Lokalanästhesie (fiberoptisch oder direkt laryngoskopisch)**

Frage 153

? Was versteht man unter einem Eventerationssyndrom?

! **Freisetzung von Prostazyklin (Vasodilatation) bei Eventeration des Darms. Klinisch imponieren Flush, Blutdruckabfall und Abfall des SaO_2. Therapie mit Volumen und ggf. Vasokonstriktoren.**

i *Eine Prophylaxe durch die präoperative Gabe von Prostaglandinsynthesehemmern (z. B. Ibuprofen, Diclofenac) ist möglich, aber nicht routinemäßig zu empfehlen.*

Frage 154

? Wie gehen Sie bei der Einleitung eines Ileuspatienten als „Rapid-Sequence Induction" praktisch vor?

! ***Vorbereitung:* Beurteilung des Intubationssitus (z. B. Mallampati-Zeichen). Entlastung des Abdomens mittels (doppelläufiger) Magensonde, vor Einleitung Zurückziehen in den Ösophagus. Alternativ Einlage einer Ballonsonde zur Kardiaokklusion (Aspisafe®). Lagerung (Oberkörper ↑ oder Trendelenburg-Lagerung). Präoxygenierung und Denitrogenisierung für 5 – 10 min mit hohem Flow und Reservoir (z. B. Nasoral®-System) zur apnoischen Oxygenierung. Bereitstellen eines großlumigen Saugers.**

i ***Einleitung:*** *Kein Atropin (Senkung des Tonus des unteren Ösophagussphinkters). Rasch aufeinander folgende Injektion des Einleitungshypnotikums und des Muskelrelaxans (Rocuronium oder Succinylcholin), Krikoiddruck (Sellick-Manöver), vorsichtige (oder keine) Maskenbeatmung, Intubation mit einem durch Führungsstab armierten Tubus, sofortige Blockung.*

Frage 155

? Was versteht man unter „Target-controlled Infusion" (TCI)?

! **Bei der TCI wird im Gegensatz zu den manuell gesteuerten Infusionsregimen bei der Anwendung von i. v.-Anästhetika (Propofol) der Plasmaspiegel des Anästhetikums gewählt.**

i *Durch die computergestützte Pumpe wird unter Berücksichtigung der biometrischen und pharmakokinetischen Daten der Plasmaspiegel als Zielgröße gewählt, der für die durchgeführte Operation erforderlich ist. Nach Beendigung der Zufuhr kann die voraussichtliche Aufwachzeit geschätzt werden.*

Frage 156

? Ein Patient mit einer KHK (Belastungskoronarinsuffizienz bei 75 Watt), arterieller Hypertonie und Herzinsuffizienz II° NYHA soll elektiv laparoskopisch cholezystektomiert werden. Beschreiben Sie die hämodynamischen Veränderungen während des Eingriffs!

! **Hämodynamische Probleme ergeben sich durch die Kopfhochlagerung und das Kapnoperitoneum. Nach kurzfristiger Steigerung der Vorlast (Expression der Splanchnikusvenen) Senkung des Blutflusses in der V. cava inferior und Reduktion des Herzzeitvolumens sowie Zunahme des peripheren Gefäßwiderstands (gesteigerte Katecholaminspiegel). Eine Dekompensation der Herzinsuffizienz ist möglich, die sympathoadrenerge Stimulation kann bei KHK ungünstig sein.**

Frage 157

? Nennen Sie Indikationen zur „High-frequency Jet Ventilation" (HFJV)!

! **Operativ: mikrolaryngeale Eingriffe, bronchiale Stentimplantation, starre Bronchoskopie, Trachealrekonstruktionen und -resektionen.**
Intensivmedizin: Beatmung bei Larnyx- und Trachealstenosen sowie bronchopleuralen Fisteln.

i *Im „Difficult-Airway-Management" wird bei „cannot intubate, cannot ventilate"-Situation alternativ zur Koniotomie die transtracheale HFJV über eine geeignete Kanüle zur Oxygenierung empfohlen.*

Frage 158

? Wie kann die HFJV eingesetzt werden?

! **Perkutan-transtracheal, transtracheal ohne Tubus über spezielle Katheter und transtracheal über einen Endotrachealtubus.**

Frage 159

? Nennen Sie Indikationen für die kontrollierte Hypotension!

! **Reduktion des Fremdblutbedarfs bei Eingriffen mit hohem Blutverlust sowie in besonderen Fällen bei Operationen an intrakraniellen Aneurysmen, arteriovenösen Missbildungen und Gefäßtumoren.**

Frage 160

? Bei einem behandlungsunwilligen, aggressiven, debilen 17-jährigen Patienten soll die elektive Operation einer großen Hydrozele erfolgen. Wie gehen Sie vor?

! Ist eine reguläre i. v.- oder i. m.-Narkoseeinleitung nicht möglich, bleibt die Alternative der oralen Einleitung mit Ketamin (3 – 5 mg/kg KG) und Flunitrazepam (0,05 mg/kg KG) oder Midazolam (0,1 – 0,2 mg/kg KG).

i *Man lässt den Patienten präoperativ 12 h dürsten und bietet dann Ketamin und das Benzodiazepin in einer kleinen Menge Zuckerwasser an; der Patient wird vom Anästhesisten überwacht. Nach etwa 15 – 20 min kann die weitere Vorbereitung (i. v.-Zugang, Monitoring) und reguläre Fortsetzung als Intubationsnarkose erfolgen. Wenn dieses Verfahren nicht gelingt, ist eine intramuskuläre Vorbereitung mit Ketamin (5 mg/kg) und Midazolam (0,1 – 0,2 mg/kg KG) zu versuchen.*

Frage 161

? Beschreiben Sie die Intubationslarynxmaske (ILM-Fasttrach®) und ihre Anwendung!

! Die ILM-Fasttrach® ist eine Modifikation der Standardlarynxmaske, die eine blinde Intubation über die Maske ermöglicht.

i *Das Verbindungsrohr zwischen Maske und Gerätekonnektor ist verkürzt und mit einem rechtwinkligen Metallhalter versehen. Im Maskenteil ist über der Eintrittsstelle des Verbindungsrohrs ein Kunststoffteil zum Anheben der Epiglottis bei der Passage des Tubus angebracht. Ein spezieller 8,0-mm-ID-Spiraltubus mit modifizierter Spitze kann durch das Verbindungsrohr nach endotracheal geschoben werden. Ist der Tubus korrekt platziert, wird die Maske entfernt, wobei mit einem Kunststoffstab der Tubus durch das Verbindungsrohr geschoben wird. Die Quote erfolgreicher endotrachealer Intubationen liegt bei 86 % im 1. und bei ca. 92 % im 2. Versuch. Durch eine fiberoptische Intubation über die ILM-Fasttrach® kann die Rate der primär erfolgreichen Intubationen weiter gesteigert werden.*

Frage 162

? Welche Variationen zur Platzierung der Larynxmaske (LMA) kennen Sie?

! Nach ventral gedrehter Rand des entblockten Cuffs, partiell geblockter Cuff, geblockter Cuff, seitliches Einführen, 180° gedreht, manuelle Mundöffnung, Reposition des Kopfes, Zug an Zunge, Zug an Glottis, „Jaw-thrust-Manöver", Winden der LMA bei der Einführung, Fingerhilfe an der Pharynxhinterwand.

i *Als Einführhilfen wurden beschrieben: Laryngoskop, partielle Desertion und Reinsertion, Magill-Zange u.v.m.*

Frage 163

? Ein 24-jähriger „Ex-Addict" mit i. v.-Drogenabhängigkeit (Opioide) bis vor 2 Jahren muss wegen einer Oberschenkelfraktur mit einem Marknagel versorgt werden. Wie führen Sie die Anästhesie und die postoperative Schmerztherapie durch?

! Diese Patienten sind in der Regel für eine Regionalanästhesie (ideal: CSE) oder opioidfrei geführte Allgemeinanästhesie gut motiviert. Ein früherer Mischkonsum psychotroper Substanzen ist wahrscheinlich, daher sollten Benzodiazepine zur Prämedikation vermieden werden (alternativ: Hydroxyzin oder Phenothiazin-Neuroleptika wie Promethazin). Der völlige perioperative Verzicht auf Opioide ist anzustreben. Bei der Voruntersuchung ist nach Hepatitis B und C sowie nach einer HIV-Infektion zu suchen. Eine Allgemeinanästhesie kann z. B. mit Desflurane oder Sevoflurane, ggf. kombiniert mit N_2O geführt werden. Ist intraoperativ zur Abschirmung vor Stressreaktionen eine Opioidgabe unvermeidbar, kann Remifentanil eingesetzt werden.

i *Postoperative Schmerztherapie mit Regionalanästhesie, Metamizol, NSAR und Paracetamol. Therapie des Shivering mit Clonidin.*

Frage 164

? Ein 45-jähriger Patient wird wegen einer schweren endogenen Depression mit Tranylcyclopramin (Jatrosom®) und Amitryptilin behandelt. Was müssen Sie bei der Anästhesie zur elektiven Entfernung von Osteosynthesematerial beachten?

! Tranylcyclopramin ist der einzige MAO-A-Hemmstoff (MAO: Monoaminooxidase) auf dem deutschen Markt. Durch die Abbauhemmung für Katecholamine kann es perioperativ zu erheblichen Problemen (krisenhafte Blutdruckanstiege, Arrhythmien) durch sympathoadrenerge Stimulation kommen. Für einen Elektiveingriff wird das präoperative Absetzen (14 Tage) empfohlen.

i *Die Gabe von Pethidin ist strikt kontraindiziert (Auslösung einer malignen Hyperthermie)! Bei den heute verfügbaren MAO-B-Hemmstoffen (z. B. Selegilin) zur Behandlung des M. Parkinson gibt es diese Probleme nicht. Bei der Medikation mit trizyklischen Antidepressiva wie Amitryptilin müssen die anticholinergen und kardialen Wirkungen beachtet werden.*

Frage 165

? Ein 23-jähriger Patient muss wegen eines akuten Abdomens dringlich operiert werden. Der Blutdruck liegt bei 75/40 mmHg, die Herzfrequenz bei 137/min. Der Patient wirkt schwer krank, die Körpertemperatur liegt bei 39,7 °C, die SaO_2 bei 92 % unter Raumluft. Welche Verdachtsdiagnose stellen Sie, wie gehen Sie perioperativ vor?

! Klinisch liegt der Verdacht auf einen hyperdynamen, septischen Schock bei Sepsis/SIRS nahe.

i *Sofortiger Beginn der intensivmedizinischen Therapie: aggressive Infusionstherapie einschließlich kolloidaler Lösungen, O_2-Gabe, Narkoseeinleitung („Rapid-Sequence Induction", z. B. mit Ketamin und Rocuronium), Intubation und Beatmung, Kreislaufstabilisierung durch Noradrenalininfusion, schnellstmögliche Operation zur kausalen Therapie, ZVK-Einlage, Beginn der Antibiotikatherapie (z. B. Carbapeneme oder Gyrasehemmer oder Drittgenerations-Cephalosporine). Postoperative Intensivtherapie nach dem Prinzip der „Early-goal-directed-Therapy" unter Monitoring der zentralvenösen O_2-Sättigung („Goal" > 70 %), ggf. invasives hämodynamisches Monitoring (PICCO oder Pulmonaliskatheter). Evtl. aktiviertes Protein C (Xigris®).*

Frage 166

? Nennen Sie die Hauptursache für perioperative Morbidität und Mortalität bei Karotisendarteriektomien!

! Kardiale Komplikationen – in erster Linie der Myokardinfarkt!

i *0,5 – 4 % der Patienten erleiden perioperativ einen Myokardinfarkt mit einer 40 %igen Mortalität.*

Frage 167

? Eine 30-jährige Patientin in der 30. Schwangerschaftswoche muss wegen einer offenen Unterschenkelfraktur notfallmäßig operativ versorgt werden. Wie gehen Sie vor?

! Die Patientin ist grundsätzlich als nicht nüchtern zu betrachten; eine rückenmarknahe Regionalanästhesie oder periphere Leitungsanästhesie (z. B. kombinierte Ischiadikus-/Femoralisblockade) sind gegenüber der Allgemeinanästhesie bezüglich des maternalen Risikos vorteilhaft (Reduktion der Aspirationsgefahr) und bezüglich des fetalen Risikos gleichwertig.

i *In jedem Fall ist die Aufrechterhaltung der Homöostase mit Vermeidung von Hypoxie, Hypotonie, Hypovolämie, Stress, Schmerz, Angst und Hyper- und Hypoventilation entscheidend für das Wohlbefinden des Feten; perioperativ sollte dieser mittels Kardiotokographie (CTG) überwacht werden.*

Frage 168

? Welches anästhesiologische Vorgehen wählen Sie bei einer Elektrokrampftherapie (EKT)?

! Die Elektrokrampftherapie (EKT) kann als Masken- oder als Larynxmaskennarkose durchgeführt werden.

i *Als Induktionshypnotikum können Methohexital, Etomidate oder Propofol, zur Relaxierung Succinylcholin oder nicht depolarisierende Muskelrelaxanzien eingesetzt werden.*

Frage 169

? Nennen Sie Besonderheiten bei der EKT!

! Wegen der möglichen elektrischen Stimulation der Kaumuskulatur muss ein Beißschutz verwendet werden. Beatmung mit 100 % O_2; während der Elektrotherapie darf der Patient nicht berührt (und auch nicht mit der Maske beatmet) werden.

i *Es kann initial zu vagusbedingten Bradykardien kommen, gefolgt von sympathoadrenergen Reaktionen (Blutdruckanstieg, Tachykardie, Arrhythmien).*

Frage 170

? Begründen Sie die Notwendigkeit für eine Präoxygenierung!

! Der durchschnittliche Erwachsene hat unter einer FiO_2 von 0,21 einen O_2-Vorrat von 1,5 l (0,45 l in der Lunge, der Rest gebunden oder gelöst im Blut und den Geweben). Ziel der Präoxygenierung ist die Denitrogenisierung in der FRC (funktionellen Residualkapazität) der Lunge. Damit kann der O_2-Vorrat auf 4,5 l (3 l in der FRC) erhöht werden. Durch den 6fach erhöhten O_2-Vorrat in der Lunge kann der Patient ca. 5 min apnoisch oxygeniert werden.

Frage 171

? Wie wird eine suffiziente Präoxygenierung durchgeführt?

! Das Ziel ist eine 85 – 90 %ige endtidale O_2-Konzentration; diese kann durch 5 – 10 min Atmung mit normalen Atemzügen oder 4 – 5 Atemzüge mit der Vitalkapazität über eine Gesichtsmaske mit 100 % O_2 und hohem Flow annähernd erreicht werden.

i *Am effektivsten sind Reservoirsysteme mit Ventilsteuerung und hohem Flow (z. B. Nasoral®).*

Frage 172

? Welche klinischen Zeichen kennen Sie zur Beurteilung der Wiederherstellung der neuromuskulären Übertragung nach Muskelrelaxation und wie ist ihre Aussagekraft?

! Das Erzielen eines ausreichenden Tidalvolumens ist der am wenigsten sensitive Parameter (80 % der Rezeptoren können noch blockiert sein). Der Zungen-Spateltest ist sensitiver, aber eingeschränkt verwendbar.

i *Die Fähigkeit, den Kopf 5 s lang anzuheben und die Hand fest zu drücken, sind die sensitivsten klinischen Parameter (ca. 33 % Restblockade).*

Frage 173

? Ein 23-jähriger Patient mit Polytrauma wird intubiert und beatmet unter laufender Infusion mit kolloidalen und kristalloiden Lösungen in den Schockraum gebracht. Die Körperkerntemperatur beträgt 33 °C, die arterielle Blutgasanalyse ergibt folgende Werte: pH 7,05, pCO_2 45,2 mmHg, pO_2 347,7 mmHg, BE - 18, SaO_2 93 %. Der Hb-Wert beträgt 9,1 g/dl, die Thrombozytenzahl 145 000/µl, der Quickwert 43 %, die aPTT 45 s. Interpretieren Sie den Befund; welche Untersuchungen veranlassen Sie, wie therapieren Sie?

! Die Blutgasanalyse zeigt eine metabolische Azidose bei ausreichender Oxygenierung und akzeptablen CO_2-Werten. Ein gravierendes respiratorisches Problem liegt wahrscheinlich nicht vor. Die Bestimmung von Laktat im Serum ist zwingend erforderlich, da die Azidose überwiegend durch Laktat verursacht ist. Erhöhtes Laktat ist ein Zeichen für anaeroben Stoffwechsel auf zellulärer Ebene bei Hypoxie und für eine gestörte Glukoneogenese in der Leber (prognostisch wichtig).

i *Die weitere Therapie besteht in der sofortigen Fortführung der Schockbehandlung nach dem „Damage Control"-Prinzip.*

Frage 174

? Was verstehen Sie unter „Damage-Control-Surgery"?

! Bei sehr schweren Traumata (etwa 2 – 10 % in Level-1-Traumazentren) hat sich gezeigt, dass ein anderes Vorgehen bei der primären Versorgung erforderlich ist, da bei einem systolischen Blutdruck < 70 mmHg, einer Temperatur < 34 °C, einem Laktat von > 4 mmol/dl (> 30 mg/dl), einem BE > 6, einem pH < 7,1 und bei pathologischen Quick- und APTT-Werten eine erheblich gesteigerte Mortalität (4- bis 12fach) nachweisbar ist, wenn nicht innerhalb 6 h durch eine „Damage-Control-Surgery" (Beckenzwinge, Laparotomie, Gefäßligaturen, Milzexstirpation etc.) eine Blutstillung, sowie Kreislaufstabilisierung, zügige Normalisierung der Azidose durch Transfusionen, $NaHCO_3$ und Ausgleich der Hypothermie erreicht werden.

i *Weitere, nicht unmittelbar lebensbedrohliche Verletzungen (Radiusfraktur, Mittelgesichtsfraktur etc.) müssen zu einem späteren Zeitpunkt behandelt werden.*

Frage 175

? Was verstehen Sie im Zusammenhang mit einem Polytrauma unter „letaler Trias"?

! Eine „letale Trias" ist die Kombination von Azidose, Hypothermie und Koagulopathie.

i *Da die Koagulopathie aus der Azidose und der Hypothermie folgt, liegt eigentliche keine richtige Trias vor.*

Frage 176

? Wie ist die „letale Trias" prognostisch einzuschätzen?

! Die Hypothermie und die Azidose lassen sich relativ einfach und sicher behandeln (Wärmedecken, Wärmetücher, erhöhte Umgebungstemperatur, Na^+-Bikarbonat/Tris-Puffer, Hämotherapie, Kreislaufstabilisierung, Oxygenierung etc.).

i *Eine azidotisch bedingte Koagulopathie besteht auch nach Normalisierung von BE und pH noch 16 – 24 h weiter!*

Frage 177

? Die Patienten, die zur Karotisendarteriektomie anstehen, bestehen häufig kardiale Begleiterkrankungen. Diskutieren Sie Konflikte zwischen den Zielen „zerebrale Protektion" und „myokardiale Protektion"!

! Myokardiale Protektion umfasst die Senkung des myokardialen O_2-Verbrauchs durch Senken von Herzfrequenz, Blutdruck und Kontraktilität; das Aufrechterhalten der zerebralen Perfusion erfordert Steigerung der Kontraktilität, Anheben des Blutdrucks und Vermeidung von Bradykardien.

i *Als Kompromiss sollte der Blutdruck zwischen dem höchsten präoperativen Wert ohne Zeichen einer Myokardischämie und dem niedrigsten präoperativen Wert ohne Zeichen einer zerebralen Ischämie gehalten werden. Besonders sorgfältig muss bei der Stimulation des Karotissinus auf hämodynamische Stabilität geachtet werden.*

Frage 178

? Diskutieren Sie den Einsatz einer Kombinationsanästhesie aus balanzierter Anästhesie und rückenmarknaher Regionalanästhesie (Katheterepiduralanästhesie) für Eingriffe an der Bauchaorta!

! **Da Eingriffe an der Bauchaorta mit erheblichen hämodynamischen Veränderungen und Blutverlusten einhergehen können und bei den Patienten häufig eine generalisierte AVK mit KHK vorliegt, ist ein unkritischer intraoperativer Einsatz einer Epiduralanästhesie evtl. deletär. Die thorakale Platzierung und Blockade ist obligat, da es bei lumbaler und tief thorakaler Ausbreitung oberhalb des blockierten Gebiets bei sympathikoadrenerger Gegenregulation zu erheblichen Minderperfusionen (myokardial und zerebral) kommen kann. Unter Normovolämie oder leichter Hypervolämie, invasivem Monitoring und rascher Kompensation von Blutverlusten kann eine intraoperative Epiduralblockade mit Lokalanästhetika zwar einen glatten Anästhesieverlauf ermöglichen, sie sollte aber unter Sicherheitsaspekten unterbleiben (Erkennen eines – sehr seltenen – epiduralen Hämatoms oder einer spinalen Ischämie).**

i *Domäne der Katheterepiduralanästhesie ist die postoperative Schmerztherapie bei diesen Patienten, wobei die Sympatholyse im postoperativen Verlauf erwünscht ist. Eine elegante Variante ist der Verzicht auf intraoperative Lokalanästhetika zugunsten des intraoperativen Einsatzes epiduraler Opioide und postoperative Fortsetzung mit Lokalanästhetika (ggf. mit Opioiden). Falls organisatorisch möglich, ist die Anlage des Katheters am Vortag wegen intraoperativer Heparingaben sinnvoll.*

Frage 179

? Beschreiben Sie spezielle Probleme bei der Resektion infrarenaler Bauchaortenaneurysmen!

! **Hauptproblem sind die intraoperativen hämodynamischen Veränderungen im Rahmen des Abklemmens und Wiedereröffnens der Aorta. Während der Abklemmphase kann es zu erheblicher Nachlaststeigerung mit Hypertension und myokardialer Insuffizienz, Verminderung des venösen Rückstroms (Vorlastsenkung) mit fallendem Herzzeitvolumen und metabolischer Azidose durch Minderperfusion der unteren Körperhälfte kommen. Therapeutische Ziele sind Aufrechterhaltung von Normovolämie oder moderater Hypervolämie, Kompensation von Blutdruckanstiegen (volatile Anästhetika, Vasodilatatoren), Erhaltung eines adäquaten Perfusionsdrucks zur Vermeidung spinaler Ischämien. Die Wiedereröffnung geht mit eienm Abfall des peripheren Gefäßwiderstands und damit des Blutdrucks einher. Die Einschwemmung saurer Metabolite führt zur systemischen metabolischen Azidose (→ Steigerung des pulmonalvaskulären Drucks und Gefäßwiderstands sowie des venösen „Pooling"). Hyperkaliämie und Laktaterhöhung sind weitere Folgen.**

i *Therapeutische Ziele sind rechtzeitige Beendigung einer Therapie mit Vasodilatatoren und Abflachung der Anästhesie vor der Wiedereröffnung, adäquate Volumenzufuhr, ggf. Azidoseausgleich ($NaHCO_3$) und Vasokonstriktorgabe. Vor Ausleitung der Anästhesie sollten am Operationsende die Extremitäten inspiziert werden (Ischämie!).*

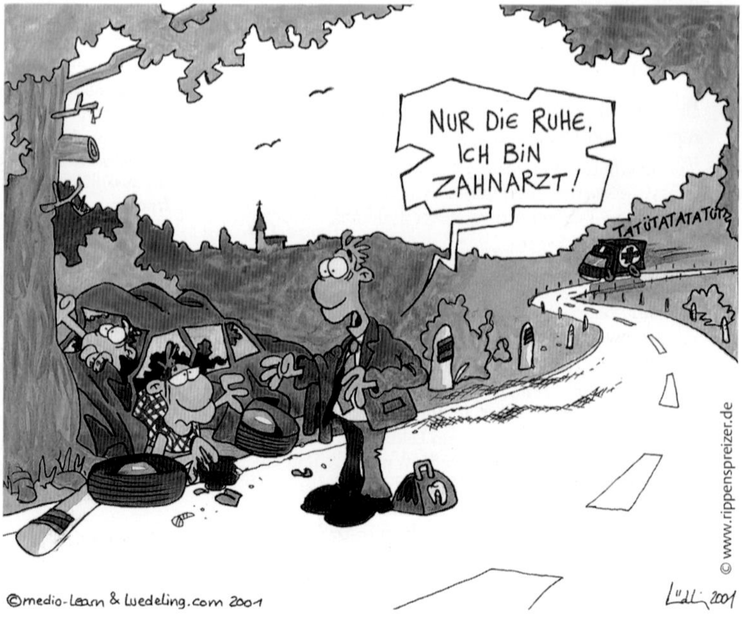
NUR DIE RUHE, ICH BIN ZAHNARZT!
TATÜTATATATÜ
©medio-Learn & Luedeling.com 2001
Lüdli 2001

Frage 180

? Welche Vorteile bietet die Kombination aus thorakaler Epiduralanästhesie und Allgemeinanästhesie bei der abdominothorakalen Ösophagusresektion?

! **Durch den intraoperativen Einsatz der thorakalen Epiduralanästhesie kann eine adäquate Analgesie durch geringere Opioiddosen erzielt werden. Die Frühextubation mit verbesserter postoperativer Lungenfunktion bei adäquater Analgesie kann ohne atemdepressorische Effekte durch systemische Opioidanalgetika ermöglicht werden.**

i *Weitere Vorteile sind geringeres Thromboembolierisiko und die Ermöglichung einer effektiven Atemtherapie.*

Regionalanästhesie

Frage 181

? Gibt es Kontraindikationen für die Epiduralanästhesie?

! **Absolute Kontraindikationen sind: Ablehnung durch den Patienten, Sepsis, unkorrigierte Hypovolämie und Gerinnungsstörungen. Relative Kontraindikationen sind: erhöhter intrakranieller Druck, lokalisierte Infektion im Bereich der Einstichstelle, vorbestehende Systemerkrankungen des Rückenmarks, frühere Rückenverletzung mit neurologischem Defizit und chronischer Rückenschmerz (mehr medikolegal als medizinisch, intensive Aufklärung nötig).**

Frage 182

? Welche potenziellen Komplikationen sind typisch für die Epiduralanästhesie? Nennen Sie die Behandlung!

!
- **Hypotension. Therapie: Ausgleich einer Hypovolämie, Gabe von Vasokonstriktoren.**
- **Akzidentelle intravasale Injektion. Prävention durch Aspiration, Verwendung adrenalinhaltiger Testdosis, titrierende Injektion des Gesamtvolumens. Therapie: Antikonvulsiva (Thiopental), Atemwegs- und Ventilationssicherung (Intubation, Beatmung), Behandlung der Kreislaufdepression (Vasokonstriktoren, Inotropika, Infusionstherapie, Behandlung von Arrhythmien, ggf. kardiopulmonale Reanimation).**
- **Akzidentelle subarachnoidale Injektion. Prävention durch Aspiration und titrierende Injektion des Gesamtvolumens. Bei „totaler Spinalanästhesie“ Atemwegs- und Ventilationssicherung (Intubation, Beatmung) und Behandlung der Kreislaufdepression (Vasokonstriktoren, Inotropika, Infusionstherapie, Behandlung von Arrhythmien, ggf. kardiopulmonale Reanimation).**
- **Akzidentelle Duraperforation mit Liquorverlustsyndrom. Therapie: Bettruhe, antipyretische Analgetika (Metamizol, Paracetamol), NSAR, Antiemetika, Hydratation. Bei Persistenz ggf. epiduraler Eigenblut-Patch.**
- **Epidurales Hämatom. Sehr selten, meist bei Gerinnungsstörung oder mehrfachen Punktionen. Bei über die Lokalanästhetika-Wirkzeit hinaus persistierendem neurologischem Defizit sofortige bildgebende Diagnostik (CT oder NMR) und notfallmäßige neurochirurgische Dekompression innerhalb von 6 h!**
- **Epiduraler Abszess. Extrem selten. Nach Diagnosesicherung sofortige neurochirurgische Intervention.**

Frage 183

? Beschreiben Sie die pathophysiologischen Veränderungen während und nach erfolgreicher Epiduralanästhesie!

!
- **Blutdruckabfall (Nachlastsenkung).**
- **Tachykardie (kompensatorisch bei Nachlastsenkung).**
- **Bradykardie (sympathische Blockade der Nn. accelerantes – Th 3 – 5 – mit Überwiegen der parasympathischen Innervation).**
- **Dyspnoe und Reduktion des Hustenstoßes durch Ausfall der Interkostalmuskulatur (die Ventilation bleibt beim Gesunden intakt, es sei denn, die Blockade erreicht C 3 – 5). Bei Patienten mit COPD oder restriktiven Lungenerkrankungen, die auf die Atemhilfsmuskulatur angewiesen sind, muss eine zu weit kranial liegende Blockade vermieden werden.**
- **Blasenüberdehnung durch Harnverhalt (sympathische Blockade) und fehlendes Gefühl für die Blasenfüllung.**
- **Verstärkte Darmperistaltik durch Überwiegen der parasympathischen Innervation.**
- **Auskühlung und Kältezittern durch periphere Vasodilatation und konsekutiven Wärmeverlust.**
- **Neuroendokrine Veränderungen: Bei sympathischer Blockade oberhalb Th 5 sind die sympathischen Afferenzen zur Nebenniere blockiert und der neurale Anteil der Stressantwort inhibiert. Die gesamte Schmerzfortleitung über somatische und sympathische Innervation wird blockiert.**

i *Die Veränderungen treten langsamer als bei einer Spinalanästhesie ein.*

Frage 184

? Nennen Sie die Vorteile einer Epiduralanästhesie gegenüber einer Spinalanästhesie!

! **Durch die Epiduralanästhesie ist eine segmentale Ausbreitung in Abhängigkeit von der Einstichstelle und dem Volumen an Lokalanästhetikalösung möglich.**

i *Der Wirkungseintritt und damit die Ausprägung der sympatholytischen Effekte ist verzögert; dadurch kann ein eventueller Blutdruckabfall besser therapiert werden. Durch die Gabe verschiedener Konzentrationen an Lokalanästhetika ist ein Differenzialblock möglich: So kann z. B. durch Ropivacain 0,2 % Analgesie und sensibler Block ohne relevanten Motorblock erreicht werden. Durch die Vermeidung der Duraperforation fehlt bei der Epiduralanästhesie das Risiko eines Liquorverlustsyndroms (außer bei akzidenteller Duraperforation).*

Frage 185

? Welche Nachteile hat die Epiduralanästhesie gegenüber der Spinalanästhesie?

! **Lange Anschlagszeit, technisch aufwendigere Punktion und titrierende Dosierung bis zur gewünschten Blockadehöhe verlängern die Vorbereitungszeit bei der Epiduralanästhesie. Bei der Epiduralanästhesie wird der gewünschte Block weniger zuverlässig erreicht, die Ausbreitung ist weniger homogen, segmentale Lücken (z. B. bei der dicksten Wurzel L 5/S 1) und einseitige Blockaden sind möglich.**

i *Im Gegensatz zur Spinalanästhesie wird 5- bis 6-mal mehr Lokalanästhetikum injiziert; bei akzidenteller intravasaler Injektion sind toxische Reaktionen möglich.*

Frage 186

? Ein 56-jähriger Patient mit 3 Monate zurückliegender linksseitiger Pneumektomie soll wegen einer inkarzerierten Leistenhernie operiert werden. Er gibt eine Allergie auf Lokalanästhetika an (anaphylaktische Reaktion Schweregrad II nach Oberst-Leitungsanästhesie vor 14 Jahren); ein mitgebrachter Allergiepass bestätigt eine positive Intrakutantestung für Procain. Können Sie bei dem Patienten die angestrebte rückenmarknahe Regionalanästhesie durchführen?

! **Ja! Bei Verwendung von Amidlokalanästhetika anstelle von Esterlokalanästhetika wie Procain sind keine Kreuzreaktionen zu erwarten. Allergien sind bei Amidanästhetika extrem selten. Die allergische Reaktion auf die Esteranästhetika ist durch den Abbau zu Paraaminobenzoesäure, einem bekannt allergenen Stoff (z. B. Methylparaben als Zusatzstoff in Medikamentenzubereitungen), erklärt.**

Frage 187

? Beschreiben Sie den postpunktionellen Kopfschmerz (Liquorverlustsyndrom) und seine Therapie!

! **Der postpunktionelle Kopfschmerz ist pathophysiologisch als Liquorverlustsyndrom einzuordnen: Kopfschmerz entsteht durch Traktion an Meningen, Gefäßen und Tentorium.**

i *Die Häufigkeit liegt in Abhängigkeit von Alter, Geschlecht, Kanülenschliff und -durchmesser zwischen 2 und 30 %. Die Kopfschmerzen treten 1 – 3 Tage nach der Punktion auf und halten ca. 7 Tage an, sind lageabhängig (Verstärkung beim Aufrichten) und im Bereich von Nacken, Hinterkopf und Stirn lokalisiert. Eine Prophylaxe neben einer atraumatischen Technik mit einer möglichst dünnen (z. B. G25) „Pencil-Point"-Kanüle existiert nicht. Therapie: Bettruhe und symptomatische Behandlung mit antipyretischen Analgetika (Metamizol, Paracetamol, NSAR), Koffeingabe (1 g/die p. o.), evtl. Theophyllingabe (600 mg/die p. o.), Hydratation und Antiemese. Weiterhin gehören zum Liquorverlustsyndrom meist passagere Hirnnervenläsionen (0,4 %) – besonders des N. abducens –, passagere Hörstörungen (Mittel- und Tieftonschwerhörigkeit) und extrem selten intrakranielle Blutungen durch traktionsbedingten Riss subduraler Venen. Bei persistierender Symptomatik sollte ein Eigenblut-Patch angelegt werden.*

Frage 188

? Nennen Sie typische Früh- und Spätsymptome einer Lokalanästhetikaintoxikation!

! **Initialsymptome bei zerebraler Erregung sind: metallische Geschmacksempfindung, Unruhe, Sehstörung, Sprachstörung (wichtig: Sprechkontakt!), Krämpfe, Erbrechen. Danach zerebrale Depression: Atemstillstand, Bewusstlosigkeit, schwere Kreislaufdepression, Arrhythmien.**

i *Bei akzidenteller Injektion in hirnversorgende Arterien (z. B. bei Stellatumblockade, interskalenärer Plexusblockade) kann es zur sofortigen zerebralen Depression kommen. Die zerebrale Symptomatik ist immer* ***vor*** *der kardialen zu beobachten.*

Frage 189

? Ein Patient mit chronisch obstruktiver Lungenerkrankung (COPD) und respiratorischer Partialinsuffizienz soll für eine Leistenhernienoperation eine rückenmarknahe Regionalanästhesie erhalten. Er ist wegen einer Armvenenthrombose vor 4 Monaten mit Phenprocoumon antikoaguliert. Der INR/Quickwert beträgt 2,0/30 %. Wie gehen Sie vor, welche Parameter bestimmen Sie, welche Therapie ist nötig?

! Für den Elektiveingriff muss die Gerinnung optimiert sein. Die Wirkung von Vitamin-K-Antagonisten (Hemmung von Faktor II, VII, IX, X, Protein C und S) kann durch wiederholte Gabe von Vitamin K (Wirkdauer 3 h) aufgehoben werden, dies dauert mindestens 12 h. Überlappend wird wegen des Thromboserisikos unfraktioniertes oder niedermolekulares Heparin gegeben. Nach den Querschnittsleitlinien der BÄK (4. Auflage 2009) wird für eine Epiduralanästhesie eine Thrombozytenzahl > 80 000/mm³, für die Spinalanästhesie > 50 000/mm³ empfohlen. Ansonsten gibt es keine abgesicherten Grenzwerte der übrigen Gerinnungsparameter in den Leitlinien der Fachgesellschaften. Üblicherweise sollte die INR < 1,4 liegen, die aPTT im Normbereich sein, die subaquale Blutungszeit < 300 s liegen und der PFA-Test normal sein.

i *Die letzte Gabe des niedermolekularen Heparins muss 12 h vor der Punktion erfolgen, die nächste Gabe frühestens 4 h nach Punktion (bzw. Katheterentfernung). Bei unfraktioniertem Heparin muss der Abstand vor Punktion 4 h und nach Punktion 1 h betragen. Für neuere Antikoagulanzien gelten andere Zeiten: Fondaparinux: 36 – 42 h vor und 6 h nach Punktion oder Katheterentfernung, Argatroban: 4 h vor und 2 h nach Punktion/Katheterentfernung. Die Umstellung von Phenprocoumon (Marcumar®) auf andere Antikoagulanzien nennt man „Bridging".*

Frage 190

? Unmittelbar nach dem Anlegen einer Spinalanästhesie im Sitzen bei einem jungen Patienten (Risikogruppe ASA 1) kommt es zu einer Sinusbradykardie (f = 35/min), Blutdruckabfall, Übelkeit und Schwindel. Was ist die wahrscheinlichste Ursache? Welche Maßnahmen ergreifen Sie?

! Die Symptome sind typisch für eine vasovagale Synkope. Blutdruckabfälle durch ausgeprägte Sympathikolyse oder Bradykardie bei weit kranialer Ausbreitung (Blockade der Nn. accelerantes Th 2 – 4) treten erst mit einer Latenz von 5 – 10 min auf.

i *Der Patient muss in Rückenlage mit leicht erhöhtem Oberkörper gebracht werden, durch i. v.-Gabe von Atropin (0,5 – 1 mg), ggf. durch Sympathomimetika (z. B. Ephedrin oder Cafedrin/Theodrenalin [Akrinor®] i. v.) sowie rasche Infusion von 500 ml kristalloider oder kolloidaler Lösung und O_2-Gabe kann die Situation schnell beherrscht werden. In schweren Fällen ist eine Adrenalingabe erforderlich (bis 1 mg fraktioniert i. v.).*

Frage 191

? Bei einer Patientin mit schwerer KHK (Belastungskoronarinsuffizienz auf niedriger Stufe bei 25 Watt) soll wegen eines Infekts im Vorfußbereich dringlich eine Unterschenkelamputation durchgeführt werden. Welches Anästhesieverfahren wählen Sie? Begründen Sie Ihre Entscheidung!

! Eine rückenmarknahe Regionalanästhesie ist wegen der Sympatholyse und Senkung der Koronarperfusion durch Vasokonstriktion oberhalb der sympathischen Blockade bei der schweren KHK eingeschränkt indiziert.

i *Die Durchführung in einer kombinierten Ischiadikus-/Femoralisblockade als periphere Leitungsanästhesie ohne relevante Sympatholyse mit guter postoperativer Analgesie oder die Allgemeinnarkose (balanzierte Anästhesie) mit optimaler Stressabschirmung und Sicherung der myokardialen O_2-Versorgung sind vorzuziehen. Zur Narkoseeinleitung ist dann Etomidate das Pharmakon der Wahl, da es nicht negativ ino- und chronotrop wirkt. Fentanyl ist niedrig zu dosieren (Vermeidung einer Bradykardie und Hypotonie).*

Frage 192

? Nennen Sie Vorteile und Nachteile hyperbarer Lokalanästhetika-Lösungen für die Spinalanästhesie!

! Die Möglichkeit einer Beeinflussung der Blockade durch Lagerungsmanöver während der Anschlagszeit (im Sitzen mit geringer Dosis: Sattelblock, kraniale Ausbreitung durch Kopftieflage), die Anlage einseitiger Blockaden in Seitenlage und die geringere Inzidenz weit kranialer Blockaden sind Vorteile der hyperbaren Lösungen. Nachteilig ist, dass sich unter Körpertemperatur das spezifische Gewicht der – durch Zusatz von Glukoselösung gegenüber dem Liquor hyperbaren – Lösung bis hin zu einer isobaren Lösung verändern kann (besonders bei Bupivacain).

Frage 193

? Welche Lokalanästhetika können Sie für die Spinalanästhesie einsetzen?

! In Deutschland sind zurzeit erhältlich und zugelassen: Bupivacain (0,5 %), Ropivacain (0,5 %), Mepivacain (4 %), Prilocain (2 %), Lidocain (1 %). Levobupivacain (0,5 %) ist in der EU zugelassen.

i *Die Verwendung von Lidocain zur Spinalanästhesie kann wegen der hohen Inzidenz (20 %) transienter neurologischer Symptome (TNS) nicht mehr empfohlen werden. Als TNS werden ca. 1 Woche anhaltende Dysästhesien und/oder Schmerzen (häufig von neuropathischem Charakter: einschießend, brennend) in Gesäß und Hüfte ohne fassbares neurologisches Defizit zusammengefasst.*

Frage 194

? Wie hoch ist das Risiko neurologischer Komplikationen nach Spinalanästhesien?

! **Schwere neurologische Komplikationen sind: intrakranielle Blutungen, Entzündungen wie Meningitis, epiduraler Abszess oder transverse Myelitis, Kaudasyndrom, Rückenmarksischämie und adhäsive Arachnoiditis. Die Häufigkeit liegt deutlich unter 1 : 100 000.**

i *Transiente neurologische Symptome sind nach Lidocain häufig (20 %).*

Frage 195

? Welche Faktoren beeinflussen die Verteilung eines Lokalanästhetikums und die Ausbreitung der Blockade bei der Spinalanästhesie?

! **Das Lokalanästhetikum (LA) wird subarachnoidal appliziert. Höhe der Einstichstelle und Richtung der Nadel haben keinen Einfluss auf die Verteilung im Subarachnoidalraum und die Ausbreitung der Anästhesie. Wegen der hohen Empfindlichkeit der Nervenfasern im Subarachnoidalraum ist für beide Aspekte in erster Linie die absolute Menge an LA relevant, die subarachnoidal appliziert wird. Konzentration bzw. Volumen der Lösung sind ohne Bedeutung.**
Beispiel: 20 mg Bupivacain werden sowohl durch die Gabe von 4 ml 0,5 %iger Lösung als auch durch die Gabe von 8 ml 0,25 %iger Lösung appliziert – die Wirkung ist fast identisch. Dies erklärt den fehlenden Effekt einer „Barbotage" (Durchmischung des LA mit Liquor durch alternierende Aspiration und Injektion). Das spezifische Gewicht der verwendeten Lösung (hyper- oder hypobar) erlaubt die Beeinflussung der Ausbreitung durch Lagerung.

i *Verteilung und Ausbreitung sind klar mit der Menge an Liqour cerebrospinalis (CSF) korreliert: CSF ↓ = Dosisreduktion. Da keine einfache klinische Methode zur Messung des CSF-Volumens existiert, lassen sich nur wenige Ableitungen treffen. Alle klinischen Zustände, die mit erhöhtem intraabdominellem Druck einhergehen (z. B. Adipositas, Schwangerschaft, Aszites) verringern das CSF-Volumen und erfordern eine Dosisreduktion.*

Frage 196

? Sie haben bei einem 33jährigen adipösen (BMI 39) Patienten eine Spinalanästhesie für eine Entfernung von Osteosynthesematerial im Sprunggelenk angelegt. Wegen der Dicke der Weichteile benötigten Sie eine 12 cm lange G25-„Pencil-Point"-Kanüle, der Subarachnoidalraum wurde bei etwa 11 cm erreicht. Nach problemloser Aspiration und Injektion von 3 ml isobarer Bupivacainlösung beobachten Sie nach 15 min außer einem diskreten Wärmegefühl in beiden Beinen und im Gesäß keine sensible und motorische Blockade. Wie können Sie die unzureichende Blockade erklären?

! **Für die Wirkung ist die absolute Menge an LA relevant, die subarachnoidal appliziert wird. Klinisches Versagen der Spinalanästhesie ist in erster Linie dadurch verursacht, dass das LA nicht den Subarachnoidalraum erreicht! Die wahrscheinlichste Ursache ist eine Dislokation während der Injektion. Bei der Verwendung von dünnen „Pencil-Point"-Kanülen mit lateraler Öffnung kann gerade bei schwierigen anatomischen Bedingungen die laterale Öffnung nach der Aspiration nach epidural oder subdural disloziert werden; das LA induziert nur eine segmentale oder partielle Betäubung.**

Frage 197

? Aufgrund welcher physiologischen und anatomischen Besonderheiten der spinalen Blutversorgung sind Rückenmarksischämien ohne Vorliegen klassischer Gefäßrisikofaktoren bereits im jungen Erwachsenenalter möglich?

! **Die Rückenmarksgefäße sind im Gegensatz zu den zerebralen Gefäßen nicht autoreguliert und direkt von den systemischen Blutdruckverhältnissen abhängig.**

i *Die Längsblutleiter (paarige A. spinalis posterior und unpaare A. spinalis anterior) werden variabel aus Wurzelarterien sowie in Höhe C 6/7 aus der A. subclavia bzw. vertebralis und in Höhe Th 10 aus der A. radicularis magna (A. Adamkiewicz) versorgt. Der Blutfluss ist innerhalb der Längsleiter in* ***beide*** *Richtungen möglich, damit ist der Grenzbereich zwischen 2 Durchblutungsterritorien – das obere Thorakalmark mit Schwerpunkt bei Th 4 – besonders gefährdet.*

Frage 198

? Beschreiben Sie die typische Klinik des Arteria-spinalis-anterior-Syndroms!

! **Durch den Funktionsausfall der von der A. spinalis anterior versorgten Rückenmarksanteile (motorisches Vorderhorn, ventrale Bahnen) kommt es direkt nach der Perfusionsstörung zu segmentalen Missempfindungen und Schmerzen in Läsionshöhe.**

i *Bei voller Ausbildung: schlaffe Tetra- oder Paraparese mit Blasen- und Mastdarmstörungen.*

Frage 199

? Kann eine Rückenmarksischämie (z. B. Arteria-spinalis-anterior-Syndrom) durch Adrenalinzusatz zum Lokalanästhetikum bei rückenmarknahen Anästhesien verursacht werden?

! **Nein! Ursachen spinaler Ischämien sind schwere Hypotensionen (hämorrhagisch, kardiogen) bei bestehender Aortosklerose, operativen Traumen, Aortenverschlüssen, Polyzythämie, spinalen Angiomen und a.v.-Fisteln oder knöchernen Veränderungen der Wirbelsäule.**

Frage 200

? Welche Zugangswege zur Regionalanästhesie des Plexus brachialis gibt es?

! **Üblich sind: axillärer, infraklavikulärer (in mehreren technischen Varianten) und interskalenärer (ventraler und dorsaler) Zugang.**

i *Der supraklavikuläre Zugang (klassisch nach Kulenkampff) ist wegen einer Pneumothoraxhäufigkeit um 5 % weitgehend verlassen.*

Frage 201

? Beschreiben Sie die Vor- und Nachteile der einzelnen Verfahren zur Blockade des Plexus brachialis!

! **Der axilläre Zugang ist technisch einfach und erlaubt – besonders in Kathetertechnik – mit etwa 95 % Trefferquote Eingriffe am Unterarm. Wegen der längeren Anschlagszeit mit 20 – 30 min wird in letzter Zeit zunehmend der infraklavikuläre Zugang (VIP) eingesetzt. Die Anschlagzeit ist kurz (ca. 15 – 20 min), bei korrekter Stimulation des medialen Faszikels ist die Trefferquote hoch und eine Abduktion des (z. B. frakturierten) Arms zur Punktion ist nicht erforderlich. Der interskalenäre Block erlaubt Eingriffe am Oberarm und der Schulter. Da die Wurzeln Th 1/C 7/C 6 oft nicht ausreichend blockiert sind, ist er für Eingriffe am Unterarm nicht empfehlenswert.**
Nachteile: Die proximale Ausbreitung beim axillären Zugang reicht bis zur Mitte des Oberarms; wegen der fehlenden Blockade des N. cutaneus brachii medialis (aus dem N. intercostobrachialis) kann zur Toleranz einer Blutsperre zusätzlich ein Feldblock am medialen Oberarm erforderlich werden. Weiterhin ist die Blockade des N. cutaneus antebrachii lateralis (aus dem N. musculocutaneus) mit einem unblockierten Hautareal distal radialseitig unzuverlässig.

i *Beim VIP muss eine mediale Kanülenführung vermieden und die Einstichtiefe auf max. 5 cm begrenzt sein (Vermeidung eines Pneumothorax). Bei der klassischen Technik nach Winnie zum interskalenären Block sind sowohl eine versehentliche subarachnoidale Injektion, als auch eine akzidentelle Gefäßpunktion (A. vertebralis) ernsthafte Komplikationsmöglichkeiten. Durch einen mehr tangentialen paravaskulären Zugang nach Meier lassen sich diese Komplikationen minimieren. Eine kontralaterale Phrenikusparese oder schwere respiratorische Insuffizienz sind Kontraindikationen für die interskalenären Blockaden, da der N. phrenicus regelmäßig blockiert wird. Durch den Einsatz der Sonographie lässt sich die Erfolgsquote der axillären und interskalenären Blockaden erhöhen.*

Frage 202

? Sie planen das Narkoseverfahren zur Anlage eines Ciminoshunts bei einem Patienten mit terminaler Niereninsuffizienz. Welche Aspekte berücksichtigen Sie bei der Auswahl?

! **Zur Wahl stehen die axilläre oder vertikale infraklavikuläre (der interskalenäre Zugang ist für Eingriffe am Unterarm wenig geeignet) Blockade des Plexus brachialis und die Allgemeinanästhesie.**

i *Für die Entscheidung über eine Plexusanästhesie benötigen Sie Informationen über die Thrombozytenzahl und -funktion wegen einer möglichen urämischen Thrombopenie und -pathie und die PTT, falls zuvor unter Heparin dialysiert wurde. Der axilläre Zugang gilt wegen guter Kompressionsmöglichkeit als unproblematisch.Weiterhin kann bei der Verwendung hoher Volumina (50 ml) Prilocain 1 % eine Methämoglobinbildung bei bestehender renaler Anämie klinisch relevant werden. Andererseits ist die Regionalanästhesie wegen guter postoperativer Analgesie, geringer systemischer Nebenwirkungen und peripherer Sympathikolyse bei der Shuntanlage sinnvoll. Vorhandene Elektrolytstörungen (bei Hyperkaliämie Verzicht auf Succinylcholin) und mögliche Hyper- oder Hypovolämie (Dialyse) sind bei der Wahl des Allgemeinanästhesieverfahrens zu berücksichtigen; Anästhetika und Muskelrelaxanzien, die nicht oder gering renal eliminiert werden, sind bevorzugt einzusetzen (Remifentanil, Propofol, Atracurium, Mivacurium, Cis-Atracurium).*

Frage 203

? Sie planen die Anästhesie für die Implantation einer Knieendoprothese bei einem Patienten, der nach Implantation eines DES („Drug-eluting Stent") vor 4 Monaten Clopidogrel (75 mg/24 h) und niedrig dosiert ASS (100 mg/24 h) einnimmt. Wie gehen Sie vor?

! **Die aktuellen Leitlinien geben nach Implantation von DES einen Zeitraum von mindestens 12 Monaten für die duale Thrombozytenfunktionshemmung vor, in denen Clopidogrel und ASS wegen der Gefahr einer Stentthrombose nicht abgesetzt werden dürfen. Elektive Eingriffe mit Blutungsrisiko sollten verschoben werden. Nach Rücksprache mit dem Patienten und dem Operateur sollte der Eingriff auf einen Zeitpunkt frühestens 12 Monate nach Stentimplantation verschoben werden. ASS sollte immer fortgeführt werden.**

i *Die genaue Risikoevaluation ist nach den vorliegenden Daten schwierig, große Studien zu der Fragestellung sind geplant. Unter dualer Thrombozytenfunktionshemmung liegt die Rate an Stentthrombosen bei etwa 0,6 – 1,3 %. Die Stentthrombose mit nachfolgendem Myokardinfarkt hat eine Mortalität von etwa 45 %. Das Risiko für die Stentthrombose steigt nach Absetzen von Clopidogrel/ASS auf etwa 5 %.*

Frage 204

? Der Patient besteht trotz intensiver Aufklärung über das erhöhte Blutungsrisiko auf der Durchführung der Operation und akzeptiert das erhöhte Risiko. Wie gehen Sie weiter vor?

! Ein Kardiologe muss konsiliarisch hinzugezogen werden. In der gesamten perioperativen Phase sind Sie mit einem Dilemma konfrontiert: Vermeidung einer Stentthrombose versus Vermeidung perioperativer Blutungskomplikationen. ASS sollte in jedem Fall weitergeführt werden, in Absprache mit dem Operateur auch Clopidogrel. Auf eine überbrückende Antikoagulation mit Heparinen (unfraktioniert oder niedermolekular) sollte verzichtet werden, da sie die Stentthrombose nicht verhindert und ihrerseits Blutungskomplikationen induzieren kann. Eine rückenmarknahe Regionalanästhesie ist grundsätzlich möglich, falls nur ASS gegeben wurde, aber nicht zu empfehlen (Kathetertechniken sind wegen der erforderlichen Unterbrechung der Antikoagulation zur Katheterentfernung nicht günstig). Unter dem Aspekt einer suffizienten Analgesie in der postoperativen Phase wären periphere Regionalanästhesien in Kathetertechnik vertretbar. Im vorliegenden Fall wird die N.-femoralis-Blockade als weitgehend problemlos eingestuft; die proximalen N.-ischiadicus-Blockaden gelten als vertretbar bei entsprechender Erfahrung und nach gründlicher Abwägung. Die Kombination aus Allgemeinanästhesie und peripherer Nervenblockade erfüllt für Patienten, Anästhesisten und Chirurgen die Anforderungen am besten: gute Analgesie für die postoperative Physiotherapie, geringstmögliches Risiko bei kurzer Unterbrechung der Antikoagulation und Ermöglichung funktionell guter operativer Ergebnisse.

i Der postoperative Einsatz von Heparinen und die weitere duale Thrombozytenfunktionshemmung müssen individuell zwischen Operateur, Kardiologe und Anästhesist abgestimmt werden. Blutungskomplikationen werden mit DDAVP/Tranexamsäure, in schwereren Fällen durch Gabe von Thrombozyten oder Haemate-HS® (Faktor VIII) behandelt. Der perioperative Einsatz einer maschinellen Autotransfusion (MAT) ist empfehlenswert.

Frage 205

? Bei der Verwendung handelsüblicher Nervenstimulatoren zur peripheren Leitungsanästhesie wird das Auslösen von Parästhesien vermieden. Welche Impulsamplitude (mA) bei der Stimulation eines gemischten Nerven betrachten Sie für die Annäherung an den Nerven als ausreichend, um eine erfolgreiche Blockade zu erzielen?

! Ohne Vorliegen einer Polyneuropathie ist eine suffiziente Annäherung bei Einzelnervblockaden und Plexusanästhesien (Auslösen einer Zuckung im Innervationsgebiet) bei 0,3 – 0,5 mA (Impulsbreite 0,1 ms) gegeben.

Frage 206

? Hat die Wahl der Impulsbreite bei der Verwendung peripherer Nervenstimulatoren eine Bedeutung?

! Ja! Motorische (Aα) und für die Schmerzperzeption verantwortliche Fasern (Aδ, C) haben eine unterschiedliche Chronaxie. Chronaxie ist definiert als die Impulsbreite, bei der ein Reiz doppelter Rheobasen-Stärke (Reizschwellen-Stärke) eine Depolarisation hervorruft. Sie liegt für motorische Fasern bei 0,05 – 0,1 ms, für Aδ-Fasern bei 0,15 ms und für C-Fasern bei 0,4 ms. Bei einer Stimulation mit einer Impulsbreite von 0,1 ms werden keine Schmerzen im stimulierten Nerven verursacht.

Frage 207

? Hat Ropivacain Vorteile gegenüber Bupivacain bei einer Epiduralanästhesie?

! Ja! Die geringere Kardiotoxizität und die in niedriger Konzentration geringere Motorblockade von Ropivacain gegenüber Bupivacain dürften die Hauptvorteile der Substanz sein. Fatale Komplikationen bei akzidenteller i. v.-Injektion bei einer Epiduralanästhesie, wie sie für Bupivacain beschrieben sind, sind durch den Einsatz von Ropivacain weniger wahrscheinlich. Die Verwendung von 1 %igem Ropivacain ermöglicht einen dem 0,75 %igen Bupivacain vergleichbaren Motorblock unter Vermeidung potenzieller Kardiotoxizität.

Frage 208

? Welche Nerven werden bei einem Fußblock betäubt? Beschreiben Sie eine mögliche Technik!

! Nn. suralis, peronaeus superficialis und saphenus, N. peronaeus profundus und N. tibialis profundus.

i Eine verbreitete Technik ist: Anlage eines zirkulären subkutanen Ringwalls ca. 5 cm oberhalb des Knöchels mit 20 – 30 ml Lokalanästhetikum (Blockade der Nn. saphenus, suralis und peronaeus superficialis), Infiltration beidseits der A. dorsalis pedis mit je 2 ml Lokalanästhetikum (Blockade des N. peronaeus profundus) und Infiltration beidseits der A. tibialis posterior am medialen Malleolus mit je 2 ml Lokalanästhetikum (Blockade des N. tibialis profundus). Weitere Varianten der Technik sind die Methoden nach Löfström und nach Hoerster.

Frage 209

? Beschreiben Sie die Technik der Kaudalanästhesie und ihre Indikationen!

! Die Kaudalanästhesie ist eine Epiduralanästhesie vom Hiatus sacralis aus. Die Kontraindikationen entsprechen denen der lumbalen und thorakalen Epiduralanästhesie. Indikationen: Eingriffe am Perineum, an der unteren Extremität, im Unterbauch, Schmerztherapie.

In Bauchlage oder Seitenlage werden nach sorgfältiger Desinfektion die Cornua sacralia getastet. Zusätzlich kann beidseits die Spina iliaca posterior superior palpiert werden; ein aus der Verbindungslinie abgeleitetes gleichseitiges Dreieck liegt mit der Spitze im Hiatus. Hautinfiltration, Einführen einer G18-, -20- oder -22-Kanüle oder einer Tuohy-Kanüle (Kathetertechnik) durch das Lig. sacrococcygeale im Winkel von 45°. Bei Knochenkontakt Zurückziehen der Kanüle, Senken und Vorschieben in kranialer Richtung (1 – 2 cm). Subkutane Schwellung bei der Injektion und erhöhter Widerstand bei der Injektion (endostale Injektion) sind Indizien für eine Fehllage. Injektion einer Testdosis von 5 ml. Ein Volumen von 25 ml ist beim Erwachsenen für eine Anästhesieausbreitung bis Th 10 nötig. Bei Kindern im Alter von 3 Jahren ist eine Dosis von 0,3 – 0,5 ml/Segment (Bupivacain 0,25 %) erforderlich.

Frage 210

? Wie unterscheidet sich die Technik der thorakalen Epiduralanästhesie vom lumbalen Zugang?

! Wegen der Steilstellung der Dornfortsätze und Schrägstellung der Laminae muss in einem Winkel von ca. 50 – 55° punktiert werden (lumbal annähernd 90°). Die Tiefe, in der das Lig. flavum erreicht wird, variiert beträchtlich (2,5 – 8 cm), das Lig. flavum ist dünner, der Epiduralraum mit 3 – 5 mm in der Sagittalebene schmaler als lumbal (4 – 6 mm).

i *Der mediane Zugang ist thorakal schwieriger als lumbal. Wegen der geringeren Distanz des Lig. flavum zur Dura in der Medianlinie wird ein strikt medianer Zugang nicht empfohlen. Das paramediane (1 cm) oder laterale (2,5 cm) Vorgehen ist meist auch technisch einfacher: Punktion in einem Winkel von 10° (paramedian) bzw. 20° (lateral) zur Sagittalebene und etwa 50° in der Vertikalebene bis zum Lig. flavum; bei Knochenkontakt (Lamina), Zurückziehen und erneutes Vorschieben leicht steiler. Der Epiduralraum sollte in der Mittellinie erreicht werden. Die erforderliche Dosis/Segment ist etwa 30 % geringer und die Ausbreitung (kranial und kaudal) ist symmetrischer als bei lumbaler Technik.*

Frage 211

? Welche Zugangswege zur Blockade des N. ischiadicus kennen Sie?

! Der N. ischiadicus kann praktisch im gesamten Verlauf blockiert werden.

i *Übliche Zugänge sind: Dorsal (viele Variationen, Standardtechnik nach Labat), dorsoposterior nach Raj, proximal-lateral (nach Guardini), ventral (nach Meier) und distal-lateral oder distal-dorsal.*

Frage 212

? Welche Reizantwort erwarten Sie bei der Stimulation des N. ischiadicus!

! Die Reizantwort muss am Unterschenkel beobachtet werden, Zuckungen oberhalb des Knies können nicht verwertet werden!

i *Sie beobachten Pronation, Dorsalextension, Supination und Plantarflexion im Fußgelenk.*

Frage 213

? Ein 68-jähriger Patient soll eine Umstellungsosteotomie am Kniegelenk unter Blutleere erhalten. Wegen einer COPD wird eine Regionalanästhesie erwogen. Ist die Technik der Kombination aus ventraler Ischiadikus- und „3-in-1-Blockade" ohne Einschränkung geeignet?

! Nein! Die inguinale Blockade des Plexus lumbalis („3-in-1-Block" nach Winnie) garantiert eigentlich nur die Blockade des N. femoralis; N. cutaneus femoris lateralis (30 % Versagerquote) und N. obturatorius (90 % Versagerquote) werden nicht zuverlässig erfasst. Bei der ventralen Ischiadikusblockade fehlt häufig der weiter proximal abgehende N. cutaneus femoris posterior. Somit ist die dorsale Ischiadikusblockade vorzuziehen. Durch zusätzliche Einzelnervenblockade der Nn. obturatorius und cutaneus femoris lateralis kann für diese Eingriffe die Toleranz der Blutleere erreicht werden. Die Kombination aus dorsaler Ischiadikusblockade nach Labat mit dem Psoaskompartmentblock (zuverlässige Blockade des sensiblen N. cutaneus femoris lateralis und des N. obturatorius) ist eine Alternative.

Frage 214

? Wo liegt das vom N. obturatorius innervierte Hautareal?

! Der N. obturatorius innerviert nur ein kleines Hautareal an der proximalen Oberschenkelinnenseite.

Frage 215

? Wo liegt der Nachteil des ventralen Zugangs zum N. ischiadicus gegenüber dem dorsalen Zugang?

! Der N. cutaneus femoris posterior kann den N. ischiadicus früh verlassen und ist bei der ventralen Technik nicht zuverlässig erfasst. Dies ist bei Eingriffen mit Oberschenkel-Tourniquet von Bedeutung.

i *Beim ventralen Zugang ist die Gefahr einer Gefäßpunktion höher.*

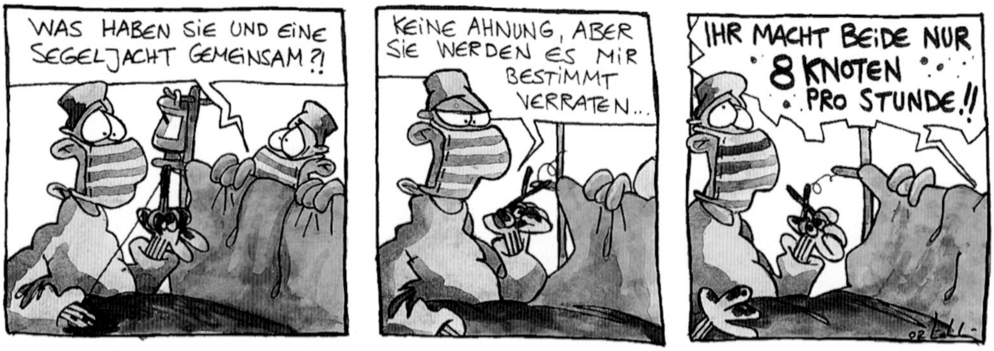
WAS HABEN SIE UND EINE SEGELJACHT GEMEINSAM ?!
KEINE AHNUNG, ABER SIE WERDEN ES MIR BESTIMMT VERRATEN...
IHR MACHT BEIDE NUR 8 KNOTEN PRO STUNDE.!!

Frage 216

? Beschreiben Sie die Technik des Psoaskompartmentblocks!

! Technik nach Chayen: In Seitenlage mit angezogenen Knien wird eine Verbindungslinie über die Cristae iliacae gezogen. Die Einstichstelle liegt 5 cm lateral der Mittellinie und 3 cm kaudal der Linie über den Cristae. Mit einer 15 cm langen Stimulationskanüle wird nach Anlage einer Hautquaddel und tiefer Infiltration senkrecht eingegangen. Bei Knochenkontakt (Querfortsatz des 5. LWK) wird die Kanüle kranial über diesen hinweggeführt. In einer Tiefe von bis zu 12 cm ist die Stimulation vorzugsweise der Adduktoren oder des M. quadriceps zu erwarten. Es werden 40 ml Lokalanästhetikum empfohlen (Mepivacain 1 %). Der Block kann auch mit einer Tuohy-Nadel ohne Stimulation durchgeführt werden, der Widerstandsverlust beim M. iliopsoas ist nicht ganz so deutlich wie bei der Periduralanästhesie.

i *In letzter Zeit wird der Psoas-Kompartment-Block seltener durchgeführt, da bei falscher Position der Nadel eine akzidentelle Epiduralanästhesie entstehen kann.*

Frage 217

? Welche Medikamente stehen Ihnen zur Behandlung von Hypotension und Bradykardie nach der Anlage einer Spinalanästhesie zur Verfügung?

! Eine Prophylaxe der Hypotension ist nicht möglich. Tritt sie ein, werden kristalloide oder kolloidale Infusionslösungen (ca. 1000 ml) zum Ausgleich einer eventuellen Hypovolämie infundiert. An Vasokonstriktoren sind neben Cafedrin/Theodrenalin (Akrinor®) Ephedrin (Importpräparat, seit langem internationaler Standard), Azeminiumsulfat (reines α-Mimetikum) und Noradrenalin erhältlich. Zur Behandlung der Bradykardie wird Atropin (1 – 1,5 mg i. v.) gegeben.

Frage 218

? Beschreiben Sie den Wirkmechanismus von Lokalanästhetika!

! Lokalanästhetika „stabilisieren“ die neuronalen Membranen, indem sie die Depolarisation und damit die Reizfortleitung verhindern. Dies geschieht durch Beeinflussung der Natriumkanäle nach Einlagerung der dissoziierten Lokalanästhetikumbase in das Gewebe und Bindung des positiv geladenen Kations an den Na^+-Kanal: der schnelle Na-Einstrom, der zur Depolarisation führt, wird verhindert.

i *Der Wirkmechanismus von lokalanästhetisch wirksamen Neurotoxinen ist die direkte Anlagerung an die Natriumkanäle ohne Einlagerung in die Membran (Tetrodotoxin).*

Frage 219

? Beschreiben Sie die Technik der Interkostalblockade (ICB)!

! Typische Zugangsorte sind etwa 10 – 12 cm paravertebral, hintere Axillarlinie und Medioklavikularlinie. Die Wahl erfolgt nach Indikation: vordere ICB z. B. bei Sternumfraktur, andere Zugangswege nach Lage der Fraktur (Block proximal der Fraktur) bzw. des zu analgesierenden Bezirks.

i *Anlage der Betäubung im Sitzen oder in Seitenlage. Palpation der Rippe. Nach Setzen einer Hautquaddel senkrechtes Vorschieben einer 3,5 cm G22-Kanüle auf das untere Drittel der Rippe. Nach Knochenkontakt Betäubung des Periosts, Lösen der Kanüle vom Periost und Verschieben unter Beibehaltung der Kanülenrichtung bis zum Unterrand. Nach Verlust des Knochenkontakts Vorschieben der Kanüle um 2 – 3 mm, Abkippen der Kanüle mit Stichrichtung unter die Rippe und Vorschieben um weitere 2 mm. Aspiration in 2 Ebenen, Injektion von 2 – 3 ml Lokalanästhetikum (z. B. Bupivacain 0,5 %).*

Frage 220

? Beschreiben Sie eine Intrapleuralanästhesie in Kathetertechnik!

! Technik nach Rejestad: In Seitenlage mit der zu blockierenden Seite nach oben vorzugsweise in hinterer Axillarlinie bei Th 6/7. Setzen einer Hautquaddel. Senkrechtes Eingehen mit einer G18-Tuohy-Kanüle (oder Verwendung eines speziellen Punktionsbestecks) auf das obere Drittel der Rippe, Betäuben des Periosts. Aufsetzen einer mit 0,9 %-NaCl-Lösung gefüllten leichtgängigen Glasspritze. Wandern mit der Kanüle zum Oberrand, Vorschieben am Knochen vorbei. Nach Passage der Faszien und der Pleura parietalis Widerstandsverlust und passive Entleerung der Spritze. Entfernen der Spritze und Einführen eines handelsüblichen Epiduralkatheters (ca. 10 cm), Entfernen der Kanüle, Konnektion mit dem Bakterienfilter, steriler Verband und Fixierung des Katheters. Injektion von 20 – 40 ml Lokalanästhetikum (z. B. Ropivacain 0,2 – 0,5 %).

Frage 221

? Welche Regionalanästhesieverfahren stehen Ihnen zur Schmerztherapie bei Thoraxtraumen mit Rippenfrakturen zur Verfügung? Welche Vor- und Nachteile haben die einzelnen Verfahren?

! Interkostalblockade, Katheter-Intrapleuralanalgesie und thorakale Epiduralanästhesie.
Vorteil der Interkostalblockade ist die einfache Technik; nachteilig sind hohe Mengen an Lokalanästhetika bei der Blockade mehrerer Rippen, ein sehr geringes Pneumothoraxrisiko und die Notwendigkeit, mindestens 2-mal täglich die Betäubung zu wiederholen. Die Katheter-Intrapleuralanalgesie ist technisch aufwendiger, hat ein Pneumothoraxrisiko (ca. 0,1 %) und erfordert hohe Lokalanästhetikamengen. Von Vorteil ist sie bei ausgedehnter Rippenserienfraktur; es ist nur eine Punktion erforderlich und die Anlage kann (z. B. bei Wirbelsäulenverletzungen) auch in Rückenlage erfolgen. Für die thorakale Epiduralanästhesie gelten die üblichen Vorgehensweisen.

Frage 222

? Diskutieren Sie die Vor- und Nachteile einer Kombinationsanästhesie aus Allgemeinanästhesie und rückenmarknaher Regionalanästhesie!

! Bei der Kombinationsanästhesie ist keine tiefe Allgemeinanästhesie erforderlich; auf eine Relaxation kann in der Regel verzichtet und die Spontanatmung ggf. erhalten werden. Schnelles Erwachen, exzellente postoperative Analgesie und effektive Stressabschirmung sind weitere Vorteile. Nachteilig ist die Hypotension, besonders bei hypovolämischen Patienten oder Operationen mit hohen Blutverlusten. Die exakte Ausbreitung der Anästhesie ist besonders bei Nachinjektionen nicht eruierbar.

Frage 223

? Ein 56-jähriger Patient, der wegen ASS-Unverträglichkeit Clopidogrel zur Behandlung einer peripheren arteriellen Verschlusskrankheit erhält, soll einen femoropoplitealen Bypass erhalten. Sie erwägen eine rückenmarknahe Regionalanästhesie, da der Patient nach einer Unterkieferteilresektion mit „Neck Dissection" wahrscheinlich Intubationsprobleme hat. Wie gehen Sie vor?

! Clopidogrel (wie auch Ticlopidin) verursacht aufgrund einer Blockade von ADP-Rezeptoren einen Funktionsverlust (irreversible Thrombozytenfunktionsstörung) und sollte 3 – 5 Tage vor Anlage einer rückenmarknahen Regionalanästhesie abgesetzt werden.

i *Bei der Operation sollte für den Fall einer unzureichenden Blockade die komplette Ausrüstung für eine schwierige Atemwegssicherung bereitgestellt werden.*

Frage 224

? Wie wird der krampfauslösende Schwellenwert der Plasmakonzentration von Lokalanästhetika (LA) durch eine Hyperkapnie beeinflusst?

! Der Schwellenwert sinkt mit steigendem $paCO_2$.

i *Die Ursachen sind: gesteigerter zerebraler Blutfluss (größere Menge an LA im Zerebrum), Abfall des intrazellulären pH-Werts mit Verschiebung des Dissoziationsgleichgewichts hin zum ionisierten LA (das nicht durch die Membran diffundiert) und Abfall der Plasmaproteinbindung durch die Azidose mit Anstieg des freien LA-Anteils im Plasma.*

Frage 225

? Beurteilen Sie den Einsatz der Regionalanästhesie bei Traumapatienten!

! Wegen Sympatholyse und möglichen Gerinnungsstörungen sind rückenmarknahe Regionalanästhesien bei ausgedehntem Trauma mit Hypovolämie, Hämorrhagie und konsekutiven Gerinnungsstörungen kontraindiziert.

i *Periphere Nervenblockaden und rückenmarknahe Regionalanästhesien sind bei leichteren Extremitätentraumen einsetzbar.*

Frage 226

? Beschreiben Sie die Technik der i. v.-Regionalanästhesie am Arm!

! Eine G20- bis -22-Kanüle wird in eine möglichst distal gelegene Handrückenvene eingebracht. Nach Anbringen eines Doppelkammer-Tourniquets am Oberarm wird der Arm senkrecht nach oben gehalten und, falls möglich, mit einer elastischen Binde zur Blutleere gewickelt. Der proximale Tourniquet wird auf ein Niveau von 100 mmHg über dem systolischen Blutdruck aufgepumpt. Erwachsene: 40 – 50 ml Prilocain 0,5 % oder Mepivacain 0,5 %. Kinder: 3 mg/kg KG Prilocain 0,5 % (z. B. 20 kg KG = 60 mg=12 ml der 0,5 %igen Lösung) werden in die Kanüle injiziert. Die Betäubung wirkt innerhalb weniger Minuten; danach wird der distale Tourniquet aufgepumpt und der proximale entlastet. Somit liegt der Tourniquet im anästhesierten Gebiet und wird toleriert. Ausreichende Anästhesie wird – je nach Lokalanästhetikum – für etwa 60 min erreicht.

i *Der Zusatz von Fentanyl (50 – 100 μg) ist möglich und verbessert die postoperative Analgesie. Da der Arm vom systemischen Kreislauf isoliert ist, kann auch eine geringe Menge eines Muskelrelaxans (z. B. 1 – 2 mg Atracurium) für eine bessere Muskelentspannung zugesetzt werden. Die Dosierungen der Zusätze sind so niedrig, dass beim versehentlichen Öffnen des Tourniquets keine systemischen Probleme zu erwarten sind.*

Frage 227

? Nennen Sie Indikationen für die i. v.-Regionalanästhesie!

! Kurz dauernde (30 – 60 min) Eingriffe an der Hand und am Unterarm, sowie als i. v.-Guanethidinblockade (nach Hannington-Kiff) zur Therapie des CRPS Typ I und Typ II.

Frage 228

? Welche Probleme und Komplikationen können im Rahmen der i. v.-Regionalanästhesie auftreten?

! Intoleranz des Tourniquets oder der Ischämie können die verfügbare Zeit limitieren. Nach Ablassen des Tourniquets (auch akzidentell) kann es zur systemischen toxischen Reaktion durch das Lokalanästhetikum kommen; dies ist selten bei Tourniquetzeiten > 30 min der Fall.

i *Die Verwendung von Bupivacain wird wegen des Toxizitätsrisikos nicht empfohlen.*

Frage 229

? Wie identifizieren Sie bei der vertikalen infraklavikulären Plexus-brachialis-Blockade (VIP) die Einstichstelle?

! Medial wird die Mitte der Fossa jugularis markiert. Lateral muss der ventrale Akromiumanteil getastet und markiert werden. Dazu wird die Klavikula bis zum Akromium verfolgt, danach dorsal die Spina scapulae bis zum Akromium getastet. Nach Markierung wird das Akromium mit dem Finger palpiert und der Arm abduziert (Ausschluss einer Verwechslung mit dem Caput humeri), anschließend sollte noch das (medial vom ermittelten Akromium gelegene) Korakoid getastet werden, um Fehlinterpretationen auszuschließen. Ist das ventrale Akromium sicher identifiziert, wird zwischen Akromium und Fossa jugularis eine Linie gezogen und exakt halbiert. Der Einstich liegt direkt infraklavikulär auf Höhe der Markierung.

i *Die korrekte Ermittlung der Einstichstelle ist bei dieser Blockade essenziell.*

Frage 230

? Wie führen Sie den VIP durch?

! Lagerung in Rückenlage, den zu blockierenden Arm auf den Bauch gelegt, Kopf in Mittelstellung. Nach Ermittlung der korrekten Einstichstelle sind folgende Punkte entscheidend für ein sicheres Vorgehen:
- **Einstich streng senkrecht zur Unterlage**
- **maximale Einstichtiefe 5 (– 6) cm**
- **Vermeidung zu weit medialer Punktion**

i *Korrektur der Stichrichtung immer durch Zurückziehen ins Hautniveau, Verschieben der Kanüle nach lateral oder medial um wenige Millimeter und erneutes senkrechtes Einstechen. Werden Anteile des N. axillaris stimuliert, ist der Erfolg der Blockade unsicher und die Kanüle muss korrigiert werden, bis Anteile des posterioren oder medialen Faszikels stimuliert werden. Sind bei einer Stimulation von 0,3 mA Muskelzuckungen auslösbar, können 40 ml Prilocain 1 % + 10 ml Bupivacain 0,5 %, 40 – 50 ml Ropivacain 0,75 % oder Mepivacain 1 % nach negativer Aspiration injiziert werden.*

Frage 231

? Beschreiben Sie eine konventionelle atraumatische Technik zur axillären Plexus-brachialis-Blockade!

! Lagerung des Arms in 80- bis 90°-Abduktion mit nach kranial gewinkeltem Unterarm. Tasten der A. brachialis in der Axilla. Einstich tangential zur Arterie unter Verwendung eines Nervenstimulators. Häufig ist ein Faszienklick zu spüren. Bei Muskelzuckungen im Unterarm unter Stimulation mit 0,3 mA nach negativer Aspiration Injektion von 50 ml Mepivacain 1 %. Durch subkutane Infiltration von der Einstichstelle aus senkrecht zum dorsalen Rand der Axilla mit 10 ml Mepiva-

cain 1 % können meist die sonst nicht blockierten Nn. cutaneus brachii medialis und cutaneus antebrachii lateralis blockiert werden.

i *Die immer noch praktizierte absichtliche Punktion der A. axillaris zur Identifikation des Gefäß-Nervenbündels ist* ***keine*** *gute Technik. Durch Einsatz der Sonographie können Blockadeerfolg und „Anästhesiekomfort" gesteigert werden. Die konventionelle Technik sollte beherrscht werden, damit keine vollständige Abhängigkeit von der Verfügbarkeit eines Sonographiegerätes entsteht.*

Frage 232

? Wie führen Sie eine interskalenäre Plexus-brachialis-Blockade in perivaskulärer Technik durch?

! Der Patient wird in Rückenlage mit dem zu blockierenden Arm auf dem Bauch gelagert. Der Kopf wird leicht zur Gegenseite gedreht und der Hinterrand des M. sternocleidomastoideus identifiziert. Der Einstich wird auf Höhe des Krikoids (Incisura thyreoidea superior) am Hinterrand des M. sternocleidomastoideus nach Anlage einer Hautquaddel und unter Schonung der V. jugularis externa gesetzt. Die Stichrichtung zeigt auf den Übergang vom lateralen zum medialen Drittel der Klavikula. Nach 3 – 4 cm Auslösen von Muskelzuckungen über den N. musculocutaneus (M. biceps brachii), Reduktion der Stimulationsstärke auf 0,3 mA, nach Aspiration Injektion von 20 – 40 ml Mepivacain 1 %. Anschlagszeit 10 – 15 min.

i *Bei Stimulation des N. phrenicus (Zwerchfellzuckung) liegt die Kanüle zu weit medial.*

Frage 233

? Welche Regionalanästhesieverfahren stehen Ihnen für Eingriffe an der Schulter zur Verfügung?

! Die perivaskuläre interskalenäre Plexus-brachialis-Blockade in Kathetertechnik ist die wohl am häufigsten verwendete Technik. Alternativ ist der dorso-posteriore Zugang nach Pippa möglich. Eine Operation in alleiniger Regionalanästhesie ist grundsätzlich möglich, in der Praxis wird aber meist eine Kombination mit einer Allgemeinanästhesie bevorzugt.

i *Ein wichtiger Aspekt für den Erfolg von Schultereingriffen ist eine gute postoperative Schmerzkontrolle, diese lässt sich gut durch eine Regionalanästhesie in Kathetertechnik erzielen. Bei Kontraindikationen für die interskalenäre Plexus-brachialis-Blockade ist die Blockade des N. suprascapularis in Kathetertechnik eine gute Alternative.*

Frage 234

? Welche Regionalanästhesieverfahren gehen mit den höchsten systemischen Lokalanästhetikablutspiegeln einher?

! Alle Injektionen in gut durchblutete, resorptionsfähige Kompartimente.

i *Ein gutes Beispiel ist die Intrapleuralanästhesie.*

Frage 235

? Nennen Sie Einsatzgebiete für vasokonstriktorhaltige Lokalanästhetika!

! Im Rahmen rückenmarknaher Regionalanästhesie werden adrenalinhaltige Lösungen nur als Testdosis bei der Epiduralanästhesie zum Ausschluss intravasaler Kanülen- oder Katheterlage eingesetzt. Typische Einsatzgebiete sind die Zahnheilkunde, Mund-Kiefer-Gesichtschirurgie und HNO-Chirurgie.

i *Hier wird durch den Vasokonstriktor eine geringere chirurgische Blutung, verlängerte Wirkung und verminderte Toxizität erzielt.*

Frage 236

? Gibt es Kontraindikationen für den Einsatz von Vasokonstriktoren bei der Lokalanästhesie?

! Ja! Die systemischen Wirkungen des Adrenalinzusatzes verbieten seinen Einsatz bei vorbestehenden schweren kardialen Erkrankungen (KHK, Arrhythmien). Der Einsatz von Vasokonstriktoren in Gebieten mit funktionellen Endarterien (z. B. Akren, Genitale) ist strikt kontraindiziert.

Frage 237

? Beschreiben Sie die Wirkung von EMLA-Creme zur topischen Lokalanästhesie der Haut!

! Mischt man Lidocain und Prilocain, entsteht eine sog. eutektische Mischung („Eutectic Mixture of Local Anesthetics" – EMLA) mit einem Schmelzpunkt von 18 °C; dadurch ist die Herstellung einer Öl-in-Wasser-Emulsion möglich. Die Konzentration der Lokalanästhetikabase in den Tröpfchen liegt bei 80 % und aufgrund dieser hohen Konzentration ist eine Diffusion durch die Haut mit klinischer Wirkung zu erzielen.

i *EMLA muss mindestens 30, besser 60 min unter einem Okklusivverband einwirken, die Anästhesie hält nach Entfernen von EMLA noch einige Zeit an.*

Frage 238

? Bei einem Patienten soll ein oberflächlicher Hauttumor in einer Infiltrationsanästhesie entfernt werden. Es wird ein rhombenförmiger Feldblock mit 1 %igem Mepivacain angelegt. Nach 10 min prüft der Operateur durch Kneifen mit einer chirurgischen Pinzette im blockierten Gebiet die Sensibilität. Der Patient spürt diesen Reiz nicht. Als der Operateur mit dem Messer den Tumor zirkulär umschneiden will, äußert der Patient nach kurzem Schnitt Schmerzen. Wie erklären Sie das Phänomen und wie gehen Sie vor?

! **Es handelt sich wahrscheinlich um einen sog. Wedensky-Block. Durch die Lokalanästhesie ist die afferente Weiterleitung der Aktionspotenziale bei Einzelstimulation bereits blockiert; bei Erregung vieler afferenter Nozizeptoren auf einmal (Summenpotenzial) durch den Schnitt werden trotzdem Reize fortgeleitet. Beim Wedensky-Block sollte einfach noch einige Minuten gewartet werden, bis die Blockade komplettiert ist.**

Frage 239

? Gibt es bei Lokalanästhetika-Lösungen außer der membranstabilisierenden Wirkung relevante pharmakologische Effekte?

! **Ja! Die meisten Lokalanästhetika-Lösungen sind bakterizid. Diese Wirkung ist z. B. für Bupivacain-Lösungen gut belegt. Sie kann neben der Analgesie als zusätzliches Argument für eine postoperative Instillation in Gelenke oder Wunden angeführt werden.**

Perioperative Probleme

Frage 240

? Nennen Sie Fehlerquellen bei der Pulsoxymetrie!

! **Bei der Pulsoxymetrie wird die Pulswelle plethysmographisch erfasst und die Lichtabsorption systolisch bei 660 nm (O_2-Hb) und 940 nm (reduziertes Hb) gemessen.**

i *Bei schlechter Perfusion ist die Detektion der Pulswelle am Finger oft ungenügend (besser: Ohrläppchen). Bei einer Kohlenmonoxidvergiftung werden falsch-hohe Werte angezeigt, da CO-Hb Licht ebenfalls bei 660 nm absorbiert. Methämoglobin absorbiert bei 660 und 940 nm, sodass die gemessenen Werte nicht der arteriellen O_2-Sättigung entsprechen.*

Frage 241

? Beschreiben Sie die Mechanismen, die an perioperativen Wärmeverlusten beteiligt sind!

! **Strahlung, Konvektion, Wärmeleitung und Verdunstung sind für den Wärmeaustausch verantwortlich.**

i *Der Wärmeaustausch kann aus der Körperoberfläche, den Umgebungsbedingungen und dem Wärmeaustauschkoeffizienten berechnet werden. Beim entblößten Patienten ist im OP eine mittlere Abnahme der Körpertemperatur von ca. 1 °C/h zu erwarten. Wärmeverluste sind auch durch Infusionslösungen zu erwarten; bei einem 80 kg schweren Patienten sinkt die Körpertemperatur durch die Infusion von ca. 5 l Lösung (22 °C) um 1 ° C ab. Außer bei kurzen und kleineren Eingriffen, bei denen eine effektive Isolation (z. B. Decken) möglich ist, müssen bei größeren und länger dauernden Eingriffen aktiv externe Wärme (am besten durch Warmluftkonvektionssysteme) zugeführt werden und die Infusionslösungen gewärmt werden.*

Frage 242

? Was versteht man unter Kältezittern (Shivering)?

! **Shivering ist eine spontane, asynchrone und zufällige Skelettmuskelkontraktion mit dem Ziel, die basale Stoffwechselrate zur Temperaturerhöhung zu steigern.**

i *Die Steuerung erfolgt im Hypothalamus. Die Wärmeproduktion kann bis zu 300 % gesteigert werden; dies geht mit drastisch erhöhtem O_2-Verbrauch und CO_2-Produktion einher.*

Frage 243

? Welche Medikamente stehen Ihnen zur Therapie des postoperativen Kältezitterns (Shivering) zur Verfügung?

! **Üblich sind Pethidin und Clonidin. Physostigmin ist ebenfalls wirksam, muss aber wegen seiner Nebeneffekte (Bradykardie!) mit Bedacht eingesetzt werden.**

i *Die Prophylaxe intraoperativer Wärmeverluste trägt zur Reduktion der Inzidenz des Kältezitterns bei, es gibt aber auch temperaturunabhängige Auslöser des Shiverings (Imbalance durch Narkotika in der Aufwachphase, Angstreaktion etc.).*

Frage 244

? Beschreiben Sie die kardiovaskulären Veränderungen bei Hypothermie!

! Hypothermie führt zur Vasokonstriktion mit Hypoperfusion und Hypoxie der peripheren Gewebe sowie zur Steigerung des Gefäßwiderstands (SVR) und des ZVD.

i *Pulsoxymetrie und arterielle Blutdruckmessung werden unzuverlässig. Der gesteigerte myokardiale O_2-Verbrauch durch das kompensatorische Shivering ist begleitet von Abfall des Herzzeitvolumens, Bradykardie und Arrhythmien.*

Frage 245

? Nennen Sie pulmonale, renale und hepatische Veränderungen durch Hypothermie!

! Der pulmonal-vaskuläre Widerstand steigt und die hypoxische pulmonale Vasokonstriktion wird aufgehoben; Folge ist ein verschlechtertes Ventilations-Perfusions-Verhältnis mit Hypoxie. Der $paCO_2$ fällt um 50 % bei einer Temperaturabnahme um 8 °C; damit ist der Atemantrieb vermindert. Der renale Blutfluss sinkt; trotz Absinken der GFR kommt es wegen verminderter Na-Rückresorption zur Diuresesteigerung (Hypovolämie). Die Leberperfusion ist eingeschränkt und damit die metabolischen und exkretorischen Funktionen der Leber.

Frage 246

? Welche sonstigen Folgen hat die Hypothermie?

! Das ZNS ist erheblich kompromittiert: Absinken des zerebralen Blutflusses, Ansteigen des zerebralen Gefäßwiderstands und Absinken des Hirnmetabolismus mit Sedation (33 °C) bis zum Koma (30 °C). Die hämatologischen Folgen sind Anstieg der Blutviskosität (der Hämatokrit steigt um 2 – 3 %/°C Temperaturabfall), Leukozytensequestration, Störungen der Thrombozytenfunktion, Thrombozytopenie, Störung der Blutgerinnung durch Aktivitätsverlust der einzelnen Faktoren (17 – 60 % bei 33 °C, 7 – 34 % bei 31 °C). Die Hypothermie führt zur metabolischen Azidose und Hyperglykämie. Die O_2-Bindungskurve verschiebt sich nach links, der Sauerstoff kann somit schlechter in das Gewebe diffundieren.

i *Ab ca. 30 – 33 °C besteht zudem die Gefahr des Kammerflimmerns.*

Frage 247

? Beschreiben Sie Ursachen und Symptome des zentralen anticholinergen Syndroms (ZAS)!

! Das ZAS kann durch die anticholinergen Wirkungen zentral wirkender Pharmaka (z. B. Atropin, alle Anästhetika, Benzodiazepine, Neuroleptika, trizyklische Antidepressiva) ausgelöst werden. Die Symptome entsprechen denen einer Atropinvergiftung: Ein peripheres anticholinerges Syndrom mit warmer, geröteter Haut, trockenen Schleimhäuten, Tachykardie ist mit zentralen Symptomen kombiniert.

i *Man unterscheidet eine komatöse Form mit Bewusstseinstrübung aller Grade bis zum Koma und eine agitierte Form mit Sehstörungen, Unruhe, Angst, Verwirrtheit, Halluzinationen, verwaschener Sprache und formalen Denkstörungen.*

Frage 248

? Wie therapieren Sie ein ZAS?

! Die Therapie besteht in der i. v.-Gabe von Physostigmin (2 mg) über 5 min.

i *Bessert sich die Symptomatik prompt, ist die Diagnose bestätigt.*

Frage 249

? Wie häufig ist das ZAS?

! Die geschätzte Inzidenz liegt bei 1 – 10 %.

i *Aufgrund der komplexen Symptomatik ist sie sicher höher als die Zahl der dokumentierten Fälle.*

Frage 250

? Nennen Sie die Indikationen für eine perioperative transvenöse Schrittmachereinlage!

! Patienten mit ausgeprägter, symptomatischer Bradykardie (< 35/min), deren Frequenz medikamentös nur geringgradig gesteigert werden kann, AV-Block III°, bifaszikulärer Block mit zusätzlichem AV-Block I° und herzchirurgische Eingriffe.

i *Wird ein Eingriff in Allgemeinanästhesie durchgeführt und lassen sich die Stimulationselektroden ohne Kompromittierung des Operationsgebiets anbringen, ist alternativ die externe transkutane Schrittmachertherapie möglich. Beim wachen Patienten wird sie in der Regel nicht toleriert oder erfordert zumindest eine tiefe Analgosedierung.*

Frage 251

? Welche Nahrungskarenz geben Sie einem Patienten vor einem Elektiveingriff in Allgemeinanästhesie vor?

! Die Vorgaben sind in den letzten Jahren deutlich gelockert worden, speziell in Bezug auf die Einnahme klarer Flüssigkeit.
Erwachsene: keine feste Nahrung für 6 – 8 h, geringe Mengen klarer Flüssigkeit bis 2 h vor Einleitung;
Kinder: feste Nahrung bis 4 – 6 h und klare Flüssigkeit bis 2 – 4 h vor Einleitung.

Frage 252

? Ist die Gabe von Protonenpumpenhemmern (z. B. Omeprazol) zur **akuten** Anhebung des Magensaft-pH geeignet?

! Nein! Bei einer längerfristigen Vorbehandlung mit Protonenpumpenhemmern ist der Magensaft-pH stabil erhöht, bei der Akuttherapie (< 2 Tage) ist die Wirkung nicht sicher.

i *Eine zuverlässige Anhebung des pH und Reduktion der Nüchternsekretmenge ist durch die Gabe von H_2-Rezeptorenblockern (z. B. Ranitidin) am Vorabend und am OP-Tag möglich. Die Ingestion kleiner Mengen (ca. 50 ml) klarer Flüssigkeit reduziert die Nüchternsekretmenge! Eine zuverlässige, rasche Anhebung des Magensaft-pH > 2,5 innerhalb von 5 min ist durch die Gabe von 30 ml 0,3-molarer Natriumzitratlösung möglich.*

Frage 253

? Beschreiben Sie die Formen der Aspiration!

! Man unterscheidet Säureaspiration, nicht saure Aspiration und die Aspiration von Nahrungsbestandteilen.

i *Säureaspiration ist definiert als Aspiration von mehr als 0,4 ml/kg KG mit einem pH < 2,5. Die Folgen sind Hypoxie, Zerstörung der alveolokapillären Schranke mit interstitiellem Ödem, intraalveolärer Blutung, Atelektasenbildung und Erhöhung der Resistance. Diese chemisch induzierten Veränderungen beginnen wenige Minuten nach dem Ereignis und verschlechtern sich durch die beginnende Entzündungsreaktion in den nächsten Stunden mit der Ausbildung des akuten Lungenversagens („Acute Lung Injury", ALI). Bei der nicht sauren Aspiration sind die Zerstörung der Lungenarchitektur und die Entzündungsreaktion deutlich geringer ausgeprägt. Im Vordergrund steht die Zerstörung des Surfactant mit Atelektasenbildung; die Folge ist ebenfalls eine (geringer ausgeprägte, passagere) Hypoxie. Die Aspiration von Nahrungsbestandteilen induziert eine mechanische Obstruktion der Luftwege mit konsekutiver Entzündungsreaktion. Es bilden sich atelektatische Bezirke und überblähte Regionen aus. Hypoxie und Hyperkapnie durch Verteilungsstörungen sind die Folgen der Obstruktion.*

Frage 254

? Nennen Sie die Klinik der Aspiration!

! Fieber (90 %), Tachypnoe und Rasselgeräusche (70 %), Husten, Zyanose und keuchende Atmung (30 – 40 %).

Frage 255

? Welche Komplikationen erwarten Sie im Verlauf der Aspiration, wie hoch ist die Mortalität?

! Bronchospasmus, Pneumonie, ARDS, Lungenabszesse und Empyem.

i *Die Gesamtmortalität der Aspiration liegt bei 5 %.*

Frage 256

? Wie hoch ist die Inzidenz der Aspiration bei der Anästhesie?

! 1 – 7 Fälle/10 000 Anästhesien.

Frage 257

? Ein 72-jähriger Patient wird in Steinschnittlagerung transurethral an der Prostata reseziert. Anamnestisch sind ein insulinpflichtiger Diabetes mellitus und ein 2 Jahre zurückliegender rechtshirniger Schlaganfall mit residualer Parese des linken Beins bekannt. Nach Abklingen der problemlos bei L 3/4 punktierten Spinalanästhesie klagt der Patient postoperativ im Aufwachraum über ein Taubheitsgefühl am linken distalen medialen Unterschenkel. Welche Diagnose stellen Sie?

! Die wahrscheinlichste Diagnose ist ein Lagerungsschaden des N. saphenus durch den Beinhalter.

i *Ein radikuläres Syndrom, z. B. durch Verletzung der Wurzel bei der Spinalanästhesie, liegt nicht vor; das beschriebene Areal würde den Wurzeln L 5 und S 1 entsprechen. Am wahrscheinlichsten ist ein peripherer Nervenschaden. Periphere Nerven, die oberflächlich und/oder in engen Kompartimenten verlaufen, können durch Druck oder Zug geschädigt werden. Bei allen einseitig auftretenden Läsionen muss primär an einen Lagerungsschaden gedacht werden. Patienten mit Polyneuropathien (Diabetes mellitus!) sind besonders gefährdet. Das Beispiel unterstreicht die Wichtigkeit der Dokumentation des neurologischen Ausgangsbefunds bei vorbestehender Symptomatik (z. B. Schlaganfallanamnese).*

Frage 258

? Welche Nerven sind durch die perioperative Lagerung gefährdet?

! **Häufig sind Läsionen des N. ulnaris (Sulcus n. ulnaris; 0,1 – 0,26 %), N. medianus (Blutdruckmanschetten, kubitale Punktion; < 0,1 %) und des Plexus brachialis (Armabduktion > 90°, Außenrotation, Dorsalextension; 0,02 – 0,06 %).**

i *Selten: N. supraorbitalis (Bauchlage, Maskenbeatmung), N. peronaeus communis (Fibulaköpfchen), N. opticus (Bauchlage), N. radialis, N. facialis (Masken), N. ischiadicus (Außenrotation, Extension), N. saphenus (Beinhalter).*

Frage 259

? Ein 53-jähriger Patient klagt nach einer Strumektomie in Allgemeinanästhesie über ein Taubheitsgefühl und brennenden Schmerz im distalen lateralen Unterarm einschließlich des Daumens ohne motorische Ausfälle. Welche Differenzialdiagnosen kommen ursächlich in Frage?

! **Das klinische Bild entspricht einer Schädigung der Wurzel C 6. Eine Schädigung des N. musculocutaneus, dessen sensibles Areal am lateralen Unterarm liegt, ist wegen des fehlenden motorischen Ausfalls unwahrscheinlich. Ursächlich kommt die Überstreckung des Kopfes unter Muskelentspannung bei vorbestehenden Veränderungen der Halswirbelsäule in Frage. Differenzialdiagnostisch ist eine partielle obere Plexusschädigung (üblicherweise C 5 und C 6) durch Überstreckung des Arms während der Anästhesie denkbar.**

Frage 260

? Nennen Sie Verfahren zur präoperativen Atemtherapie! Bewerten Sie die Effektivität der genannten Verfahren!

! **Atemtraining mit tiefen Atemzügen und Husten unter Anleitung des Physiotherapeuten, „Incentive Spirometry", intermittierende IPPB-Beatmung und in Einzelfällen Arbeit mit dem sog. Giebelrohr (Totraumvergrößerung) sind gängige Verfahren. Bei speziellen Indikationen (z. B. obstruktive Lungenerkrankungen, Schlafapnoesyndrom) Beginn einer noninvasiven nasalen CPAP-Maskenbeatmung oder Inhalation von Medikamenten (β_2-Mimetika, Steroide) über Vernebler.**

i *Das preisgünstigste effektive Verfahren ist das Atemtraining mit tiefen Atemzügen und Husten unter Anleitung. Aufwendigere Methoden wie IPPB-Beatmung und „Incentive Spirometry" sind nicht effektiver, aber teurer.*

Frage 261

? Welche Möglichkeiten zur Prophylaxe des PONV („Postoperative Nausea and Vomiting" – postoperative Übelkeit und Erbrechen) haben Sie?

! **Die Evaluation des PONV-Risikos erfolgt mit dem APFEL-Score. Effektiv sind beim Hochrisikopatienten (nicht rauchende Frauen mit einer Anamnese von PONV): Verzicht auf volatile Anästhetika und N_2O (TIVA), Dexamethason, 5-HT 3-Antagonisten Odansetron und Droperidol, sowie geringstmöglicher Einsatz perioperativer Opioide.**

i *Jedes Pharmakon kann die Inzidenz von PONV um etwa 30 % senken. Eine Alternative ist Dimenhydrinat, Metoclopramid ist weitgehend unwirksam.*

Frage 262

? Beschreiben Sie die Klinik des Schlafapnoesyndroms!

!
- **Durchschlafstörungen mit häufigen Weckreaktionen**
- **nicht erholsamer, unruhiger Schlaf**
- **Tagesmüdigkeit und Einschlafstörungen**
- **Schnarchen und Aussetzen der Atmung während des Schlafs**
- **morgendliche Kopfschmerzen, Abgeschlagenheit, Wesensveränderung, Libido- und Potenzstörungen**
- **Polyglobulie, Hypertonus, Rechts-/Linksherzhypertrophie und -insuffizienz**
- **pulmonale Hypertonie mit Cor pulmonale**
- **Rhythmusstörungen, nächtliche oder morgendliche Angina pectoris**
- **Ateminsuffizienz mit CO_2-Retention und Hypoxämie**

Frage 263

? Ein 48-jähriger übergewichtiger (BMI 36) Patient mit Schlafapnoesyndrom soll einer Septumkorrektur unterzogen werden. Welche anästhesiologischen Aspekte berücksichtigen Sie?

! **Die Ateminsuffizienz und die Herzinsuffizienz müssen evaluiert werden (EKG, Echokardiographie, ggf. Rechtsherzkatheter, Lungenfunktionsprüfung, Blutgasanalyse). Eine nasale CPAP-Beatmung kann nicht direkt postoperativ weitergeführt werden.**
Bei der Prämedikation Verzicht auf Sedativa und Opioide. Rückenmarknahe Regionalanästhesie oder Leitungsanästhesie sind bei sonstigen Operationen vorzuziehen; bei der Allgemeinanästhesie Bereithalten aller Möglichkeiten zum „Difficult Airway Management", erweitertes Monitoring (arterielle Blutdruckmessung, ggf. ST-Segmentanalyse, obligat: Relaxometrie), Verwendung kurz wirksamer Pharmaka zur Vermeidung von Überhängen an Narkotika und Relaxanzien. Intensivmedizinische Überwachung bis zur Wiederaufnahme der CPAP-Beatmung.

i *Bei einer geschätzten Prävalenz von 1 – 6 % bei Erwachsenen zwischen 30 und 60 Jahren ist das Schlafapnoesyndrom bei elektiven und notfallmäßigen Eingriffen bedeutsam.*

Frage 264

? Nennen Sie andere schlafbezogene Atemstörungen!

!
- **Pickwick-Syndrom (bei exzessiver Fettsucht) mit Pharyngealkollaps, alveolärer Hypoventilation und kurzen Schlafepisoden tagsüber mit Apnoen > 10 s**
- **Undine-Syndrom (zentrale alveoläre Hypoventilation) mit Verlust der automatischen Atmung im Schlaf bei fehlendem Ansprechen der Chemorezeptoren; ursächlich Erkrankungen des Mittelhirns und Hirnstamms**
- **Kleine-Levin-Syndrom (junge Männer mit Schlafanfällen, psychischen Störungen und Bulimie)**

Frage 265

? Welche Medikamente setzen Sie zur postoperativen Schmerztherapie bei Patienten mit Schlafapnoesyndrom bevorzugt ein?

! Metamizol, Paracetamol und NSAR.

i *Beim Einsatz von Opioiden bevorzugt schwach wirksame, wenig atemdepressive Substanzen (Tramadol). Wenn möglich, Regional- oder Leitungsanästhesie. Eine präoperativ eingeleitete CPAP-Beatmung sollte frühestmöglich wieder aufgenommen werden.*

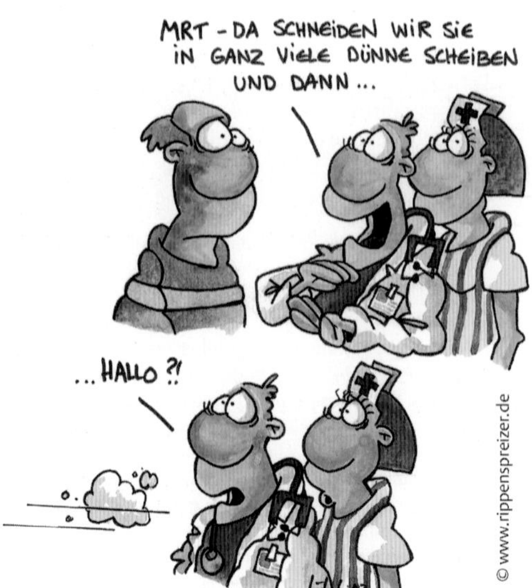
MRT - DA SCHNEIDEN WIR SIE IN GANZ VIELE DÜNNE SCHEIBEN UND DANN ...
... HALLO ?!
© www.rippenspreizer.de

Frage 266

? Beschreiben Sie eine triggerfreie Anästhesie für Patienten mit Disposition für die maligne Hyperthermie (MH)!

! Alle volatilen Anästhetika und Succinylcholin sind Triggersubstanzen. Eine TIVA mit Propofol und Opioiden (Fentanyl, Sufentanil, Alfentanil, Remifentanil) unter Verwendung von nicht depolarisierenden Muskelrelaxanzien (z. B. Atracurium, Vecuronium, Pancuronium, Rocuronium) gilt als sicher, ebenso eine Lokal- oder Regionalanästhesie mit Amid-Lokalanästhetika (z. B. Mepivacain, Bupivacain, Ropivacain, Prilocain).

Frage 267

? Definieren Sie die MH und nennen Sie typische Symptome!

! Die MH ist eine akute lebensbedrohliche pharmakogenetische Erkrankung, die während oder nach einer Allgemeinanästhesie auftreten und durch Triggersubstanzen ausgelöst werden kann. Durch diese Triggersubstanzen kommt es zum Anstieg der myoplasmatischen Kalziumkonzentration, der nicht mehr kontrollierbar ist. Die Folge ist ein hypermetabolisches Syndrom (verstärkte Energieproduktion durch Kontraktion der Filamente) mit Hyperkapnie (erhöhte CO_2-Produktion), Hypoxie (erhöhter O_2-Verbrauch), Azidose, Hyperthermie, Hypertonie, Tachykardie und Arrhythmien.

Frage 268

? Wie therapieren Sie eine fulminante MH-Krise?

! Sofortiges Umsteigen auf eine triggerfreie Anästhesie, Erhöhung der FiO_2 auf 1,0, 2- bis 3fache Erhöhung des AMV. Das oft empfohlene Austauschen des Beatmungsgeräts ist nicht sinnvoll, es geht nur wertvolle Zeit verloren. Sofortiger Beginn mit 2,5 mg Dantrolene/kg KG i. v.; dies wird so lange wiederholt, bis die CO_2-Produktion sinkt, danach Dauerinfusion mit 5 – 10 mg/kg KG/24 h.

i *Infusionstherapie, Kühlung, Pufferung der Azidose, ggf. antiarrhythmische Therapie (Esmolol, Lidocain), intensivmedizinische Weiterbetreuung.*

Frage 269

? Kennen Sie andere akute hypertherme Syndrome?

! Das maligne neuroleptische Syndrom („Neuroleptic malignant Syndrome“, NMS)!

i *Das NMS ist wie die MH eine akute lebensbedrohliche pharmakogenetische Erkrankung. Klinisch imponieren Akinesie, Muskelrigidität, Hyperthermie, Hypoxie (erhöhter O_2-Verbrauch), autonome Dysfunktion, Bewusstseins-*

störung, Tachypnoe. Die Kreatinkinase (CK) ist erhöht. Das Krankheitsbild wird durch Neuroleptika (besonders Butyrophenone) induziert. Pathophysiologisch liegt eine Blockade der Dopaminrezeptoren in den Basalganglien und im Hypothalamus vor. Die Therapie erfolgt mit Dantrolene und/oder dem Dopaminrezeptor-Agonisten Bromocriptin. Die Mortalität liegt bei etwa 10 %. Eine Differenzierung zur MH kann schwierig sein, entscheidender Unterschied ist die stark erhöhte CO_2-Produktion bei der MH. Patienten mit NMS haben kein erhöhtes Risiko für die Entwicklung einer MH.

Frage 270

? Bei einem sonst klinisch unauffälligen 45-jährigen Patienten, der zur Operation einer benignen Magenausgangsstenose ansteht, war bei der präoperativen Labordiagnostik die Plasmacholinesterase mit 250 U/l (normal bis 3500 U/l) drastisch erniedrigt. Welche anästhesiologischen Überlegungen stellen Sie an, welche Anästhetika wählen Sie?

! Es handelt sich wahrscheinlich um einen hereditären Cholinesterasemangel, wenn kein klinischer Hinweis auf eine stark verminderte Syntheseleistung der Leber vorliegt.

i *Bei Patienten mit hereditärer* ***atypischer*** *Cholinesterase (ChE) ist normalerweise die Gesamt-ChE nur moderat erniedrigt und die Dibucainzahl (Verhältnis von dibucainhemmbarer ChE zur Gesamt-ChE) je nach Ausprägung (heterozygote oder homozygote Träger) pathologisch. Wegen der Magenausgangsstenose sollte der Magen mittels Magensonde vor der Einleitung entleert werden; auf eine Verwendung von Succinylcholin zur „Rapid-Sequence Induction" kann heute zugunsten von Rocuronium verzichtet werden. Die Verwendung eines Relaxometers ist zu empfehlen. Mivacurium wird ebenfalls über die ChE abgebaut und sollte nicht verwendet werden.*

Frage 271

? Welches Monitoring steht Ihnen zur Detektion einer intraoperativen Lungenembolie während einer Allgemeinanästhesie zur Verfügung?

! Eine schnelle Detektion schwerer Lungenembolien ist durch Kapnographie, Pulsoxymetrie und Blutgasanalyse (BGA) sowie durch das Monitoring des Beatmungsdrucks möglich. Falls vorhanden, kann eine intraoperative transösophageale Echokardiographie (TEE) die Diagnose unterstützen.

i *Bei schwerer Lungenembolie kommt es zum raschen Abfall der endexspiratorischen CO_2-Konzentration (Kapnographie), Hypoxie (Pulsoxymetrie, BGA) und Anstieg des arteriellen pCO_2 (BGA). Gleichzeitig kommt es bei Verlegung der Pulmonalarterie zur reflektorischen Bronchokonstriktion mit Anstieg des Beatmungsdrucks. Liegt ein Pulmonaliskatheter, ist ein Anstieg der pulmonalarteriellen Drücke zu registrieren.*

Frage 272

? Welches Scoresystem ist zur Beurteilung postoperativer Patienten im Aufwachraum geeignet?

! Der Aldrete-Score umfasst 5 Bereiche: Aktivität, Atmung, Kreislauf, Bewusstseinslage und O_2-Sättigung.

i *Bei einem Score von 8 – 10 kann der Patient auf die allgemeine Pflegestation verlegt werden.*

Tabelle zu Frage 272.

Kriterium		Punkte
Aktivität	bewegt 4 Extremitäten	2
	bewegt 2 Extremitäten	1
	unfähig, die Extremitäten spontan oder auf Aufforderung zu bewegen	0
Atmung	normales Atmen und Husten	2
	Dyspnoe oder eingeschränkte Atmung	1
	Apnoe	0
Kreislauf	Blutdruck ± 20 % des präoperativen Niveaus	2
	Blutdruck ± 21 – 49 % des präoperativen Niveaus	1
	Blutdruck ± 50 % des präoperativen Niveaus	0
Bewusstseinslage	völlig wach	2
	ansprechbar	1
	keine Reaktion auf Ansprache	0
O_2-Sättigung	SaO_2 > 90 % unter Raumluft	2
	benötigt O_2 für eine SaO_2 > 90 %	1
	SaO_2 < 90 % unter O_2-Gabe	0

Frage 273

? Welche FiO_2 kann bei Spontanatmung des Patienten über eine nasale Sonde erreicht werden?

! Mit Nasensonden kann bei einem Flow von 4 l/min eine FiO_2 von 0,36 (bei 2 l/min: 0,28) erreicht werden.

i *Gesichtsmasken ermöglichen bei einem Flow von 6 l/min eine FiO_2 von 0,5, Reservoirsysteme bei einem Flow von 6 l/min eine FiO_2 von 0,6.*

Frage 274

? Wie beurteilen Sie die postoperative Bewusstseinslage im Aufwachraum?

! Die meisten Patienten erreichen im Aufwachraum keine vollständig wiederhergestellte Bewusstseinslage, da das Kurzzeitgedächtnis kompromittiert bleibt. Man beurteilt sie als „wach", wenn sie sich an präoperative Details erinnern, zu Person, Ort und Zeit orientiert sind und auf eine normale Ansprache reagieren.

i *Ein verzögertes Erwachen wird konstatiert, wenn sich der Patient nicht rasch über das Niveau adäquater Schutzreflexe und minimaler Wachheit hinaus verbessert.*

Frage 275

? Nennen Sie Ursachen für verzögertes Wiedererlangen des Bewusstseins nach einer Anästhesie!

! Häufige Ursachen für verzögertes Erwachen sind beispielsweise residuale Medikamentenwirkungen und das ZAS, wobei eine Verbesserung der Bewusstseinslage im Verlauf bzw. nach Physostigmingabe zu erwarten ist. Verändert sich die eingeschränkte Bewusstseinslage im Verlauf nicht, muss an ernste metabolische Veränderungen und hypoxische oder hypoperfusionsbedingte Zwischenfälle gedacht werden, die mit kortikalen oder subkortikalen Hirnfunktionsstörungen einhergehen.

i *In Frage kommen intraoperative Hypoxie oder verminderter O_2-Transport, Ischämie des Zerebrums (bei bekannter Schlaganfallanamnese oder zerebrovaskulärer Insuffizienz) durch Hypotension oder Embolisation. Hyponatriämie, Entzugssyndrom, Hypoglykämie, Hyperglykämie oder Hyperosmolarität können anhand der Anamnese und einfacher Untersuchungen ausgeschlossen werden. Nach neurochirurgischen (Hirnödem und intraoperative Ischämie) oder herzchirurgischen Eingriffen (Thromboembolie, Luftembolie) sind zerebrale Schäden möglich. Es gibt aber auch vereinzelt verzögerte Aufwachreaktionen und die postoperative kognitive Dysfunktion, die länger andauern können und für die sich keine definitive Klärung findet – die Ursache ist multifaktoriell. Auch bei rückenmarknahen Regionalanästhesien sind Sedierung und kognitive Einschränkungen beschrieben.*

Frage 276

? Was versteht man unter einer postoperativen kognitiven Dysfunktion (POCD)?

! Die postoperative kognitive Dysfunktion ist eine mehr oder weniger ausgeprägte Störung der kognitiven Hirnfunktionen, die über Tage, manchmal auch bis zu 6 Monaten bestehen bleiben kann. Betroffen sind häufig kardiochirurgische Patienten, aber die POCD wird seltener auch bei nicht kardiochirurgischen Patienten beobachtet. Die POCD ist von postoperativen deliranten Syndrome abzugrenzen, die mehr transient und fluktuierend verlaufen. Die Diagnose erfolgt mittels neuropsychologischer Testung. Die Pathogenese ist multifaktoriell, über die Häufigkeit gibt es keine klaren Angaben. Ältere Patienten sind häufiger betroffen, eine spezifische Therapie existiert nicht.

i *Postoperativ länger anhaltende Störungen der Kognition wurden schon vor 50 Jahren beschrieben und als ernstes Problem betrachtet.*

Frage 277

? Nennen Sie Ursachen für postoperative Übelkeit und Erbrechen („Postoperative Nausea and Vomiting" – PONV)!

! Chirurgischer Reiz, Anästhetikawirkung, psychische Faktoren, Erkrankungen des Gastrointestinaltrakts, Nierenerkrankungen, Schwangerschaft, Radio- und Chemotherapie, Hirndruck.

i *Zur multifaktoriellen Pathogenese gehören:*
- *direkte Stimulation von Chemorezeptoren in der Triggerzone der Area postrema (Hirnstamm) und Aktivierung von Neurotransmittersystemen (Dopamin, Serotonin, Histamin und Azetylcholin) durch Medikamente*
- *neurale Afferenzen aus dem Gastrointestinaltrakt (z. B. über Dehnungsrezeptoren) und dem Vestibulum*

Frage 278

? Nach einer laparoskopischen Cholezystektomie (Anästhesie: TIVA mit Propofol/Fentanyl) klagt ein 61-jähriger Patient mit M. Parkinson über starke Übelkeit und erbricht mehrfach. Wie behandeln Sie?

! Zur Therapie postoperativer Übelkeit und Erbrechen steht Ihnen neben Dexamethason und 5-HT 3-Antagonisten (Ondansetron, Tropisetron) das Antihistaminikum Dimenhydrinat zur Verfügung.

i *Beim M. Parkinson sind alle Dopaminantagonisten (Butyrophenone, Phenothiazine, Metoclopramid) kontraindiziert und die Anwendung von Scopolamin ist wegen häufiger Verwirrtheitszustände nicht zu empfehlen.*

Frage 279

? Wie hoch ist die Inzidenz des PONV?

! 40 % für Nausea und bis ca. 25 % für Vomitus.

i *Die Inzidenz ist abhängig von Operationsart, Alter und Geschlecht.*

Frage 280

? Was versteht man unter „Awareness" und wie häufig ist sie?

! Man bezeichnet Wahrnehmungen des Patienten unter Allgemeinanästhesie als Awareness, die bewusst oder unbewusst erinnert werden können. Bewusste Erinnerungen können sehr präzise (Wiedergabe von Unterhaltungen während der Operation) oder vage (Traumerlebnisse, die mit der Operation assoziiert werden) sein; die Erinnerung kann sowohl schmerzhaft, als auch ohne Schmerzerleben sein.
Die Häufigkeit ist geschätzt 1 – 3 : 3000 mit großen Schwankungen in Abhängigkeit von der verwendeten Anästhesietechnik und der klinischen Situation.

Frage 281

? In welchen Situationen kommt es gehäuft zur Awareness?

! Typischerweise in allen klinischen Situationen, in denen, zumindest zeitweise, eine oberflächliche Anästhesie geführt wird (Kaiserschnitt, hämodynamisch instabile, polytraumatisierte Patienten) oder auf volatile Anästhetika verzichtet wird (Kardioanästhesie).

i *Die geschätzten Inzidenzen liegen bei 1 – 10 % (Kaiserschnitt, Kardioanästhesie) bis 48 % (instabile Polytraumapatienten). Ein EEG-Monitoring mittels Bispektralindex (BIS) kann die Erkennung und Vermeidung von Awareness verbessern.*

Frage 282

? Welche sensorische Modalität wird als letzte in der Allgemeinanästhesie unterdrückt?

! Die Hörbahn ist der metabolisch aktivste Teil der Sinneswahrnehmung und damit als letzter Teil der Wahrnehmung supprimiert.

i *Dies erklärt auch die Bedeutung der akustischen Wahrnehmung bei der Awareness: bewusste Erinnerung an wahrgenommene Gespräche und unterbewusste Beeinflussung durch die wahrgenommene Gesprächsinhalte (z. B. Äußerungen über die Prognose). Die Ableitung akustisch evozierter Potenziale kann deshalb zu Untersuchungen über die Anästhesietiefe eingesetzt werden.*

Frage 283

? Welche Anästhesietechniken werden bei kernspintomographischen Untersuchungen eingesetzt?

! In der Regel werden i. v.-Analgosedierungen oder Allgemeinanästhesien, z. B. bei unkooperativen Patienten oder Kindern eingesetzt.

Frage 284

? Ein Patient zeigt nach Extubation ein raues, inspiratorisches, hochfrequentes und klingendes Atemgeräusch. Nennen Sie Diagnose, Ursachen und Therapie!

! Es handelt sich um einen inspiratorischen Stridor, der auf eine Verengung der oberen Luftwege hinweist. Der Endotrachealtubus verursacht ein laryngeales entzündliches Ödem. Die Inhalation von vernebeltem razemischen Epinephrin reduziert die Schwellung durch Vasokonstriktion, die Befeuchtung des Atemgases ist ebenfalls hilfreich. Systemische Steroidtherapie ist wegen langsamem Wirkungseintritt (> 20 min) in der Akutphase weniger effektiv.

Frage 285

? Welche Besonderheiten sind bei Anästhesien zu MRT-Untersuchungen zu beachten?

! Alle Anästhesiegeräte und Monitore müssen in ausreichendem (4 – 6 m) Abstand zum Magnetfeld positioniert oder spezielle MRT-geeignete Geräte (nicht magnetisierbare Bauteile, z. B. NMR-Narkosesystem von Fa. Dräger) eingesetzt werden.

i *Pulsoxymeter sollten distal an einer Extremität angebracht werden, EKG-Elektroden eng in der Mitte des Scanners und EKG-Kabel im Verlauf der Feldlinien des Magnetfelds. Es müssen lange Infusionsleitungen verwendet werden, endexspiratorische CO_2-Messung kann im Nebenschluss mit langen Leitungen (verzögerte Darstellung) erfolgen.*

Frage 286

? Sie werden zu einem 14-jährigen Patienten ohne anästhesierelevante Vorerkrankungen in den OP gerufen; dieser klagt nach Extubation über stärkste Atemnot. Die SaO_2 liegt unter O_2-Gabe (8 l/min) bei 90 %. Sie hören beim Patienten bereits ohne Stethoskop ein deutliches exspiratorisches Rasseln. Ihr Kollege berichtet, dass der Patient in der Ausleitungsphase mehrfach gegen das Beatmungsgerät „gepresst" hätte, eine assistierte Maskenbeatmung sei nach der Extubation problemlos möglich gewesen. Nennen Sie die wahrscheinlichste Diagnose!

! Es handelt sich am wahrscheinlichsten um ein Negativdruck-Lungenödem („Negative Pressure Lung Edema").

i *Das Negativdruck-Lungenödem ist eine relativ seltene (geschätzt 1 : 1000) Komplikation der Intubationsnarkose mit guter Prognose (in der Regel Restitutio ad integrum innerhalb von 48 h). Es ist die Folge tiefer Inspirationsbemühungen bei verschlossenem Luftweg. Der entstehende negative Druck von bis zu 100 mmHg induziert eine Ge-*

fäßpermeabilität mit Einstrom von Flüssigkeit ins Interstitium und die Alveolen. Das Lungenödem manifestiert sich in wenigen Minuten. Eine kardiogene Ursache des Lungenödems ist bei dem jungen Patienten unwahrscheinlich. Differenzialdiagnostisch muss noch an ein toxisches Lungenödem gedacht werden. Ein abgesicherte Therapieregime existiert nicht. Ist eine Stabilisierung unter O_2-Gabe und sitzender Lagerung nicht schnell zu erreichen, sind Reintubation und Beatmung mit PEEP indiziert. Alternativ ist die noninvasive Beatmung über Gesichtsmaske mit PEEP möglich. Systemische Steroide können gegeben werden, falls die zum Lungenödem führende Atemwegsverlegung durch einen Laryngospasmus oder eine schwellungsbedingte Verengung der oberen Luftwege induziert war; eine Diuretikagabe wird nicht empfohlen.

Frage 287

? Wie hoch ist die Inzidenz anaphylaktischer und anaphylaktoider Reaktionen während Anästhesien? Nennen Sie die häufigsten Auslöser!

! Die Inzidenz liegt bei etwa 1 : 2100 bis 1 : 13 000 nach großen epidemiologischen Surveys. Die Auslöser sind in absteigender Häufigkeit: Muskelrelaxanzien (70 %), Latexexposition (10 %), Induktionshypnotika (z. B. Barbiturate), Opioide, kolloidale Volumenersatzmittel, Antibiotika, Kontrastmittel, Protamin, Knochenzement, Konservierungsmittel (Parabene).

Frage 288

? Beschreiben Sie die Stadien der anaphylaktischen Reaktion!

!

Stadium I:	**lokale kutane Reaktion**
Stadium II:	**disseminierte kutane Reaktion (Flush, Urtikaria, Pruritus), Schleimhautödem, allgemeine Reaktion (Übelkeit, Erbrechen, Kopfschmerz)**
Stadium III:	**deutliche Allgemeinreaktion (kardial, pulmonal) mit Tachykardie, Blutdruckabfall, Arrhythmie, Larynxödem, Dyspnoe, Bronchospasmus, Stuhl- und Harndrang**
Stadium IV:	**schwere Allgemeinreaktion mit Schock, schwerer Bronchospastik, Bewusstseinsstörung bis zur Bewusstlosigkeit**
Stadium V:	**Herz-Kreislauf-Atemstillstand**

Frage 289

? Ein 67-jähriger Patient erhält im Aufwachraum nach einer γ-Nagel-Osteosynthese wegen Hypovolämie eine Infusion mit 500 ml Oxypolygelatine. Nach Anlaufen der Infusion (ca. 50 ml) wird der Patient unruhig, verwirrt und tachypnoisch. Der Blutdruck fällt auf 80/50 mmHg, die Herzfrequenz liegt bei 123/min. Es fällt eine Hautrötung am Stamm auf. Wie gehen Sie vor?

! Die wichtigste Maßnahme bei hochgradigem Verdacht auf eine anaphylaktische Reaktion (hier: Stadium III) durch Oxypolygelatine ist das sofortige Stoppen der Zufuhr.
Rasche Infusion von 500 – 1000 ml kristalloider Lösung, O_2-Gabe, Adrenalin 10 – 50 µg i. v., Steroide (z. B. 250 mg Prednisolon i. v., Wirkungseintritt nach 30 – 60 min), H_1-Blocker (z. B. Dimentidenmaleat) und H_2-Blocker (z. B. Ranitidin) i. v.

Frage 290

? Bei einer 45-jährigen adipösen Patientin mit langjährigem, saisonalem Asthma in der Anamnese wird eine elektive laparoskopische Cholezystektomie durchgeführt. Etwa 40 min nach Operationsbeginn steigt der Beatmungsdruck an, die SaO_2 fällt von 99 % auf 92 % ab, das endexspiratorische CO_2 steigt an. Nennen Sie mögliche Ursachen!

! Nach Anlage des Kapnoperitoneums beobachtet man Störungen der Atemmechanik (FRC ↓, Beatmungsdruck ↑) und einen langsamen Anstieg des endexspiratorischen CO_2 durch Resorption.
Die beschriebene akute Symptomatik kann verursacht sein durch:
- **nachlassende Muskelrelaxation und nicht ausreichende Narkosetiefe,**
- **Tubusdislokation oder -verlegung,**
- **Lungenembolie,**
- **Pneumo- oder Kapnothorax.**

Frage 291

? Nach Auskultation haben Sie den Verdacht auf einen Pneumo- oder Kapnothorax. Wie kann dieser intraoperativ bei laparoskopischen Eingriffen entstehen?

! Bei vorbestehender obstruktiver Lungenerkrankung kann unter hohen Beatmungsdrücken ein Pneumothorax durch Ruptur einer Emphysemblase entstehen. Durch Übertritt von CO_2 über die anatomischen Pforten des Zwerchfells kann ein Kapnothorax auftreten.

i *Weiterhin ist eine direkte Verletzung von Zwerchfell, Pleura und Lunge möglich.*

Frage 292

? Wie therapieren Sie die Patientin?

! **Ist der Pneumo-/Kapnothorax nur gering ausgeprägt, können z. B. durch manuelle Beatmung und hohe FiO_2 eine ausreichende Oxygenierung und Normokapnie aufrechterhalten werden; fehlen hämodynamische Wirkungen, kann abwartend vorgegangen und die Operation zügig beendigt werden. Wenn die Situation nicht beherrscht wird, erfolgt die Einlage einer Thoraxdrainage. Zur sofortigen Entlastung kann im perakuten Notfall durch die (auch mehrfache) Thorax-Punktion mit G14-Kanülen (z. B. am 2./3. ICR in der Medioklavikularlinie) eine unmittelbare Druckentlastung des Spannungspneumothorax erfolgen, da die Einlage der Thoraxdrainage eine gewisse Vorbereitungszeit erfordern.**

i *Eine intraoperative Thoraxröntgenaufnahme oder Durchleuchtung beweist den Pneumo- oder Kapnothorax.*

Anästhesie und Vorerkrankungen

Frage 293

? Beschreiben Sie die 2 Typen des Diabetes mellitus!

! **Typ-I-Diabetes ist durch die Zerstörung der Inselzellen (autoimmun, pankreatopriv) mit resultierendem Mangel an produziertem Insulin charakterisiert. Die Therapie besteht in der Gabe von Insulin.**
Typ-II-Diabetes ist durch die Unfähigkeit des Körpers charakterisiert, das produzierte Insulin zu benutzen; bei anfangs normalen Insulinspiegeln führen Veränderungen des Insulinrezeptors zur Hyperglykämie. Der Typ-II-Diabetes wird primär mit Diät und oralen Antidiabetika behandelt.

Frage 294

? Gibt es neue Medikamente zur Behandlung des Diabetes mellitus?

! **Ja! Insulinsensitizer, Inkretinmimetika, Dipeptidylpeptidase-4-Hemmer, Amylin-Analoga.**

i *Die Thiazolidindione (Rosiglitazon, Proglitazon, Troglizaton) sind als „Insulinsensitizer" beim Typ-II-Diabetes zur Behandlung der Insulinresistenz einsetzbar und stellen ein neues Therapiekonzept dar. Inkretinmimetika und die Inhibitoren der Dipeptidylpeptidase 4 wirken über den Inkretin-Effekt. Während die Inkretinmimetika die Wirkung des (Insulin freisetzenden) körpereigenen Hormons GLP-1 simulieren, hemmen die Inhibitoren der Dipeptidylpeptidase-4 dessen Abbau. Erstes Inkretinmimetikum ist Exenatid, Hemmer der Dipeptidylpeptidase-4 sind Sitagliptin und Vildagliptin. Noch nicht in Europa zugelassen ist Pramlintide, ein Analogon des Hormons Amylin, welches die postprandiale Glukagonsekretion hemmt. Alle sonstigen Medikamente erhöhen die Insulinmenge (Insulin, Sulfonylharnstoffe), verbessern die Glukoseverstoffwechselung, hemmen die Glukoneogenese (Metformin) oder verzögern die Glukoseresorption (α-Glukosidasehemmer). Inzwischen sind Insulinanaloga im klinischen Einsatz, inhalierbares Insulin wurde wieder vom Markt genommen.*

Frage 295

? Welche Störungen werden perioperativ durch den Diabetes mellitus verursacht?

! **Hyperglykämie erhöht das Risiko für Infektionen und Wundheilungsstörungen; verlängerter Krankenhausaufenthalt ist häufig die Folge.**
Spezifische Folgen sind: Proteinkatabolismus, osmotische Diurese, Hyperosmolarität mit Hyperviskosität, Thromboseneigung und Hirnödem, Ketoazidose, Verlust der Funktion polymorphkerniger Granulozyten. Symptome von Hypoglykämien können unter Allgemeinanästhesie schlecht erkannt werden und gefährden den Patienten erheblich (zerebrale und kardiovaskuläre Depression). Die metabolische Dekompensation wird durch fehlende Insulinzufuhr, antiinsulinär wirkende Substanzen (Katecholamine, Kortisol), Nahrungskarenz und Dehydratation induziert.

Frage 296

? Wie gehen Sie perioperativ bei diabetischen Patienten vor, die mit Metformin behandelt sind?

! **Laut Fachinformation muss das Biguanid Metformin 48 h vor operativen Eingriffen, Allgemeinanästhesien und Kontrastmittelgaben und 48 h danach wegen der Gefahr einer Laktatazidose abgesetzt werden. Laktatazidosen führten 1978 zum Entzug der Zulassung für die Biguanide Phenformin und Buformin. Bei Beachtung der Kontraindikationen (Nieren- und Leberinsuffizienz, Alkoholkonsum) ist eine Laktatazidose unter Metformin ein sehr seltenes Ereignis.**
Eine vollständige perioperative Metformin-Karenz ist in der klinischen Routine daher nicht empfehlenswert und dieses Vorgehen trägt zur stabilen diabetischen Stoffwechsellage entscheidend bei (Aufklärung erforderlich). Bei älteren Patienten und bei hepatischer oder renaler Insuffizienz, sowie bei großen, blutreichen Operationen mit Kreislauf-Kompromittierung sollte aber der Laktatspiegel engmaschig kontrolliert werden und auf eine ausreichende Oxygenierung geachtet werden. Es hat sich gezeigt, dass durch das

systematische Absetzen von Metformin größere klinische Probleme entstehen als durch die Weitergabe. Es empfiehlt sich allerdings, bei elektiven Eingriffen aus medikolegalen Gründen die 48-h-Frist einzuhalten, wenn die diabetische Stoffwechsellage das Absetzen unproblematisch erscheinen lässt. Wegen der relativ kurzen Eliminationshalbwertszeit von 2 – 3 h wäre eine Karenz von 24 h ausreichend.**

i *Bei Notfalleingriffen unter Metformin ist eine perioperative Laktat-Kontrolle zu empfehlen. Alte Patienten und Patienten mit schweren kardiovaskulären Erkrankungen oder Nieren- und Herzinsuffizienz sollten intensivmedizinisch überwacht werden.*

Frage 297

? Nennen Sie die häufigsten Polyneuropathien und ihre anästhesiologischen Implikationen!

! Diabetische und alkoholtoxische Polyneuropathie sind am häufigsten. Die autonome Neuropathie führt zur Gastropathie mit Magenentleerungsstörungen; „Rapid-sequence Induction" und ggf. Prämedikation mit H_2-Blockern zur Reduktion der Nüchternsekretmenge und zur Anhebung des Magensaft-pH sind neben Erythromycin zu empfehlen. Die Demyelinisierung bei alkoholischer Neuropathie erfordert die parenterale Gabe von Vitamin B_1 und den Verzicht auf N_2O. Weitere Folgen der diabetischen Neuropathie sind Kreislaufregulationsstörungen und Arrhythmien. Die Patienten bemerken die Hypoglykämien nicht mehr.

Frage 298

? Welche Besonderheiten sind bei der Anästhesie für Patienten mit schwerer chronischer Polyarthritis zu erwarten?

! Immunsuppressive Dauermedikation (Steroide, Goldsalze, Chloroquin, Methotrexat etc.) mit anästhesierelevanten Nebenwirkungen wie Blutbildveränderungen, Nierenschädigung und Nebenniereninsuffizienz. Bei Befall der Kiefer- und Krikoarythenoidgelenke kann die Intubation schwierig bzw. bei Befall der Atlantookzipitalgelenke wegen der Gefahr der Halsmarkschädigung die fiberoptische Wachintubation nötig sein.

i *Wichtig ist die genaue präoperative Untersuchung und bei Hinweisen auf eine Gelenkbeteiligung im kraniozervikalen Bereich die bildgebende Diagnostik. Eine systemische Vaskulitis kann mit Nervenschäden und Nierenbeteiligung einhergehen; peri- oder myokardiale Beteiligungen (präoperative kardiologische Untersuchung) sind möglich. Die Lagerung muss der präoperativ bestehenden Beweglichkeit Rechnung tragen. Eine Regionalanästhesie kann technisch schwierig sein!*

Frage 299

? Welche Faktoren sprechen bei einem Patienten mit Leberzirrhose für ein gesteigertes perioperatives Risiko mit erhöhter Mortalität?

! Die perioperative Mortalität ist deutlich erhöht bei Quickwert < 60, Albumin < 2 mg%, Bilirubin > 2 mg%, deutlicher Aszitesbildung und hepatischer Enzephalopathie.

i *Dies entspricht Child B bis C nach der Child-Pugh-Klassifikation.*

Frage 300

? Welche pulmonalen und kardiovaskulären pathologischen Veränderungen gehen mit einer Leberzirrhose einher?

! In fortgeschrittenen Stadien entwickeln die Patienten eine hyperdyname Kreislauflage durch Abfall des peripheren Gefäßwiderstands und kompensatorischem Anstieg von Herzzeitvolumen und Plasmavolumen. Die gemischtvenöse O_2-Sättigung ist wegen peripherer arteriovenöser Shunts erhöht. Die Patienten zeigen eine arterielle Hypoxämie; vasoaktive Substanzen, die üblicherweise von der Leber metabolisiert werden, inhibieren die pulmonale hypoxische Vasokonstriktion und führen zu intrapulmonalen Shunts.

i *Die Situation wird durch die Enzephalopathie, Pleuraergüsse und verminderte funktionelle Residualkapazität infolge Aszites verschlechtert.*

Frage 301

? Beschreiben Sie die Child-Pugh-Klassifikation der Leberzirrhose und ihren prädiktiven Wert für das perioperative Outcome!

Tabelle zu Frage 301.

Parameter	Child A	Child B	Child C
Serumbilirubin (mg/dl)	< 2	2 – 3	> 3
Serumalbumin (g/dl)	> 3,5	3 – 3,5	< 3
Aszites	keiner	gut kontrollierbar	schlecht kontrollierbar
Enzephalopathie	keine	minimal	fortgeschritten
Prothrombinzeitverlängerung	1 – 4 s	5 – 6 s	> 6 s

! Die perioperative Mortalität beträgt für Shuntoperationen 10 %, 31 % bzw. 76 % für die Klassen Child A, B bzw. C.

i Die Ergebnisse lassen sich für das Risiko bei anderen operativen Eingriffen proportional, aber nicht bezüglich der absoluten Zahlen übertragen.

Frage 302

? Eine 30-jährige Patientin mit schwerstem diabetischem Spätsyndrom (dialysepflichtige Niereninsuffizienz, Retinopathie, generalisierte AVK) muss wegen einer eitrigen Bursitis praepatellaris operiert werden. Welches Verfahren wählen Sie?

! Eine rückenmarknahe Regionalanästhesie ist wegen urämischer Thrombopathie und wahrscheinlicher Hypovolämie (Dialyse) nicht die erste Wahl. Eine Allgemeinanästhesie unter Berücksichtigung der Kontraindikationen für bestimmte Medikamente (Succinylcholin bei Hyperkaliämie) und unter der Zielsetzung größtmöglicher postoperativer Vigilanz (frühe Fortsetzung der Insulintherapie durch den Patienten, Erkennen von Hypoglykämien), z. B. mit Propofol/Remifentanil, ist möglich. Das Verfahren mit der geringsten Belastung für den Patienten ist in diesem Fall die periphere Leitungsanästhesie; bei der Lokalisation des Operationsgebiets reicht meist die alleinige Blockade des N. femoralis (ggf. Kathetertechnik zur postoperativen Schmerztherapie) aus.

i Zu beachten ist die diabetische Neuropathie beim Einsatz des Nervenstimulators: Es muss mit einer Impulsbreite von mindestens 0,3 ms gearbeitet und eine höhere Reizschwelle bei der Stimulation (0,5 mA) als beim Gesunden akzeptiert werden.

Frage 303

? Welche organisatorischen Maßnahmen sind für Operationen bei insulinpflichtigen Typ-I-Diabetikern zu ergreifen?

!
- **Möglichst früher Operationstermin. Ist dies nicht möglich, Patienten unter Einhaltung des 6-h-Abstands zur Anästhesieeinleitung frühstücken lassen und die Hälfte der üblichen Insulindosis geben.**
- **Entweder Verzicht auf Insulingabe präoperativ mit häufiger Blutzuckerkontrolle und am Blutzucker orientierter i. v.-Bolusgabe von Insulin oder ⅓–½ der üblichen Morgendosis s. c. mit laufender Glukose-Infusion (5 – 10 %) und häufigen Blutzuckerkontrollen.**

i Perioperativ engmaschige Blutzuckerkontrollen, bedarfsadaptierte Insulintherapie sowie frühestmöglicher enteraler Kostaufbau sind weitere wichtige Maßnahmen.

Frage 304

? Welche Prämedikation verordnen Sie insulinpflichtigen Diabetikern?

! H_2-Blocker und Natriumzitrat wegen diabetischer Gastroparese zur Aspirationsprophylaxe, ggf. Prokinetika (Metoclopramid). Bei ausgeprägter Gastroparese Gabe von Erythromycin.

i Eine Anxiolyse ist zwar erwünscht, eine starke Sedierung allerdings zu vermeiden (Erkennen von Hypoglykämien). Benzodiazepine (z. B. Midazolam) sollten in reduzierter Dosis gegeben werden oder im Zweifelsfall auf sie verzichtet werden.

Frage 305

? Nennen Sie Ursachen für Erhöhungen des konjugierten und unkonjugierten Serumbilirubins!

! Erhöhung des konjugierten Bilirubins im Serum ist immer ein Hinweis auf einen Schaden oder eine Funktionsstörung der Leber und der Gallenwege.

i Unkonjugiertes (in der Leber nicht konjugiertes) Bilirubin fällt bei intravasaler Hämolyse, Hämatomresorption und Enzymdefekten (M. Meulengracht/Gilbert, Crigler-Najjar-Syndrom) an.

Frage 306

? Beschreiben Sie die Goldman-Klassifikation für kardiales Risiko bei nicht kardiochirurgischen Patienten!

! Neun kardiale Risikofaktoren gehen in die Klassifikation ein:
- **präoperativer 3. Herzton oder Jugularvenenstauung (11 Punkte)**
- **Myokardinfarkt in den letzten 6 Monaten (10 Punkte)**
- **präoperativ VES > 5/min zu irgendeinem Zeitpunkt dokumentiert (7 Punkte)**
- **im präoperativen EKG ein anderer als ein Sinusrhythmus oder supraventrikuläre Extrasystolen (7 Punkte)**
- **Alter > 70 Jahre (5 Punkte)**
- **intraperitonrealer, intrathorakaler oder aortaler Eingriff (3 Punkte)**
- **Notfalleingriff (4 Punkte)**
- **relevante valvuläre Aortenstenose (3 Punkte)**
- **schlechter Allgemeinzustand (3 Punkte)**

i In Klasse I (0 – 5 Punkte) liegt die Gefahr lebensbedrohlicher kardialer Komplikationen bei 0,7 % (kardialer Tod 0,2 %), in Klasse II (6 – 12 Punkte) bei 5 % (kardialer Tod 2 %), in Klasse III (13 – 25 Punkte) bei 11 % (kardialer Tod 2 %) und in Klasse IV (> 25 Punkte) bei 22 % (kardialer Tod 56 %).

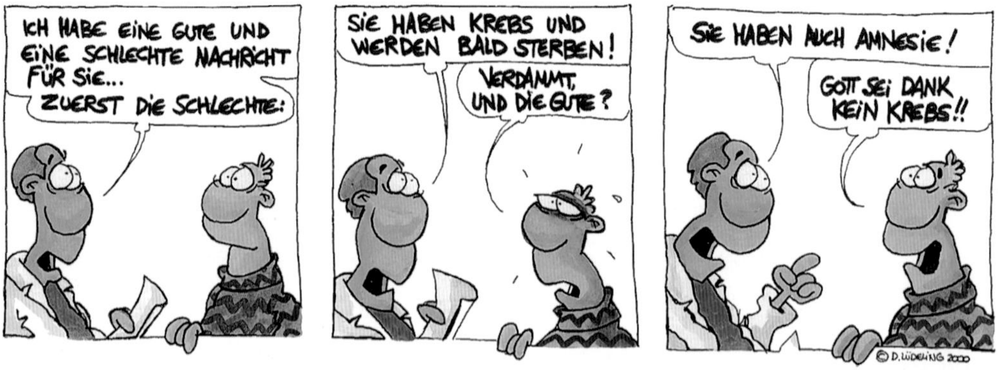
ICH HABE EINE GUTE UND EINE SCHLECHTE NACHRICHT FÜR SIE...
ZUERST DIE SCHLECHTE!
SIE HABEN KREBS UND WERDEN BALD STERBEN!
VERDAMMT, UND DIE GUTE?
SIE HABEN AUCH AMNESIE!
GOTT SEI DANK KEIN KREBS!!
© D. LÜDELING 2000

Frage 307

? Eine 42-jährige Patientin steht zu einem elektiven Eingriff an. Eine Struma nodosa III° ist bekannt. Die präoperativ bestimmten Schilddrüsenhormonwerte zeigen eine deutliche Erhöhung von fT 4, normales fT 3 und TSH basal. Die Patientin nimmt Ovulationshemmer ein. Wie gehen Sie vor?

! Patienten mit Hyperthyreose haben eine deutlich erhöhte perioperative Morbidität. Bei der Patientin liegen kein supprimiertes TSH und normale fT 3-Werte vor. Die erhöhten fT 4-Werte können durch Verdrängung aus der Plasmaeiweißbindung z. B. durch Ovulationshemmer bedingt sein.

i *Liegen keine klinischen Zeichen der Hyperthyreose vor, kann der Eingriff ohne weiteres durchgeführt werden.*

Frage 308

? Nennen Sie die klinischen Zeichen der Hyperthyreose!

! Tachykardie, Arrhythmie, Diarrhö, Dehydratation, Schwitzen, Unruhe, Haarausfall und Wärmeintoleranz sind typische Symptome.

i *Eine hyperthyreote Myopathie ist durch Muskelschwäche und rasche Ermüdbarkeit gekennzeichnet.*

Frage 309

? Bei einer 76-jährigen Patientin mit manifester Hyperthyreose (TSH supprimiert, fT 3 und fT 4 deutlich erhöht) muss eine notfallmäßige Laparotomie durchgeführt werden. Auffällig ist im EKG ein Vorhofflimmern mit Tachykardie, klinisch liegt eine kompensierte Herzinsuffizienz (NYHA II) vor. Wie behandeln Sie perioperativ?

! Das Ziel der Anästhesie ist die Kontrolle der sympathikoadrenergen Stimulation; Atropin, Ketamin, Pancuronium, Halothan und Desfluran sollten nicht eingesetzt werden.

! Eine Kombination von i. v.-Anästhetika (Propofol, Opioide) und volatilen Anästhetika (Isoflurane, Sevoflurane) ist sinnvoll. Das Vorhofflimmern mit schneller Überleitung ist ein typisches Symptom. Neben einer adäquaten Narkosetiefe sind eine ausreichende Infusionstherapie und Ausgleich von Elektrolytimbalanzen wichtig. Medikamentös sollten Betablocker (Esmolol, Metoprolol) einsetzt werden (vorsichtig wegen der bestehenden Linksherzinsuffizienz), zusätzlich kommt die Steroidtherapie in Frage; beide Medikamente hemmen die Konversion von T 4 zu T 3 in der Peripherie. Digitalis kann zur Frequenzkontrolle gegeben werden.

Frage 310

? Beschreiben Sie die Klinik einer schweren Hypothyreose!

! Müdigkeit, Kälteintoleranz, Obstipation, Haarausfall, Gewichtszunahme, trockene Haut, Bradykardie, Hypothermie, Heiserkeit, abgeschwächter bis erloschener Achillessehnenreflex und Ödeme (z. B. periorbital) sind typische Symptome.

i *Die Extremform ist das Myxödemkoma (hohe Mortalität): Hypoventilation, Hypothermie, Hypotension, Hyponatriämie, Hypoglykämie, Bewusstseinstrübung und Nebenniereninsuffizienz.*

Frage 311

? Wie schätzen sie das perioperative Risiko eines Patienten mit klinisch manifester Hyperthyreose ein?

! Die Risikoerhöhung ist durch die kardiovaskulären Probleme (Risiko für das Auftreten eines Vorhofflimmerns: 10 – 20 %) und die Gefahr einer thyreotoxischen Krise bestimmt.

i *Die thyreotoxische Krise ist durch Fieber, Tachykardie und Verwirrtheit bis zum Koma gekennzeichnet und führt zu rapidem Kreislaufversagen und Tod. Der klinische Verdacht ist wichtiger als die peripheren Hormonwerte. Beim Versagen der medikamentösen Therapie (Betablocker,*

Thyreostatika, Steroide) ggf. notfallmäßige Thyreoidektomie.

Frage 312

? Beschreiben Sie den Effekt der Jodidgabe zur Behandlung der Hyperthyreose!

! **Durch hochdosierte Jodidgabe kann kurzfristig die Produktion von T 4 und T 3 gehemmt werden (inhibitorischer Effekt durch Hemmung aller Syntheseschritte: Jodaufnahme, Jodination, Kopplungsreaktion und Freisetzung aus dem Thyreoglobulin).**

i *Danach ist die definitive operative Therapie der Hyperthyreose allerdings zwingend.*

Frage 313

? Ein 43-jähriger Patient nimmt seit 12 Wochen wegen eines M. Crohn täglich 5 mg Prednisolon ein. Wegen eines intraabdominellen Abszesses muss eine notfallmäßige Laparotomie erfolgen. Muss die Steroidtherapie weitergeführt werden?

! **Ja! Selbst nach kurz dauernder Steroidtherapie kommt es zur klinisch relevanten Suppression der Nebennierenrinde.**

i *Als Indikation zur Substitution gilt: länger als 21 Tage systemische oder großflächig topische Steroidgabe innerhalb der letzten 7 Monate. Zur Vermeidung einer krisenhaften Verschlechterung (Addison-Krise) im Rahmen von Stresssituationen ist eine dosiserhöhte perioperative Hydrokortisontherapie indiziert. Ein hoch dosiertes Regime beinhaltet die perioperative Dauerinfusion von 300 mg Hydrokortison/24 h mit sukzessiver Reduktion über einige Tage bis zu einer Erhaltungsdosis bzw. das vollständige Ausschleichen der Therapie über 1 – 2 Wochen. Alternativ ist bei kleineren Eingriffen eine einmalige Bolusgabe von niedrigerer Dosis (100 mg) möglich.*

Frage 314

? Beschreiben Sie das perioperative anästhesiologische Vorgehen bei der Resektion eines Phäochromozytoms der Nebenniere!

! **Erweitertes Monitoring (arterielle Druckmessung, zentraler Venendruck). Nach Erreichen einer Isovolämie schonende Anästhesieeinleitung mit Thiopental oder Propofol. Verzicht auf Succinylcholin, Droperidol und Halothan. Narkoseführung mit Inhalationsanästhetika (Isoflurane, Desflurane, Sevoflurane) und Opioiden. Abfangen sympathikotoner Reaktionen (besonders während Präparation und Manipulation am Tumor) mit Phentolamin oder Na-Nitroprussid. Gegebenenfalls Einsatz von β-Blockern.**

i *Die Kombination aus Allgemeinanästhesie mit vorsichtig titrierter Katheterepiduralanästhesie ist sinnvoll. Nach Exstirpation ist eine ausgeprägte Hypotension möglich (ggf. Katecholamintherapie, z. B. mit Noradrenalin).*

Frage 315

? Nennen Sie die Ursachen für ein perioperatives akutes Nierenversagen (ANV)!

! **60 % sind prärenal, 30 % renal und 10 % postrenal bedingt. Prärenales ANV ist durch Störung der renalen Perfusion (z. B. Blut- und Flüssigkeitsverlust, perioperativer kardiogener Schock, Sepsis) verursacht. Renales ANV ist durch akute Tubulusnekrose (ischämisch, toxisch) verursacht; toxische Einflüsse sind z. B. Kontrastmittel, Aminoglykoside, Glykopeptide, Fluoridionen, Myo- und Hämoglobinurie. Postrenales ANV entsteht bei Abflussbehinderungen im Harntrakt (z. B. Prostatahyperplasie, Blasenentleerungsstörungen bei autonomer Neuropathie oder durch anticholinerge Medikation).**

Frage 316

? Wodurch ist die präoperative Beurteilung einer Nierenfunktionsstörung anhand der Serumkreatinin- und -harnstoffwerte limitiert?

! **Die Serumkreatinin- und Harnstoffwerte sind außer bei Nierenerkrankungen durch viele Einflüsse erhöht: Katabolie, erhöhte N_2-Aufnahme, Lebererkrankungen, diabetische Ketoazidose, Hämatomresorption, gastrointestinale Blutungen, Hyperalimentation und Medikamente (z. B. Steroide).**

i *Bei Nierenerkrankungen ist die Erhöhung der Kreatininwerte ein Spätsymptom; es sind dann nur noch 50 % der Nephrone funktionstüchtig, die GFR ist um 75 % reduziert.*

Frage 317

? Beschreiben Sie den Pathomechanismus der akuten intermittierenden Porphyrie (AIP)!

! **Die AIP ist eine hepatische Porphyrie, bei der eine Störung der Hämsynthese vorliegt: Die Aktivität der δ-Aminolävulinsäure-Synthetase (δ-ALS-Synthetase) ist erhöht; sie kann durch Alkohol und Medikamente krisenhaft gesteigert werden. Die Aktivität der Uroporphyrinogensynthetase ist erniedrigt. Dadurch fallen exzessive Mengen von δ-ALS und des neurotoxischen Porphobilinogen an.**

i *Die entstehende Polyneuropathie macht die AIP – neben der Porphyria cutanea tarda (vulnerable Haut, cave: Lagerung) – zur einzigen anästhesierelevanten Porphyrie.*

Frage 318

? Beschreiben Sie die Klinik der akuten intermittierenden Porphyrie (AIP)!

! Die AIP ist eine Polyneuropathie, charakterisiert durch disseminierte Demyelinisierung peripherer Nerven, Schädigung peripherer Nervenzellen im Rückenmark und Demyelinisierung des Groß- und Kleinhirns. Typisch sind proximal betonte, asymmetrische Paresen mit abgeschwächten oder aufgehobenen Muskeleigenreflexen. Sensible Symptome sind Hyperpathie, Parästhesien und Spontanschmerzen. Eine Hirnnervenbeteiligung ist häufig, ebenso Blasen- und Mastdarmstörungen und psychopathologische Veränderungen. Häufig liegt eine abdominelle Symptomatik mit Bauchschmerzen, Übelkeit, Erbrechen, Obstipation oder Durchfall vor (Fehldiagnose: akute Appendizitis). Der Urin färbt sich nach längerer Lichtexposition dunkel, der Nachweis von δ-ALS und Porphobilinogen im Urin ist beweisend.

i *Die Attacken sind durch eine Vielzahl von Substanzen auslösbar (Alkohol, Medikamente – besonders Barbiturate und steroidkonfigurierte Pharmaka etc.).*

Frage 319

? Bei einem 43-jährigen Patienten mit bekannter AIP soll eine Varizenoperation durchgeführt werden. Wie gehen Sie vor?

! Essenziell ist die genaue präoperative neurologische Untersuchung und Dokumentation. Leber- und Nierenfunktion müssen präoperativ laborchemisch überprüft werden. Erweitertes Monitoring einschließlich zentralem Venenkatheter und arterieller Druckmessung ist zu empfehlen. Verzicht auf eine Prämedikation. Volatile Anästhetika, Barbiturate, Etomidate, Pancuronium, Vecuronium und Ketamin sollten gemieden werden; Fentanyl, Propofol, N_2O, Succinylcholin und Atracurium gelten als relativ sicher. Bei Hypertension: Propranolol, Esmolol, Nitroglyzerin, Nitroprussid-Na. Rückenmarksnahe Regionalanästhesien (Bupivacain) sind zwar möglich; wegen der möglichen Koinzidenz neurologischer Störungen muss aus forensischer Sicht jedoch abgeraten werden.

i *Wichtig ist eine perioperative Glukosezufuhr (400 g/24 h i. v.) zur Vermeidung einer Porphyrie-Krise. Postoperative Schmerztherapie: Morphin, Buprenorphin, Ibuprofen, Paracetamol, Indometacin. Sollte es dennoch zur Porphyriekrise kommen, kann Hämatin (z. B. Normosang®) 4 mg/kg KG i. v. über 15 min alle 12 h gegeben werden.*

Frage 320

? Nennen Sie die anästhesiologischen Implikationen bei schwerer Hypothyreose!

! Durch die myokardiale Depression (Abfall des Herzzeitvolumens), Einschränkung der Barorezeptorenfunktion, Verringerung des Plasmavolumens und evtl. durch einen Perikarderguss sind die Patienten sehr empfindlich gegenüber myokarddepressiven Wirkungen von Anästhetika. Ebenso sensibel reagieren die Patienten auf atemdepressive Substanzen bei vorbestehender Hypoxie und Hyperkapnie. Die hepatische und renale Clearance von Pharmaka ist herabgesetzt; die Patienten sind durch Hypothermie gefährdet.

i *Patienten mit gleichzeitig bestehender KHK sind besonders problematisch; die Substitution von T4 kann durch Steigerung des Metabolismus zur koronaren Ischämie führen.*

Frage 321

? Welche pathophysiologischen Veränderungen liegen bei der Aortenstenose vor?

! Es liegt eine fixierte Obstruktion der linksventrikulären Ausstrombahn vor. Die Folge ist eine konzentrische Hypertrophie mit Erhöhung der linksventrikulären Drücke und der Wandspannung zur Aufrechterhaltung des aortalen Flusses. Die ventrikuläre Füllung wird zu ca. 40 % durch Vorhofkontraktion erreicht (normal ca. 20 %). Die Ejektionsfraktion wird im Verlauf der Krankheit lange stabil gehalten, bis es zur Dekompensation kommt.

i *Typische klinische Ereignisse sind Angina pectoris (ohne Koronararterienstenose) bei erhöhtem O_2-Verbrauch des hypertrophierten Myokards und verringertem O_2-Angebot (gestörte diastolische Perfusion bei erhöhtem enddiastolischem Druck), Dyspnoe, Synkopen und plötzlicher Herztod.*

Frage 322

? Was beachten Sie bei der Anästhesieführung eines Patienten mit Aortenstenose?

! Die Imbalanz zwischen erhöhtem O_2-Verbrauch und verringertem O_2-Angebot wird durch sympathikoadrenerge Stimulation verschlechtert. Die ohnehin eingeschränkte diastolische Koronarperfusion wird bei Erhöhung der Herzfrequenz weiter verschlechtert. Hypovolämie und Verlust des Sinusrhythmus verschlechtern die ventrikuläre Füllung und die Ejektionsfraktion.

i *Hauptziele bei der Anästhesieführung bei höhergradiger Aortenstenose sind somit Aufrechterhaltung einer Normovolämie und normalen Herzfrequenz, adäquate Anästhesietiefe zur Vermeidung sympathikotoner Reaktionen, Erhalt des Sinusrhythmus (ggf. Elektrokardioversion) und* *die Vermeidung positiv chronotroper Pharmaka. Kommt es zur Dekompensation, verschlechtert sich die Prognose erheblich!*

Frage 323

? Beschreiben Sie die Pathophysiologie der Aorteninsuffizienz!

! **Durch diastolische Regurgitation kommt es zur Volumenüberlastung mit exzentrischer Hypertrophie. Die Regurgitationsfraktion steigt bei Bradykardie (relative Verlängerung der Diastole) und erhöhtem Gefäßwiderstand (SVRI). Compliance und Schlagvolumen des linken Ventrikels sind erhöht; die Kontraktilität nimmt im Verlauf zunehmend ab. Bei der akuten Aorteninsuffizienz kommt es zur rapiden Volumenüberlastung mit Anstieg des enddiastolischen linksventrikulären Drucks und Einschränkung der Kontraktilität. Die Folge sind Hypotonie und Lungenödem.**

i *Die Aorteninsuffizienz ist am häufigsten rheumatisch verursacht; akute Insuffizienz bei Trauma, Endokarditis, Aortenaneurysmadissektion.*

Frage 324

? Welche Ziele verfolgen Sie beim anästhesiologischen Management bei Patienten mit Aorteninsuffizienz?

! **Aufrechterhaltung einer moderat hohen Herzfrequenz, eines hohen intravasalen Volumens und Reduktion des Gefäßwiderstands (SVRI) sind die Hauptziele.**

i *Bei lang bestehender Aorteninsuffizienz sollte die Frequenz gehalten werden, an die der Patient adaptiert ist. Im Gegensatz zur Aortenstenose ist hier die Bradykardie gefährlich, weil es dann zur Dekompensation kommt.*

Frage 325

? Welche Faktoren sprechen bei einem Patienten mit Hinweisen auf eine koronare Herzerkrankung (KHK) für ein erhöhtes perioperatives Risiko?

! **Als Risikofaktoren für kardiale perioperative Morbidität wurden von Eagle 6 Kriterien ermittelt:**

- **Q-Zacken im EKG**
- **ventrikuläre ektope Aktivität**
- **Diabetes mellitus**
- **Notwendigkeit einer Pharmakotherapie**
- **Alter > 70 Jahre**
- **Angina pectoris in der Anamnese**

Bei Patienten mit 3 oder mehr dieser Risikofaktoren ist die Wahrscheinlichkeit für das Vorliegen einer KHK sowie das Auftreten kardialer Komplikationen perioperativ erhöht.

Frage 326

? Welche Überlegungen sind bei der Anästhesieführung bei Patienten mit KHK zu berücksichtigen?

! **Tachykardien, arterielle Hypertonie und sympathoadrenerge Aktivierungen sind während Laryngoskopie, Intubation, Operation, Anästhesieausleitung und postoperativer Phase zu vermeiden.**

i *Bei Patienten mit guter linksventrikulärer Funktion kann dies während der Anästhesieeinleitung durch eine ausreichende Prämedikation und Verordnung/Dosiserhöhung eines Betablockers, großzügige Gaben von Hypnotika und Opioiden zur Einleitung sowie Beatmung des Patienten nach Anästhesieeinleitung, aber noch vor Intubation mit ansteigender Konzentration eines volatilen Anästhetikums erreicht werden. Nach Ausschluss eines Volumenmangels sollten intraoperative Tachykardien durch Vertiefung der Anästhesie oder titrierende i. v.-Gabe eines Betablockers (besonders bei gleichzeitigen ST-Strecken-Veränderungen) vermieden werden. Intraoperative myokardiale Ischämie und gleichzeitige global eingeschränkte linksventrikuläre Funktion sind problematisch. Durch Katecholamintherapie wird zwar das HZV und das systemische O_2-Angebot gesteigert, gleichzeitig werden aber Koronarischämien induziert.*

Frage 327

? Bewerten Sie die Effekte der perioperativen Hämodilution bei Patienten mit KHK!

! **Bezüglich des Risikos einer perioperativen Hämodilution bei Patienten mit KHK sind nur wenige Daten verfügbar. Während eine Hämodilution die Blutviskosität günstig zu beeinflussen vermag und dadurch ein unverändertes oder sogar erhöhtes O_2-Angebot distal koronarer Stenosen gewährleisten könnte, wird gleichzeitig bei einer Zunahme der Herzfrequenz oder linksventrikulärer Dysfunktion dieser Effekt limitiert.**

i *In Abhängigkeit vom Ausgangs-Hb, dem Ausmaß der KHK sowie Berücksichtigung des Transfusionsrisikos sollte die Indikation zur Transfusion von Erythrozytenkonzentraten individuell gestellt werden. Eine grobe Richtlinie sind die „Guidelines for Blood and Component Therapy" der ASA: Die Indikation zur Transfusion von Erythrozytenkonzentraten ist bei Hb > 10 g/dl selten gegeben, jedoch in der Regel bei Konzentrationen < 6 g/dl. Der klinisch interessante Bereich von 7 – 10 g/dl bleibt umstritten.*

Frage 328

? Haben perioperative Blutdruckschwankungen bei Hypertonikern eine Bedeutung?

! **Ja! Veränderungen des arteriellen Mitteldrucks von mehr als 20 mmHg oder aber 20 %ige Veränderungen im Vergleich zu den präoperativen Ausgangswerten sind signifikant mit postoperativen kardialen und renalen Komplikationen assoziiert.**

Frage 329

? Wie behandeln Sie perioperative Blutdruckanstiege bei Hypertonikern?

! **Zur Prävention hypertensiver Phasen während der Einleitung kann eine Lokalanästhesie von Kehlkopf und Trachea mit Lidocain und die Gabe von Betablockern (Esmolol, Metoprolol) erfolgen.**

i *Bei intraoperativer Hypertension zuerst Vertiefung der Anästhesie und effektive Schmerzausschaltung (Opioide oder Regionalanästhesie). Medikamentöse Therapie: Betablocker (Esmolol), Urapidil und Clonidin sind ausreichend gut steuerbar, Furosemid (Vasodilatation, Reduktion des Plasmavolumens) und Nitrate sind ebenfalls möglich.*

Frage 330

? Nennen Sie die häufigsten Ursachen für eine Herzinsuffizienz bei Patienten ohne Klappenvitien!

! **Dilatative Kardiomyopathie, hypertensive Herzkrankheit oder ischämische Kardiomyopathie.**

Frage 331

? Beschreiben Sie die pathophysiologischen Besonderheiten bei herzinsuffizienten Patienten!

! **Die kontraktile Antwort auf inotrope Medikamente ist erheblich eingeschränkt. Neben einer systolischen kontraktilen Dysfunktion werden eine eingeschränkte diastolische Ventrikelfunktion und ein erheblicher Anstieg der efferenten Sympathikusaktivität mit peripherer Vasokonstriktion beobachtet. In Abhängigkeit vom Blutvolumen sind viele Patienten auf einen koordinierten Vorhof-Kammer-Kontraktionsablauf für eine ausreichende linksventrikuläre Füllung angewiesen. Entsprechend können Knotenrhythmus oder Vorhofflimmern den arteriellen Druck – insbesondere bei Vorliegen eines steifen, hypokinetischen linken Ventrikels – erheblich reduzieren. Bei linksventrikulären diastolischen Drücken von 25 – 30 mmHg hat die Vorhofkontraktion keine wesentliche Auswirkung auf das enddiastolische Volumen und das Schlagvolumen mehr. Das stark insuffiziente Herz arbeitet im Wesentlichen vorlastunabhängig, reagiert jedoch sehr empfindlich auf eine Zunahme der Nachlast.**

i *Aufgrund dieser Überlegungen sollten perioperative Phasen arterieller Hypertonie und systemischer Gefäßkonstriktion, die gerade bei Patienten mit schwerer Herzinsuffizienz zu pulmonalarterieller Hypertonie und einem Lungenödem führen können, unbedingt vermieden werden. Dieses Ziel kann häufig durch Gabe von Opioiden vor Intubation und schmerzhaften chirurgischen Stimuli sowie kontinuierliche Infusion von Vasodilatatoren während und nach Anästhesie erreicht werden.*

Frage 332

? Welche Ziele streben Sie bei der Anästhesieführung für Patienten mit hypertroph-obstruktiver Kardiomyopathie (HOCM) an?

! **Aufrechterhaltung von Sinusrhythmus, intravaskulärem Volumen, systemischem Gefäßwiderstand und die Vermeidung hyperkontraktiler Zustände.**

i *Aufgrund des steifen Ventrikels mit eingeschränkter Compliance führt eine Hypervolämie sehr leicht zu pulmonaler Stauung und Lungenödem. Rückenmarknahe Regionalanästhesien mit der Möglichkeit der Vasodilatation gelten als kontraindiziert, Vasodilatatoren und Inotropika sollten vermieden werden.*

Frage 333

? Ein 65-jähriger Patient mit einer Herzinsuffizienz III° NYHA und Hypertonie wird nach einer Laparotomie wegen eines perforierten Ulcus ventriculi im Operationssaal extubiert und wach in den Aufwachraum gebracht. Dort entwickelt sich rasch eine Dyspnoe, der Blutdruck liegt bei 170/120 mmHg, der Herzschlag ist arrhythmisch bei 125/min, die SaO_2 beträgt 92 % unter 3 l O_2/min über Nasensonde. Welche Verdachtsdiagnose stellen Sie?

! **Die wahrscheinlichste Diagnose ist eine primäre akute Dekompensation der bestehenden Linksherzinsuffizienz.**

i *Sie wird durch verschiedene Faktoren wie perioperative Hypervolämie, Anästhetikawirkung, sympathikoadrenerge Stimulation, Hypothermie, Verlust des Sinusrhythmus, perioperative Myokardischämie oder Beendigung der IPPV-Beatmung verursacht. Dafür sprechen Anamnese, Klinik, hoher arterieller Mitteldruck und Tachyarrhythmie. Eine weitere Möglichkeit ist die respiratorische Insuffizienz nach einem Oberbaucheingriff mit konsekutiver kardialer Verschlechterung.*

Frage 334

? Wie behandeln Sie den Patienten, welche Diagnostik ist sinnvoll?

! **Oberkörperhochlagerung, Vorlastsenkung durch Diuretika (Furosemid) und Nitrate, Analgesie (Morphin – gleichzeitige Vorlastsenkung), Flüssigkeitsrestriktion, O_2-Gabe, frühzeitige Entscheidung zur Reintubation und Beatmung. Ist die Tachyarrhythmie neu aufgetreten, ggf. Elektrokardioversion, sonst medikamentöse Frequenzsenkung durch Digoxin und Verapamil. Bleibt der Patient trotz Diuretika, Verapamil und Nitraten hypertensiv, weitere Nachlastsenkung durch Urapidil, Na-Nitroprussid oder ACE-Hemmer. Sinnvolle diagnostische Maßnahmen sind Messung des zentralen Ve-**

nendrucks, Röntgenthorax, Blutgasanalyse, EKG, Labortests (Troponin T, Troponin I, CK, CK-MB).**

i *Primäres Ziel ist die schnelle Rekompensation der Herzinsuffizienz, initial ist die klinische Beurteilung entscheidend.*

Frage 335

? Beschreiben Sie die Klassifikation der Herzinsuffizienz nach der NYHA (New York Heart Association)!

!

NYHA I:	**keine Einschränkung der körperlichen Leistungsfähigkeit**
NYHA II:	**geringe Einschränkung; unter Ruhebedingungen Wohlbefinden, bei körperlicher Belastung Müdigkeit, Dyspnoe, Palpitationen oder Angina pectoris**
NYHA III:	**deutliche Einschränkung; in Ruhe Wohlbefinden, bereits bei leichter Belastung Müdigkeit, Dyspnoe, Palpitationen oder Angina pectoris**
NYHA IV:	**Beschwerden bei jeder körperlichen Belastung, Symptome können bereits in Ruhe auftreten**

Frage 336

? Definieren Sie den Begriff der „anämischen Anämie" (niedriger Hb-Wert)!

! Eine anämische Anämie ist definiert als Reduktion der zirkulierenden Erythrozytenmasse unter die Norm eines Gesamtkollektivs.

Frage 337

? Wann ist bei Anämie eine Bluttransfusion indiziert?

! Diese Frage ist nicht einfach zu beantworten: Es gibt keinen allgemeinen Grenzwert der Hämoglobinkonzentration (Hb), der Erythrozytenzahl und des Hämatokrit als „Transfusionstrigger". Entscheidend sind die Differenzierung nach akuter und chronischer (anämischer) Anämie, sowie die klinische Gesamtsituation (chronische und interkurrente Erkrankungen, Alter). Zusätzlich ist der bestehende oder zu erwartende Blutverlust in die Überlegungen mit einzubeziehen. In der klinischen Routine müssen zur Bestimmung des kritischen Hämatokrits (Hk_{krit}) Surrogatparameter und klinische Symptome herangezogen werden.

i *Nach WHO-Definition liegt eine Anämie bei Unterschreiten einer Hb-Konzentration von 13 g/dl bei Männern, von 12 g/dl bei Frauen vor. Diese Definition bezieht sich auf Personen, die älter als 14 Jahre sind und auf Höhe des Meeresspiegels leben. Bei Kindern und in der Schwangerschaft weichen diese unteren Werte ab. Beim gesunden Erwachsenen < 50 Jahre können Hb-Konzentrationen bis 7 – 8 g/dl unter adäquater Therapie meist toleriert werden. Ein Hb-Wert < 6 g/dl ist immer als kritisch anzusehen (EKG-Veränderungen, Einschränkung der Kognition). Die absolute physiologische Grenze liegt nach den Querschnitts-Leitlinien bei 4,5 – 5 g/dl. Liegt ein kardiales Ischämierisiko vor, werden Patienten in der Regel ab 9 g/dl transfundiert. Aufgrund der günstigen Effekte höherer Hämatokritwerte auf die primäre Hämostase sind bei massiver, nicht gestillter Blutung („Ongoing Blood-loss") Hb-Werte von 10 g/dl anzustreben.*

Frage 338

? Welche Methoden zur Identifikation des kritischen Gewebssauerstoffangebotes (DO_{2krit}) kennen Sie?

! Zentral- und gemischtvenöse Blutgasanalysen, hämodynamisches Monitoring, Detektion der Laktatazidose, EKG-ST-Segmentanalyse, Berücksichtigung der Assoziation von Hb-Werten und perioperativer Mortalität.

Frage 339

? Differenzieren Sie die verschiedenen Formen der anämischen Anämien!

! Eisenmangelanämien, megaloblastäre Anämien, aplastische Anämien und hämolytische Anämien sowie Anämien nach Hämorrhagien.

i *Weitere Anämieformen sind: Die hypoxische Anämie (Lungenfunktionsstörung), die ischämische Anämie (Hypoperfusion, Kreislaufinstabilität, kardiale Dekompensation) und die zytotoxische Anämie (Sepsis etc.).*

Frage 340

? Welche anästhesiologische Bedeutung haben aplastische Anämien?

! Außer den allgemeinen Überlegungen, die für alle Anämieformen gelten, müssen Blutgerinnungsstörungen durch Thrombopenie (z. B. bei rückenmarknaher Regionalanästhesie) und erhöhte Infektanfälligkeit bei Leukopenie (Antibiotikaprophylaxe) berücksichtigt werden.

i *Für diese Patienten sind Fremdblut sparende Verfahren wie Eigenblutspende und Hämodilution nicht geeignet.*

Frage 341

? Sie müssen eine Anästhesie für eine notfallmäßige Cholezystektomie wegen akuter Cholezystitis bei einem Patienten mit bekannter Sichelzellanämie durchführen. Wie gehen Sie vor?

! Typische Probleme bei Sichelzellanämie sind durch Mikrozirkulationsstörungen und Gefäßverschlüsse verursachte kardiopulmonale Funktionsstörungen,

Nieren- und Leberfunktionsstörungen und neurologische Störungen. Wegen häufiger Transfusionen besteht häufig eine Alloimmunisierung, weshalb die Bereitstellung geeigneter Erythrozytenkonzentrate schwierig sein kann. Eine präoperative Austauschtransfusion ist nur bei großen Eingriffen und vorbestehender pulmonaler Schädigung nötig. Anästhesieziele sind Aufrechterhaltung suffizienter Oxygenierung und Organperfusion, ausgeglichener Säure-Basen- und Elektrolythaushalt, Normovolämie und Normothermie.

i *Vorteile bestimmter Anästhesietechniken sind nicht beschrieben. Die perioperative Mortalität beträgt 1 %.*

Frage 342

? Können Sie bei diesem Patienten die Pulsoxymetrie einsetzen?

! **Ja! Durch die Hämoglobinanomalie (Hb-S) wird die Pulsoxymetrie nicht relevant verfälscht; sequenzielle Blutgasanalysen sind trotzdem zu empfehlen.**

Frage 343

? Was wissen Sie über die Bedeutung und Entstehung der (anämischen) Anämie?

! **Ätiologisch betrachtet kommt es zur Ausbildung einer Anämie, wenn ein Ungleichgewicht zwischen Erythrozytenproduktion und Erythrozytenabbau oder -verlust entsteht.**

i *Sind physiologische Kompensationsmechanismen erschöpft, die zu einer Steigerung der Erythropoese im Knochenmark um den Faktor 10 – 15 innerhalb von 2 – 3 Monaten führen können, kann eine Anämie entstehen. Auch ein übermäßiger und vorzeitiger Abbau von Erythrozyten in der Milz führt bei intakter Kompensation erst dann zu einer klinisch signifikanten Anämie, wenn die Erythrozytenlebenszeit auf weniger als 15 Tage reduziert ist (normale Erythrozytenlebenszeit: etwa 120 Tage). Von großer klinischer Bedeutung ist daher immer die Frage, ob es sich bei der jeweils vorliegenden Anämie um eine akute oder chronische Form handelt. Obwohl chronisch anämische Patienten niedrige Hämoglobinwerte in Ruhe besser tolerieren als solche mit akuter Blutungsanämie, ist die Bedeutung für die perioperative Phase noch unklar. Es gibt keine Evidenz für eine bessere Toleranz bei Auftreten von Blutverlust. Bei ambulanten Patienten ist die körperliche Belastung zu berücksichtigen, der sich die Patienten nach Entlassung aussetzen.*

Frage 344

? Welche Untersuchungen sind bei einem Patienten mit COPD („Chronic obstructive Pulmonary Disease“) sinnvoll?

! **Neben Anamnese und klinischer Untersuchung mit Beurteilung der respiratorischen Leistungsfähigkeit:**
- **Labor: Leukozytenzahl, Hämatokrit, Elektrolyte, Blutgas- und Säure-Basen-Status**
- **Lungenfunktionsprüfung, Broncholyse-Test**
- **EKG, Röntgen-Thorax**

i *Zur Lungenfunktionsprüfung ist die Spirometrie eingeschränkt verwertbar. Bei klinisch schwer ausgeprägter COPD ist die Bodyplethysmographie aussagekräftiger.*

Frage 345

? Nennen Sie anerkannte Risikofaktoren für postoperative pulmonale Komplikationen!

! **Unabhängig von Ergebnissen der präoperativen Diagnostik gelten folgende Risikofaktoren:**
- **Alter > 70 Jahre**
- **Adipositas**
- **Eingriffe im Oberbauch oder Thorax**
- **Lungenerkrankung in der Anamnese**
- **Rauchen > 20 Pack/year**
- **Resektionen im vorderen Mediastinum**

Frage 346

? Welche Grenzwerte in der präoperativen Lungenfunktionsprüfung mittels Spirometrie zeigen ein erhöhtes Risiko für pulmonale Komplikationen?

! **Bei abdominalchirurgischen Eingriffen: Vitalkapazität (FVC) < 70 %, FEV1 < 70 %, FEV1/FRC < 65 %, Minuten-Ventilations-Volumen (MVV) < 50 %.**
Bei Thoraxeingriffen: Vitalkapazität (FVC) < 70 % oder < 1,7 l, FEV1 < 2 l bei Pneumektomie und < 1 l bei Lobektomie, FEV1/FRC < 35 %, Minuten-Ventilations-Volumen (MVV) < 50 % oder < 28 l/min.

Frage 347

? Die präoperative Lungenfunktionsprüfung mittels Spirometrie vor einer geplanten Ösophagusresektion ergibt eine Vitalkapazität (FVC) von 87 % der Norm, eine FEV1 (forciertes exspiratorisches Volumen in 1 s) in % der VK von 54 %. Der Patient ist starker Raucher und bisher nicht vorbehandelt. Welche Maßnahmen veranlassen Sie?

! **Da die Vitalkapazität annähernd normal ist und das reduzierte FEV1 eine Atemwegsobstruktion anzeigt, besteht als Erstes die Indikation für einen Bronchospasmolysetest (z. B. mit Salbutamol), um zu klären, ob die Obstruktion reversibel ist.**

Bei Reversibilität Anordnung einer antiobstruktiven Medikation (inhalative β2-Mimetika), Nikotinkarenz und Atemgymnastik. Bei nicht reversibler Obstruktion: weitere Diagnostik (Bodyplethysmographie) und spezifische Therapie.

Frage 348

? Wie beeinflussen Anästhesie und operativer Eingriff die Lungenfunktion?

! **Besonders bei abdominellen und thoraxchirurgischen Eingriffen sind die VK um ca. 40 % für etwa 10 – 14 Tage und die FRC (funktionelle Residualkapazität) etwa 12 h nach dem Eingriff für 7 – 10 Tage eingeschränkt. Das normale Atemmuster ist verändert mit Reduktion der tiefen „Seufzeratemzüge" und vermindertem Hustenstoß, die mukoziliäre Clearance ist eingeschränkt.**

Die Verschlusskapazität (CC) ist erhöht und liegt meist über der FRC; die Folge sind Atelektasenbildung und Hypoxämie.

Frage 349

? Ein Patient mit vorbestehender COPD entwickelt während einer Intubationsvollnarkose eine ausgeprägte Bronchospastik. Wie behandeln Sie?

! **Erhöhung der FiO_2, Änderung der Beatmungsform zur Sicherstellung der alveolären Ventilation und Vermeidung von Atemwegsspitzendrücken > 30 mbar (z. B. Verlängerung der Inspirationszeit, druckkontrollierte Beatmung, ggf. manuelle Beatmung) sowie Vertiefung der Anästhesie sind erste sinnvolle Maßnahmen.**

Eine Überwässerung mit interstitiellem Ödem oder eine akute Linksherzinsuffizienz kann als Bronchospastik beim beatmeten Patienten imponieren und erfordert eine grundsätzlich andere Therapie als die akute Verschlechterung einer vorbestehenden COPD. Die Anästhesie kann mit volatilen Anästhetika (Sevoflurane) oder Ketamin (bronchodilatatorische Wirkung) vertieft werden. Kortikosteroide (langsamer Wirkungseintritt!) sind in jedem Fall sinnvoll. Zusätzlich Gabe von β2-Mimetika wie Reproterol (i. v.), Terbutalin (s. c.) oder Salbutamol (inhalativ). Theophyllin wird nur noch selten verwendet. Bei Therapieresistenz: Adrenalin (i. v., auch endotracheal).

Frage 350

? Ein Patient mit schwerer COPD wird nach einem Oberbaucheingriff in Intubationsvollnarkose primär problemlos extubiert; im Aufwachraum wird er zunehmend respiratorisch insuffizient ($paCO_2$ 59, paO_2 47). Welche Therapieoptionen haben Sie?

! **Es kann eine noninvasive Beatmung (NIV) über eine Nasenmaske versucht werden.**

Misslingt dies, ist die Indikation zur Reintubation gegeben; Weaning nach Stabilisierung des Patienten.

Frage 351

? Beschreiben Sie die Pathogenese des Tetanus!

! **Das von Clostridium tetani gebildete Tetanospasmin hemmt inhibitorische und teilweise exzitatorische Neurotransmittersysteme im ZNS. Das 1. und 2. Motoneuron sowie das autonome Nervensystem sind betroffen.**

Die Folge sind Spasmen, erhöhter Muskeltonus sowie sympathische und parasympathische Überaktivität.

Frage 352

? Mit welchem klinischen Bild manifestiert sich der Tetanus?

! **Nach einer Inkubationszeit von Stunden bis wenigen Wochen umschriebene Wundstarre im Verletzungsbereich. Danach Trismus (Spasmen der mimischen Muskulatur), Opisthotonus, Schluckstörungen, Anspannung und Überempfindlichkeit der Skelettmuskulatur auf Außenreize sowie sympathische Überaktivität (z. B. kardiovaskuläre Instabilität).**

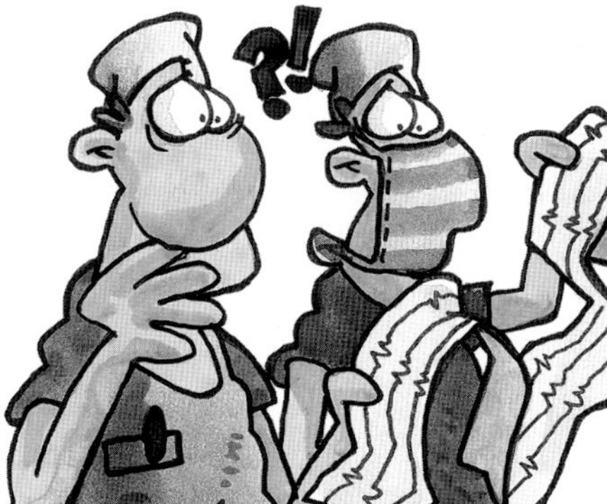

Frage 353

? Wie führen Sie die Anästhesie zur operativen Sanierung?

! **Gabe von Hyperimmunoglobulin (500 IE i. m.) möglichst vor der operativen Intervention. Erweitertes Monitoring (arterielle Druckmessung, zentraler Venenkatheter, bei instabilem Patienten ggf. Pulmonaliskatheter). Keine besonderen Empfehlungen bezüglich der Wahl der Einleitungshypnotika, Opioide und Relaxanzien – bevorzugte Technik: balanzierte Anästhesie mit Isoflurane. Bereitstellung von Antiarrhythmika (Betablocker, Lidocain) und Na-Nitroprussid zur Blutdrucksenkung.**

i *Die Nachbeatmung ist praktisch immer indiziert, langwierige Intensivtherapie.*

Frage 354

? Welche allgemeinen Überlegungen stellen Sie zur Anästhesie bei Patienten mit Drogenmissbrauch (z. B. Polytoxikomanie) an?

! **Es ist schwierig, die missbrauchten Substanzen zu definieren. Üblicherweise gibt es heute kaum noch Abhängige von nur einer Substanz, sondern von mehreren unterschiedlich wirkenden Drogen (Polytoxikomanie). Vor einem Eingriff ist die klinische Abklärung von akuter Drogenwirkung oder einem Entzugssyndrom, ergänzt durch die toxikologische Abklärung (Urin-, Blutproben) wichtig. Abhängige weisen ein breites Spektrum körperlicher Schäden auf, das rechtzeitig eruiert werden muss (Hepatitis B, C und HIV, multiple Organschäden). Cave: schwierige Venenverhältnisse!**

i *Während einer akuten Drogenexposition oder eines Entzugssyndroms sollte keine Anästhesie stattfinden. Nur im Notfall kann bei gleichzeitig erhöhtem Risiko zu lebensbedrohlichen Komplikationen eine Allgemeinanästhesie oder Regionalanästhesie durchgeführt werden. Opioide wie auch Benzodiazepine sollten perioperativ keinesfalls entzogen werden, d. h. die Substitution mit verwandten Pharmaka steht im Mittelpunkt der konsequenten Entzugsprophylaxe. Bei Abhängigen von Kokain und anderen stimulierenden Substanzen soll auf psychische oder physische Besonderheiten geachtet werden. Diese müssen ggf. symptomatisch therapiert werden. Eine Substitutionstherapie ist nicht möglich.*

Frage 355

? Welche Anästhesieform wählen Sie bei einer notfallmäßigen Anästhesie bei Patienten mit Kokain- oder Amphetaminmissbrauch?

! **Falls eine Regionalanästhesie nicht möglich ist, sollte die TIVA eingesetzt werden (Verzicht auf Inhalationsanästhetika). Auf Ketamin sollte wegen seiner zentralen sympathomimetischen Effekte verzichtet werden.**

i *Das Risiko ist wegen begleitender Organstörungen deutlich erhöht, keine elektiven Eingriffe!*

Frage 356

? Eine 18-jährige Patientin mit Anorexia nervosa (165 cm, 37 kg) soll wegen einer stielgedrehten Ovarialzyste laparoskopisch operiert werden. Wie gehen Sie vor

! **Störungen im Wasser-, Elektrolyt- und Säure-Basen-Haushalt sind häufig (unterhalten durch chronischen Laxanzien- und Diuretikaabusus); am häufigsten liegen Hypokaliämie und Hypovolämie vor. Alle kardiovaskulären und metabolischen Kompensationsmöglichkeiten der Patientin sind massiv eingeschränkt.**

i *Andere typische Probleme sind verzögerte Magenentleerung („Rapid-Sequence Induction", H_2-Blocker, Metoclopramid, Na-Zitrat), Hypothermie und Hypalbuminämie. Eine präoperative Kompensation der Störungen wird empfohlen. Bei der Allgemeinanästhesie Dosisanpassung der Induktionshypnotika und Muskelrelaxanzien, ansonsten keine Präferenz für ein bestimmtes Narkoseverfahren.*

Frage 357

? Wie hoch schätzen Sie die perioperative Mortalität der Anorexiepatienten ein?

! **Die perioperative Gesamtmortalität bei Anorexiepatienten wird mit bis zu 15 % angegeben!**

Frage 358

? Bei einer 24-jährigen Patientin mit Myasthenia gravis soll elektiv eine Harnleiterneueinpflanzung durchgeführt werden. Wie schätzen Sie den Schweregrad der myasthenen Symptomatik ein?

! **Prüfung der Ermüdbarkeit verschiedener Muskelgruppen, z. B. der oberen Extremität durch Armvorhalten (normal: > 240 s; 10 – 90 s = mäßige Symptomausprägung) oder der faziopharyngealen Muskulatur (Lidschluss inkomplett, Kauen nur bei zerkleinerter Nahrung möglich, häufiges Verschlucken = mäßige Symptomatik). Der Simpson-Test zeigt eine Parese des M. rectus superior bei längerem Blick an die Decke.**

i *Folgende Punkte bedeuten eine Erhöhung des Anästhesierisikos: Krankheitsdauer > 6 Jahre, chronische pulmonale Symptomatik, präoperative Vitalkapazität < 2,2 l, Pyridostigmindosis > 750 mg/Tag.*

Frage 359

? Welches Anästhesieverfahren wählen Sie für diese Patientin?

! **Wenn möglich – nach Absprache mit dem Operateur – die Regionalanästhesie wegen fehlender Beeinträchtigung der Atemmuskulatur.**

i *Ein Verzicht auf Muskelrelaxanzien zur Intubation ist meist möglich. Im Verlauf Muskelrelaxanzien (Atracurium, Vecuronium, Mivacurium) nur unter relaxometrischer Kontrolle, möglichst keine repetetiven intraoperativen Gaben von Opioiden (postoperative Atemdepression), ggf. Einsatz von Remifentanil.*

Frage 360

? Gibt es bei der Myasthenia gravis eine Disposition zur malignen Hyperthermie?

! **Nein! Die Myasthenia gravis ist keine Myopathie im engeren Sinne. Betroffen sind die Azetylcholinrezeptoren durch einen autoimmunologischen Prozess und die neuromuskuläre Transmission ist kompromittiert.**

Frage 361

? Ein klinisch unauffälliger 37-jähriger Patient gibt beim Prämedikationsgespräch an, dass in seiner Familie „Muskelerkrankungen mit Lähmungen" bekannt seien (2 Geschwister, 34 und 39 Jahre alt, weiblich). Bislang waren keine Narkosen durchgeführt worden. Wie gehen Sie weiter vor?

! **Die wichtigsten angeborenen Muskelerkrankungen sind progressive Muskeldystrophien, Myotonien, Myopathien bei Stoffwechselstörungen und kongenitale Myopathien. In Frage kommen im vorliegenden Fall die mit einer MH-Disposition einhergehenden benignen Formen der Muskeldystrophien (im genannten Alter sind die Patienten z. B. beim Duchenne-Typ bereits verstorben) und die progredient ab dem 30.–40. Lebensjahr verlaufende Dystrophia myotonica Curschmann-Steinert; außerdem sind stoffwechselbedingte Myopathien (z. B. familiäre hyper- und hypokaliämische Lähmungen) möglich.**

i *Hilfreich sind Anamnese und genaue neurologische Untersuchung sowie die Bestimmung der CK und der Elektrolyte. Liegen episodische Symptome vor, ist eine hyper- oder hypokaliämische Lähmung möglich. Hier liegt keine Disposition zur malignen Hyperthermie vor. Bei unsicherer Lage ist eine triggerfreie Anästhesie zu planen, da in der klinischen Routine eine schnelle differenzierte Abklärung meist nicht möglich ist.*

Frage 362

? Nennen Sie die Hauptsymptome des idiopathischen Parkinson-Syndroms!

! **Akinesie, Ruhetremor, Rigor, gestörte Stellreflexe (Starthemmung) und vegetative Symptome.**

Frage 363

? Ein Patient mit schwerem Parkinson-Syndrom (25 Punkte auf der Webster-Skala) muss wegen einer medialen Schenkelhalsfraktur operiert werden. Welche Dauermedikation erwarten Sie?

! **Die Basistherapie erfolgt mit L-Dopa; damit kombiniert werden Dopaminagonisten (bei Akinesie, Rigor und autonomen Störungen), COMT-Hemmer (COMT: Carboxy-o-Methyl-Transferase-), MAO-B-Hemmer (MAO: Monoaminooxidase), Anticholinergika (besonders bei Tremor) und Amandatin.**

i *Häufig werden bei begleitenden Verwirrtheitszuständen atypische Neuroleptika (Clozapin, Olanzapin) eingesetzt.*

Frage 364

? Welche anästhesiologischen Besonderheiten sind bei dem Patienten zu beachten?

! **Alle Medikamente zur Parkinsontherapie haben gastrointestinale Nebenwirkungen und verstärken die vorhandene Hypotonieneigung. Grundsätzlich sollen keine Dopaminantagonisten (Neuroleptika, Metoclopramid) eingesetzt werden. Opioide (Ausnahme: Pethidin bei Therapie mit MAO-B-Hemmern) sind wegen ihrer dopaminagonistischen Wirkungen unproblematisch. Die Magenentleerung ist meist gestört, eine „Rapid-Sequence Induction" ist zu empfehlen. Die Patienten sind oft hypovolämisch, nach Ausgleich der Hypovolämie sind rückenmarknahe Regionalanästhesien einsetzbar.**

i *Bei Übelkeit und Erbrechen können parenteral Dexamethason, 5-HT 3-Antagonisten und Dimenhydrinat gegeben werden, eine orale Gabe von Domperidon (peripherer Dopaminantagonist) ist möglich. Butyrophenone wie Droperidol sind streng kontraindiziert, sie können eine Parkinsonkrise auslösen.*

Frage 365

? Definieren Sie Adipositas und krankhafte Adipositas!

! **Adipositas Grad I liegt bei einer Erhöhung des Körpergewichts > 20 % bzw. bei einem Body-Mass-Index (BMI) von 25 – 30 kg/m^2 vor. Adipositas Grad II ist definiert als BMI von 30 – 39,9 kg/m^2. Krankhafte Adipositas bedeutet einen BMI > 40 kg/m^2.**

Frage 366

? Nennen Sie die pathologischen Veränderungen der Lungenfunktion bei adipösen Patienten!

! **Hypoxämie durch Steigerung des O_2-Verbrauchs, Steigerung der Atemarbeit um das 2- bis 4fache, Einschränkung der Thorax-Compliance und der Zwerchfellexkursion, erhöhte CO_2-Produktion, veränderte CO_2-Antwortkurve, Erreichen der Verschlusskapazität der kleinen Atemwege während der normalen Atemzüge, Ventilations/Perfusions-Missverhältnis, Reduktion der funktionellen Reservekapazität (FRC), Verminderung der Vitalkapazität, Abnahme des inspiratorischen Reservevolumens.**

Frage 367

? Welche kardiovaskulären Probleme gibt es bei Adipositas?

! **Herzzeitvolumen (Steigerung um 100 ml/kg Übergewicht), Schlagvolumen und das zirkulierende Blutvolumen sind erhöht. Die Folge ist ein Hypertonus, der Gefäßwiderstand (SVR) ist kompensatorisch erniedrigt.**

i *Pulmonalarterielle Hypertonie, erhöhte rechts- und linksventrikuläre enddiastolische Drücke, ventrikuläre Hypertrophie und Herzinsuffizienz sind weitere Probleme.*

Frage 368

? Beschreiben Sie die gastrointestinalen und hepatischen Veränderungen bei Adipositas!

! **Erhöhte intraabdominelle und intragastrale Drücke, Hiatushernien und Refluxkrankheit sind häufig. Die Magenentleerung ist gestört, der Magen-pH liegt < 2,5 und die Nüchternsekretmenge ist erhöht – damit ist das Risiko einer Aspiration größer. Die Leberenzyme sind regelhaft erhöht, Steatosis hepatis, Zirrhose und fokale Nekrosen sind häufig.**

Frage 369

? Welche anästhesiologischen Besonderheiten gibt es bei der Enzephalomyelitis disseminata (ED, multiple Sklerose)?

! **Die ED ist eine ätiologisch unklare Entmarkungserkrankung des ZNS. Wichtig sind genaue neurologische Befunderhebung mit Dokumentation und Anamnese (letzter Schub? chronisch-progredienter Verlauf?) sowie Erfragen der Medikation (Steroide, Immunsuppressiva, Antispastika). Durch Temperaturerhöhungen können Schübe ausgelöst werden. Perioperativ ist auf gute Stressabschirmung und Temperaturkonstanz (Monitoring, Thermokonditionierung) zu achten. Die Allgemeinanästhesie ist unter forensischen Aspekten vorzuziehen; eine Spinalanästhesie wird nicht empfohlen, der Einsatz einer Epiduralanästhesie (z. B. zur Geburt) oder peripherer Leitungsanästhesien ist möglich.**

i *Es gibt keine Kontraindikationen für bestimmte Anästhetika und Analgetika. Bei laufender Steroidtherapie perioperative Hydrokortisontherapie mit Dosiserhöhung und allmählichem Ausschleichen.*

Frage 370

? Ein 45-jähriger Patient leidet an fokaler Epilepsie mit sekundärer Generalisierung und soll elektiv einer laparoskopischen Fundoplikatio unterzogen werden. Er nimmt 800 mg Carbamazepin, 1600 mg Valproinsäure und 1500 mg Vigabatrin pro Tag als antiepileptische Medikation. Zusätzlich 40 mg Omeprazol/Tag. Bewerten Sie die antiepileptische Medikation!

! **Medikamente der 1. Wahl sind Carbamazepin und Valproinsäure. Möglicherweise wurde die Kombination mit Vigabatrin bei Therapieresistenz und Ablehnung eines epilepsiechirurgischen Eingriffs oder bei Kontraindikationen gegen den Eingriff gewählt.**

Frage 371

? Was müssen Sie perioperativ beachten?

! **Die Medikation weist auf eine schwer einstellbare Epilepsie hin. Anamnestisch sind die Häufigkeit der Anfälle und auslösende Faktoren zu erfragen. Fortführung der oralen Therapie bis zum Operationstag, die frühestmögliche Wiedereinnahme postoperativ. Außer Valproinsäure ist keines der Medikamente parenteral applizierbar. Plasmaspiegel von Carbamazepin und Valproinsäure sollten vorliegen und ggf. perioperativ die Therapie angepasst werden. Typische Nebenwirkungen sind Sedierung, Blutbildveränderungen (Agranulozytose) und hepatische Enzyminduktion.**

i *Einleitungsmedikamente der Wahl sind Thiopental oder Propofol, die Dosierung muss nach Wirkung und unter Berücksichtigung der Enzyminduktion (ggf. Dosiserhöhung) erfolgen. Fortführung als balanzierte Anästhesietechnik unter Verwendung von Opioiden, Isoflurane und Muskelrelaxanzien (z. B. Vecuronium, Rocuronium, Mivacurium). Vermieden werden sollte die Erniedrigung der Krampfschwelle z. B. durch Hyperventilation, Hypoglykämie, Elektrolytverschiebungen, bestimmte Medikamente (Neuroleptika, trizyklische Antidepressiva, Pethidin, Pentazocin, Indometacin, Sympathomimetika, Aminophyllin, Cefazolin etc.) sowie durch Entzug von Antiepileptika, Benzodiazepinen, Barbituraten, Alkohol und anderen Drogen. Tritt dennoch ein fokaler, sekundär generalisierter Krampfanfall auf, können parenteral Clonazepam (1 mg i. v., ggf. wiederholen), Phenytoin (750 mg in 500 ml NaCl 0,9 %/24 h i. v.), Valproinsäure (300 – 900 mg i. v.) und als Reservemedikament Lidocain (60 – 100 mg i. v.) gegeben werden.*

Frage 372

? Schildern Sie die Symptomatik eines Vitamin-B_{12}-Mangels!

! **Durch Vitamin-B_{12}-Mangel werden eine megaloblastäre („perniziöse") Anämie sowie eine Demyelinisierung und axonale Schädigung des Rückenmarks („funikuläre Myelose") verursacht. In ⅓ der Fälle geht die neurologische Symptomatik der Anämie voraus. Typisch sind: Gefühlsstörungen an den Füßen, Störung der Tiefensensibilität, distal betonte Muskelschwäche, spinale Ataxie, Blasen- und Mastdarmstörungen und psychische Störungen bis zur Psychose.**

Frage 373

? Welche anästhesiologische Relevanz hat der Vitamin-B_{12}-Mangel?

! **Anästhesierelevant ist die mögliche Verschlechterung der neurologischen Symptomatik durch N_2O (Hemmung der Methioninsynthetase), das damit kontraindiziert ist.**

i *Die Anämie muss beachtet werden.*

Frage 374

? Welche Krankheitsbilder sind durch Überfunktion der Nebennierenrinde verursacht?

! **Cushing-Syndrom (Hyperkortisolismus), Conn-Syndrom (Hyperaldosteronismus) und adrenogenitales Syndrom (gesteigerte Androgenproduktion).**

Frage 375

? Beschreiben Sie das Conn-Syndrom!

! **Es handelt sich um einen primären Hyperaldosteronismus bei Adenom, Hyperplasie und selten bei Karzinomen der Nebennierenrinde. Typisch sind Hypokaliämie, Hypernatriämie und diastolische Hypertonie durch die Aldosteronwirkung. Klinisch imponieren Kopfschmerzen, Ermüdbarkeit, Muskelschwäche, Polyurie und Polydipsie.**

i *Therapie durch Spironolacton, Kaliumcanrenoat, Triamteren oder operativ beim Versagen der medikamentösen Therapie.*

Frage 376

? Beschreiben Sie die pathophysiologischen Veränderungen bei Mitralstenose!

! **Durch die – am häufigsten durch rheumatisches Fieber verursachte – Stenose der Mitralklappe entsteht eine Druckbelastung des linken Vorhofs (mit Dilatation des Vorhofs) bei gleichzeitiger mangelhafter Füllung des linken Ventrikels. Der erhöhte linke Vorhofdruck wird auf die Pulmonalgefäße übertragen und führt zur pulmonalen Hypertonie. Endstrecke der pulmonalen Hypertonie ist das Rechtsherzversagen. Die Vorhofdilatation führt zum Vorhofflimmern, wodurch die linksventrikuläre Füllung weiter abnimmt, eine Steigerung des Herzzeitvolumens nicht mehr möglich ist und eine Thrombenbildung begünstigt wird.**

Frage 377

? Welche Aspekte müssen Sie bei der Anästhesieführung für Patienten mit Mitralstenose beachten?

! **Ein ausreichendes intravasales Volumen muss zur Aufrechterhaltung eines ausreichenden Flows über die stenotische Klappe gewährleistet sein. Jeder Anstieg des pulmonalen Widerstands (z. B. N_2O, Hypoxämie, Hyperkapnie und Azidose) und des peripheren Gefäßwiderstands (Vasokonstriktoren) kann zur Rechtsherz- bzw. Linksherzdekompensation führen.**

i *Atemdepressorische Effekte der Prämedikation, z. B. mit Benzodiazepinen, können deletär sein; eine vorsichtige Dosierung ist anzuraten. Ein adäquates Herzzeitvolumen kann bei niedrigerer Frequenz besser aufrechterhalten werden; Auslöser für Tachykardien sind zu vermeiden und eine präoperative und intraoperative medikamentöse Frequenzsenkung (z. B. bei Vorhofflimmern mit schneller Überleitung) ist wie bei der Aortenstenose sinnvoll. Die Frequenzkontrolle kann bei ausreichender linksventrikulärer Funktion über Betablockade (z. B. Metoprolol)* ***oder*** *Digitalis (β-Azetyldigoxin) und Verapamil erfolgen.*

Spezielle Anästhesie

Pädiatrische Anästhesie

Frage 378

? Ein 5-jähriges gesundes Kind (102 cm, 21 kg) soll appendektomiert werden. Sie entscheiden sich für eine Intubationsvollnarkose. Wie würden Sie das Kind einleiten?

! **Einleitungsmethode der Wahl für Kinder dieses Alters ist die i. v.-Narkoseeinleitung.**

i *Sie können Propofol (2 – 3 mg/kg KG), Thiopental (3 – 5 mg/kg KG), Methohexital (1 – 2 mg/kg KG) oder Etomidate (0,2 mg/kg KG) sowie bei speziellen Indikationen auch Ketamin (1 – 2 mg/kg KG i. v.) einsetzen. Die Verwendung von Propofol hat den Vorteil einer guten Unterdrückung laryngealer Reflexe mit besseren Intubationsbedingungen unter nicht depolarisierenden Muskelrelaxanzien.*

Frage 379

? Welches Relaxans wählen Sie?

! **Vecuronium (0,1 mg/kg KG), Rocuronium oder Atracurium (0,5 mg/kg KG) zur Intubation.**

i *Weitere intraoperative Gaben sind bei der Appendektomie meist nicht erforderlich.*

Frage 380

? Wie führen Sie die Anästhesie nach der Einleitung?

! **Die Anästhesie kann durch i. v.-Infusion von Propofol (6 – 12 mg/kg KG/h) oder mit Inhalationsanästhetika (N_2O mit Desflurane oder Sevoflurane) aufrechterhalten werden.**

i *Opioide: Fentanyl 1 – 2 µg/kg KG, Sufentanil 0,1 – 0,2 µg/kg KG.*

Frage 381

? Nach Extubation in guter Spontanatmung fällt eine vermehrte Atemarbeit ohne ausreichendes Tidalvolumen auf, die SaO_2 fällt auf 92 %. Welche Diagnose stellen Sie?

! **Es besteht wahrscheinlich ein Laryngospasmus.**

i *Die Situation ist akut lebensbedrohlich für das Kind.*

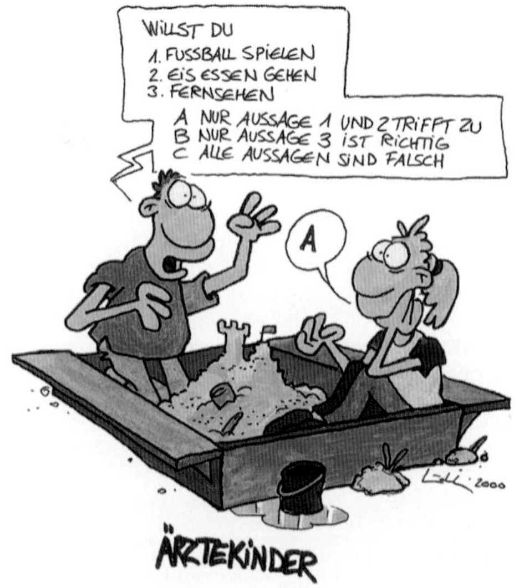
WiLLST DU
1. FUSSBALL SPiELEN
2. EiS ESSEN GEHEN
3. FERNSEHEN
A NUR AUSSAGE 1 UND 2 TRiFFT ZU
B NUR AUSSAGE 3 iST RiCHTiG
C ALLE AUSSAGEN SiND FALSCH
A
ÄRZTEKiNDER

Frage 382

? Wie therapieren Sie das Kind?

! **Ruhig handeln! Beatmung über Maske mit 100 % O_2, ggf. Absaugen von Sekreten, um die Atemwege freizumachen.**

i *Gabe von Relaxanzien (Rocuronium oder auch Succinylcholin) als Ultima Ratio, ggf. Reintubation.*

Frage 383

? Welche anatomischen und physiologischen Besonderheiten des Respirationstrakts sind für die pädiatrische Anästhesie wichtig?

! **Der Kehlkopf liegt höher (C 3/4) und weiter ventral als beim Erwachsenen. Die engste Stelle des oberen Luftwegs ist nicht auf Höhe der Glottis, sondern tiefer in Höhe des Ringknorpels. Die Trachea ist relativ kurz und damit die Gefahr der einseitigen Belüftung erhöht. Der Abstand der Tubusspitze zum Mundwinkel bei oraler Intubation liegt bei Frühgeborenen (< 2,5 kg KG) bei 7 – 9 cm, beim reifen Neugeborenen (2,5 – 5 kg KG) bei 10 – 11 cm, bis zum 1. Lebensjahr (5 – 10 kg KG) bei 12 – 13 cm, bis zum 3. Lebensjahr (10 – 15 kg KG) bei 14 cm und bis zum 5. Lebensjahr (15 – 20 kg KG) bei 15 cm. Die Schleimhaut der oberen**

Luftwege neigt mehr als beim Erwachsenen zur Schwellung durch Traumatisierung.
Neugeborene und Säuglinge sind praktisch ausschließliche Zwerchfellatmer; die Compliance von Lunge, Tidalvolumen und FRC sind ähnlich wie beim Erwachsenen, wohingegen die Compliance des Thorax aber deutlich höher ist. Damit ist die Gesamt-Compliance höher (0,06 ml/cm H_2O kg KG) als beim Erwachsenen (0,04 ml/cm H_2O kg KG). Der O_2-Verbrauch liegt mit etwa 7 ml/kg KG/min doppelt so hoch wie beim Erwachsenen; daraus ergibt sich eine doppelt so hohe alveoläre Ventilation (125 ml/kg KG/min vs. 60 ml/kg KG/min) bei doppelt so hoher Atemfrequenz (30 – 40/min vs. 15/min).

Frage 384

? Nennen Sie die Normalwerte für pH, pO_2 und pCO_2 im Nabelschnurarterienblut unmittelbar nach der Geburt und nach 10 min!

!
- **Nach Geburt: pH = 7,24, pO_2 = 16 mmHg, pCO_2 = 49 mmHg**
- **Nach 10 min: pH = 7,21, pO_2 = 50 mmHg, pCO_2 = 46 mmHg**

Frage 385

? Nach einer Sectio caesarea in der 36. Schwangerschaftswoche wegen Geburtsstillstands und pathologischem Kardiotokogramm zeigt das normalgewichtige Neugeborene eine deutliche Adaptationsstörung. Der Apgarwert bei 1 min liegt bei 5. Sie haben keine pädiatrische Abteilung im Hause und müssen das Kind versorgen. Wie gehen Sie vor?

! **Nach Absaugung der oberen Luftwege, Maskenbeatmung mit O_2 (außer bei Mekoniumaspiration, Gastroschisis, Omphalozele und Diaphragmahernie). Bessert sich der Zustand des Kindes rasch: weitere Überwachung, Wärmen und Anreicherung der Atemluft mit O_2. Parallel Verständigung einer Kinderklinik mit Anforderung eines pädiatrischen Notarztes zur Verlegung und weiteren Versorgung. Ansonsten endotracheale Intubation, Beatmung, Blutdruckmonitoring, Blutgasanalyse, Blutzuckerbestimmung, Anlegen eines i. v.-Zugangs, ggf. i. v.-Infusion mit Glukose-Elektrolytlösungen.**

Frage 386

? Sie entscheiden sich zur endotrachealen Intubation. Würden Sie das Kind nasotracheal intubieren?

! **Ja! Wenn Sie in der nasotrachealen Intubation Neugeborener geübt sind, können Sie primär nasotracheal intubieren. Zur Vermeidung von Hypoxien ist für den weniger Geübten die orotracheale Intubation im Notfall absolut gleichwertig.**

Frage 387

? Ein 3-jähriges Mädchen wird wegen einer Invagination operiert. Wie berechnen Sie die nötige Infusionstherapie, welche Infusionslösung wählen Sie?

! **Der Basisbedarf liegt bei 80 – 120 ml/kg KG/Tag. Für die intraoperative Flüssigkeitstherapie werden 40 ml + 6 ml für jedes kg KG > 10 kg KG pro Stunde zusätzlich gegeben. Geeignet sind Halbelektrolytlösungen (Na: 70 mmol/l) mit 5 % Glukosegehalt. Der Kaliumbedarf liegt bei 1 – 3 mmol/kg KG/Tag.**

Frage 388

? Bei einem 7-jährigen Jungen mit bekanntem Asthma bronchiale muss eine komplette Unterarmfraktur osteosynthetisch versorgt werden. Die letzte Nahrungszufuhr war 2 h vor dem Trauma. Wie gehen Sie vor?

! **Neben der Allgemeinanästhesie können die axilläre Plexus-brachialis-Blockade und bei Operationsdauer < 90 min auch die IVRA (intravenöse Regionalanästhesie) verwendet werden.**

i *Zur Anästhesie beim nicht nüchternen Kind muss eine „Rapid-Sequence Induction" durchgeführt werden. Prämedikation mit Midazolam (0,5 mg/kg KG p. o., 1 mg/kg KG rektal). Nach Vorgabe von Atropin ist wegen seiner bronchodilatatorischen Effekte Ketamin (1 – 2 mg/kg KG) das Einleitungsmedikament der Wahl; als Relaxans können Sie Rocuronium verwenden, zur Narkoseführung Sevoflurane und Opioide.*

Frage 389

? Ein 4-jähriger Junge wurde in einer Allgemeinanästhesie mit Thiopental, N_2O und Sevoflurane herniotomiert. Im Aufwachraum erbricht er mehrfach heftig. Wie behandeln Sie?

! **Im Kindesalter keine Anwendung von Droperidol und Metoclopramid (extrapyramidale Störungen). Als Mittel der 1. Wahl ist neben Dexamethason (4 mg i. v.) Dimenhydrinat (2 – 5 mg/kg KG i. v.) zu betrachten.**

i *Alternativ können 5-HT 3-Antagonisten (z. B. Ondansetron) eingesetzt werden.*

Frage 390

? Welche Tubusgröße wählen Sie für einen 5-jährigen Jungen?

! **Übliche Näherungsformeln sind:**
- **Charrière = 18 + Lebensalter**
- **Innendurchmesser in mm = Charrière - 2/4 + 0,5**

i *Sie wählen einen Tubus der Größe Ch. 24 – 26 bzw. ID 5 – 6 mm.*

Frage 391

? Ein nach 2-tägigem Erbrechen stark dehydriertes, apathisches 2-jähriges Kind wird in die Aufnahme gebracht. Eine Flüssigkeitssubstitution ist dringlich erforderlich. Welche Optionen haben Sie?

! Selbst bei starker Dehydratation sind die Skalpvenen oder die V. jugularis externa meist noch gut punktierbar. Ist dies nicht möglich, kann eine intraossäre Punktion (Spezialkanüle) mit nachfolgender Infusion versucht werden.

i *Die primäre Anlage eines zentralen Venenkatheters sollte nur vom Geübten durchgeführt werden und erfordert in der Regel eine tiefe Sedierung oder Anästhesie.*

Frage 392

? Beschreiben Sie die Technik der intraossären Infusion!

! Zugang zum Markraum ist über die proximale Tibia, den distalen Femur und den lateralen oder medialen Malleolus möglich.
Beim bewusstseinsklaren Kind ausgiebige Lokalanästhesie (Periost), Desinfektion, Punktion mit leicht drehender Bewegung im Winkel von 70° von der Wachstumsfuge weg. Widerstandsverlust beim Durchdringen der Kortikalis, Mandrin entfernen, Aspirieren (Blut, bröckeliges Mark). Probeinjektion (leicht, wie i. v.), Achten auf Paravasate, Kanüle fixieren. Schwerkraftinfusion beginnen.

Frage 393

? Sie planen bei einem 3-jährigen Kind eine Kaudalanästhesie zur postoperativen Schmerztherapie für eine Hypospadiekorrektur in Allgemeinanästhesie. Welche Anästhesieausdehnung erachten Sie für notwendig und wie berechnen Sie die benötigte Dosis des Lokalanästhetikums?

! Das Operationsgebiet liegt im Bereich des Dermatoms L 2. Die Anästhesie sollte einige Segmente weiter nach kranial ausgedehnt sein, um auch beim Abklingen der Anästhesie (von kranial nach kaudal) noch ausreichende Schmerzfreiheit zu erzielen.
Als Faustregel benötigt man bei Kindern von 3 Jahren 0,3 – 0,5 ml/Segment für eine lumbosakrale Anästhesie, d. h. 4 – 6 ml bei Ausdehnung bis Th 12. Genauer kann die Dosis in Nomogrammen (abhängig von Alter und gewünschter Ausdehnung) ermittelt werden: Bei Analgesie bis Th 12 und 3 Jahren sind 9 ml erforderlich.

i *Verwendet werden Bupivacain 0,25 % oder Ropivacain 0,2 %.*

Frage 394

? Sie wollen bei einem 6-jährigen Kind zur Schmerztherapie bei einer Herniotomie in Allgemeinanästhesie eine Leitungsanästhesie anlegen. Welche Nerven betäuben Sie?

! Die Leistenregion wird von den Nn. iliohypogastricus, ilioinguinalis und genitofemoralis innerviert.

i *Die Blockade der Nn. ilioinguinalis und iliohypogastricus ist unproblematisch: Etwa 1 cm medial der Spina iliaca anterior superior werden 0,1 ml/kg KG Bupivacain 0,25 – 0,5 % in medialer Stichrichtung mit einer G22-Kanüle unter die Aponeurose des M. obliquus externus (Faszienklick spürbar) injiziert. Da der N. genitofemoralis nicht einfach zu blockieren ist, hat sich dieser Block nicht durchgesetzt; damit ist auch die erzielbare Schmerzausschaltung nicht komplett und muss durch systemische Analgesie ergänzt werden.*

Frage 395

? Bei einem 9-jährigen Mädchen (140 cm, 36 kg) sollen mehrere Mollusken in Oberflächenanästhesie mit EMLA-Salbe abgetragen werden. Das unter Okklusivfolien anästhesierte Areal hat etwa die Größe eines DIN-A4-Blatts. Haben Sie Bedenken wegen der Resorption und der Methämoglobinbildung bei Prilocain?

! Nein! Die Resorption ist sehr langsam und die Plasmaspiegel bleiben niedrig. Nur bei Früh- oder Neugeborenen kann die Methämoglobinbildung klinisch relevant sein.

Frage 396

? Wie schätzen Sie das normale Gewicht eines Kindes in einem bestimmten Alter ein?

! Das durchschnittliche Geburtsgewicht beträgt etwa 3300 g. Mit 5 Monaten ist es verdoppelt (6,6 kg), mit 1 Jahr verdreifacht (ca. 10 kg).

i *Nach 2 Jahren liegt es beim 4fachen (ca. 13 kg) und mit 6 Jahren beim 6fachen (ca. 20 kg) Geburtsgewicht.*

Frage 397

? Welche allgemeinen Maßnahmen sind bei der postoperativen Betreuung von Kindern wichtig?

! Lagerung in stabiler Seitenlage, effektive Sicherung der Infusionsleitungen und Venenkanülen (ggf. Abstöpseln der Kanüle), Vorwärmen des Betts, O_2-Insufflation.

i *Bei ehemaligen Frühgeborenen bis zur 64. Woche: Apnoemonitor und Pulsoxymetrie für 24 h.*

Frage 398

? Ein weibliches Neugeborenes mit einer Ösophagusatresie und ösophagotrachealer Fistel (Einteilung nach Vogt: IIIc) muss operiert werden. Nennen Sie die wichtigsten präoperativen Probleme und die notwendigen präoperativen Untersuchungen!

! **Pulmonale Aspiration von Magensaft, Schleim und Nahrung sowie begleitende Missbildungen (z. B. Vitium cordis) bei etwa 40 % der Patienten.**
Präoperativ sollen aktuelle Laborwerte, arterielle Blutgasanalyse, Thoraxröntgenbild und Echokardiographiebefund vorliegen.

Frage 399

? Welche Vorbereitungen treffen Sie für die Operation?

! **Lagerung zur rechtsseitigen Thorakotomie, 1 – 2 i. v.-Zugänge, ggf. ZVK und arterielle Kanüle, Magensonde im proximalen Ösophagus, Blasenkatheter, präkordiales Stethoskop, Temperaturmessung, Thermokonditionierung, Bereitstellung von 1 EK.**

Frage 400

? Welche Aspekte müssen Sie bei der Narkoseeinleitung beachten?

! **Absaugen des proximalen Ösophagus, „Rapid-Sequence Induction" mit Präoxygenierung, Atropin (0,01 mg/kg KG), Thiopental (2 – 5 mg/kg KG), Rocuronium (0,6 – 1 mg/kg KG). Tubusspitze distal der Fistel platzieren. Verzicht auf N_2O. I.v.-Anästhesie mit Fentanyl/Midazolam oder balanzierte Anästhesie mit volatilen Anästhetika, Muskelrelaxation (z. B. Vecuronium, Rocuronium). Manuelle Beatmung ist bis zum Fistelverschluss empfehlenswert.**

Frage 401

? Gibt es Besonderheiten bei der „Rapid-Sequence Iinduction" in der neonatologischen/pädiatrischen Anästhesie?

! **Ja! Eine einfache Übertragung der Vorgehensweise beim Erwachsenen ist nicht sinnvoll. Erfahrene Kinderanästhesisten haben eine modifizierte Vorgehensweise vorgeschlagen: So wird die vorsichtige Maskenbeatmung nach Einleitung und Relaxation zur Vermeidung von Apnoephasen praktiziert.**

Frage 402

? Ein 4 Wochen alter Säugling erbricht rezidivierend schwallartig. Bei Klinikaufnahme erscheint er exsikkiert, adynam und unterernährt. Welche Diagnose ist wahrscheinlich, welche Störungen erwarten Sie?

! **Die wahrscheinlichste Diagnose ist die hypertrophische Pylorusstenose.**

i *Durch das Erbrechen kommt es zu Hypovolämie, Hypoproteinämie, Hypochlorämie, Hypokaliämie und metabolischer Alkalose mit kompensatorischer Hypoventilation.*

Frage 403

? Welche Vorbereitung für die operative Korrektur (Pyloromyotomie) ist erforderlich?

! **Die genannten Störungen im Wasser-, Elektrolyt- und Säure-Basen-Haushalt müssen durch adäquate Infusionstherapie behoben sein.**

i *Präoperativ muss eine Magensonde gelegt werden.*

Frage 404

? Empfinden Früh- und Neugeborene Schmerz wie ältere Kinder?

! **Ja! Bereits bei Früh- und Neugeborenen ist ein nozizeptives Schmerzsystem ausgebildet.**

i *Das Neuropeptid P kann ab der 12. SSW im Rückenmark der Feten nachgewiesen werden. Ab der 15. SSW lassen sich β-Endorphine in der Hypophyse messen. Bei der Geburt und bei chirurgischen Eingriffen werden endogene Opioide und hormonale Stressfaktoren freigesetzt.*

Frage 405

? Ist eine abgeschlossene Myelinisierung zur Schmerzleitung erforderlich?

! **Nein!**

i *Bereits Neugeborene können sich an schmerzhafte Eingriffe erinnern, sie erleben eine erschreckende Erfahrung und entwickeln wahrscheinlich im späteren Leben eine niedrigere Schmerzschwelle.*

Frage 406

? Welche pharmakokinetischen Besonderheiten gibt es beim Neugeborenen bezüglich der Applikation von Medikamenten?

! **Die Körperzusammensetzung und die physikochemischen Eigenschaften eines Pharmakons bestimmen sein Verteilungsmuster. Der Anteil an Wasser, Fett und**

Muskelmasse an der Gesamtkörpermasse ist altersabhängig. Das extrazelluläre Flüssigkeitsvolumen (EZV) ist ein relevanter Verteilungsraum und ist beim Neugeborenen (40 % des KG) etwa doppelt so groß wie beim Erwachsenen (20 % des KG), bis zum 1. Lebensjahr ist die Angleichung erfolgt. Die hepatische Elimination ist die ersten drei Monaten eingeschränkt, nach einem halben Jahr aber ebenso funktionsfähig wie die Niere.

i *Oral zugeführte Pharmaka werden bis zum 3. Lebensjahr verzögert resorbiert, rektal gibt es keine altersspezifischen Veränderungen.*

Frage 407

? Welche Besonderheiten der Pharmakodynamik kennen Sie?

! **Neben pharmakokinetischen Veränderungen (Absorption, Verteilung, Metabolisierung und Elimination) gibt es im Kindesalter Veränderungen der Pharmakodynamik. Die spezifische Rezeptorwirkung ist vom Lebensalter abhängig, es muss mit abweichenden Dosis-Wirkungs-Profilen gerechnet werden, insbesondere auch wegen der erhöhten Permeabilität der Blut-Hirn-Schranke.**

Frage 408

? Welche Grundregeln zur klinischen Pharmakologie des heranwachsenden Organismus kennen Sie?

! **Die Vorhersage von Konzentrations-Zeit-Wirkungsprofilen bleibt bei Kindern unter 3 Jahren immer nur eine grobe Schätzung.**

i *Eine individuelle Dosierung sowie eine subtile Therapiekontrolle und -dokumentation (Drug Monitoring) sind nötig. Dies gilt besonders bei Pharmaka mit geringer therapeutischer Breite, es muss vorsichtig titrierend dosiert werden (z. B. höhere Empfindlichkeit und verlängerte Halbwertszeiten für Opioide).*

Frage 409

? Wie sollten Kinder prämediziert werden?

! **Orale, rektale oder nasale Gaben sind die Regel, i. m.- oder s. c.-Gaben sind obsolet. Eine anxiolytische Medikation ist meist ausreichend, Midazolam-Saft (0,3 – 0,8 mg/kg KG) p. o. etwa 20 min vor einem Eingriff hat sich durchgesetzt.**

i *Außer bei vorbestehenden Schmerzen ist die Gabe von Opioiden ohne positiven Effekt.*

Frage 410

? Wie gestalten Sie die postoperative Schmerztherapie?

! **Die postoperative Schmerztherapie (insbesondere bei Kindern) ist nach wie vor ein Stiefkind der Anästhesiologie. Die Kriterien werden in erster Linie von den organisatorischen Voraussetzungen und Erfahrungen einer anästhesiologischen Abteilung oder Praxis bestimmt, weniger von Literaturangaben.**

i *Es müssen neben der Auswahl der Methoden (systemisch, regional) auch spezielle Aspekte mitberücksichtigt werden: Einstellung der Ärzte und des Personals zur Schmerztherapie, unterstützende bzw. bemitleidende Haltung der Eltern, der Einfluss der Prämedikation und Narkoseverfahren.*

Frage 411

? Welche Schmerzursachen müssen in Betracht gezogen werden?

! **Neben dem postoperativen Schmerz können eine z. B. eine volle Blase, ein drückender Gips oder ein Kompartmentsyndrom die Ursache für extreme Unruhe sein.**

i *Die Trennungssituation von den Eltern sollte berücksichtigt werden.*

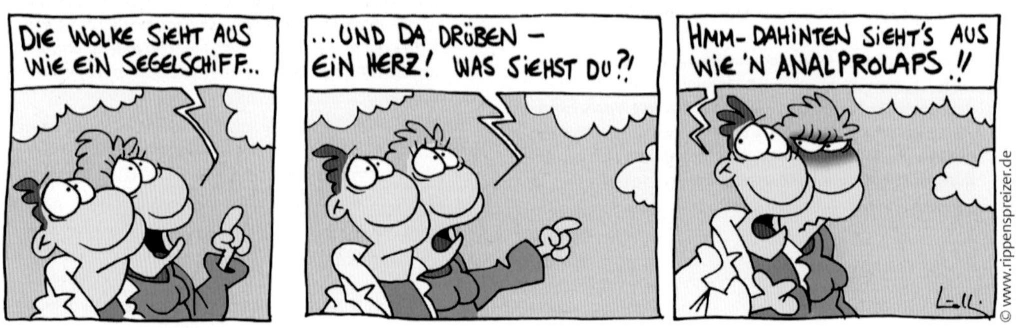

Frage 412

? Was verstehen Sie unter unspezifischer Schmerztherapie?

! **Da verschiedene Einflüsse das Schmerzempfinden modulieren, sollten die Eltern früh beim Kind sein, eine gelassene Atmosphäre herrschen und eine frühzeitige orale Nahrungszufuhr gestattet werden. Bei starker Unruhe wirkt ein Sedativum besser als ein Analgetikum: Midazolam 0,05 – 0,1 mg/kg KG i. v. oder Diazepam rektal 0,5 – 1,5 mg/10 kg KG.**

i *Auf keinen Fall sollte wegen der unsicheren Bioverfügbarkeit und der schmerzhaften Applikation i. m. injiziert werden.*

Frage 413

? Welche Bedeutung haben die Lokal- und Regionalanästhesie?

! **Wenn immer möglich, sollten lang wirksame Lokalanästhetika (LA) wie z. B. Bupivacain 0,25 % eingesetzt werden. Bei einer Dosierung von 3 mg/kg bleibt die Plasmakonzentration unterhalb der toxischen Grenze. Die populärste Methode ist die Kaudalanästhesie, andere empfehlenswerte Blockaden sind die Plexusanästhesie (ab 3 Jahren), die Peniswurzelblockade, die N.-ilioinguinalis- und -iliohypogastricus-Blockade und seltener die Spinal- und Periduralanästhesie.**

i *Trotz nur begrenzter Anwendbarkeit ist auch an eine Oberflächenanästhesie mit Lidocainsalbe, -gel oder -spray sowie an EMLA®-Creme zu denken. Die Instillation von LA beim Wundverschluss ist einfach und effektiv.*

Frage 414

? Welche Vor- und Nachteile hat die Regionalanästhesie bei der postoperativen Schmerztherapie von Kindern?

! **Die Vorteile sind offensichtlich: geringerer Anästhetikaverbrauch, Schmerzfreiheit in der Aufwachphase, Nebenwirkungen zentral wirkender Analgetika wie Brechreiz, Atemdepression und Schläfrigkeit werden reduziert, eine frühe orale Flüssigkeitszufuhr und Mobilisation sind möglich.**
Die Nachteile sind: erhöhter technischer und personeller Aufwand und ein erhöhtes Risiko durch pharmakokinetische und -dynamische Besonderheiten. Fehlt die nötige Erfahrung und Routine (wenn eine Regionalanästhesie bei Kindern nur gelegentlich angewendet wird), sind Regionalanästhesieverfahren mit mehr Problemen assoziiert.

Frage 415

? Welche Non-Opioid-Analgetika werden bei Kindern verwendet?

! **Am häufigsten noch Paracetamol. Alternativen sind NSAR (z. B. Diclofenac, Ibuprofen) und Metamizol.**

i ***Paracetamol*** *ist das am weitesten verbreitete, aber auch schwächste Analgetikum. Es wird i. v., rektal oder oral (Tabletten oder Tropfenform) verabreicht, oft aber zu niedrig dosiert. Nach initialer Dosis von 10 – 20 mg/kg KG i. v. oder 40 mg/kg KG rektal Gabe von 4-mal täglich 10 mg/kg KG rektal. Es wirkt nicht antiinflammatorisch. Nachteilig ist die geringe therapeutische Breite, sodass genaue Anordnungen in Bezug auf die Tageshöchstdosis gegeben werden müssen.*

Metamizol *ist für Kinder zugelassen in einer Dosis von 10 – 15 mg/kg KG alle 4 – 6 h als i. v.-Infusion, p. o. oder rektal. Bei zu rascher Infusion kann der Blutdruck abfallen. Eine Agranulozytose ist extrem selten.*

Diclofenac *(0,5 – 3 mg/kg/Tag) ist ein starker Zyklooxygenasehemmer und somit analgetisch und antiödematös wirksam (12,5 mg, 25 mg und 50 mg Suppositorien); an Nebenwirkungen sind eine Funktionsstörung der Nieren, eine hepatotoxische Wirkung und eine pseudoallergische Reaktion möglich.*

Acetylsalicylsäure *wird kaum verwendet: Gastritis, Thrombozytenfunktionsstörung, Reye-Syndrom.*

Frage 416

? Welche Opioide (zentral wirksame Analgetika) bevorzugen Sie intraoperativ bei Kindern?

! **Fentanyl, Alfentanil, Sufentanil und Remifentanil wirken in äquipotenten Dosen nahezu identisch und sind durch Naloxon antagonisierbar.**

i ***Fentanyl*** *(1 – 10 µg/kg KG) hat eine hohe Fettlöslichkeit und wird rasch umverteilt. Der volle Effekt tritt in 2 – 3 min auf, niedrige Dosierungen klingen durch Redistribution ab, höhere durch Metabolisierung in der Leber. Bei Frühgeborenen wurden Halbwertszeiten bis 32 h (!) beobachtet. Als Teil einer Anästhesiemethode sind kleinste Dosen sinnvoll (1 µg/kg KG).*

Alfentanil *(10 – 40 µg/kg KG) ist weniger fettlöslich und innerhalb einer Minute voll wirksam, nach 1 h ist keine Wirkung mehr nachweisbar. Die analgetische Potenz beträgt ein Viertel von Fentanyl, bei > 1 – 3 µg/kg KG tritt Apnoe auf.*

Sufentanil *(0,1 – 10 µg/kg KG) wirkt 10-mal stärker als Fentanyl, 1000-mal stärker als Morphin und ist innerhalb von 1 – 2 min voll wirksam. Durch die plötzliche Sympathikolyse kommt es bei Hypovolämie zu Blutdruckabfall.*

Remifentanil *(0,4 – 1 µg/kg KG/min) ist kurz wirksam (8 min) durch raschen Abbau in unwirksame Metabolite.*

Frage 417

? Welche Opioide sind postoperativ empfehlenswert?

! **Morphin, Tramadol und Piritramid werden am häufigsten eingesetzt.**

i *Für **Morphin** (0,1 – 0,2 mg/kg KG i. v.) liegen die meisten Erfahrungen vor. Es ist ein potentes Schmerzmittel für die postoperative Phase. Im Vergleich zu anderen μ-Agonisten ist Morphin relativ hydrophil und nach 5 – 10 min wirksam, bei Neugeborenen wegen der durchlässigen Blut-Hirn-Schranke schneller. Es hat eine mittellange Wirkungsdauer (3 – 4 h) und wirkt zusätzlich sedierend. Bei Hypovolämie und Asthma ist auf Histaminliberation und Hypotonie zu achten. **Tramadol** (0,5 – 1 mg/kg KG) ist gering atemdepressiv, **Piritramid** (0,1 – 0,2 mg/kg) ist ebenfalls sehr gut geeignet (keine Histaminliberation).*

Frage 418

? Welche Grundsätze sind bei der Schmerztherapie mit Opioiden zu beachten?

! **Um Verwechslungen und Dosierungsfehler zu vermeiden, sollte man sich auf wenige Substanzen beschränken. Bei einer Kombinationsanalgesie aus Non-Opioiden und Opioiden sollten die Non-Opioide zuerst appliziert werden. Dosierungsvorschläge für Opioide enthalten absichtlich keine festen Intervalle, da der Bedarf stark variiert.**

i *Empfehlenswert ist eine i. v.-Titration nach Bedarf durch gut ausgebildetes Pflegepersonal in Intervallen von minimal 10 min. Nebenwirkungen treten häufig auf, können antizipiert und entsprechend behandelt werden: Atemdepression, Übelkeit/Erbrechen, Harnverhalt, Obstipation und Juckreiz. Postoperativ sind die Atemdepression und das Erbrechen relevant.*

Frage 419

? Wie sind Kinder nach und während einer Opioidtherapie zu überwachen?

! **Die wichtigste Größe bei der Überwachung ist die Beurteilung des Bewusstseins, da einer Atemdepression eine zunehmende Sedierung vorausgeht und wache, ansprechbare Kinder jenseits des Säuglingsalters nicht plötzlich einen Atemstillstand haben.**

i *Das regelmäßige Registrieren des Sedationsgrads durch gut ausgebildetes Kinderpflegepersonal ist daher die beste Garantie für die optimale Betreuung. Das Monitoring sollte Atemfrequenz und Pulsoxymetrie umfassen.*

Frage 420

? Wie beurteilen Sie eine kontinuierliche Opioidinfusion im Kindesalter?

! **Nach großen Eingriffen oder stark schmerzhaften Prozeduren kann nach einer Aufsättigungsdosis von 0,1 – 0,2 mg/kg KG Morphin eine Infusion von 10 – 20 μg/kg KG/h verabreicht werden.**

i *Intensive Überwachung ist obligat.*

Frage 421

? Kann die PCA angewendet werden?

! **Ja!**

i *Kinder ab 7 – 8 Jahren können eine PCA bedienen.*

Frage 422

? Bei Kinderanästhesien kommt es in bis zu 80 % der Fälle zu Erbrechen, was kann man tun?

! **Magenentleerung vor Extubation, effektive Regionalanästhesie bzw. Analgesie, Sedierung in der Aufwachphase, erste perorale Flüssigkeit in kleinen Mengen. Anästhesie als TIVA mit Propofol.**

i *Dexamethason 2 – 4 mg oder Dimenhydrinat 40 – 70 mg (i. v., Supp.) sind wirksam, ebenso 5-HT 3-Antagonisten wie Ondansetron. Metoclopramid und Neuroleptika können extrapyramidale Nebenwirkungen verursachen und sind zu meiden.*

Frage 423

? Welche Faktoren berücksichtigen Sie beim Narkoserisiko geriatrischer Patienten?

! Das Narkoserisiko des alten Menschen wird von Ausmaß und Folgen seiner Begleiterkrankungen betreffend das Herz-Kreislauf-System (Herzindex ↓ um 30 %), Atmungsorgane (VK ↓ um 40 %), Leber, Niere (GFR ↓ um 50 %), Stoffwechsel und den Flüssigkeitshaushalt bestimmt. Ein erhöhter Aufwand in der präoperativen Vorbereitung kann den Zustand stabilisieren und das Risiko vermindern. Die Sorgfalt im Umfeld der Narkose, d. h. der präoperativen Vorbereitung und Diagnostik und der lückenlosen intraoperativen Überwachung sowie Nachbetreuung des Patienten ist entscheidend.

i *Das verwendete Narkoseverfahren und die eingesetzten Medikamente spielen eine nachgeordnete Rolle.*

Frage 424

? Beschreiben Sie die Besonderheiten der Physiologie im Alter!

! Nach Coper ist der Alterungsprozess durch verminderte Fähigkeit zur Regulation und Anpassung an Belastungssituationen gekennzeichnet: Funktionell wird der vielfach geregelte Normbereich enger und weniger anpassungsfähig gegenüber den endogenen und exogenen Stimuli. Allerdings kann auch im Alter in den mehrfach gesicherten Systemen das Nachlassen einer Teilleistung ohne erkennbare Folgen für den Gesamtorganismus bleiben.

i *Unter Belastung ist seine Kompensationsfähigkeit schnell erschöpft. Für diese Adaptationsfähigkeit besteht eine erhebliche Variabilität, in jedem Fall aber wird der Körper insgesamt störanfälliger. Im Alter ist die postoperative kognitive Dysfunktion häufiger.*

Frage 425

? Welche Vorbereitungszeit erwarten Sie bei geriatrischen Patienten für elektive und dringliche Eingriffe?

! Vor Wahleingriffen muss eine eingehende Abklärung und therapeutische Einstellung der relevanten chronischen Leiden des Patienten (Hypertonie, Herzinsuffizienz, KHK, COPD, Diabetes mellitus) erfolgen. Die optimale stationäre Vorbereitungszeit für alte Patienten und größere Eingriffe (besonders wichtig: Atemtherapie) liegt bei 6 – 7 Tagen – längere Liegezeiten tragen eher zur Risikoerhöhung bei.
Bei dringlichen Eingriffen sollten wenigstens Aussagen über den Funktionszustand von Herz, Kreislauf, Atmung, Kohlehydratstoffwechsel sowie Wasser- und Elektrolythaushalt ermöglicht und damit eine ausreichende Stabilisierung abnormer Funktionen erreicht werden.

i *Bei Notfalleingriffen muss ein Minimum präoperativer Daten ausreichen, im Vordergrund steht hier die Stabilisierung von Kreislauffunktion und Wasserhaushalt.*

Frage 426

? Ist die Technik der TIVA mit Propofol und Remifentanil bei geriatrischen Patienten von Vorteil?

! Ja. Eine ausreichende Erfahrung mit dem Verfahren vorausgesetzt, ist diese Form der TIVA wegen guter Steuerbarkeit, rascher Elimination und raschem Wiedererlangen der kognitiven Fähigkeiten von Vorteil.

Frage 427

? Nennen Sie Besonderheiten des perioperativen Flüssigkeitsmanagements bei geriatrischen Patienten!

! Bei reduzierter Nierenfunktion im Alter und/oder renaler Vorschädigung ist die Flüssigkeitsbilanzierung schwierig. Ziel ist die Aufrechterhaltung einer ausreichenden Stundendiurese eines nicht zu stark konzentrierten Urins.

i *Voraussetzungen hierfür sind eine gute Kreislauffüllung, ein angemessenes Herzminutenvolumen, die Vermeidung hypo- und hypertensiver Entgleisungen, eine gute O_2-Versorgung sowie normale Werte für Serumelektrolyte und den Säure-Basen-Haushalt. Der zentrale Venendruck, die Flüssigkeitsbilanz, Stundendiurese, Serumelektrolyte, Blutgasanalyse und Säure-Basen-Haushalt werden kontrolliert. Bei reduzierter Stundendiurese (< 0,5 ml/kg/h) ist eine bilanzierte Flüssigkeitstherapie, kombiniert mit kleinen Dosen von Diuretika, sinnvoll.*

Frage 428

? Ein 95-jähriger Patient mit vorbestehender Herzinsuffizienz II° NYHA und einem insulinpflichtigen Diabetes mellitus muss wegen einer Altersappendizitis dringlich operiert werden. Sie entscheiden sich für eine TIVA mit Propofol/Remifentanil. Am Ende der Operation kann der Patient problemlos extubiert werden. Welche weitere postoperative Betreuung halten Sie für angezeigt?

! Zwei Drittel der anästhesiebedingten Komplikationen ereignen sich in der postoperativen Phase. Atemstörungen dominieren in den ersten Stunden, Probleme

mit Stoffwechsel und Bilanz führen zu Komplikationen in den ersten Tagen.

i *Entsprechend muss, gerade für den alten Patienten, eine hinreichend lange, oft mehrtägige, postoperative Überwachung vorgesehen werden, z. B. in einer „Intermediate-Care-Station“. In der Aufwachphase ist auf eine suffiziente Spontanatmung zu achten. Der Einsatz von Antagonisten der Narkosemedikamente verbietet sich bei alten Menschen wegen zahlreicher damit verbundener Probleme und Risiken. Im Aufwachraum wird das Monitoring fortgesetzt, bis sich der Patient vollständig stabilisiert hat. Eine immer ausreichende postoperative Analgesie muss gewährleistet sein.*

Frage 429

? Wie ist die Elimination von Pharmaka bei geriatrischen Patienten beeinflusst?

! Alle oxidativen Abbauprozesse sind im Alter funktionsgemindert.

i *Die Eliminationszeit beispielsweise von Benzodiazepinen ist verlängert.*

Frage 430

? Ist die Plasmaeiweißbindung bei geriatrischen Patienten verändert?

! Ja. Durch verringerte Albuminfraktion im Serum ist die Plasmaeiweißbindung reduziert; es resultieren erhöhte Spiegel ungebundener Medikamente.

Frage 431

? Welche Demenzformen sind im Alter häufig?

! Die senile Demenz vom Alzheimertyp (SDAT) betrifft 5 % aller Menschen > 65 Jahre und stellt 60 % aller Demenzen bei Menschen > 60 Jahre.

i *Vaskuläre Demenzformen wie die subkortikale arteriosklerotische Enzephalopathie Binswanger (SAE) und symptomatische Demenzen (z. B. bei Hydrocephalus communicans, nach SHT, bei progressiver Paralyse, Wernicke-Enzephalopathie, bei chronischer Niereninsuffizienz, Leberzirrhose und Elektrolytstörungen) sind weitere große Gruppen.*

Anästhesie in Gynäkologie und Geburtshilfe

Frage 432

? Beschreiben Sie eine Technik zur Allgemeinanästhesie bei der Sectio caesarea!

! Bei der „Rapid-Sequence Induction“ werden nach Präoxygenierung üblicherweise Thio- oder Oxybarbiturate (Thiopental, Methohexital) – auch kombiniert mit 0,5 – 1 mg/kg KG Ketamin oder 0,25 – 0,5 mg/kg KG S-Ketamin – sowie Rocuronium 0,6 mg/kg KG oder 1 mg/kg KG Succinylcholin eingesetzt. Bei der kurzen Einleitungs-Entbindungszeit kann die FiO_2 bei 1,0 gehalten werden.

i *Nach Abnabelung balanzierte Anästhesie mit volatilen Anästhetika (Isoflurane, Desflurane, Sevoflurane), Opioiden (Sufentanil, Fentanyl) und Muskelrelaxanzien (z. B. Rocuronium).*

Frage 433

? Welche Prämedikation würden Sie vor einer elektiven Sectio caesarea in Allgemeinanästhesie geben?

! Auf eine anxiolytische Prämedikation mit Benzodiazepinen wird verzichtet. Zur Reduktion der Nüchternsekretmenge und Anhebung des Magensaft-pH ist die Gabe von 30 ml 0,3-molarer Na-Zitratlösung 15 min vor Einleitung zuverlässig.

i *Alternativ können H_2-Blocker wie Ranitidin p. o. (akut auch i. v.) gegeben werden.*

Frage 434

? Welche Vor- und Nachteile hat die rückenmarknahe Regionalanästhesie gegenüber der Allgemeinanästhesie bei der Sectio caesarea?

! Hauptursache für die gegenüber der Regionalanästhesie etwa 3fach höhere mütterliche Mortalität bei der Allgemeinanästhesie zur Sectio ist die Aspiration! Dies spricht für den bevorzugten Einsatz der Regionalanästhesie; nachteilig ist der höhere Zeitaufwand, weshalb bei einer Notfallindikation die Allgemeinanästhesie bevorzugt wird.

i *Die Spinalanästhesie ist wegen der technisch einfachen Durchführung und dem schnellen Anschlagen der Blockade das etablierte Verfahren auch für dringliche Sectiones. Alternativ kann bei ausreichender Zeit die Epiduralanästhesie oder die CSE (kombinierte Spinal-/Epiduralanästhesie) eingesetzt werden. Bei liegendem Epiduralkatheter zur Geburtserleichterung wird dieser zur Epiduralanästhesie benutzt. Ein Risiko der Epiduralanästhesie besteht in der akzidentellen intravasalen Injektion (z. B. von Bupivacain 0,5 %) mit Herz-Kreislauf-Stillstand; dieses wurde aber durch die Einführung von Ropivacain deutlich reduziert.*

Frage 435

? Eine 25-jährige Primipara soll zur Geburtserleichterung auf Bitte des Geburtshelfers eine Epiduralanästhesie erhalten. Welche Informationen benötigen Sie über den bisherigen Geburtsverlauf?

! Zur Entscheidung über die erforderliche Dosis und Konzentration sowie über einen Zusatz von Sufentanil benötigen Sie Angaben über den Zustand des Muttermunds, Lage und Zustand des Kindes (Kardiotokogramm), Wehendauer und -intervall, Wehenintensität, bisherige Dauer des Geburtsverlaufs, Zustand der Fruchtblase, bisherige Medikation (Opioide?).

i *Besonders wichtig ist die Frage nach geplanten geburtshilflichen Maßnahmen (z. B. wehenfördernde oder -hemmende Medikation).*

Frage 436

? Nach Angaben des Geburtshelfers hat die Patientin seit 14 h Wehen, der Muttermund ist noch geschlossen. Wie gehen Sie vor?

! Nach Anlage des Epiduralkatheters (bevorzugt in Seitenlage) bei L 3/4 oder L 4/5 wäre in der Eröffnungsphase eine Blockadehöhe bis etwa Th 12 erforderlich. Die Kombination von 1 – 1,2 ml/Segment 0,2 % Ropivacain (oder 0,125 % Bupivacain) – d. h. mit 12 – 15 ml – unter Zusatz von 10 µg Sufentanil ist meist ausreichend; ggf. kann zur besseren Entspannung und Schmerzstillung initial auch einmalig eine höhere Konzentration (0,375 % Ropivacain oder 0,25 % Bupivacain) eingesetzt werden.

i *Im weiteren Verlauf ist für die Austreibungsphase ein höheres Blockadeniveau (Th 8 – 10) nötig.*

Frage 437

? Eine Patientin muss postpartal wegen starker Blutung bei einer Placenta accreta notfallmäßig zur manuellen Plazentalösung anästhesiert werden. Der Blutdruck ist 75/35 mmHg, die Herzfrequenz 135/min, die Patientin ist somnolent. Es läuft eine Infusion mit 500 ml Ringerlaktatlösung über eine G18-Venenkanüle am Unterarm. Welches Anästhesieverfahren wählen Sie, welche Maßnahmen ergreifen Sie?

! Die Patientin ist im hämorrhagischen Schock. Parallel zur Schocktherapie muss unverzüglich anästhesiert werden, um die Ursache des Schocks beheben zu können.
Initial Schocklagerung, nach Abnahme von einigen ml Blut zur Kreuzprobe Beginn einer raschen Infusion von 500 – 1000 ml eines kolloidalen Volumenersatzmittels (bevorzugt HAES), Schaffung eines zusätzlichen venösen Zugangs (falls ohne Verzögerung möglich). Zur Einleitung der Anästhesie als „Rapid-Sequence Induction" (Nüchternheit des Notfallpatienten ungewiss) ist Ketamin (1 mg/kg KG) wegen seiner geringen Kreislaufdepression durch sympathikomimetische Wirkung geeignet. Bei stärkster Blutung und persistierendem Schockzustand Transfusion kompatibler Erythrozytenkonzentrate (Blutgruppe meist auch über Mutterpass bekannt).

Frage 438

? Nach Ausräumung der Plazenta blutet die Patientin trotz Gabe von Oxytocin bei atonem Uterus stark weiter. Wie behandeln Sie weiter?

! Therapie mit Prostaglandinen (PGE2 oder Minprostin $F_{2\alpha}$).

i *Typische Nebenwirkungen sind Bronchokonstriktion, pulmonale Hypertonie, abdominelle Spasmen, Abfall der Koronardurchblutung. Im Extremfall notfallmäßige Hysterektomie, bei nicht chirurgisch beherrschbarer Blutung kann der Einsatz von aktiviertem Faktor VII (NovoSeven®) sinnvoll sein.*

Frage 439

? Beschreiben Sie die hämodynamischen und respiratorischen Veränderungen bei Patienten mit Kapnoperitoneum in Kopftieflage, z. B. bei operativer Pelviskopie!

! Bei Kapnoperitoneum (Verringerung der Füllung in den Kapazitätsgefäßen im Splanchnikusgebiet) und Kopftieflage (Leeren venöser Kapazitätsgefäße) steigen Vorlast, zentraler Venendruck und rechtsventrikulärer enddiastolischer Druck. Die Zwerchfellexkursion ist eingeschränkt, die Beatmungsdrücke steigen und die FRC sinkt.

Frage 440

? Welches Anästhesieverfahren wählen Sie für eine Patientin in der 22. Schwangerschaftswoche (SSW) zur Cerclage? Begründen Sie Ihre Entscheidung!

! Regionalanästhesie und Allgemeinanästhesie sind gleichwertig. Eine tiefe Spinalanästhesie (bis L 1) gewährleistet eine stressfreie Anästhesie für die Cerclage. Eine Allgemeinanästhesie ist bezüglich der verwendeten Medikamente jenseits der 12. SSW unproblematisch. Wegen möglicher gastrointestinaler Motilitätsstörungen sollte eine Intubationsvollnarkose bevorzugt werden.

i *Wichtig ist eine ausreichende Narkosetiefe zur Stressabschirmung. Die begleitende Medikation (Tokolyse mit β_2-Mimetika und Magnesium) ist zu berücksichtigen.*

Frage 441

? Eine Patientin wird wegen Verdachts auf Salpingitis bzw. Tuboovarialabszess pelviskopiert und laparotomiert. Welche Erreger erwarten Sie bei dieser „Pelvic Inflammatory Disease", welche Antibiotika wählen Sie?

! Häufigste Erreger sind Gonokokken, gramnegative Keime, Streptokokken, Mykoplasmen, Chlamydien und Bacteroides. Wirksam sind Tetrazykline, Penicilline, Cephalosporine (III. Generation), Erythromycin (Alternative in der Schwangerschaft).

i *Im vorliegenden Fall wäre eine Kombination von Ceftriaxon mit Doxyzyklin (unter Berücksichtigung der hausinternen Resistenzlage) sinnvoll.*

Frage 442

? Nennen Sie die klinischen Zeichen der Präeklampsie und beschreiben Sie die pathophysiologischen Veränderungen!

! Blutdruck > 160 mmHg systolisch und/oder > 110 mmHg diastolisch, Proteinurie > 5 g/24 h, Oligurie < 400 ml/24 h, zerebrale Symptome (Unruhe, Sehstörungen), Lungenödem, Zyanose und epigastrische Schmerzen.
Pathophysiologisch liegt eine plazentare Perfusionsstörung (unklarer Ursache) mit Aktivierung des uterinen Renin-Angiotensin- und Aldosteronmechanismus zugrunde. Die Folge ist eine generalisierte Vasokonstriktion mit Hypertonie und Perfusionsstörungen lebenswichtiger Organe (z. B. Niere, Zerebrum). Das Absinken der Plasmaosmolarität führt zu interstitiellen Ödemen (cave: Ödeme im Glottisbereich mit Intubationsschwierigkeiten).

Frage 443

? Wann spricht man von einer Eklampsie? Wie behandeln Sie perioperativ?

! Bei zusätzlich zu den Symptomen der Präeklampsie auftretenden zerebralen Krampfanfällen spricht man von einer Eklampsie. Die Therapie der Präeklampsie/Eklampsie besteht im Ausgleich der Hypovolämie, der Gabe von Vasodilatatoren (z. B. $MgSO_4$ i. v., Dihydralazin, Prazosin, Urapidil und ggf. Betablocker) zur Therapie der Hypertonie und antikonvulsiver Therapie (z. B. Diazepam).

Frage 444

? Definieren Sie das HELLP-Syndrom und beschreiben Sie die anästhesiologischen Implikationen!

! „Hypertension, elevated Liver Enzymes, low Platelet Syndrome" (HELLP). Es handelt sich um eine Sonderform der Präeklampsie. Die Therapie besteht in der schnellstmöglichen Beendigung der Schwangerschaft. Die thrombozytäre Gerinnungsstörung kann deletäre Blutungskomplikationen (Leberhämatome mit Ruptur) verursachen. Eine Regionalanästhesie ist kontraindiziert, die Sectio caesarea wird in Allgemeinanästhesie durchgeführt.

i *Der Hochdruck kann durch $MgSO_4$ und Dihydralazin beherrscht werden. Eine längere postoperative intensivmedizinische Überwachung und Therapie ist erforderlich, die maternale Gesamtmortalität liegt bei ca. 3,5 %!*

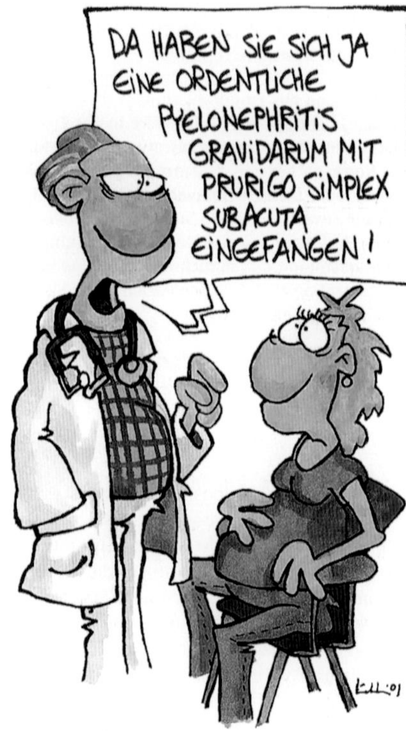
DA HABEN SIE SICH JA EINE ORDENTLICHE PYELONEPHRITIS GRAVIDARUM MIT PRURIGO SIMPLEX SUBACUTA EINGEFANGEN!

Frage 445

? Beschreiben Sie das Cava-Kompressionssyndrom und seine Therapie!

! Der reduzierte venöse Rückstrom zum Herzen infolge der Kompression der V. cava durch den graviden Uterus führt zu Schocksymptomen (Hypotonie, Tachykardie, Blässe, Schwitzen, Übelkeit und Erbrechen) mit kompromittierter Plazentaperfusion und fetalem Stress; dies wird bei zusätzlicher Kompression der Aorta verstärkt.
Die Therapie besteht in der Lateralpositionierung des Uterus, Infusionstherapie, Gabe von Vasopressoren (Cafedrin/Theodrenalin oder Ephedrin) und O_2 zur Verbesserung der fetalen Oxygenierung.

Frage 446

? Beschreiben Sie die uterine Perfusion!

! UBF = (MMAP – UVP)/UVR
- **UBF: uteriner Blutfluss**
- **MMAP: maternaler mittlerer arterieller Druck**
- **UVP: uteriner venöser Druck**
- **UVR: uteriner Gefäßwiderstand**

i *Das Gefäßbett des Uterus ist maximal dilatiert und nicht autoreguliert, der UBF ist somit direkt vom MMAP (durchschnittlich 80 mmHg) abhängig. Der UVP des nicht kontrahierten Uterus liegt bei 10 mmHg. Der UVR wird durch die Muskelspannung des Myometriums (Wehen) und den Tonus der versorgenden Arterien beeinflusst. Katecholamingabe steigert den UVR und senkt den UBF; dies kann den Feten beeinträchtigen.*

Frage 447

? Was versteht man unter dem Apgar-Index?

! Der Apgarindex erlaubt die klinische Beurteilung von Neugeborenen nach Herzfrequenz, Atmung, Muskeltonus, Reflexaktivität und Hautfarbe. Die Werte werden nach 1, 5 und 10 min erhoben.

i *Ein Index von 5 – 7 entspricht einer leichten, 3 – 4 einer mäßigen und 0 – 2 einer schweren Depression. Bei schwerer Asphyxie wird ohne Erhebung der Apgar-Indizes sofort mit der Reanimation begonnen. Die Einschätzung der Apgar-Indizes ist subjektiv. Pädiater schätzen sie am niedrigsten, Geburtshelfer am höchsten ein; Anästhesisten liegen dazwischen.*

Frage 448

? Nennen Sie die anästhesiologischen Implikationen einer Magnesiumtherapie bei der Schwangeren!

! Die therapeutischen Blutspiegel liegen bei 4 – 8 mval/l. Die Empfindlichkeit gegenüber Muskelrelaxanzien ist gesteigert.

i *Magnesium passiert die Plazenta rasch und erhöht die Serumkonzentration beim Feten; dies kann zu Muskelhypotonie und Atemdepression führen.*

Frage 449

? Welchen Einfluss haben Inhalationsanästhetika und i. v.-Anästhetika auf den Uterotonus?

! Alle Inhalationsanästhetika außer N_2O dämpfen ab 0,5 MAK die Uterusaktivität.

i *Barbiturate, Benzodiazepine und Neuroleptika haben keinen Einfluss; Opioide haben in üblichen Dosen keinen Einfluss, in hohen Dosen dämpfen sie die Aktivität. Ketamin steigert dosisabhängig den Uterotonus.*

Frage 450

? Welches Narkoseverfahren empfehlen Sie einer Schwangeren mit schwerer Präeklampsie zur Sectio caesarea?

! Das Verfahren der Wahl ist – eine normale Thrombozytenfunktion und Thrombozytenzahl > 100 000/mm^3 vorausgesetzt – die Katheterepiduralanästhesie.

i *Wegen häufig bestehender Hypovolämie ist die Spinalanästhesie weniger günstig; die Epiduralanästhesie muss unter laufender Infusionstherapie vorsichtig titriert werden.*

Tabelle zu Frage 447.

Merkmal	0 Punkte	1 Punkt	2 Punkte
Herzfrequenz	keine	< 100/min	> 100/min
Atmung	keine	Schnappatmung, unregelmäßig	regelmäßig, schreit kräftig
Muskeltonus	schlaff	mittel, geringe Beugung	gut, aktive Bewegung
Reflexaktivität	keine	grimassiert	niest, hustet, schreit
Hautfarbe	blau oder weiß	Stamm rosig, Extremitäten blau	rosig

Frage 451

? Bei einer 36-jährigen Patientin wurde vor 3 Jahren auf der rechten Seite eine Quadrantenresektion der Mamma mit Axilladissektion durchgeführt. Der gleiche Eingriff soll nun auf der linken Seite durchgeführt werden. Wie gehen Sie vor?

! **Bei der Lymphknotendissektion in der Axilla kann es zu Blutungen aus venösen Gefäßen kommen, die eine gesicherte Medikamenten- und Volumenzufuhr über periphervenöse Zugänge am selben Arm gefährden. Weiterhin kann es durch Störung des Lymphabflusses zu Lymphödemen kommen, dies gilt auch für bereits erfolgte Operationen. Die Anlage eines venösen Zugangs ist über eine Fußrückenvene oder die V. jugularis externa möglich.**

i *Der Zugang am Fuß sollte nur kurzfristig belassen werden. Die Blutdruckmessung sollte oszillometrisch am Bein stattfinden; ist ein arterieller Zugang indiziert, kann die A. dorsalis pedis kanüliert werden.*

Frage 452

? Nennen Sie Komplikationsmöglichkeiten bei operativen Hysteroskopien!

! **Bei der Verwendung der Gasinsufflation in das Cavum uteri wurden massive Gasembolien beschrieben, sodass meist mit der Irrigation von ionenfreien Spülflüssigkeiten (analog der Spülung bei TUR) gearbeitet wird. Damit ist das Auftreten einer hypotonen Hyperhydratation durch Einschwemmung von Spülflüssigkeit möglich (analog zum TUR-Syndrom). Bewusstseinsstörung und kardiovaskuläre Störungen durch die Einschwemmung sind typisch. Therapie durch Diuretika und vorsichtigen Ausgleich der Hyponatriämie, schnellstmögliche Beendigung der Operation. Eine weitere Komplikation ist die Perforation des Uterus mit Einschwemmung von Spülflüssigkeit in die Bauchhöhle.**

Frage 453

? Welche anästhesiologischen Besonderheiten müssen Sie bei beidseitigen Mammareduktionsplastiken beachten?

! **Es handelt sich um lang dauernde Eingriffe mit evtl. erheblichem Blutverlust und häufigen Lagewechseln zwischen Rückenlage und sitzender Position. Die Anlage des venösen Zugangs ist an der V. jugularis externa oder am Fuß zu empfehlen, da beide Arme intraoperativ schlecht erreichbar sind. Auf eine gute Fixation des – wegen der Gefahr der Abknickung empfehlenswerten – Spiraltubus ist zu achten.**

i *Sorgfältige Abpolsterung (bzw. Verwendung von Gelkissen und -matten) an Rücken und Extremitäten zur Vermeidung von Lagerungsschäden und Thermokonditionierung (untere Extremität und Becken) sind wichtig. Eine Luftembolie in sitzender Position muss verhindert bzw. erkannt werden.*

Neurochirurgische Eingriffe

Frage 454

? Nennen Sie allgemeine Probleme bei Anästhesien für neurochirurgische Eingriffe!

! **Lange Operationszeiten (evtl. große Blutverluste), spezielle Lagerungen (z. B. Eingriffe in der hinteren Schädelgrube), Luftemboliegefahr (Lagerung) und bei neurotraumatologischen Eingriffen Begleitverletzungen (Polytrauma; das isolierte Schädel-Hirn-Trauma ist mit ca. 5 % selten).**

Frage 455

? Welches volatile Anästhetikum ist bei Kraniotomien geeignet?

! **Desflurane hat den geringsten Einfluss auf den zerebralen Blutfluss (CBF) und damit den Hirndruck.**

Frage 456

? Welches Anästhesieverfahren bevorzugen Sie bei Kraniotomien?

! **Wichtigste Ziele sind das Verhindern zerebraler Ischämien und die Schaffung bestmöglicher Arbeitsbedingungen für den Neurochirurgen.**

i *Durch eine Neuroleptanästhesie ohne volatile Anästhetika oder die TIVA mit Propofol und Opioiden wird der Hirndruck nicht gesteigert; diese Methoden sind bei Patienten mit klinisch manifestem Hirndruck zu bevorzugen.*

Frage 457

? Durch welche Maßnahmen kann das intrakranielle Volumen während der Kraniotomie reduziert werden?

! **Kurzfristige Hyperventilation, Gabe von Osmodiuretika (Mannitol 20 % 1 ml/kg KG), Schleifendiuretika (Furosemid) oder Liquordrainage.**

Frage 458

? Nennen Sie typische postoperative Komplikationen nach Kraniotomien und ihre Behandlung!

! **Postoperative Nachblutung (Hämatomausräumung), therapieresistentes Hirnödem (Barbiturattherapie, Kraniektomie) und Hydrocephalus occlusus (externe Liquordrainage).**

Frage 459

? Welche Maßnahmen sind zur Prävention und Therapie von Luftembolien während Eingriffen in (halb)sitzender Position geeignet?

! **Einlage eines 2-lumigen ZVK mit dem distalen Lumen in den rechten Vorhof (unter Kontrolle mittels EKG-Ableitung über den Katheter); damit ist eine Luftabsaugung aus dem Vorhof möglich. Einlegen eines großlumigen periphervenösen Zugangs an der unteren Extremität (Möglichkeit der Druckinfusion über die V. cava inferior bei Luftembolie über die V. cava superior). Anhebung des ZVD durch Infusion mit kristalloiden und kolloidalen Lösungen. Anästhesie als TIVA (Propofol/Opioid) ohne N_2O. Detektion einer Luftembolie mittels präkordialer Dopplersonde und endexspiratorischem CO_2.**

i *Die Anwendung eines PEEP zum Erreichen positiver Drücke in den Hirnvenen ist nicht praktikabel, da exzessive PEEP-Niveaus erforderlich wären (> 20 mbar).*

Frage 460

? Beschreiben Sie die Symptomatik einer Luftembolie!

! **Tachykardie, Arrhythmie, Hypotonie, ZVD ↑, plötzlicher Abfall des endexspiratorischen CO_2 und der SaO_2.**

Frage 461

? Wie therapieren Sie eine Luftembolie?

! **Zuerst Unterbrechung weiterer Lufteintritte durch den Operateur. Dann Beatmung mit FiO_2 von 1,0, Absenken des Operationsgebiets, Luftabsaugung über Vorhofkatheter, Druckinfusion über Venenkanüle in der unteren Extremität.**

Frage 462

? Welche anästhesiologischen Überlegungen stellen Sie in der Vorbereitung für Eingriffe an Hirngefäßaneurysmen an?

! **Eine Frühoperation (innerhalb von 72 h) ist in den Stadien I–III (nach Hunt und Hees) einer Subarachnoidalblutung (SAB) indiziert. Die Patienten erhalten ab dem 2. Tag nach der Blutung Nimodipin zur Prophylaxe von Vasospasmen und eine antihypertensive Medikation (z. B. Urapidil). Richtblutdruck ist der erste Wert nach Aufnahme; im weiteren Verlauf sollte der Druck nicht unter diesen Wert gesenkt werden.**

i *50 % der Patienten haben schwere EKG-Veränderungen (ST-Senkung, T-Negativierung, Arrythmien), bei ca. ⅓ der Patienten liegen Hypovolämie, Hyponatriämie und Hypokaliämie vor; Leberfunktionsstörungen (24 %) und respiratorische Störungen wie neurogene Lungenödeme (23 %) sind ebenfalls häufig. Zerebrale Veränderungen sind Störungen der Autoregulation, gestörte CO_2-Regulation der Hirndurchblutung und ICP-Erhöhung.*

Frage 463

? Welches Monitoring halten Sie für sinnvoll?

! **Erweitertes Monitoring mit EKG (ST-Segmentanalyse), arterieller Blutdruckmessung, Relaxometrie, ZVD, ggf. Pulmonaliskatheter, Temperaturmessung (Gehörgang), Kapnographie, Pulsoxymetrie, EEG, evozierte Potenziale (z. B. Medianus-SEP).**

i *Weitere Möglichkeiten sind die transkranielle Dopplersonographie und die Messung der O_2-Sättigung im Bulbus venae jugularis.*

Frage 464

? Beschreiben Sie eine geeignete Narkosetechnik zum operativen Aneurysma-Clipping!

! **Zur Einleitung tiefe Anästhesie mit Sufentanil 0,5 – 1 µg/kg KG oder Fentanyl 3 – 5 µg/kg KG, Thiopental 3 – 5 mg/kg KG oder Propofol 1 – 2 mg/kg KG, Vecuronium 0,1 mg/kg KG sowie niedrig dosiertem Isoflurane (0,5 Vol.-%). Normoventilation, vor Intubation Lidocain 1,5 mg/kg KG i. v. und Thiopental 2 mg/kg KG oder Propofol 0,5 – 1 mg/kg KG. Schnelle, atraumatische Intubation. Succinylcholin nur bei notfallmäßiger Einleitung, ggf. Esmolol (0,5 mg/kg KG) zur Abschirmung vor sympathoadrenergen Stimuli.**

i *Kein N_2O. Fortführung der Anästhesie mit Opioiden, Propofol und ggf. Isoflurane. Normoventilation mit $paCO_2$ 35 – 40 mmHg, bei ICP-Erhöhung 30 mmHg.*

Frage 465

? Welche Phasen einer Kraniotomie sind die schmerzhaftesten und erfordern eine tiefe Anästhesie?

! **Einspannen des Kopfes in die Halterung, Hautschnitt und Trepanation.**

Frage 466

? Wie erzielen Sie die, bei einigen neurochirurgischen Eingriffen erwünschte, moderate Hypothermie (ca. 34 °C)?

! **Außer dem Verzicht auf Wärmekonservierung sind unter üblichen Operationssaaltemperaturen keine weitere Maßnahmen nötig.**

Frage 467

? Nach Eröffnung der Dura ist wegen der fehlenden sensiblen Innervation des Gehirns im Allgemeinen eine flache Anästhesie bei guter Muskelrelaxation ausreichend. Gibt es Ausnahmen?

! **Ja! Manipulationen an Hirnnerven (z. B. N. trigeminus) können eine schmerzhafte Stimulation bewirken; hier muss die Anästhesie vertieft werden.**

Frage 468

? Beschreiben Sie Besonderheiten der Anästhesieführung bei Karotis-Thrombendarteriektomien (TEA)!

! **Die Operation in Regional-/Lokalanästhesie (Plexus-cervicalis-Block, Infiltration) ermöglicht eine intraoperative neurologische Beurteilung, weshalb diese Methode von einigen Chirurgen bevorzugt wird. Wichtige präoperative Gesichtspunkte sind Berücksichtigung der Begleiterkrankungen (KHK, COPD, Diabetes mellitus, Hypertonie, Herzinsuffizienz), Verzicht auf sedierende Prämedikation und genaue neurologische Befunderhebung. Erweitertes Monitoring: zentraler Venendruck, arterielle Blutdruckmessung, Neuromonitoring.**

i *Vorteilhaft ist ein Anästhesieverfahren mit größtmöglicher postoperativer Vigilanz (neurologische Untersuchung!) wie die TIVA mit Propofol/Remifentanil. Intraoperativ ist auf stabile Blutdruckverhältnisse zu achten (Normovolämie, ggf. Vasokonstriktoren). Bradykardien und Arrhythmien sind bei Manipulation am Karotissinus möglich. Goldstandard für das Neuromonitoring ist die Ableitung somatosensibel evozierter Potenziale (SEP) des N. medianus; alternativ kann ein 2-Kanal-EEG eingesetzt werden. Dokumentation der Abklemmzeiten, keine Punktionen (ZVK) im Halsbereich (auch kontralateral).*

Frage 469

? Wie therapieren Sie eine Bradykardie durch Stimulation des Karotissinus während einer Karotis-TEA?

! **I.v.-Gabe von Atropin, falls keine Kontraindikationen bestehen.**

i *Alternativ ist die Lokalanästhesie am Karotissinus durch den Operateur möglich.*

Kardioanästhesie

Frage 470

? Was sind ventrikuläre Unterstützungssysteme (VAD)? Wofür werden sie eingesetzt?

! **„Ventricular Assist Devices" (VAD) sind Systeme zur uni- oder bilateralen ventrikulären Kreislaufunterstützung, die als Bridging zur Herztransplantation oder zur Erholung des Herzens (z. B. Myokarditis) eingesetzt werden.**

i *Hierfür kommen schwerstkranke Patienten in Betracht, bei denen aufgrund ihres Myokardversagens ein hohes Risiko besteht, irreversible Organschäden zu erleiden oder zu versterben, bevor ein geeignetes Spenderorgan für sie gefunden wurde oder sie sich erholt haben.*

Frage 471

? Nach welchem Funktionsprinzip arbeiten ventrikuläre Unterstützungssysteme?

! **Ventrikuläre Unterstützungssysteme bestehen aus Pumpkammern, Einflussconduits für Vorhöfe oder Ventrikel, arteriellen Ausflussconduits und Antriebseinheiten (pneumatisch oder elektromechanisch). Die gängigsten Systeme (Novacor®, TCI HeartMate®, Thoratec®) füllen sich passiv und triggern den Auswurf über das arterielle Conduit bei Erreichen der eingestellten Füllmenge. Auf diese Weise wird die Schlagfrequenz und somit das Minutenvolumen der Vorlast und dem Bedarf angepasst.**

Frage 472

? Sie betreuen einen Patienten, bei dem aufgrund eines Myokardversagens bei dilatativer Kardiomyopathie ein linksventrikuläres Unterstützungssystem vom Typ Novacor implantiert wurde. Was ist bei der intensivmedizinischen Betreuung solcher Patienten hinsichtlich der kardiopulmonalen Funktion zu beachten?

! **Patienten mit implantiertem linksventrikulären Unterstützungssystem sind essenziell von ihrer rechtsventrikulären Funktion abhängig.**

i *Intensivmedizinische Maßnahmen zielen daher in erster Linie auf eine Optimierung des rechten Ventrikels ab: ausreichende Vorlast, jedoch keine Volumenbelastung des rechten Ventrikels, Beeinflussung der pulmonalen Strombahn, Vermeidung einer hypoxisch-pulmonalen Vasokonstriktion, Rhythmisierung, ausreichende Inotropie und Nachlast zur Sicherung der rechtsventrikulären Perfusion.*

Frage 473

? Was ist der Sinn des Abklemmens der Aorta bei Eingriffen mit Herz-Lungen-Maschine?

! **Das Abklemmen der proximalen Aorta isoliert das Herz und die koronare Zirkulation. Die arterielle Kanüle der Herz-Lungen-Maschine befindet sich distal der Klemme, die Infusionskanüle für die Kardioplegielösung proximal, zwischen Aortenklappe und Klemme.**

i *Das Ausschalten des Herzens aus der systemischen Zirkulation erlaubt ein längeres Einwirken der kalten Kardioplegielösung und eine effektivere Kühlung des Herzens während der extrakorporalen Zirkulation.*

Frage 474

? Nennen Sie Elemente der Myokardprotektion während der extrakorporalen Zirkulation.

! **Kardioplegie, Hypothermie, lokales Kühlen des Herzens, Entlastung des linken Ventrikels durch den Vent, thermische Isolation der posterioren Wand vom Mediastinum.**

i *Weitere myokardprotektive Effekte können durch die Verwendung volatiler Anästhetika erzielt werden.*

Frage 475

? Warum ist der Einsatz eines Schrittmachers in der Post-Bypass-Phase oft sinnvoll?

! **Durch die extrakorporale Zirkulation und die Kardioplegielösung sind Erregungsleitung und Kontraktilität oft kompromittiert.**

i *Kardiales Pacing, am besten über Vorhofstimulation mit einer Frequenz von 80 – 100/min, kann dann zu einer erheblichen Verbesserung der kardialen Leistung führen.*

Frage 476

? Wozu braucht man den linksventrikulären Vent?

! **Durch Lecks in der Aortenklappe und Blutfluss durch die Vv. bronchiales und Vv. thebesii kann es zur linksventrikulären Überdehnung kommen. Die daraus resultierende erhöhte myokardiale Wandspannung kann zu schwerwiegenden Ischämien durch verringerte Verteilung der Kardioplegielösung in den subendokardialen Abschnitten führen. Der Vent (Ventrikelsauger), der über die Herzspitze oder die rechte V. pulmonalis superior durch die Mitralklappe in den linken Ventrikel eingeführt wird, sorgt durch Absaugen des einströmenden Blutes für eine Entlastung des linken Ventrikels.**

Frage 477

? Welche Oxygenatorsysteme des kardiopulmonalen Bypass kennen Sie?

! **Der „Bubble-Oxygenator" bläst kleine Sauerstoffbläschen durch das Patientenblut, um es zu oxygenieren. Anschließend durchläuft es einen Entschäumer um Luftembolien zu verhindern. Beim Membranoxygenator diffundieren Sauerstoff und Kohlendioxid durch semipermeable Membranen.**

i *Das Risiko von Luftembolien und der schädliche Einfluss des Oxygenators auf Blutbestandteile sind beim Membranoxygenator geringer.*

Frage 478

? In welcher Dosierung wird Heparin für die extrakorporale Zirkulation bei kardiochirurgischen Eingriffen appliziert und wie wird die Effektivität der Antikoagulation überprüft?

! **Heparin wird in Dosen von 200 – 400 IE/kg KG intravenös appliziert. Die Überprüfung der adäquaten Antikoagulation muss vor Anlaufen der Herz-Lungen-Maschine erfolgen.**

i *Als Test dient die schnell zu erhaltende „Activated Coagulation Time" (ACT-Test). Die ACT (Normalwert 80 – 100 s) sollte für den Bypass bei 400 – 600 s liegen.*

Frage 479

? Mit welchen Medikamenten bei Standardkoronarpatienten sind Sie in der Regel bei der Prämedikationsvisite konfrontiert? Wie verordnen Sie diese für die Prämedikation?

! **Das Ziel der medikamentösen Behandlung von Koronarpatienten ist die Reduktion des Sauerstoffverbrauchs des Herzens. Deshalb werden Nitrate, Betablocker, Diuretika und Kalziumantagonisten häufig von diesen Patienten eingenommen. Alle diese Medikamente sollten bis zum OP-Tag eingenommen und nicht abgesetzt werden.**

Eine intraoperativ erhöhte Hypotonie- oder Bradykardieneigung ist in der Regel nicht zu befürchten. Zudem kann leicht mit Sympathomimetika gegenreguliert werden.

Frage 480

? Erklären Sie die Begriffe Links- und Rechtsherzbypass.

! ***Linksherzbypass:*** **Die Pumpfunktion des rechten Herzens bleibt erhalten, das arterialisierte Blut wird am Einstrom in das linke Herz gehindert und über Reservoir und Pumpe in das arterielle System geleitet.**
Rechtsherzbypass: **Der rechte Ventrikel wird umgangen, indem das Blut am Einstrom in das rechte Herz gehindert und über eine Pumpe in die Pulmonalarterie fortgeleitet wird. Die Pumpfunktion des linken Herzens bleibt erhalten.**

Frage 481

? Erklären Sie die Begriffe totaler und partieller kardiopulmonaler Bypass.

! **Beim totalen kardiopulmonalen Bypass fließt das gesamte venöse Blut über die Vorhofkanüle in die Herz-Lungen-Maschine und wird dort nach Durchfluss durch den (Membran-)Oxygenator in den arteriellen Kreislauf zurückgepumpt. Herz und Lunge sind aus der Zirkulation ausgeschaltet. Beim partiellen Bypass (Übergangsphase vor und nach totalem Bypass) fließt ein Teil des Blutes über das rechte Herz und die Lunge in die systemische Zirkulation.**

Genau genommen liegt ein totaler kardiopulmonaler Bypass nur bei bikavaler Kanülierung und Bandumschlingung der beiden Hohlvenen vor, sodass auch kein Blut mehr in den rechten Vorhof fließen kann.

Frage 482

? Welche physiologischen Veränderungen sind mit der Hypothermie bei herzchirurgischen Eingriffen verbunden?

! **Abnahme des Sauerstoffverbrauchs, Verschiebung der Sauerstoffbindungskurve nach links, Erhöhung der Blutviskosität mit Gefahr der kapillären Stase (durch Hämodilutionsperfusion unter extrakorporaler Zirkulation ausgeglichen), pCO_2- und pO_2-Abfall durch bessere Löslichkeit der Blutgase, Anstieg des pH-Werts sowie Gerinnungsstörungen.**

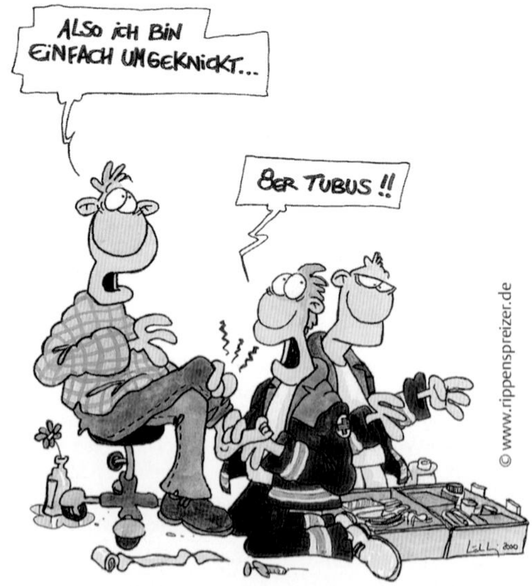
ALSO ICH BIN EINFACH UMGEKNICKT...
DER TUBUS !!
© www.rippenspreizer.de

Frage 483

? Welche Hypothermiegrade kennen Sie und welche Toleranz eines totalen Kreislaufstillstandes (TKS) ist damit verbunden?

!
- **Leichte Hypothermie: 37 – 32 °C (4 – 10 min TKS)**
- **Mäßige Hypothermie: 32 – 28 °C (10 – 16 min TKS)**
- **Tiefe Hypothermie: 28 – 18 °C (16 – 60 min TKS)**
- **Ausgeprägte Hypothermie: 18 – 4 °C (60 – 90 min TKS)**

Eine Abkühlung auf 30 °C bewirkt eine Abnahme des Sauerstoffverbrauchs auf 50 % des Ausgangswerts (25 °C auf 25 %, 15 °C auf 10 %). Die meisten kardiochirurgischen Eingriffe mit Herz-Lungen-Maschine werden in mäßiger Hypothermie durchgeführt.

Frage 484

? Warum und in welcher Dosierung wird Protamin bei kardiochirurgischen Eingriffen mit Herz-Lungen-Maschine verwendet und welche Nebenwirkungen sind dabei zu erwarten?

! **Protamin wird zur Wiederherstellung der Blutgerinnung nach Vollheparinisierung während des kardiopulmonalen Bypass verwendet. Als Antagonist von Heparin inaktiviert 1 ml Protamin 1000 IE oder 5000 IE Heparin.**
Besonders bei zu rascher Zufuhr kann es (vermutlich durch negativ-inotrope Wirkung) zur Herz-Kreislauf-Depression mit Blutdruckabfällen und Tachykardie kommen. Ein durch Vasokonstriktion bedingter pulmonaler Hypertonus, der in eine Rechtsherzinsuffizienz münden kann, ist ebenfalls möglich.

Frage 485

? Was ist bei der Prämedikation koronarchirurgischer Patienten zu beachten?

! **Eine starke Sedierung bei diesen Patienten ist erwünscht, um eine stressinduzierte Stimulation des Herz-Kreislauf-Systems zu vermeiden. Jedoch dürfen Atem- und Kreislauffunktion nicht beeinträchtigt sein. Eine ideale Prämedikation gibt es hierbei nicht. Vielmehr sollte der Anästhesist sich auf wenige Substanzen, mit denen er Erfahrung bei diesem Patientengut hat, beschränken.**

i *Bewährt ist die Gabe von 2 mg Flunitrazepam p. o. am frühen Morgen. Die Dosis muss jedoch immer individuell angepasst werden. Sie ist bei sehr schlechter Ventrikelfunktion zu reduzieren.*

Frage 486

? Sie sollen einen 60-jährigen Patienten (keine Vorerkrankungen außer einer KHK, NYHA III–IV) mit hochgradiger Hauptstammstenose (90 %) und hochgradig eingeschränkter linksventrikulärer Funktion (EF ca. 20 %) zur koronaren Revaskularisation anästhesieren. Was müssen Sie beachten?

! **Bei Hauptstammstenosen ist der gesamte linke Ventrikel betroffen. Besonders gefährlich sind hypotensive Phasen während der Einleitung. Aber auch starke Blutdruckanstiege und Tachykardien sind problematisch. Tiefe Prämedikation, ausreichende, vorsichtige Volumengabe und invasive Blutdruckmessung vor Einleitung, suffiziente Präoxygenierung, vorsichtige Induktion (z. B. Sufentanil, Propofol über Perfusor), tiefe Analgesie bei Intubation (Stressabschirmung).**

i *Genaue Beobachtung der Monitoring-Parameter und Berücksichtigung des reduzierten Narkosemittelverbrauchs nach Beendigung aller Manipulationen bis zum Beginn des Eingriffs. Zudem ist die präoperative Anlage einer intraaortalen Ballongegenpulsation zu empfehlen.*

Frage 487

? Was ist bei der Transfusion von Blut und Blutprodukten bei Patienten auf der Warteliste zur Herztransplantation zu beachten?

! **Die Präparate sollten CMV-negativ sein.**

i *Für eine prophylaktische Bestrahlung dieser Produkte gibt es keine allgemein gültige Empfehlung.*

Frage 488

? Mit welchen häufigen Komplikationen haben Sie bei Patienten mit ventrikulären Unterstützungssystemen zu rechnen?

! **Massive Blutverluste in der perioperativen Phase, Device-Infektionen, thromboembolische Komplikationen und Blutungen durch erforderliche effektive Antikoagulation in der postoperativen Phase.**

Frage 489

? Dürfen niedermolekulare Heparine bei Patienten mit anamnestisch bekannter heparininduzierter Thrombozytopenie Typ II appliziert werden?

! **Nein! Die Applikation aller Heparine (auch von niedermolekularen Heparinen, Kreuzreaktivität 20 – 40 %) gilt bei HIT II als absolut kontraindiziert, auch wenn in der Literatur Fälle beschrieben sind, bei denen fraktionierte Heparine zur Behandlung bei HIT II eingesetzt wurden oder unfraktioniertes Heparin bei negativem ELISA intraoperativ bei Eingriffen mit besonders hohem Blutungsrisiko (Implantation eines linksventrikulären Unterstützungssystems, LVAD und Herztransplantation nach LVAD-Implantation) appliziert wurde.**

i *Es besteht eine Indikation für Heparinoide (Danaparoid), die noch eine Kreuzreaktivität von 5 – 10 % haben oder für Argatroban. Die Aggregation wird mit den HIPA (heparininduzierter Plättchenaktivierungswert) im Serum oder durch Antikörpernachweis (ELISA, PIFT) nachgewiesen.*

Ambulante Anästhesie

Frage 490

? Warum haben ambulante Eingriffe eine zunehmende Bedeutung?

! **Hauptgrund ist die Kostenersparnis, da der Patient die Nacht vor und nach der Operation zuhause schläft.**

i *In den USA wird derzeit etwa die Hälfte der 22 Millionen Eingriffe ambulant durchgeführt (Tendenz steigend), in Deutschland sind es weniger. Die meisten Patienten schätzen die frühe Entlassung nach Hause und würden sich wieder ambulant operieren lassen (97 %). Krankenhausinfektionen (besonders bei immunsupprimierten Patienten und Kindern) sollen seltener sein; weniger emotionaler Stress durch Wegfall der Trennungssituation und weniger thromboembolische Komplikationen durch frühe Mobilisierung in häuslicher Umgebung werden als weitere Vorteile angesehen.*

Frage 491

? Welche allgemeinen Voraussetzungen und Grenzen gibt es?

! Ambulante Anästhesien erfordern eine große differenzierte Verantwortlichkeit für alle Beteiligten, das Risiko darf nicht höher sein als bei stationärer Behandlung. Das Risiko ist nur nach dem Einzelfall zu beurteilen und abhängig von der gesundheitlichen und sozialen Situation des Patienten, von der Qualifikation des Operateurs und des Anästhesisten und der Qualität des Krankenhauses oder der Praxis. Die Grenzen liegen also in der Sicherheit des Patienten und in einer Nutzen-Risiko-Abwägung.

i *Der Patient kann durch Auswirkung des Betäubungsverfahrens oder des Eingriffs auf die vitalen Funktionen noch für einige Zeit vital gefährdet sein. Untersuchungen haben ergeben, dass ein großer Teil der innerhalb der ersten 24 h nach einer Operation auftretenden Todesfälle auf einer unzulänglichen postoperativen Überwachung beruht und vermeidbar gewesen wäre.*

Frage 492

? Welche patientenbezogenen Voraussetzungen sind zu beachten?

! Die Mitverantwortlichkeit ist höher, die Sicherheit einer Krankenhausüberwachung entfällt sowohl prä- (Nahrungskarenz) als auch postoperativ (Nachblutung, Kreislaufdepression, Schmerz etc.). Die Patienten sollten bevorzugt den ASA-Risikogruppen I und II angehören und frei von akuten Erkrankungen sein; es werden aber zunehmend auch ASA-III-Patienten ambulant operiert. Sie sollten in der Nähe wohnen, eine Betreuungsperson haben und keiner extremen Altersgruppe angehören.

i *Insbesondere Kinder, die vor der 37. SSW geboren und jünger als 50 Wochen postkonzeptionell sind, sollten wegen der Apnoegefahr stationär überwacht werden. Außerdem müssen die Patienten den mit Non-Opioidanalgetika und schwachen Opioiden behandelten postoperativen Schmerz ertragen können und alle medizinischen Anweisungen befolgen.*

Frage 493

? Welche medizinisch-organisatorischen Voraussetzungen müssen erfüllt sein?

! Der anästhesiologische Arbeitsplatz darf sich nicht von dem in der Klinik unterscheiden, ein Anästhesiefacharzt muss immer präsent sein.

i *Der Eingriff sollte nicht zu groß sein und nicht mit zuviel Blutverlust einhergehen, da sonst die postoperative Erholungszeit nicht mehr reicht, um den Patienten nach Hause zu schicken. Die Möglichkeit zur (ungeplanten) stationären Aufnahme muss immer gegeben und eine Transportmöglichkeit gewährleistet sein. Die Begleitperson soll schriftliche Anweisungen erhalten, insbesondere die Telefonnummer des Anästhesisten. Eine Zwischenfallbehandlung muss immer möglich sein.*

Frage 494

? Welche Operationen können ambulant durchgeführt werden?

! Geeignet sind Operationen, bei denen die postoperative Pflege zuhause möglich ist und die mit wenig Komplikationen behaftet sind.

i *Die Liste wird immer länger und beinhaltet z. B. Cholezystektomien, Mammareduktionen, Prostataresektionen, Schilddrüsenoperationen, Herniotomien und Arthroskopien.*

Frage 495

? Welche präoperativen Befunde sollten erhoben werden?

! Die erforderlichen Befunde unterscheiden sich prinzipiell nicht von denen der stationären Behandlung. Es sollten aber vermehrt Befunde vom Hausarzt oder anderen behandelnden Ärzten einbezogen werden. Bei klinisch unauffälligen Patienten < 60 Jahre ohne Anamnese sind weder EKG noch Röntgenaufnahme des Thorax erforderlich. Bei Eingriffen mit geringem Blutungsrisiko ohne Hinweise auf eine angeborene oder erworbene Gerinnungsstörung kann auf die Gerinnungsdiagnostik verzichtet werden.

i *Bei organischen Erkrankungen wie Diabetes mellitus, Niereninsuffizienz, Leberzirrhose etc. sind selbstverständlich die spezifischen Parameter zu erheben. Bei einem Blutungsrisiko von > 1 : 1000 ist nach den Richtlinien der Bundesärztekammer präoperativ die Blutgruppe zu bestimmen und ein Antikörpersuchtest durchzuführen.*

Frage 496

? Warum ist das Prämedikationsgespräch so wichtig?

! Ein Prämedikationsgespräch kann die Angst stärker reduzieren als jedes Medikament. Außerdem ist zur Patientenselektion und -information sowie zur angemessenen Patientenaufklärung ein Gespräch mit einem Anästhesisten unabdingbar, damit eine rechtsgültige Einwilligung erteilt werden kann.

i *Die Medikamentenanamnese ergibt wichtige Hinweise auf chronische Erkrankungen, die körperliche Untersuchung soll Intubationshindernisse, Organschäden und sonstige komplikationsträchtige Besonderheiten erkennen. Allergien, genetische Erkrankungen und Zwischenfälle bei früheren Narkosen können nur so erkannt werden, um eine größtmögliche Sicherheit zu erzielen.*

Frage 497

? Welche Anästhesieverfahren sind für ambulante Eingriffe geeignet?

! **Prinzipiell ist jedes Verfahren geeignet, bevorzugt werden aber solche mit kurzer „Anschlagszeit" und zügiger Wiedererlangung der Vigilanz. Regionalanästhesien und rückenmarknahe Leitungsanästhesien sind zeitaufwendig, daher werden für kurze Eingriffe Allgemeinanästhesien bevorzugt.**

i *In den USA werden aber durchaus Peridural- und Spinalanästhesien ambulant durchgeführt; in Deutschland ist man wegen der forensischen Implikationen bezüglich des (sehr geringen) Risikos neurologischer Spätschäden zurückhaltend. Nahezu ideal für ambulante Eingriffe an der Hand und am Unterarm bis zum Ellenbogen die ist die axilläre Plexusanästhesie (kurze Anschlagzeit, gute postoperative Analgesie, kaum systemische Pharmaka). Cave: keine lang wirkenden Lokalanästhetika.*

Frage 498

? Würden Sie einem ambulanten Patienten eine medikamentöse Prämedikation verordnen und wenn ja, welche?

! **Ja! Es hat sich bewährt, ein kurz wirksames Benzodiazepin (z. B. Midazolam) p. o. zu verabreichen.**

i *Da das oberste Ziel der ambulanten Anästhesie die rasche Erholung ist, wird diese Frage aber kontrovers beurteilt. Bei den meisten prospektiven Studien konnte jedoch keine verzögerte Erholungszeit nach sedativ-anxiolytischen und analgetischen Medikamenten gezeigt werden, sodass der Zweck der Prämedikation, nämlich Angstreduktion, Prophylaxe der Aspiration, Amnesie und Analgesie, erfüllt werden sollte.*

Frage 499

? Warum bevorzugen Sie Propofol zur Narkoseeinleitung?

! **Das 2,6-Diisopropylphenol Propofol (1 – 2 mg/kg KG) bewirkt innerhalb von 20 – 50 s einen Bewusstseinsverlust. Aufgrund der hohen Lipophilie stellt sich das Blut-Hirn-Gleichgewicht in 3 min ein. Die Wirkungsdauer beträgt infolge rascher Metabolisierung und Umverteilung nur 4 min, die kontextsensitive HWZ beträgt 20 – 40 min, die terminale HWZ 2 h. Änderungen der Leber- und Nierenfunktion wirken sich nicht aus (extrahepatischer Stoffwechsel!).**

i *Die Reflexdämpfung im Pharynx ist deutlich stärker als bei Thiopental, was bei Anwendung der Larynxmaske entscheidend ist.*

Frage 500

? Warum ist Sufentanil ein günstiges Opioid?

! **Sufentanil wirkt 5- bis 10-mal stärker analgetisch als Fentanyl, zusätzlich ist es ausgeprägt hypnosedativ.**

i *Durch das geringere Verteilungsvolumen liegen mehr Anteile im zentralen Kompartiment, die sich der Biotransformation nicht entziehen können (β-HWZ: 164 min), eine überhängende Atemdepression ist stark vermindert. Aufgrund der Lipophilie ist die Anschlagzeit kurz (2 – 4 min).*

Frage 501

? Ist Remifentanil eine Alternative?

! **Unter Umständen! Remifentanil ist ein esterasemetabolisiertes Opioid, das nicht in der Leber, sondern durch Blut- und Gewebeesterasen in pharmakologisch unwirksame Metabolite zerlegt wird. Der Patient erholt sich innerhalb von 3 – 5 min, da am µ-Rezeptor keine ausreichende Konzentration mehr vorliegt. Die Applikation erfolgt über Perfusor: 0,5 µg/kg KG/min zur Einleitung, dann 0,25 µg/kg KG/min.**

i *Nachteilig ist: Der Patient hat sofort Schmerzen und braucht – am besten kurz vor der Ausleitung – eine wirksame Analgesie (Non-Opioid und/oder Opioid)! Die hypnotische Komponente der Anästhesie wird durch Propofol oder Sevoflurane erreicht.*

Frage 502

? Welche Muskelrelaxanzien (MR) empfehlen sich für die ambulante Anästhesie?

! **Mivacurium und Rocuronium.**

i *Mivacurium (0,15 mg/kg) wird im Plasma nahezu vollständig durch Plasmacholinesterase hydrolysiert. Die Anschlagzeit beträgt 1,5 – 2 min nach Priming, die Wirkdauer ist etwa 12 – 18 min und somit länger als die von Succinylcholin (6 – 10 min). Rocuronium (0,6 mg/kg KG) ist ein steroidales MR, es zeigt fast keine Vagolyse und wird unverändert biliär und renal ausgeschieden. Die Anschlagzeit liegt bei 90 s, die Wirkdauer bei 30 – 40 min.*

Frage 503

? Für die Aufrechterhaltung der Narkose können Inhalationsanästhetika verwendet werden. Welche?

! **Desflurane und Sevoflurane.**

i *Beide Inhalationsanästhetika haben einen Blut-Gas-Verteilungskoeffizient nahe dem von N_2O und fluten entsprechend schnell an und ab.*

Frage 504

? Ist eine Intubation, eine Larynxmaske oder eine konventionelle Beatmungsmaske bei Allgemeinanästhesien zu empfehlen?

! **Diese Frage ist nicht einfach zu beantworten! Primär sind die Erfahrung des Anästhesisten und die Länge des Eingriffs entscheidend, weiterhin sind eine eventuelle mangelnde Nüchternheit und natürlich auch der „Patientenkomfort" zu bedenken. Nach einer Intubation wird am häufigsten über Halsschmerzen und Heiserkeit geklagt, dafür ist aber der höchste Aspirationsschutz gegeben. Ein Vorteil der Larynxmaske ist das Einsparen von Muskelrelaxanzien. Die Beatmung mit einer konventionellen Beatmungsmaske ist am wenigsten invasiv, bindet aber den Anästhesisten und ist daher nur für Eingriffe von weniger als 20 min empfehlenswert.**

Frage 505

? Erläutern Sie das postoperative Management der ambulanten Operation.

! **Das Management der postoperativen Phase beginnt mit der Patientenselektion und der intraoperativen Narkoseführung. Hauptprobleme beziehen sich auf nachwirkende Medikamente, auf Schmerz, Übelkeit und Erbrechen. Oberstes Kriterium ist die Sicherheit des Patienten, eine mindestens 24-stündige Betreuung durch eine zuverlässige Person muss sichergestellt werden.**

i *Schriftliche Anweisungen für das Vorgehen bei besonderen Ereignissen sollten genauso mitgegeben werden wie eine Auflistung der wichtigsten harmlosen Beschwerden: Kopfschmerzen, Schwindel, Übelkeit, Muskelkater und Kreislauflabilität.*

Frage 506

? Würden Sie Medikamente antagonisieren, um Patienten schneller zu entlassen?

! **Nein! Der Benzodiazepin-Rezeptorantagonist Flumazenil beseitigt die psychomotorische Beeinträchtigung und den subjektiven Sedierungsgrad nur unvollständig, auch die Amnesie wird nicht aufgehoben. Das Medikament sollte nur Ausnahmefällen vorbehalten sein, zumal die Kinetik deutlich kürzer als die der gängigen Agonisten ist. Opioide und Relaxanzien müssen gelegentlich antagonisiert werden, was aber ebenfalls eine Entlassung nicht beschleunigt.**

Frage 507

? Welches sind die häufigsten Ursachen für eine verzögerte Entlassung oder unvorhergesehene stationäre Aufnahme?

! **Übelkeit, unstillbares Erbrechen und Schmerzen sind neben chirurgischen Komplikationen die Hauptursachen.**

Frage 508

? Wie gestalten Sie die postoperative Schmerztherapie nach ambulanten Eingriffen?

! **Die Schmerztherapie sollte bereits intraoperativ durch Non-Opioide/Opioide und regionale Blockaden begonnen werden (Peniswurzelblock, Kaudalanästhesie etc.). Postoperativ werden Opioide (z. B. Morphin, Piritramid) titriert und mit Non-Opioidanalgetika kombiniert (i. v.-Paracetamol, Metamizol, klassische NSAR).**

i *Wenn der Patient wieder trinken darf, können die Analgetika auch oral gegeben werden.*

Frage 509

? Welche Kriterien benutzen Sie, um eine gefahrlose Entlassung sicherzustellen?

! **Es existiert eine Vielzahl von wissenschaftlich nicht abgesicherten Kriterien, die von den jeweiligen Ambulatorien verwendet werden. Es wurden verschiedene Scores entwickelt, die aber keine höheren mentalen Leistungen erfassen, sie beschränken sich auf Vitalparameter (Atmung, Kreislauf, Schutzreflexe), Normothermie, Orientierung zu Person und Zeit, Fähigkeit zum Stehen und Laufen, Ausmaß von Übelkeit und Erbrechen, ausreichende Diurese und zufriedenstellende Schmerzfreiheit.**

i *Eine Begleitung für den Heimweg und die nächsten 24 h muss gewährleistet sein, schriftliche Anweisungen in der Muttersprache müssen mitgegeben werden.*

Frage 510

? Welche Zusatzkriterien für eine Entlassung gibt es?

! **Die Fähigkeit zur oralen Flüssigkeitsaufnahme und zum Wasserlassen. Insbesondere nach rückenmarknaher Anästhesie müssen Miktion, fehlende Hypotonie und Kollapsneigung, sowie eine rückläufige Blockade sichergestellt sein.**

i *Nach einer Spinalanästhesie lässt man den Patienten mit der Ferse des einen Fußes am anderen Bein von der Großzehe bis zum Knie auf und ab fahren; außerdem muss der Patient sicher stehen und laufen können: er soll er in Begleitung zur Toilette gehen und eine Miktion einwandfrei durchführen können.*

Frage 511

? Welche Verhaltensmaßregeln sollten ebenfalls mitgegeben werden?

! **24 h nicht Auto fahren, keine komplizierten Maschinen bedienen, keinen Alkohol trinken und keine Verträge unterschreiben.**

i *Bei unerwarteten Störungen des Wohlbefindens soll mit dem verantwortlichen Arzt Kontakt aufgenommen werden; ist dieser nicht erreichbar, muss ggf. der Notfalldienst hinzugezogen werden.*

Frage 512

? Wie ist die Zukunft der ambulanten Anästhesie einzuschätzen?

! **Die Anästhesie für ambulante Eingriffe unterliegt einer rasanten Entwicklung. Patienten (z. B. ASA III und ASA IV), die früher nur stationär behandelt worden wären, werden heute ambulant operiert. Auch werden größere Operationen, die früher nur stationär im Krankenhaus durchgeführt wurden, frühmorgens ambulant durchgeführt (Hemikolektomie, Cholezystektomie, vaginale Hysterektomie, Arthrotomie, Strumektomie, Tonsillektomie, Mastektomie etc.).**

i *Die Liste der ambulanten Operationen erweitert sich ständig und immer mehr Vorerkrankungen führen nicht zwangsläufig zur stationären Aufnahme.*

Anästhesie in der Urologie

Frage 513

? Bei einem 76-jährigen Patienten (anästhesierelevante Erkrankungen: stabile KHK, Myokardinfarkt vor 6 Jahren) ist die transurethrale Resektion eines an der Seitenwand gelegenen großen Blasentumors geplant. Welches Anästhesieverfahren wählen Sie?

! **Bezüglich der kardialen Vorerkrankungen sind Allgemeinanästhesie und rückenmarknahe Blockaden risikogleich. Die Durchführung unter Regionalanästhesie erlaubt eine gute Beurteilung kardialer Symptome und möglicher Perforationen durch Befragung des Patienten; Blutdruckabfälle sind zu vermeiden.**

i *Bei beiden Anästhesieverfahren sollte die Obturatoriusblockade auf der tumortragenden Seite eingesetzt werden, um Muskelzuckungen (Adduktoren) durch direkte elektrische Reizung des N. obturatorius zu verhindern. In der Allgemeinanästhesie sind diese nur durch inadäquat starke Muskelrelaxation zu verhindern. Der direkte periphere Obturatoriusblock hat eine deutlich höhere Erfolgsquote als die häufig praktizierte Technik des „3-in-1-Blocks" nach Winnie (inguinale Blockade des Plexus lumbalis).*

Frage 514

? Im Verlauf der Operation unter Spinalanästhesie kombiniert mit Obturatoriusblockade klagt der Patient plötzlich über allgemeines Unwohlsein sowie Schmerzen im linken Arm. Welche Differenzialdiagnose kommt in Betracht? Wie gehen Sie weiter vor?

! **Intraoperative Stenokardien oder Infarkte sind selten; die genannten Symptome sprechen eher für eine intraoperative Perforation mit Ausschwemmung von Spülflüssigkeit ins Abdomen. Die Armschmerzen können durch Reizung des subphrenischen Peritoneums (Innervation über den N. phrenicus, C 3 – 5) und Ausstrahlung in die Dermatome C 3 – 5 verursacht werden. Die transurethrale Operation sollte schnellstmöglich beendet werden.**

i *Bei massiven Beschwerden Einleitung einer Intubationsvollnarkose, Sonographie des Abdomens, EKG sowie Troponin-T- und CK-MB-Bestimmung; intensive postoperative Überwachung.*

Frage 515

? Was ist ein „TUR-Syndrom"?

! **Das „TUR-Syndrom" wird durch die intravasale Einschwemmung hypotoner (bezogen auf die Plasmaosmolarität) und natriumfreier Spüllösung (ca. 10 – 30 ml/min Resektionszeit) bei transurethralen Resektionen (TUR) der Prostata verursacht. Durch die Einführung bipolarer Resektionssysteme kann isotone NaCl-Lösung zur Spülung verwendet werden, damit ist kein „TUR-Syndrom" zu befürchten.**

i *Durch die Hyponatriämie (< 130 mmol/l) und Hypoosmolarität kommt es zerebralen und kardiovaskulären Störungen. Durch die Freisetzung von Gewebsthromboplastin kommt es zur Gerinnungsaktivierung, evtl. bis zur Verbrauchskoagulopathie; hyperfibrinolytische Blutungen sind ebenfalls möglich.*

Frage 516

? Welches Anästhesieverfahren bevorzugen Sie für eine TUR der Prostata?

! **Unter Regionalanästhesie (z. B. Spinalanästhesie) können die neurologischen Störungen im Gegensatz zur Allgemeinanästhesie frühzeitig erkannt werden.**

i *Zuverlässige Muskelentspannung und stressfreie postoperative Phase sind weitere Vorteile.*

Frage 517

? Beschreiben Sie die Therapie des TUR-Syndroms!

! **Schnellstmögliche Beendigung der Operation, Laboruntersuchung (Blutbild mit Thrombozyten, Gerinnung: Quick, PTT, Fibrinogen, Elektrolyte, ggf. Blutgasanalyse), Infusion von 0,9 %iger NaCl-Lösung, Diuretikagabe (Furosemid 20 mg i. v., bei vorbestehender Diuretikatherapie 40 mg).**

i *Bei zerebraler und kardialer Symptomatik durch die Hyponatriämie* ***vorsichtiger*** *Ausgleich durch Gabe von hypertoner NaCl-Lösung. Gegebenenfalls Einlage eines ZVK zur Steuerung der Infusionstherapie, ggf. arterieller Katheter bei hämodynamischer Instabilität, engmaschige Überwachung des Serumkaliumspiegels.*

Frage 518

? Lässt sich der Blutverlust während der TUR der Prostata abschätzen?

! **Ja! Durch Sammlung und Bestimmung des Hämatokrits der kompletten Spülflüssigkeit kann mit der Formel**
Hämatokrit (Spülflüssigkeit) × Volumen (Spülflüssigkeit)/Ausgangshämatokrit = Blutverlust
der Gesamtblutverlust bestimmt werden.

i *Durch verschiedene Einflussgrößen, wie z. B. Verluste von Spülflüssigkeit, bleibt auch die volumetrische Bestimmung recht ungenau.*

Frage 519

? Mit welchen Methoden lässt sich das Ausmaß der Einschwemmung von Spülflüssigkeit quantifizieren?

! **Näherungsweise kann durch die Veränderung des Serumnatriumwerts die Einschwemmung abgeschätzt werden.**

i *Eine genauere, aber aufwendige Methode besteht im Zusatz eines definierten Quantums Ethanol zur Spülflüssigkeit und der Messung der exspiratorischen Ethanolkonzentration.*

Frage 520

? Welche Keime sind die häufigsten Erreger bei Urosepsis?

! **Gramnegative aerobe Keime wie E. coli (25 %), Pseudomonas aeruginosa (11 %), Klebsiella pneumoniae (7 %) und Proteus mirabilis (5 %), grampositive Kokken wie Enterokokken (16 %), selten Staphylokokken (6 %) und Hefepilze wie Candida albicans (8 %).**

i *Bei der kalkulierten Initialtherapie ist zu beachten, dass multiresistente Pseudomonaden, sowie Klebsiellen und E. coli mit ESBL (Extended Spectrum β-Lactamase) zunehmend beobachtet werden.*

Frage 521

? Wie therapieren Sie eine Urosepsis?

! **Antibiotische Therapie bei gramnegativen Keimen mit Cephalosporinen der 3. Generation (Ceftriaxon, Ceftazidim, Cefotaxim), Carbapenemen (Imipenem, Meropenem) oder Aminoglykosiden (Gentamycin, Tobramycin). Bei grampositiven Erregern Gabe von Gyrasehemmern, Penicillinen (Ampicillin, Amoxicillin), Glykopeptiden (Vancomycin) oder Linezolid. Eine Candidasepsis wird mit Fluconazol, bei Therapieresistenz mit Voriconazol oder Amphotericin B behandelt.**

i *Parallel dazu operative Sanierung, wenn möglich (z. B. Ureterenschienung zur Entlastung).*

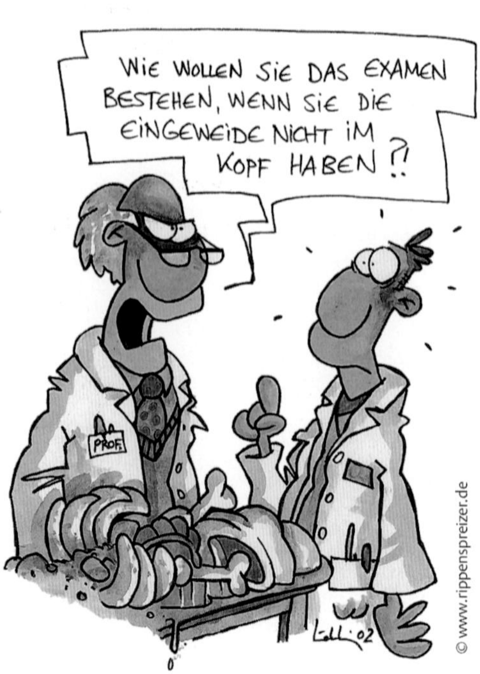
WIE WOLLEN SIE DAS EXAMEN BESTEHEN, WENN SIE DIE EINGEWEIDE NICHT IM KOPF HABEN ?!
PROF.

Frage 522

? Nennen Sie Besonderheiten bei großen urologischen Eingriffen wie Zystektomie, radikaler Prostatektomie oder transperitonealer Tumornephrektomie!

! **Große Blutverluste, lange Operationszeiten (Hypothermiegefahr) und spezielle Lagerung (abgewandelte Steinschnittlagerung mit Kopftieflagerung) mit der Gefahr der Luftembolie bei Eröffnung großer Venenplexus, Freisetzung fibrinolytisch aktiver Substanzen, Zwerchfelleröffnung (Pneumothorax) sind typische Probleme.**

i *Bei Zystektomie und radikaler Prostatektomie ist die Urinausscheidung über längere Zeiträume nicht korrekt messbar; die Flüssigkeitsbilanzierung ist problematisch, da wegen der Lagerung die ZVD-Messung ebenfalls unzuverlässig ist.*

Frage 523

? Beschreiben Sie anästhesiologische Probleme bei urologischen Eingriffen an Patienten mit hohen Querschnittsyndromen!

! **Alle Manipulationen unterhalb des Querschnittniveaus können wegen der autonomen Hyperreflexie zu erheblicher, z. T. letal verlaufender sympathoadrenerger Stimulation führen.**

i *Die Hyperreflexie wird durch rückenmarknahe Regionalanästhesie (technisch evtl. schwierig) und eine Allgemeinanästhesie unterdrückt. Bei allen Patienten mit länger bestehenden Paresen kann es durch die Verwendung von Succinylcholin zur Hyperkaliämie mit Herzstillstand kommen; dieses Relaxans ist daher kontraindiziert.*

Frage 524

? Welches Anästhesieverfahren wählen Sie für Patienten, die sich einer extrakorporalen Stoßwellenlithotripsie (ESWL) unterziehen müssen?

! **Für eine Behandlung mit der neuen Generation von Stoßwellenlithotriptern (keine Wanne, andere Stoßwellenerzeugung) ist wegen deutlich geringerer Schmerzhaftigkeit im Allgemeinen eine i. v.-Analgosedierung ausreichend.**

i *Falls erforderlich, können alle üblichen Allgemeinanästhesie- oder Regionalanästhesieverfahren eingesetzt werden.*

Frage 525

? Nennen Sie anästhesiologische Probleme bei der perkutanen Nephrolitholapaxie!

! **Lange Operationszeiten in Bauchlage (ausgiebige Polsterung zur Vermeidung von Lagerungsschäden), Gefahr der intraoperativen Pleura- oder Peritonealverletzung.**

i *Eine Intubationsvollnarkose in jeder gängigen Technik ist das geeignetste Verfahren; wegen der langen Bauchlagerung ist die rückenmarknahe Regionalanästhesie weniger geeignet.*

Frage 526

? Eine 66-jährige Patientin mit langjährig bestehender absoluter Arrhythmie und chronisch obstruktiver Atemwegserkrankung (COPD) soll einer ESWL unterzogen werden. Wie gehen Sie vor?

! **Die Vorbereitung umfasst die Überprüfung der Lungenfunktion, EKG, Echokardiographie und Laboruntersuchungen (BGA, Gerinnung). Ist die Patientin mit Phenprocoumon antikoaguliert, sollte auf ein niedermolekulares Heparin (LMWH) umgestellt werden. Eine rückenmarknahe Regionalanästhesie ist wegen der LMWH-Therapie problematisch und erfordert strikte Einhaltung der Zeitabstände zur letzten LMWH-Gabe (12 h). Eine Allgemeinanästhesie kann unter Berücksichtigung der COPD mit volatilen Anästhetika oder Propofol und Opioiden, z. B. als Larynxmaskennarkose durchgeführt werden.**

i *Ketamin ist wegen der absoluten Arrhythmie nicht zu empfehlen. Unter ESWL können vorbestehende Arrhythmien verschlimmert werden.*

Frage 527

? Welche Anästhesie wählen Sie für einen gesunden 5-jährigen Jungen, der einer Hypospadiekorrektur unterzogen werden soll?

! **Die Kombination aus Allgemeinanästhesie und Kaudalanästhesie ermöglicht stressfreien Anästhesieverlauf bei ausgezeichneter postoperativer Analgesie.**

Frage 528

? Welches Lokalanästhetikum empfehlen Sie dem Urologen für die Anlage eines Peniswurzelblocks beim Kind?

! **Für möglichst lange Wirkdauer Bupivacain 0,5 % oder Ropivacain 0,75 %.**

Frage 529

? Ist die rückenmarknahe Regionalanästhesie ein geeignetes Verfahren für eine Ureterorenoskopie bei hoch sitzendem Harnleiterstein?

! Ja! Eine Anästhesieausbreitung bis ca. Th 8 reicht für diesen Eingriff aus. Eine einseitig betonte Spinalanästhesie mit hyperbarer Lösung ist ein elegantes Verfahren für diesen Eingriff.

Frage 530

? Nennen Sie Besonderheiten beim anästhesiologischen Vorgehen zur laparoskopischen radikalen Prostatektomie!

! Für den Eingriff werden die Patienten in Steinschnittlage mit Kopftieflagerung gelagert. Die Operation dauert mehrere Stunden, die lagerungsbedingten hämodynamischen und besonders die respiratorischen Veränderungen (FRC ↓, Pmax ↑, Compliance ↓) sind erheblich. Der Patient muss mit ausreichenden venösen Zugängen und möglichst mit einer invasiven arteriellen Druckmessung versorgt werden.

Frage 531

? Gibt es spezielle anästhesiologische Aspekte bei der perinealen radikalen Prostatektomie!

! Für den Eingriff werden die Patienten in extremer überbeugter Steinschnittlage mit Kopftieflagerung gelagert. Die Operation dauert mehrere Stunden; neben den üblichen hämodynamischen und respiratorischen Veränderungen sind lagerungsbedingte Schäden (Plexusschäden, Rückenmarkschäden bis zum Querschnittsyndrom) von besonderer Bedeutung. Von vielen Anästhesisten wird deshalb auf rückenmarknahe Regionalanästhesien verzichtet.

Anästhesie für HNO- und Zahn-Mund-Kiefer-Chirurgie

Frage 532

? Nennen Sie allgemeine Aspekte bei Eingriffen in der HNO- und Zahn-Mund-Kiefer (ZMK)-Chirurgie!

! Operateur und Anästhesist konkurrieren um den Luftweg des Patienten, der Tubus ist nach Abdeckung des Operationsgebiets nicht mehr für den Anästhesisten zugänglich. Die Inzidenz schwieriger Intubationen ist erhöht. Da sich das Operationsgebiet im Bereich des Luftwegs befindet, sind operative Folgen und Komplikationen (Blutung, Schwellung) besonders problematisch. Die Eingriffe können in besonderen Lagerungen (halb sitzend, sitzend) erfolgen (Luftemboliegefahr).

i *Die intraoperativen Blutverluste können erheblich sein, häufig werden vasokonstriktorhaltige Lokalanästhetika zusätzlich eingesetzt. Extubation erst nach vollständigem Wiedererlangen der Schutzreflexe. Häufig ist eine Tracheotomie zur Sicherung des Luftwegs erforderlich, bei manchen Eingriffen ist die nasotracheale Intubation nötig.*

Frage 533

? Ein 4-jähriger Junge (102 cm, 20 kg KG) wurde morgens komplikationslos in Allgemeinanästhesie tonsillektomiert. Nach Verlegung auf die allgemeine Pflegestation fällt 4 h postoperativ eine konstante Sickerblutung auf. Der HNO-Arzt stellt die Indikation zur Revision. Der kleine Patient wirkt blass, ist unruhig, die Herzfrequenz liegt bei 140/min, der Puls ist schwach tastbar. Wie gehen Sie vor?

! Sie sind mit zwei Problemen konfrontiert: ein hypovolämer Patient (evtl. im Schock) zur Narkoseeinleitung bei vollem Magen.
Abnahme einer Blutprobe für die Bestimmung der Blutgruppe und Antikörpersuchtest, sowie zur Kreuzprobe (1 Erythrozytenkonzentrat) und zur Blutbild- und Gerinnungsuntersuchung. Vor Narkoseeinleitung sollte eine adäquate Infusionstherapie erfolgen: für 4 h 6 – 8 ml/kg KG/h einer Vollelektrolytlösung, d. h. ca. 500 – 750 ml. Stabilisiert sich der Patient nicht, sollte das gekreuzte Blut in den Operationssaal gebracht werden. Das Gesamtblutvolumen des kleinen Patienten beträgt etwa 70 ml/kg KG (also ca. 1,4 l); bei einem Blutverlust > 50 % ist wahrscheinlich eine Transfusion nötig. Bei der Narkoseeinleitung ist nach dem Absaugen des Pharynx und des Magens mittels Magensonde eine „Rapid-Sequence Induction" mit reduzierter Dosis Thiopental (3 mg/kg KG), Ketamin (1 mg/kg KG) oder Etomidate (0,1 mg/kg KG) sowie Rocuronium (0,6 mg/kgKG) die Methode der Wahl.

Frage 534

? Bei einem 3-jährigen Mädchen besteht der Verdacht auf tracheobronchiale Aspiration einer Ein-Cent-Münze. Die Röntgenaufnahme zeigt die Münze im Bereich des rechten Hauptbronchus mit Belüftungsstörung. Wie gehen Sie vor?

! **Tracheotomiebereitschaft! Legen eines i. v.-Zugangs und einer Magensonde (Entleeren des Magens). Nach ausgiebiger Präoxygenierung i. v.-Einleitung (z. B. Propofol), Relaxation mit Rocuronium (auf Succinylcholin sollte verzichtet werden) und Einführen des Bronchoskops. Beatmung über das Bronchoskop, TIVA (Opioide, Propofol). Alternativ ist die Inhalationseinleitung in Oberkörperhochlagerung möglich.**

i *Klinisch liegen häufig Stridor, Dyspnoe, Husten, Tachypnoe und inspiratorische Einziehungen vor, die Patienten sind häufig nicht nüchtern.*

Frage 535

? Ein 55-jähriger gesunder Patient soll einer Stapesplastik unterzogen werden. Welches Anästhesieverfahren ist vorteilhaft?

! **Die TIVA mit Propofol und Opioiden (Fentanyl, Sufentanil) bietet Vorteile: Verzicht auf N_2O (Druckerhöhung im Mittelohr) und volatile Anästhetika (Vasodilatation mit verstärkter Blutung).**

i *Häufig werden vom Operateur Vasokonstriktiva eingesetzt (Verzicht auf Halothan wegen der Gefahr von Arrhythmien).*

Frage 536

? Nennen Sie Indikationen für die nasotracheale Intubation im HNO- und ZMK-Bereich!

!
- **Eingriffe an Unterkiefer, Mundboden, Zunge und Unterlippe**
- **Unterkieferfrakturen**
- **Eingriffe mit Kontrolle der Okklusion, Zahnsanierung**
- **Eingriffe mit intermaxillärer Verdrahtung**
- **Neck dissection**
- **Orale Intubationshindernisse**

Frage 537

? Nennen Sie Indikationen für die orotracheale Intubation im HNO- und ZMK-Bereich!

! **Bei nasotrachealen Intubationshindernissen, Mittelgesichtsfrakturen, frontobasalen Liquorfisteln und Eingriffen an Nase, Oberkiefer, Mittelgesicht, Oberlippe und Gaumen sollte orotracheal intubiert werden.**

Frage 538

? Ein 23-jähriger Patient im Koma nach schwerem Schädel-Hirn-Trauma soll ein permanentes Tracheostoma erhalten. Welches Anästhesieverfahren wählen Sie?

! **Auch bei einem Patienten im tiefen Koma ist eine Allgemeinanästhesie als Intubationsnarkose zur Dämpfung spinaler Reflexe nötig.**

i *Sowohl eine Inhalationsanästhesie als auch eine TIVA sind möglich. Der Cuff des Tubus sollte möglichst distal (bei seitengleicher Belüftung) oder glottisnah platziert werden, um eine mechanische Schädigung des Cuffs durch den Chirurgen zu vermeiden. Bei der Präparation Beatmung mit 100 % O_2. Vor Inzision der Trachea wird der Tubus bis oberhalb des Tracheostomas zurückgezogen; ist die Trachealkanüle platziert und die Lage kontrolliert, kann der Tubus unter Absaugung der Sekrete entfernt werden.*

Frage 539

? Welche Größe der Trachealkanüle wählen Sie?

! **Eine möglichst großlumige Kanüle ist einzulegen, z. B. eine 9- bis 10-mm-ID-Trachealkanüle.**

i *Dadurch ist ein möglichst geringer Atemwegswiderstand zu erreichen.*

Frage 540

? Bei einem 14-jährigen Patienten soll eine Appendektomie durchgeführt werden. Im 1. Lebensjahr wurde bei ihm eine Velopalatoplastik bei Lippen-Kiefer-Gaumenspalte durchgeführt. Welche Punkte müssen Sie bei der Narkoseführung beachten?

! **Eine nasotracheale Intubation ist kontraindiziert und viele transnasale Manipulationen (z. B. Einlage einer Magensonde) sind erschwert bis unmöglich.**

i *Bei transnasaler Manipulation kann es zu starken Blutungen, Schwellungen und Laryngospasmus kommen.*

Frage 541

? Bei welcher Patientengruppe ist die Verwendung eines geraden Laryngoskopspatels (Miller, Foregger) günstig?

! **Bei Frühgeborenen!**

i *Reife Neugeborene und Kleinkinder lassen sich problemlos mit den üblichen MacIntosh-Spateln (Größen 0 – 2) intubieren.*

Frage 542

? Ein 4-jähriger Junge soll wegen einer starken Epistaxis in Intubationsvollnarkose eine vordere und hintere Nasentamponade (Bellocq) erhalten. Würden Sie einen geblockten Endotrachealtubus als Aspirationsschutz verwenden?

! Nein! Bis zum Alter von 8 Jahren werden fast ausschließlich ungeblockte Tuben verwendet (im vorliegenden Fall ein 22-Ch.-Tubus), da die Schleimhaut der Kinder sehr sensibel für mechanische Reizung ist. Die engste Stelle der Trachea liegt subglottisch; der Tubus wird so gewählt, dass er gerade atraumatisch über diese Enge geschoben werden kann. Damit ist eine ausreichende Abdichtung gewährleistet. Bei starker Blutung in den Pharynx kann oberhalb des Kehlkopfs der Hypopharynx austamponiert werden.

Frage 543

? Welches Anästhesieverfahren wählen Sie für einen 56-jährigen Patienten mit schwerer obstruktiver Lungenerkrankung (VK 1,9 l, FEV1 0,9 l) zur Mikrolaryngoskopie?

! Sie müssen wegen der COPD einerseits eine Technik einsetzen, die geringst mögliche Histaminliberation und Irritation der Atemwege sowie eine Bronchodilatation erreicht, andererseits sind bei dem kurzen Eingriff eine ausreichende Narkosetiefe mit guter Reflexdämpfung und rasches Erwachen nötig. Eine für diesen Eingriff prinzipiell geeignete Methode ist die TIVA mit Propofol und Remifentanil – sie ist wegen möglicher Thoraxrigidität nicht optimal. Eine N_2O-freie Technik mit Etomidate oder Propofol, Sufentanil oder Fentanyl, sowie Sevoflurane und Rocuronium ist eine gute Alternative für die Mikrolaryngoskopie. Die Verwendung eines speziellen Mikrolaryngoskopietubus (Ch. 26 – 28) mit größerem „Low-Pressure-high-Volume"-Cuff ist sinnvoll.

Frage 544

? Beschreiben Sie anästhesiologische Probleme bei laserchirurgischen Eingriffen im HNO-Bereich!

! Um eine Zerstörung oder Entflammung des Tubus zu verhindern, werden Spezialtuben aus Stahl (Laser-Flex) eingesetzt.

i *Weitere Sicherheitsmaßnahmen sind das Tragen von Laserschutzbrillen für das Personal, Augenschutz für den Patienten, TIVA mit Verzicht auf N_2O und volatile Anästhetika sowie reduzierte FiO_2 (0,4) wegen der Entzündungsgefahr.*

Frage 545

? Ein 45-jähriger Patient mit Mundbodenkarzinom soll operiert werden. Es ist eine Unterkieferteilresektion mit plastischer Rekonstruktion geplant. Bei dem Patienten besteht ein langjähriger Nikotin- und Alkoholabusus mit Leberzirrhose (Child B) und COPD (VK 4,1 l, FEV1 2,8 l). Es liegt ein Mallampati-III-Status vor. Welche Probleme erwarten Sie?

! Die – bei den meisten dieser Patienten typischen – Probleme sind:

- **„Difficult Airway"**
- **Operationsgebiet im Luftweg**
- **ausgedehnte Operation, hohe Blutverluste möglich**
- **multiple Organschäden bei Nikotin- und Alkoholabusus**
- **Gerinnungsstörungen (Synthesestörung, Thrombopenie)**
- **Gefährdung durch postoperative Schwellungen im Operationsgebiet**
- **postoperative Delirgefährdung**

Frage 546

? Wie gehen Sie bei diesem Patienten praktisch vor?

!

- **Blutgruppe, Antikörpersuchtest, ggf. Bereitstellung von EK nach Hausliste, erweitertes Monitoring (ZVK, arterielle Blutdruckmessung), 2 venöse Zugänge, Thermokonditionierung**
- **primäre bronchoskopische Intubation unter Lokalanästhesie und leichter Sedierung (Propofol) nach Vorgabe von Atropin. Tracheotomiebereitschaft**
- **Vertiefung der Anästhesie mit Propofol nach erfolgter Intubation. Unter Berücksichtigung der Leberinsuffizienz und der COPD: Fortführung als balanzierte Anästhesie mit Sevoflurane oder Desflurane, reduzierten Dosen von Opioiden (bevorzugt Sufentanil) und Muskelrelaxation (Mivacurium, Cis-Atracurium oder Rocuronium)**
- **postoperative Intensivüberwachung wegen Gefahr postoperativer Atemwegsverlegung und Delir**

Frage 547

? Was versteht man unter apnoischer Oxygenierung, wann wird sie in der Thoraxchirurgie eingesetzt und welche Probleme sind damit verbunden?

! **Die apnoische Oxygenierung ist eine Form der Aufrechterhaltung eines ausreichenden pulmonalen Gasaustauschs, ohne dass eine Ventilation vorliegt. Sie wird u. a. bei thoraxchirurgischen Eingriffen eingesetzt, wenn der Operateur ein absolut ruhiges Operationsfeld benötigt. Hierzu wird nach Unterbrechen der Beatmung ein dünner Katheter mit einem Sauerstoff-Flow von 10 – 15 ml/min oberhalb der Karina platziert (erfordert einen konventionellen Tubus). Durch alveoläre Resorption des Sauerstoffs kommt es zu einem kontinuierlichen Fluss (Nachströmen) von Sauerstoff in Richtung Alveolen. Allerdings kommt es durch Fehlen einer Ventilation zu einem starken Anstieg des CO_2-Partialdrucks (ca. 3 mmHg/min), weshalb die apnoische Oxygenierung bei gleichzeitigem Vorliegen kardialer Erkrankungen oder intrakranieller Druckerhöhung kontraindiziert sein kann.**

i *Die mögliche Zeitdauer einer apnoischen Ventilation wird recht kontrovers diskutiert. Bis zu 45 min sind beschrieben. Sie sollte jedoch aus Sicherheitsgründen nicht über 10 min ausgedehnt werden. Eventuell ist an eine vorherige Hyperventilation zu denken. Eine Alternative ist die Jet-Ventilation.*

Frage 548

? Ein 18-jähriger Patient (180 cm, 75 kg) steht zur operativen Korrektur einer Trichterbrust (rein kosmetische Indikation) an. Sie leiten mit 400 mg Thiopental, 40 µg Sufentanil, 50 mg Rocuronium nach gründlicher Präoxygenierung mit 100 % Sauerstoff ein. Nach Intubation und flotter Auskultation fahren Sie zügig in den Saal. Der Operateur wartet seit geraumer Zeit und drängt – Sie begnügen sich zunächst mit einem minimalen Monitoring (EKG, Pulsoxymetrie, Narkosegasanalysator). Nach etwa 8 min (vom Zeitpunkt der Intubation an gemessen) kommt es zum Abfall der pulsoxymetrischen O_2-Sättigung. Ein inzwischen angeschlossenes Monitoring für die endexspiratorische CO_2-Messung zeigt Werte unter 5 mmHg. Als Sie nun auskultieren, stellen Sie fest, dass der Patient ösophageal intubiert ist. Was war an der Vorgehensweise falsch?

! **Auch wenn große Eile geboten ist, darf ein Anästhesist sich durch Drängen des Operateurs niemals zur Nachlässigkeit verleiten lassen. Die Sicherheit des Patienten hat oberste Priorität. Der betreuende Anästhesist trägt die Verantwortung für eine korrekte Intubation.**

i *Hierbei ist es keinesfalls ausreichend, die klinischen Zeichen einer korrekten Intubation festzustellen (Auskultation, Heben und Senken des Thorax bei der Ventilation, exspiratorisches Beschlagen eines durchsichtigen Tubus). Der sichere Nachweis einer korrekten Intubation, nämlich die endexspiratorische CO_2-Messung, die direkt nach der Intubation zu erfolgen hat, wurde erst im Saal – und auch hier noch verspätet (nach Auftreten der ersten Probleme) – durchgeführt. Die direkte laryngoskopische Sicht auf den in der Glottis liegenden Tubus sowie die bronchoskopische Lagekontrolle sind weitere sichere Zeichen einer korrekten Intubation.*

Frage 549

? Wie ist es zu erklären, dass in obigem Fallbeispiel die pulsoxymetrischen Sauerstoffsättigung erst nach etwa 8 min abnahm?

! **Da es sich bei der Trichterbrustkorrektur um eine rein kosmetische Indikation handelte, lag wahrscheinlich keine grundlegende Einschränkung der Lungenfunktion vor.**

i *Geht man von einer funktionellen Residualkapazität von etwa 2300 ml aus, so befanden sich nach gründlicher Oxygenierung und Intubation über 2 Liter Sauerstoff in der Lunge des Patienten. Der geschätzte Sauerstoffverbrauch eines Erwachsenen liegt bei ca. 250 ml pro Minute und ist in Narkose deutlich reduziert. Selbst bei nicht reduziertem Sauerstoffverbrauch ergeben sich somit rechnerisch mindestens 9 min (9 min × 250 ml/min = 2250 ml) mit ausreichender intrapulmonaler Sauerstoffreserve, um ein Absinken der pulsoxymetrischen Sauerstoffsättigung zu verhindern. Beim Gesunden sinkt der pO_2 um ca. 50 mmHg/min bei Apnoe.*

Frage 550

? Zu welchen Veränderungen kommt es während der Ein-Lungen-Ventilation?

! **Zunahme des Rechts-Links-Shunts mit möglicher Hypoxämie.**

i *Das Ausmaß der Hypoxämie hängt vom Ausmaß der hypoxisch-pulmonalen Vasokonstriktion und der chirurgischen Manipulation (Erhöhung oder Erniedrigung des pulmonalen Gefäßwiderstands durch Kompression oder operationsbedingter Liberation vasodilatierender Prostaglandine) der oberen (zu operierenden) Lunge, dem prä- und intraoperativen operativen Zustand der ventilierten (unteren) Lunge sowie deren Beatmung ab. Die CO_2-Elimination ist in der Regel nicht beeinträchtigt, da die ventilierte Lunge vermehrt CO_2 abgeben kann.*

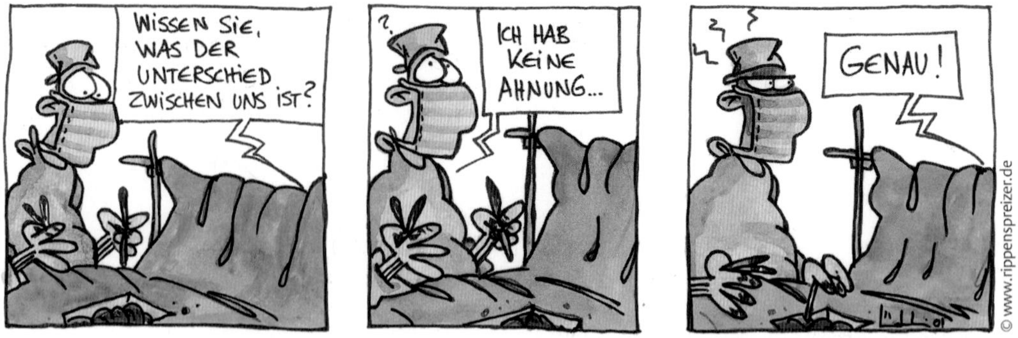
WISSEN SIE, WAS DER UNTERSCHIED ZWISCHEN UNS IST?
ICH HAB KEINE AHNUNG...
GENAU!
© www.rippenspreizer.de

Frage 551

? Welche Faktoren beeinflussen die hypoxisch-pulmonale Vasokonstriktion und damit den Rechts-Links-Shunt unter Ein-Lungen-Ventilation?

! **Eine niedrige inspiratorische Sauerstoffkonzentration, selektiver PEEP und Hypothermie erhöhen den Gefäßwiderstand der ventilierten Lunge. Hohe pulmonal-arterielle Drücke der ventilierten Lunge können jedoch die hypoxisch-pulmonale Vasokonstriktion der nicht ventilierten Lunge durchbrechen.**

i *Vasodilatatoren (Phosphodiesterasehemmer, Nitroprussid, Nitroglyzerin) und Hyperventilation reduzieren die hypoxisch-pulmonale Vasokonstriktion der nicht ventilierten Lunge. Manipulationen an der nicht ventilierten Lunge führen zur Mediatorenfreisetzung und mindern die Vasokonstriktion. In allen Fällen resultiert durch verstärkte Durchblutung der nicht ventilierten Lunge ein erhöhter Rechts-Links-Shunt mit verschlechterter Oxygenierung.*

Frage 552

? Wie prüfen Sie die korrekte Lage eines Doppellumentubus?

! **Die korrekte Lage eines Doppellumentubus wird sehr häufig nur klinisch überprüft, indem durch Auskultation nach selektivem Blocken und selektiver Ventilation geprüft wird, ob jeweils nur eine Lunge ventiliert ist. Die bronchoskopische Lagekontrolle ist jedoch sicherer.**

i *Durch Eingehen über das bronchiale Lumen der Hauptstammbronchus und über das tracheale Lumen sind die Karina und der Cuff des bronchialen Lumens eindeutig zu identifizieren.*

Frage 553

? Was ist bei Patienten, die mit Doppellumentuben intubiert sind, gegenüber mit konventionellen Tuben intubierten Patienten besonders zu beachten?

! **Häufige Fehllagen, besonders bei rechtsseitigen Doppellumentuben.**

i *Die Patienten werden häufig in überstreckter Seitenlage operiert. Die Häufigkeit von Tubusdislokationen wird hierbei mit bis zu 35 % angegeben. Nach jeder Lageveränderung des Patienten ist sorgfältig zu prüfen (am besten bronchoskopisch), ob der Doppellumentubus nicht aus seiner ursprünglich korrekten Lage disloziert ist (Cuff des bronchialen Lumens).*

Frage 554

? Kennen Sie Alternativen zur Verwendung von Doppellumentuben zur Ein-Lungen-Ventilation?

! **Die Verwendung von Bronchusblockern.**

i *Die High-Frequency-Jet-Ventilation beider Lungen ist ebenfalls eine Alternative.*

Frage 555

? Was können Sie über den Einsatz von Bronchusblockern sagen?

! **Bronchusblocker werden vor allem bei Kindern zur Ein-Lungen-Ventilation eingesetzt, weil Doppellumentuben hierfür zu groß sind. Meist wird nur ein Hauptbronchus geblockt, jedoch ist auch die Blockung einer oder zweier Lappen möglich.**

i *Über Bronchusblocker kann nicht beatmet werden, jedoch ist es möglich abzusaugen. Eine genaue Platzierung ist nur bronchoskopisch möglich.*

Frage 556

? Warum verwenden viele Anästhesisten linksseitige Doppellumentuben für Operationen an der rechten und linken Lunge, es sei denn, es liegen Kontraindikationen für linksseitige Doppellumentuben vor?

! **Im Prinzip gilt: Für Operationen an einer Lunge und selektiver Beatmung der anderen Lunge wird bei Eingriffen an der rechten Lunge ein linksseitiger und bei Eingriffen an der linken Lunge ein rechtsseitiger Doppellumentubus verwandt. Bei rechtsseitigen Doppellumentuben ist jedoch aufgrund der anatomischen Situation (Länge des rechten Hauptstammbronchus ca. 1,5 – 2 cm) mit der Möglichkeit der Okklusion des Abgangs zum rechten Oberlappenbronchus eine geringe Sicherheitsbreite gegeben. Wird der rechtsseitige Doppellumentubus nicht weit genug vorgeschoben, besteht die Gefahr einer Herniation des bronchialen Cuffs über die Karina und einer konsekutiven, zumindest aber partiellen Blockade der linken Lunge sowie einer insuffizienten Beatmung der rechten Lunge. Bei Platzierung eines linksseitigen Doppellumentubus kann sowohl die linke Lunge über den linksendobronchial liegenden Teil beatmet werden, als auch die rechte Lunge über das tracheale Lumen.**

Frage 557

? Sie sollen einen 65-jährigen Patienten zur rechtsseitigen Lobektomie anästhesieren (kombinierte Anästhesie: thorakale Periduralanästhesie und balanzierte Inhalationsanästhesie mit linksseitigem Doppellumentubus). Vorerkrankungen: schwere COPD mit Lungenemphysem nach langjährigem Nikotinabusus (paO_2 unter Raumluft < 60 mmHg präoperativ), KHK, Herzinsuffizienz NYHA III, pAVK. Wegen eines schnell wachsenden Bronchialkarzinoms im distalen rechten Oberlappenbronchus wird von den Chirurgen unter Inkaufnahme eines noch höheren Risikos bei floridem bronchopulmonalem Infekt und trotz Ihrer Einwände die Indikation zur genannten Operation gestellt. Einleitung und Verlauf sind zunächst unkompliziert. Nach Übergang zur selektiven Ventilation der linken Lunge kommt es zu einem starken Abfall der Oxygenierung (paO_2 bei Ein-Lungen-Ventilation mit 100 % O_2 39 mmHg). Versuche, diesen Zustand mit Variation von PEEP, Atem-Zeit-Verhältnis, druckkontrollierter Ventilation und manueller Beatmung zu verbessern, scheitern. Auch eine CPAP-Applikation an der operierten Lunge mit +6 mbar bringt keine Besserung. Es treten zunehmend polytope ventrikuläre Extrasystolen, begleitet von hämodynamischer Instabilität auf. Der Chirurg besteht auf der Fortführung der Operation. Warum mussten Sie mit einem derartigen Verlauf rechnen?

! **Ein Eingriff diesen Ausmaßes unter diesen Bedingungen birgt ein fulminant erhöhtes Risiko für den Patienten. Die Verschlechterung des Patienten unter Ein-Lungen-Ventilation ist durch den floriden bronchopulmonalen Infekt sowie den schlechten präoperativen Gasaustausch zu erklären.**

i *Erschwerend kommt wahrscheinlich ein erhöhter Rechts-Links-Shunt durch emphysembedingten pulmonalen Hypertonus (Durchbrechen der hypoxisch-pulmonalen Vasokonstriktion der nicht ventilierten Lunge) und chirurgische Manipulation mit konsekutiver Freisetzung vasodilatierender Mediatoren hinzu. Zunehmende Hypoxie verstärkt noch den pulmonalen Hypertonus der ventilierten Lunge.*

Frage 558

? Welche weiteren Maßnahmen zur Verbesserung der Oxygenierung können Sie in obigem Fallbeispiel ergreifen?

! **Zu erwägen ist die selektive pulmonale Vasodilatation durch Beimischen inhalativer Vasodilatoren mit hoher pulmonaler Clearance (z. B. Prostaglandin E_1). Hierdurch werden lediglich diejenigen pulmonalen Gefäße weitgestellt, deren assoziierte Alveolen auch ventiliert werden. Führt dies zu einer ausreichenden Senkung des pulmonal-arteriellen Drucks, kommt es durch Optimierung der Blutflussverteilung zu einer weiteren Reduktion des Rechts-Links-Shunts.**

i *Weiterhin kann der Chirurg aufgefordert werden, die rechte Pulmonalarterie abzuklemmen, was aber bei vermutetem pulmonal-arteriellen Hypertonus zur rechtsventrikulären Dekompensation führen kann. Der Rechts-Links-Shunt wird dadurch jedoch ausgeschaltet. Falls diese Maßnahmen nicht greifen, kann eine High-Frequency-Jet-Ventilation der zu operierenden Lunge versucht werden. Als letzte Wahl bleibt die Fortführung der Operation unter Zwei-Lungen-Ventilation.*

Frage 559

? Sie übernehmen eine bislang unkompliziert verlaufene Narkose (balanzierte Anästhesie, Doppellumentubus) bei einem 35-jährigen Hypertoniker (Betablocker) mit thorakalem Bandscheibenvorfall, der einer thorakalen dorsoventralen Stabilisierung und Diskektomie bei Th5 unterzogen wird. Der Eingriff ist langwierig (bisher 4,5 h), die anatomischen Verhältnisse schwierig; relativ hoher Blutverlust (2,5 l), aufgrund präoperativer Hämodilution bislang keine Gabe von Blut und Blutprodukten. Einige Zeit nach Beginn der Ein-Lungen-Ventilation bei ventralem Vorgehen in Linksseitenlage kommt es zu einem Abfall der pulsoxymetrischen Sauerstoffsättigung und hämodynamischer Instabilität. Eine Blutgasanalyse ergibt einen paO_2-Wert von 60 mmHg, Hb 9,5 g/dl (Ausgangswert der Ein-Lungen-Ventilation unter 50% Sauerstoff 95 mmHg). Welche anderen Ursachen als pulmonale oder Ein-Lungen-Ventilation-bedingte kommen hierfür in Frage?

! **Nicht alle hypoxämischen Zustände sind pulmonal bzw. durch entsprechende Erhöhung eines Rechts-Links-Shunts verursacht. In dem vorliegenden Fallbeispiel ist unter diesen Umständen (schwieriger Situs, schlechte Sichtverhältnisse, Intervention dorsolateral an der Wirbelsäule) auch an ein iatrogen bedingtes Low-Cardiac-Output-Syndrom zu denken.**

i *Durch den Einsatz von Sperrern, Haken, Lagerungskissen oder auch Händen von Assistenten kann es in dem Wunsch, mehr Platz und Sicht für den Operateur zu schaffen, zu einer unbeabsichtigten Kompression des Herzens oder zuführender Gefäße mit entsprechendem Abfall des Herzzeitvolumens kommen. Bei Patienten, die unter Betablockade stehen, ist damit zu rechnen, dass sich derartige Zwischenfälle nicht in einer Veränderung der Herzfrequenz bemerkbar machen.*

Frage 560

? Wie können Sie in obigem Fallbeispiel schnell zwischen einer pulmonal oder kardial bedingten Hypoxämie unterscheiden?

! **Für derartige Operationen ist die präoperative Einlage eines zentralvenösen Katheters sinnvoll. Ist ein stark reduziertes Herzzeitvolumen Ursache der Hypoxämie, so ist – im Gegensatz zur pulmonal bedingten Hypoxämie – wegen einer verstärkten Sauerstoffextraktion im Kapillarbett mit einer stark erniedrigen zentralvenösen Sättigung zu rechnen (große Differenz zwischen arterieller und zentralvenöser Sättigung).**

i *Durch eine Blutgasanalyse von zentralvenösem (idealerweise gemischtvenösem) Blut kann somit einfach und schnell die erforderliche Differenzierung durchgeführt werden.*

Frage 561

? Nennen Sie absolute Indikationen der Ein-Lungen-Ventilation.

! **Absolute Indikationen sind Verhinderung einer Infektion der gesunden Lunge, massive Blutungen, bronchopleurale Fistel, einseitige Riesenzyste, alveoläre Proteinose einer Lunge, chirurgisches Eröffnen großer Luftwege.**

Frage 562

? Nennen Sie relative Indikationen der Ein-Lungen-Ventilation.

! **Relative Indikationen sind thorakale Aortenaneurysmen, Pneumektomie, Lobektomie, Ösophagusresektion, Thorakoskopien, thorakale (ventrale) Wirbelsäuleneingriffe.**

Frage 563

? Welche Ventilatoreinstellungen wählen Sie für eine Ein-Lungen-Ventilation?

! **Viele Anästhesisten übernehmen für die Ein-Lungen-Ventilation üblicherweise das gleiche oder ein geringfügig reduziertes Tidalvolumen von der Zwei-Lungen-Ventilation (etwa 8 ml/kg). Cave: erhöhte Atemwegsdrücke und erhöhter pulmonal-vaskulärer Widerstand mit Erhöhung des Rechts-Links-Shunts. Es ist möglich, dass niedrigere Tidalvolumina die Gefahr einer vermehrten Atelektasenbildung der ventilierten Lunge bewirken. Die FiO_2 wird in der Regel >0,5 (in Abhängigkeit der Oxygenierung des Patienten) eingestellt.**

i *Viele Autoren bevorzugen aus Gründen einer ausreichenden Sicherheitsbreite eine FiO_2 von 0,8 – 1,0. Die Atemfrequenz wird in der Regel so eingestellt, dass ein $paCO_2$ von 40 mmHg resultiert. CPAP der nicht ventilierten Lunge ist sinnvoll.*

Frage 564

? Wie verfahren Sie, wenn Ihr Patient nach einem Thoraxeingriff mit Ein-Lungen-Ventilation nachbeatmet werden soll?

! **Üblicherweise werden Nachbeatmungen mit einem konventionellen Tubus durchgeführt. Da das Entfernen eines Doppellumentubus einen starken Reiz darstellt, sollte die Umintubation in tiefer Narkose erfolgen. Vorher werden Mund, Rachen und beide Lumina des Doppellumentubus abgesaugt. Falls unter Absaugen extubiert werden soll, wird der Absaugkatheter sinnvollerweise über das bronchiale Lumen eingeführt.**

i *War die Intubation sehr schwierig, ist ein Belassen des Doppellumentubus bis zur endgültigen Extubation oder der Einsatz eines Führungsstabs (z. B. Cook®) zum Tubuswechsel bei der Umintubation (cave: Verletzungsgefahr) zu erwägen.*

Frage 565

? Mit welchen Drücken beatmen Sie nach Lungeneingriffen?

! **Nach Lungeneingriffen (Lobektomien, Pneumektomien) sollten die Beamungsdrücke – falls möglich – auf 30 mbar limitiert werden.**

i *Üblicherweise wird die Dichtigkeit des Resektionsstumpfes intraoperativ mit Drücken von 35 – 40 mbar überprüft, sodass bei einer Limitierung der Beatmungsdrücke auf 30 mbar keine Gefahr einer Nahtinsuffizienz besteht.*

Frage 566

? Was tun Sie, wenn sich nach einer Pneumektomie der Doppellumentubus nicht entfernen lässt?

! **Auf keinen Fall starken Zug ausüben oder mit Gewalt entfernen. War keine Umintubation geplant, Narkose sofort wieder vertiefen. Überprüfen der In- und Deflatierbarkeit beider Cuffs. Operateur informieren (möglicherweise wurde der Tubus in die Stumpfnaht mit einbezogen). Bronchoskopische Überprüfung beider Lumina, um eine Ursache für das Festsitzen zu finden. Weiteres Vorgehen in interdisziplinärem Konsens.**

Anästhesie in der Orthopädie

Frage 567

? Nennen Sie die Ursachen der Zementierungsreaktion bei der Anwendung von Knochenzement (Polymethylacrylat)!

! **Myokardiale Depression durch anaphylaktische Reaktion auf Polymethylacrylatmonomere, pulmonale Mikroembolien durch Knochenmarks- und Fettpartikel (bei Druckerhöhung im Röhrenknochen), lokale Freisetzung vasoaktiver Substanzen (Histamin) und Luftembolie.**

i *Besonders die zementierten Hüftprothesen, bei denen der Knochenzement in den Röhrenknochen eingebracht wird, werden zunehmend seltener verwendet.*

Frage 568

? Welche anästhesiologischen Besonderheiten sind bei Wirbelsäulenoperationen zu beachten?

! **Vor allen Wirbelsäuleneingriffen Dokumentation des neurologischen Ausgangsbefunds. Bei Eingriffen an der zervikalen Wirbelsäule (ventraler oder dorsaler Zugang) ist evtl. eine fiberoptische Wachintubation nötig. Erweitertes Monitoring (Hämodynamik, Neuromonitoring mit SEP) ist erforderlich. Intraoperativer Aufwachtest und Ein-Lungen-Beatmung (bei thorakalen Wirbelsäuleneingriffen mit ventralem Zugang) sind ggf. nötig.**

i *Jede Anästhesietechnik ist prinzipiell geeignet, wobei bei Paresen auf Succinylcholin zur Intubation verzichtet werden muss. Zur besseren Beurteilung der SEP ist eine TIVA mit Propofol und Opioiden der balanzierten Anästhesie mit volatilen Anästhetika vorzuziehen.*

Frage 569

? Fassen Sie die anästhesiologischen Probleme bei Skolioseoperationen zusammen!

! **Lange Operationszeiten mit hohen intraoperativen Blutverlusten (maschinelle Autotransfusion, präoperative Eigenblutspende) und Wärmeverlusten (konvektive Wärmeapplikation). Aufwendige Lagerung (Bauchlage, Seitenlage), ggf. besondere operative Zugänge (transthorakal → Ein-Lungen-Anästhesie). Häufig ausgeprägte Einschränkung der pulmonalen und kardialen Leistungsfähigkeit.**

i *Gefahr intraoperativer Myelonläsion (Neuromonitoring, Aufwachtest).*

Frage 570

? Einer 65-jährigen Patientin soll eine Knie-TEP implantiert werden. An Vorerkrankungen besteht eine Herzinsuffizienz III° NYHA bei koronarer 2-Gefäß-Erkrankung und eine Hypertonie. Sie nimmt 10 mg Enalapril und 100 mg retardiertes Metoprolol ein, darunter liegen die Blutdrücke bei 140/80 mmHg. Welches Anästhesieverfahren wählen Sie?

! **Eine rückenmarknahe Regionalanästhesie wäre aufgrund der kardialen Situation nicht das Verfahren der 1. Wahl. Alternativ zur Allgemeinanästhesie oder in Kombination kann eine periphere Regionalanästhesie eingesetzt werden. Eine suffiziente Blockade ist durch die Kombination einer Femoraliskatheterblockade (als „3-1-in-1-Block“) mit einer Ischiadikuskatheterblockade zu erreichen. Der N. obturatorius kann zusätzlich betäubt werden.**

i *Wegen besserer postoperativer Analgesie ist die Kombinationsanästhesie der alleinigen Allgemeinanästhesie überlegen. Mit einer zusätzlichen Analgosedierung ist der auch der Eingriff in der peripheren Blockade oft gut durchführbar. Da häufig eine unmittelbar postoperative Bewegung des Kniegelenkes in einer Motorschiene angestrebt wird, ist die Anlage eines Femoralis-Katheters und ggf. eines Ischiadikuskatheters fast obligat.*

Frage 571

? Die Patientin klagt nach 45 min im Aufwachraum über beginnende Schmerzen im Operationsgebiet, der Blutdruck liegt bei 110/50 mmHg. Welche Überlegungen stellen Sie vor einer Nachinjektion über die peripheren Katheter an?

! Bei Knie-TEP kann der Blutverlust erheblich sein. Vor einer Nachinjektion sollten der Blutverlust überprüft, die Motorik und Sensibilität beurteilt und das Bein inspiziert werden. Zur Nachinjektion sollte als Injektionsvolumen 20 – 30 ml Lokalanästhetikum (z. B. Ropivacain 0,2 – 0,5 %) in jeden Katheter ausreichen.

i *Sinnvoll ist der Beginn einer kontinuierlichen Infusion von 5 ml/h Lokalanästhetikum (z. B. Ropivacain 0,2 – 0,33 %) über jeden Katheter oder von 7 – 10 ml/h über einen Katheter und rezidivierende Boli über den zweiten. Cave: die Metabolisierungsrate der Leber beträgt etwa 30 mg/h für Bupivacain und 40 mg/h für Ropivacain.*

Frage 572

? Welches Regionalanästhesieverfahren ist zur postoperativen Analgesie nach Schultergelenkseingriffen geeignet?

! Über einen präoperativ eingelegten Katheter zur interskalenären Plexus-brachialis-Blockade ist eine exzellente Analgesie zu erzielen. Die postoperative krankengymnastische Behandlung wird erleichtert und effizienter.

i *Im Allgemeinen sind 15 – 30 ml Ropivacain 0,2 – 0,5 % als Einzeldosis oder eine Infusion von 5 ml/h Lokalanästhetikum (z. B. Ropivacain 0,2 %) ausreichend. Alternativ kann die N. suprascapularis-Blockade in Kathetertechnik eingesetzt werden.*

Frage 573

? Ein 23-jähriger Patient mit Schulterluxation soll zur Reposition anästhesiert werden. Er hat einen Ausweis bei sich, in dem eine konventionell unmögliche Intubation bescheinigt wird. Welche Anästhesietechnik steht Ihnen als Alternative zur Allgemeinanästhesie zur Verfügung?

! Eine Schulterreposition lässt sich problemlos in interskalenärer Plexus-brachialis-Blockade durchführen.

i *Eine Kathetertechnik ist primär nicht notwendig. Auch bei der Durchführung der Regionalanästhesie muss zur Beherrschung eventueller Komplikationen das komplette Instrumentarium zum „Difficult Airway Management" bereitgestellt werden.*

Anästhesie in der Augenheilkunde

Frage 574

? Nennen Sie Besonderheiten des augenchirurgischen Patientenkollektivs!

! Extreme Altersgruppen (Kleinkinder, Senium) und Notfalleingriffe bei Verletzungen (perforierende Bulbusverletzungen).

Frage 575

? Viele augenchirurgische Eingriffe werden in Lokalanästhesie durchgeführt. Bei welchen Fällen ist die Allgemeinanästhesie sinnvoll?

! Kinder sollten grundsätzlich in Allgemeinanästhesie operiert werden.
Weitere Indikationen sind unkooperative Patienten, Wunsch des Patienten, lang dauernde Eingriffe, die ein immobilisiertes Operationsgebiet erfordern, schwere Allgemeinerkrankungen (kardiopulmonal) wegen besserer Stressabschirmung, Patienten mit Lagerungsproblemen (z. B. Skoliosen), Notfallpatienten und Patienten, deren letztes Auge operiert wird (seltene Komplikation der retrobulbären Lokalanästhesie: retinale Ischämie).

Frage 576

? Welche Techniken zur Lokalanästhesie des Auges kennen Sie?

! Oberflächen- und Leitungs-/Infiltrationsanästhesie.

i
- *Oberflächenanästhesie (konjunktivale und korneale Anästhesie) mit Oxybuprocain, Tetracain oder Proparacain*
- *Leitungs- und Infiltrationsanästhesie: Retrobulbärblockade, Peribulbärblockade, Blockade der Lidäste des N. facialis*

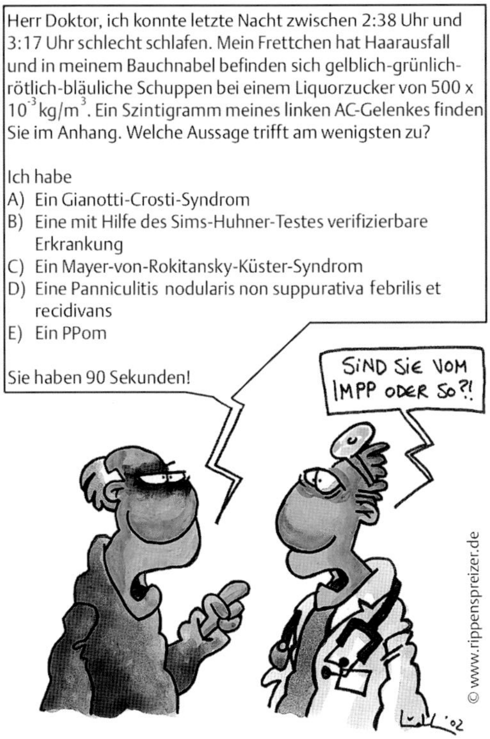
Herr Doktor, ich konnte letzte Nacht zwischen 2:38 Uhr und 3:17 Uhr schlecht schlafen. Mein Frettchen hat Haarausfall und in meinem Bauchnabel befinden sich gelblich-grünlich-rötlich-bläuliche Schuppen bei einem Liquorzucker von 500 x 10⁻³ kg/m³. Ein Szintigramm meines linken AC-Gelenkes finden Sie im Anhang. Welche Aussage trifft am wenigsten zu?
Ich habe
A) Ein Gianotti-Crosti-Syndrom
B) Eine mit Hilfe des Sims-Huhner-Testes verifizierbare Erkrankung
C) Ein Mayer-von-Rokitansky-Küster-Syndrom
D) Eine Panniculitis nodularis non suppurativa febrilis et recidivans
E) Ein PPom
Sie haben 90 Sekunden!
SIND SIE VOM IMPP ODER SO?!
© www.rippenspreizer.de
'02

Frage 577

? Welche pathophysiologischen Besonderheiten müssen Sie bei der Anästhesie in der Augenheilkunde beachten?

! Okulokardialer Reflex durch Vagusstimulation mit Sinusbradykardie und anderen Arrhythmien (AV-Block, Knotenrhythmus, Sinusarrest) durch Manipulation an Augenmuskeln oder Druck auf den Bulbus.

i *Der intraokulare Druck kann durch Blutdruckanstiege, erhöhten ZVD, Husten, Pressen, Erbrechen, Beatmung (PEEP), Hyperkapnie und während Laryngoskopie, Intubation und Extubation ansteigen. Dies ist bei intraokularen Eingriffen, Glaukom und perforierenden Augenverletzungen unbedingt zu vermeiden.*

Frage 578

? Beschreiben Sie die Unterschiede zwischen retrobulbärem und peribulbärem Block!

! Beim retrobulbären Block wird transkutan am Bulbus vorbei in den von den geraden und schrägen Augenmuskeln begrenzten Retrobulbärraum eingestochen. Nach Injektion des Lokalanästhetikums (ca. 4 ml) werden N. opticus, Ggl. ciliare und die Nn. oculomotorius und ophthalmicus betäubt. Bei der peribulbären Technik wird transkutan (über je eine supra- und infraorbitale Injektion) das Lokalanästhetikum außerhalb der Muskulatur in die Orbita injiziert.

i *Der Retrobulbärblock erzielt eine weitgehende Akinesie des Bulbus, beim peribulbären Block ist die Akinesie des Bulbus meist nur partiell.*

Frage 579

? Bei einem 4 Wochen alten Kind soll wegen einer Stenose der Tränengang sondiert und gespült werden. Welche Anästhesie wählen Sie?

! Die Methode der Wahl ist die Intubationsnarkose nach i. v. (z. B. Propofol,Thiopental) oder Maskeneinleitung (Sevoflurane).

i *Bei der Spülung können größere Mengen Schleim und Spülflüssigkeit über die Nase in den Rachen fließen (Gefahr des Laryngospasmus).*

Frage 580

? Ein 34-jähriger nicht nüchterner Patient ohne Vorerkrankungen mit perforierender Augenverletzung (Splitter) muss notfallmäßig operiert werden. Welche Anästhesietechnik setzen Sie ein?

! „Rapid-Sequence Induction" mit Verzicht auf Succinylcholin (Anstieg des intraokularen Drucks). Intubation in üblicher Technik (Oberkörperhochlagerung, Sellick-Manöver) nach ausgiebiger Präoxygenierung mit hoher Dosierung der Einleitungsmedikamente zur Stressabschirmung bei Laryngoskopie und Intubation, Relaxation mit Rocuronium (0,6 – 1 mg/kg KG). Kein N_2O.

i *Ansonsten ist jede gängige Anästhesietechnik möglich.*

Frage 581

? Welche Anästhesietechnik wählen Sie für Strabismus-Korrekturoperationen bei Kindern?

! Diese relativ kurzen Eingriffe können gut in einer Larynxmaskennarkose als TIVA durchgeführt werden.

i *Verzicht auf Succinylcholin (häufig Bradykardien, 10fach höhere Inzidenz der malignen Hyperthermie bei Kindern mit Strabismus) und volatile Anästhetika. Postoperativ häufig Nausea und Erbrechen.*

Frage 582

? Welchen Stellenwert hat die moderne Hämotherapie?

! **Jährlich werden in Deutschland etwa 3 – 4 Millionen Transfusionen durchgeführt. Im Rahmen der perioperativen Versorgung wird der Anästhesist immer wieder mit transfusionsmedizinischen Fragen konfrontiert.**

i *Ausreichende Kenntnisse über erwünschte und unerwünschte Wirkungen sowie medikolegale Aspekte sind unabdingbar. Darüber hinaus besteht die Verpflichtung, sich den aktuellen Stand der Wissenschaft anzueignen. In jeder transfundierenden Einheit muss ein Qualitätsmanagementsystem gemäß Transfusionsgesetz, nach den Richtlinien zur Hämotherapie und gemäß den Querschnitts-Leitlinien etabliert sein. Fortlaufende Schulungen, statistische Erhebungen und die Bedingungen des Meldewesens müssen erfüllt sein.*

Frage 583

? Welche Methoden zur perioperativen Einsparung von Fremdblut kennen Sie?

! **Entscheidend ist eine blutsparende chirurgische Technik, die bei der Extremitäten-Chirurgie mit einer intermediären Blutsperre kombiniert werden kann. Ansonsten kann durch präoperative Eigenblutspende, maschinelle Autotransfusion, Hämodilution, permissive Hypotension, Regionalanästhesie-Verfahren, medikamentöse Therapie (Erythropoetin, Antifibrinolytika, Desmopressin) und eine permissive Anämie (Ausnutzung der Anämietoleranz) eine Einsparung von Fremdblut erreicht werden. Das Hauptaugenmerk gilt den Hauptprädiktoren der perioperativen Bluttransfusion: präoperatives Erythrozytenvolumen, perioperativer Blutverlust, Transfusionstrigger.**

i *Präoperativ sollte daher unbedingt eine Vorbehandlung zur kausalen Therapie von anämischen Anämien durch Beseitigung eines Eisen-, Vitamin-B_{12}- und Folsäuremangels erfolgen.*

Frage 584

? Wann sind Sie verpflichtet, einem Patienten fremdblutsparende Maßnahmen anzubieten?

! **Beim Fehlen von Kontraindikationen und falls eine Transfusion „ernsthaft in Betracht" gezogen wird, also bei einer Transfusionswahrscheinlichkeit > 10 % nach hauseigener Statistik.**

i *Ein typisches Einsatzgebiet für die Eigenblutspende sind elektive orthopädische Eingriffe. Durch verbesserte operative Techniken und durch die hohen Anforderungen an die Eigenblutspende ist die Zahl der Eigenblutspenden z. B. für die Endoprothetik in letzter Zeit rückläufig.*

Frage 585

? Nennen Sie Kontraindikationen für eine präoperative Eigenblutspende!

! **Manifeste Herzinsuffizienz, schwere KHK, ausgeprägte pulmonale Störungen, Anämie (Hb < 11 g/dl), schwere endokrine Störungen (z. B. Hyperthyreose), systemische Infektionen und Körpergewicht < 50 kg.**

Frage 586

? Wo sind die Grundlagen der Transfusion festgelegt?

! **Im Transfusionsgesetz vom 7. Juli 1998 (Novelle 2009) unter Bezugnahme auf den jeweiligen Stand der medizinischen Wissenschaft, der in den Richtlinien zur Blutgruppenbestimmung und Bluttransfusion, den Hämotherapie-Richtlinien (2007), den Querschnittsleitlinien zur Therapie mit Blutkomponenten und Plasmaderivaten (2009) der Bundesärztekammer, den GMP- und GLP-Richtlinien und den aktuellen Empfehlungen vom Arbeitskreis Blut niedergelegt ist. Die europäischen Richtlinien müssen nicht gesondert beachtet werden, da sie in den deutschen Richt- und Querschnittsleitlinien enthalten sind.**

Frage 587

? Wofür ist der Arzt bei Transfusionen verantwortlich?

! **Die Transfusion steht von „A bis Z" ausschließlich unter ärztlicher Verantwortung.**

i *Vorbereitung, Durchführung und Überwachung, Risikoaufklärung und Beachtung des Meldewesens bei Transfusionen. Auch auf die Möglichkeit der Eigenblutspende und der maschinellen Autotransfusion muss gemäß BGH-Urteil hingewiesen werden. Ganz entscheidend ist die **Indikationsstellung** zur Transfusion.*

Frage 588

? Welches sind die Grundlagen für ein Transfusionskonzept?

! **Ziel jedes Transfusionskonzepts ist der optimale und rationelle Einsatz von Blut und Blutprodukten, ohne ein unnötiges Risiko für den betroffenen Patienten einzugehen. Basierend auf dem tatsächlichen, durch eine Hausstatistik erhobenen Verbrauch an Blutprodukten sollte für jede Standardoperation ein entsprechendes Gesamtkonzept einschließlich der Praxis der Bereitstellung von Blutkonserven etabliert und an den einzelnen Patienten angepasst sein.**

Frage 589

? Ein 67-jähriger Patient wird wegen eines Zökumkarzinoms laparotomiert. Intraoperativ kommt es zu einer heftigen Blutung mit Kreislaufinstabilität. Welche Kriterien rechtfertigen eine Transfusion von Erythrozytenkonzentraten (EK)?

! **Die Gabe von EK ist angezeigt, wenn ein Patient bei Verminderung der Sauerstofftransportkapazität gesundheitlichen Schaden erleiden würde. Die Kriterien sind klinischer, laborchemischer sowie organisatorischer Art: hämodynamische Stabilität, Alter, Vorerkrankungen (kardiovaskulär und zerebral), Hämatokrit, Blutverlust und (bei Elektiveingriffen, nicht in diesem Fall) Verfügbarkeit von Eigenblutspende und maschineller Autotransfusion. Eine entscheidende Rolle spielen die Ausbildung der Ärzte und die logistischen Besonderheiten im jeweiligen Krankenhaus.**

Frage 590

? Was verstehen Sie unter „kritischem" und „optimalem" Hämoglobinwert und welches ist die untere Grenze, die noch mit dem Leben vereinbar ist?

! **Der „optimale Hb-Wert" liegt bei 7 – 8 g/dl bei gesunden Patienten und bei 9 – 10 g/dl bei Patienten mit Ischämierisiko, er beinhaltet noch eine Sicherheitsreserve. Der „kritische Hb-Wert" liegt darunter und hat bei akuten Blutungen eine Minderperfusion und konsekutive Gewebshypoxie zur Folge.**

i *Ein Hämatokrit von 5 – 10 gilt als unterste Grenze, die bei Hyperoxie (FiO_2 1,0) und Normovolämie kurzzeitig überlebt werden kann, ansonsten ist ein Hämatokrit von 14 – 15 physiologisch als absolute Untergrenze anzusehen.*

Frage 591

? Beschreiben Sie die physiologischen Mechanismen zur Kompensation einer Anämie?

! **Kompensiert wird über hämodynamische Anpassung, Erhöhung der Sauerstoffextraktion und des zellulären Sauerstofftransports.**

i *Bis zu einem Hb von 7,5 g/dl wird das Schlagvolumen gesteigert, das HZV kann über die Frequenz (Tachykardie) gesteigert werden, Steigerung der Utilisation ($avDO_2$), Steigerung von 2,3-DPG in den Erythrozyten. Um das zirkulierende Kreislaufvolumen aufrechtzuerhalten, setzt bei Fortbestehen einer Blutungsanämie mit Abfall des Herzminutenvolumens und des Blutdrucks eine Rückresorption von Flüssigkeit aus dem Interstitium ein. Weiterhin wird mit Einsetzen der Laktatazidose das Atemzentrum stimuliert, wodurch die Atemfrequenz zunimmt (nicht erkennbar bei beatmeten Patienten). In späterer Folge wird vermehrt Vasopressin produziert, um einerseits die renale Wasserausscheidung zu vermindern, andererseits aber auch den Kreislauf zu stabilisieren. Schließlich kommt es durch Aktivierung des Renin-Angiotensin-Aldosteron-Mechanismus zu einer verstärkten Natrium-Rückresorption durch Aldosteron. Durch eine verringerte Sauerstoffspannung in den Nierentubuli wird auch noch vermehrt Erythropoetin ausgeschüttet.*

Frage 592

? Wie hoch ist der Sauerstoffgehalt im arteriellen und venösen Blut bei einem Hb von 15 g/dl?

! **20 ml/dl arteriell, 15 ml/dl venös**
$CaO_2 = Hb \times 1{,}38 \times O_2\text{-Sättigung} + pO_2 \times 0{,}0031$

i *Die durchschnittliche Sauerstoffextraktion beträgt also etwa 25 %. Aus dem koronaren Blutfluss können bis 100 % extrahiert werden!*

Frage 593

? Berechnen Sie das Sauerstoff-Angebot (DO_2) und den Verbrauch (VO_2)!

! **Angebot: SV × Frequenz × CaO_2 (0,7 dl × 70 × 20 ml/dl) = 1000 ml/min.**
Der Verbrauch beträgt etwa 5 ml/dl, was 250 ml O_2/min entspricht.

Frage 594

? Was verstehen Sie unter Blutgruppen von Erythrozyten und wo sind sie zu finden?

! **Gemeint sind im weitesten Sinn alle möglichen Polymorphismen von Blutbestandteilen: Oberflächenmarker auf Erythrozyten, Leukozyten und Thrombozyten, Serumproteine und intrazelluläre Komponenten. Sie sind genetisch determiniert und meistens stabil.**

i *Im **engeren** Sinn sind Blutgruppenantigene die genetisch kodierten biochemischen Merkmale, die an der Oberfläche von Erythrozyten lokalisiert sind; sie werden durch Agglutination mit spezifischen Antikörpern nachgewiesen. Biochemisch handelt es sich um Kohlenhydratgruppierungen oder Proteine, die durch mehrere Gene kodiert sind. Blutgruppenmerkmale kommen auch auf anderen Zellen oder gelöst in Körperflüssigkeiten vor, sie sind ubiquitäre Antigene (Sperma, Speichel etc.). Blutgruppen-*

merkmale können nach Einbringen in einen immunkompetenten Organismus, der diese Merkmale nicht besitzt bzw. sie als fremd betrachtet, immunologische Reaktionen auslösen.

Frage 595

? Was wissen Sie über die Nomenklatur von Blutgruppenantigenen?

! Es gibt kein einheitliches Schema. Anfänglich wurden für neue Merkmale willkürlich große Buchstaben verwendet (A, B, H, P, M, N, etc.), später nahm man die Namen des ersten Antikörper produzierenden Menschen (Duffy, Kidd, Kell, Lutheran, Cartwright).

i *Mittlerweile sind ca. 100 Systeme und 600 verschiedene Eigenschaften bekannt, von denen die wenigsten transfusionsmedizinisch relevant sind. Es existiert auch eine wenig verwendete allgemeine numerische Nomenklatur.*

Frage 596

? Welche Bedeutung haben Blutgruppenantigene?

! In der Transfusionsmedizin implizieren die Blutgruppen wegen der Immunogenität (Bildung von Alloantikörpern) Komplikationen; so induziert die Übertragung einer D-positiven Konserve in bis zu 80 % der Fälle die Bildung von Anti-D.

i *Die große Vielfalt ist sehr hilfreich bei der Vaterschaftsbestimmung, in der Kriminalistik, der Populationsgenetik, der Chromosomenkartierung und der Zellforschung. Im Zusammenhang mit Erythrozyten-Transfusionen sind vor allem die Bildung von erythrozytären Antikörpern und deren Nachweis zur Vermeidung hämolytischer Transfusionsreaktionen von Bedeutung. Die biologische Rolle von Blutgruppen-Ag besteht in der Aufrechterhaltung der zellulären Integrität und der Mitwirkung im Rahmen von Zellreifung und -überleben. Bestimmte Blutgruppen sind am Ionen- und Harnstofftransport beteiligt, andere wirken als Enzyme oder als Rezeptoren bei der Aktivierung des Immunsystems.*

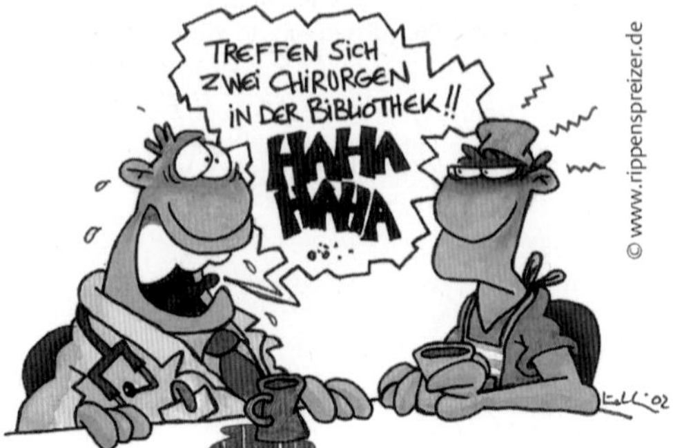
TREFFEN SICH ZWEI CHIRURGEN IN DER BIBLIOTHEK!!
HAHA HAHA
© www.rippenspreizer.de

Frage 597

? Was wissen Sie über das AB0-System?

! Die AB0-Blutgruppen sind das einzige Hauptsystem, bei dem obligat reguläre AK, so genannte Isoagglutinine (Anti-A oder Anti-B) gegen die A- und B-Eigenschaften im Serum vorhanden sind, die dem Individuum selbst fehlen (Landsteiner-Regel).

i *Die Konsequenz ist, dass das AB0-System bei Transfusionen immer berücksichtigt werden muss; es erlaubt auch eine umgekehrte Typisierung, eine Befundkontrolle an den Erythrozyten.*

Frage 598

? Wie kommt es zur Entstehung der regulären Antikörper (Isoagglutinine) und zu welcher Immunglobulinklasse gehören sie?

! Als Ursache wird angenommen, dass die Merkmale A und B auf pflanzlichen und bakteriellen Zelloberflächen (z. B. E. coli) weit verbreitet sind. Es kommt zu einer inapparenten Immunisierung und Boosterung durch den Magen-Darm-Trakt.

i *Es handelt sich um IgM und IgG.*

Frage 599

? Wie ist das Ablaufschema einer Regeltransfusion?

! Die Transfusion stellt eine Kette von Einzelabläufen dar, die jeweils eigene Fehlermöglichkeiten beinhalten. Ablaufreihenfolge: Indikation – Aufklärung und Einwilligung – Blutgruppenbestimmung und Ak-Suchtest – Kreuzproben – Identitätssicherung (Unterlagen und Bedside-Test) – Einleitung – Überwachung – Dokumentation – Kontrolle des Transfusionserfolgs.

Frage 600

? Was verstehen Sie unter „Blutgruppen-Shift"?

! In der Regel sind Erythrozyten-Konzentrate AB0-gleich zu transfundieren. Wegen des geringen Plasmagehalts können sie aber ohne Sorge hinsichtlich der Auslösung einer Hämolyse AB0-major-kompatibel, aber minor-inkompatibel transfundiert werden. Bei entsprechendem Mangel, vor allem bei Notfall- und Massivtransfusionen, kann die Versorgung der Patienten oft gar nicht anders gewährleistet werden: es können Empfängern mit Blutgruppe A oder B also Erythrozyten der Gruppe 0 transfundiert werden. Weist der Empfänger AB auf, kann A oder B übertragen werden. Dieser Wechsel der Blutgruppe wird aber nur für EK praktiziert, wegen der besseren Verfügbarkeit in der Regel nicht bei FFP!

i *Eine Ausnahme ist AB-Plasma als Universalspenderplasma, es handelt sich um eine* ***blutgruppenkompatible*** *Transfusion.*

Frage 601

? Beschreiben Sie die Herstellung von Erythrozytenkonzentraten!

! Erythrozytenkonzentrate (EK) werden aus frischem Vollblut einer Einzelspende nach Standardmethoden (Spendetauglichkeit, Entnahme, Lagerung, Zentrifugation) nach den Richtlinien zur Blutgruppenbestimmung hergestellt. Alle verfügbaren EK haben einen Hämatokrit von 50 – 80 %, ein Volumen von 200 – 350 ml, einen Plasmaanteil von 5 – 10 %, einen Leukozytengehalt < 10^6/Einheit und enthalten einen Stabilisator (CPD, CPD-A1, SAG-M, ADSOL, PAGGS-M). Nach dem Zentrifugieren des Vollbluts wird das Plasma durch einfache physikalische Verfahren im geschlossenen System abgetrennt.

i *Während der Lagerung zeigen die Konserven erhebliche Veränderungen. Die Bestandteile verlieren während der Lagerung bei 4 °C unterschiedlich schnell ihre Funktion. Die maximal zulässige Lagerungsdauer wird anhand der 24-h-Überlebenszeit der Erythrozyten nach Transfusion festgelegt, die am Ende noch 80 % betragen muss. Die maximal mögliche Lagerungsdauer beträgt 6 – 7 Wochen.*

Frage 602

? Was verstehen Sie unter Hämotherapie nach Maß?

! In der operativen Medizin hat sich ein Stufenschema etabliert: Blutverluste bis 20 % können mit kristalloiden und kolloidalen Lösungen kompensiert werden. In Abhängigkeit vom Ausgangswert besteht ab 20 % Verlust eine relative Transfusionsindikation für EK und ab 40 % für Frischplasma (FFP).

i *Ab dem 4. EK braucht man in der Regel FFP, spätestens ab dem 10. EK im Verhältnis 1 : 1 (EK : FFP). Thrombozyten werden in der Regel erst bei komplettem Blutaustausch erforderlich, also etwa ab 10 – 15 EK. Bei massiven Blutverlusten bewirkt eine frühzeitige EK/FFP-Transfusion (2 : 1 bis 1 : 1) eine Senkung der Mortalität.*

Frage 603

? Welche Besonderheiten gibt es bei einer Massivtransfusion und wie ist sie definiert?

! Eine Massivtransfusion wird meist so definiert, dass innerhalb 24 h mindestens ein Äquivalent des normalen Blutvolumens eines Patienten ersetzt werden muss. Klinisch bedeutsam ist aber der Ersatz eines Blutvolumens in 3 – 4 h oder von 2 Blutvolumina in 24 h.

i *Die besonderen Risiken sind: Nicht zeitgerechte Transfusion, Hypo- oder Hypervolämie, Fehltransfusion bei gegebener Hektik, Hypothermie mit konsekutiver Azidose, Hyperkaliämie, Hypokalzämie, schwerwiegende Störungen der Hämostase und der Mikrozirkulation und nicht immunologisch bedingte Hämolysen. Die Mortalität steigt mit der Anzahl der transfundierten Konserven.*

Frage 604

? Welche unerwünschten Wirkungen der Transfusion kennen Sie?

! Es werden grundsätzlich immunologische und nicht immunologische (infektiöse, lagerungs- und anwendungsbedingte, allergische und anaphylaktische) Reaktionen unterschieden.

i *Prinzipiell können alle Erregerarten (Bakterien, Viren, Protozoen, Prionen) übertragen werden. Immunreaktionen können akut oder verzögert, sowie unterschiedlich schwer – im Einzelfall tödlich – verlaufen. Es werden humorale, zelluläre und gemischte Immunreaktionen unterschieden. Die publizierten Daten über die Häufigkeit solcher Ereignisse variieren je nach Meldesystem und Meldeverhalten. Am häufigsten treten harmlose nicht hämolytische Transfusionsreaktionen (NHTR) auf. Eine besondere Form einer NHTR ist TRALI (transfusions-assoziierte Lungenschädigung); TRALI kann in allen Schweregraden auftreten und in seiner schweren Verlaufsform eine gefährliche, auch tödliche, Komplikation darstellen. Daneben gibt es auch allergische und anaphylaktische Reaktionen, sowie lagerungsspezifische und anwendungsspezifische Nebenwirkungen. Bei Massivtransfusionen sind diese Risiken besonders hoch (vgl. Frage 603).*

Frage 605

? Wie entsteht eine hämolytische Transfusionsreaktion?

! Bei Transfusion von Erythrozyten mit Blutgruppenmerkmalen, gegen die der Empfänger Antikörper in hämolytisch wirksamer Konzentration besitzt (Major-Reaktion) entsteht eine akute hämolytische Transfusionsreaktion (AHTR). Die schwersten Reaktionen treten bei AB0-Fehltransfusion auf, vor allem wenn ein 0-Empfänger A erhält. Schwere hämolytische Reaktionen werden aber auch bei irregulären Antikörpern beobachtet (Anti-K, Anti-Fy^a u. a.), weil diese ebenfalls Komplement aktivieren und damit eine intravasale Hämolyse und DIC (disseminierte intravasale Gerinnung) mit konsekutivem MOF (Multiorganversagen) induzieren können. Die verzögerte Form (VHTR) entsteht intravasal durch Boosterung (Sekundärimmunisierung), oder extravasal in der Milz und in der Leber mit einer Latenz von Tagen bis Wochen.

i *Die Häufigkeit dieser Reaktionen wird mit 1 : 10 000 bis 1 : 100 000 angegeben (tödlicher Ausgang: 1 : 150 000 – 1 000 000), wobei die akute hämolytische Reaktion in 1 : 6000 bis 1 : 33 000 und die verzögerte Reaktion in 1 : 1000 bis 1 : 11 000 bei der Anwendung von Blutprodukten vorkommen.*

Frage 606

? Was sind nicht immunologisch bedingte unerwünschte Reaktionen?

! Es werden infektiöse und nicht infektiöse Reaktionen unterschieden.

i *Transfusionsassoziierte Infektionen, insbesondere die Übertragung von HIV und Hepatitis haben lange die Diskussionen um die Hämotherapie bestimmt und zu großen Anstrengungen zur Verbesserung der Produktsicherheit geführt. Aber auch Hypervolämie, Zitrat- und Natriumintoxikationen, physikalisch-chemische Hämolysen, TRALI, allergische und anaphylaktische Reaktionen und posttransfusionelle Purpura kommen mit einer Häufigkeit von 1 : 20 000 – 100 000 vor. Die Transfusionshämosiderose entwickelt sich nur bei wiederholten Transfusionen im Rahmen der langfristigen Behandlung angeborener oder erworbener Syndrome (aplastische Anämie, myelodysplastisches Syndrom, Thalassämie etc.).*

Frage 607

? Welches sind die Symptome der VHTR (verzögerte hämolytische Transfusionsreaktion) und wie ist die Prognose?

! Vier bis 30 Tage nach Transfusion treten Fieber, Haut- und Schleimhauterythem, generalisiertes bullöses Erythem, Haarausfall, Übelkeit, Diarrhö, Lymphadenopathie, Knochenmarkhypoplasie, multiple Infektionen und Kachexie auf. VHTR sind nicht vermeidbar und damit schicksalhaft. Die Letalität beträgt 90 %. Eine Prophylaxe ist nur durch Bestrahlung (30 Gy) möglich.

Frage 608

? Blutkonserven enthalten 60 – 110 ml Stabilisatorlösung. Was wissen Sie darüber?

! Alle verwendeten Stabilisatoren sind pyrogenfrei und chemisch rein; sie verhindern die Gerinnung und erhalten die biologischen Eigenschaften der Erythrozyten. CPDA enthält Natriumzitrat, Zitronensäure, Natriumphosphat, Adenin und Glukose. PAGGS-Mannitol und SAG-Mannitol enthalten zusätzlich Guanosin und Mannitol. ADSOL enthält zusätzlich Additiv-Solution.

i *Der Puringehalt erhöht den ATP- und 2,3-DPG-Gehalt und damit die Überlebenszeit der Erythrozyten. Der pH-Wert bei 4 °C ist 5,6 – 5,8 und erreicht mit 450 ml Blut den Optimalwert von 7,1 – 7,2.*

Frage 609

? Wie lange können Blutkonserven gelagert werden?

! EK abhängig vom Stabilisator 35 – 49 Tage, FFP bei – 40 °C 2 Jahre, bei – 30 °C 1 Jahr und Thrombozyten 4 Tage bei 20 – 22 °C auf einem Agitator. Es gibt verschiedene Erythrozytenkonserven.

Frage 610

? Welche EK kennen Sie?

! Es gibt leukozytendepletierte EK (< 1 × 10^6 Leukozyten/Einheit), gewaschene EK (Kontaminationsgefahr) und kryokonservierte EK (Glyzerin, – 80 °C), bestrahlte (30 Gy) EK, CMV-negative EK.

Frage 611

? Was wissen Sie über den Buffy Coat und warum sollen Blutkonserven möglichst wenig enthalten?

! Der Buffy Coat ist der Überstand von Leukozyten und Thrombozyten nach dem Zentrifugieren. Eine Reihe von unerwünschten Wirkungen werden auf den Buffy Coat zurückgeführt: eingeschränkte Lagerung durch Mikroaggregatbildung, Immunsuppression durch Down-Regulierung der Aktivität der natürlichen Killerzellen und Zytokinsekretion, eine HLA-Immunisierung mit nicht hämolytischer Transfusionsreaktion und schließlich eine erhöhte Infektionsrate mit Viren, insbesondere CMV und HIV.

i *Vorgeschrieben ist seit einigen Jahren die „Inline-Filtration“ innerhalb 24 h in der Blutbank. Die leukozytendepletierten EK enthalten < 10^6 Leukozyten/Einheit, was die meisten unerwünschten Reaktionen (außer der Graft-versus-Host-Reaktion) verhindert. Die früher oft durchgeführte Bedside-Filtration ist nicht effektiv, dabei kann es zu Bradykininfreisetzung und konsekutivem Blutdruckabfall kommen.*

Frage 612

? Was wissen Sie über transfusionsinduzierte Immunmodulation?

! Dieses Phänomen ist im letzten Jahrzehnt Gegenstand intensiver Forschung mit kontroversen Ergebnissen gewesen und bisher nicht endgültig geklärt. Es handelt sich um eine Immunmodulation, bei der das Immunsystem in seiner Aktivität gedämpft wird; diskutiert wird neben einer verminderten Killerzellaktivität eine Veränderung des CD 4/CD 8-Verhältnisses, die Beteiligung von HLA-Antigenen, Leukozyten, Thrombozyten, länger gelagerten Erythrozyten und anderen Substanzen. Der sog. „negative Transfusionseffekt“, also die erhöhte Tumorrezidivrate bei perioperativer Transfusion, kann auch andere Ursachen haben, der spezifische Effekt durch Bluttransfusion beträgt wohl nur 10 – 20 %.

i *Ebenso gibt es Hinweise dafür, dass durch Immunmodulation infektiöse Komplikationen begünstigt werden.*

Tabelle zu Frage 613.

Verträglichkeit AB0-ungleicher plasmaarmer EK	
Patient	kompatible EK
A	A oder 0
B	B oder 0
AB	AB, A, B oder 0
0	0
Blutgruppenkompatible Plasmatransfusion	
Patient	kompatibles Plasma
A	A oder AB
B	B oder AB
AB	AB
0	0, A, B, oder AB

Frage 613

? In der Sommerzeit ist mit einem etwa 20–30% niedrigerem Aufkommen an Blutspenden zu rechnen. Wie können Sie in einer Notsituation reagieren?

! Bei Verwendung von plasmaarmen Erythrozytenkonzentraten können majorkompatible, blutgruppenungleiche Präparate transfundiert werden (s. Tabelle). Auch die Übertragung von Rh(D)-positivem Blut auf Rh (D)-negative Patienten lässt sich nicht immer vermeiden. Bei Mädchen und Frauen im gebärfähigen Alter muss es aber die „Ultima Ratio" sein, die von einer i. v.-Anti-D-Prophylaxe (20 µg/ml EK) begleitet sein muss.

Frage 614

? Nach welchen Kriterien transfundieren Sie Thrombozyten?

! Thrombozyten sind in der Regel AB0-kompatibel zu übertragen. Bei Nichtverfügbarkeit kann von der Regel abgewichen werden, solange kein Refraktärzustand eingetreten ist. Es muss die Ursache der hämorrhagischen Diathese geklärt sein. Der thrombozytopenische Blutungstyp besteht aus Petechien im Gegensatz zu Suffusionen bei plasmatischen Hämorrhagien. Es muss eine Besserung durch die Substitution erwartet werden, ein adäquater Anstieg nach einem TK-Hochkonzentrat oder einem gepoolten TK (4 Einzelspender) ist 30 000–40 000/µl.

i *In der Anästhesie ist die häufigste Indikation der Verlust des > 1,5- bis 2fachen Blutvolumens. Die Notwendigkeit für eine Thrombozyten-Transfusion ergibt sich nicht allein aus den Thrombozytenwerten, bei größeren operativen Eingriffen sollte die Thrombozytenzahl aber nicht unter 50 000/µl fallen. Thrombozytenkonzentrate enthalten Erythrozyten in einer Zahl, die ausreicht, um (selten) eine hämolytische Transfusionsreaktion auszulösen. Die AB0-Major-Inkompatibilität spielt meist nur eine untergeordnete Rolle, die Minor-Kompatibilität sollte aber beachtet werden (z. B. bei Thrombapherese-Konzentraten). Rh-negative Mädchen und Frauen sollen immer Rh(D)-negative Thrombozytenkonzentrate erhalten.*

Frage 615

? Welche Kontraindikationen der Thrombozytentransfusion kennen Sie?

! Absolute Kontraindikationen gibt es nicht.
Ernste Blutungskomplikationen treten bei Knochenmarksaplasie erst bei Thrombozytenzahlen < 5000/µl auf, wenn keine besonderen Risikofaktoren bestehen. Bei Umsatzstörungen (DIC, HIT-2 etc.) besteht grundsätzlich eine Kontraindikation, da die Situation verschlimmert wird. Es dürfen nur bei lebensbedrohlichen Blutungen Thrombozyten transfundiert werden. Beim Morbus Werlhof werden in der Regel verstärkt Thrombozyten gebildet, die besonders funktionstüchtig sind. Relative KI sind außerdem u. a. eine geplante Knochenmarktransplantation wegen der HLA-Immunisierung, eine thrombotisch-thrombopenische Purpura (TTP), eine posttransfusionelle Purpura und anaphylaktische Reaktionen mit Nachweis von IgA-Antikörpern.

Frage 616

? Welche antithrombotischen Pharmaka sind derzeit verfügbar?

! Oral: ASS, Ticlopidin, Clopidogrel, Prasogrel, Kumarine (Phenprocoumon, Dicoumarol, Warfarin), Faktor-Xa-Inhibitoren (Rivaroxaban).
Parenteral: Heparin (UFH), LMWH, Fondaparinux, Hirudin, Argatroban, Dabigatran, Danaparoid, Glykoprotein-IIb/IIIa-Antagonisten (Abciximab, Eptafibatid, Tirofiban).

Frage 617

? Erläutern Sie die Bedeutung und die Gefahren von Hirudin!

! Hirudin ist ein Polypeptid, das ursprünglich aus dem Speichel des Blutegels gewonnen wurde und jetzt gentechnisch hergestellt werden kann. Hirudin bindet über zwei Rezeptoren langsam reversibel an Thrombin. Da bisher keine spezifischen Antagonisten verfügbar sind, gibt es ein bedeutendes Blutungsrisiko.

i *Hirudin ist bisher nur zugelassen bei heparininduzierter Thrombopenie (HIT) Typ II: Desirudin und Lepirudin. Schwere Anaphylaxien sind beschrieben.*

Frage 618

? Wie ist die „selektive Wirkung" von Acetylsalicylsäure (ASS) auf die Thrombozyten zu erklären?

! ASS inhibiert irreversibel die Zyklooxygenase (COX-1) sowohl des Endothels als auch der Thrombozyten. Es kommt zum Synthesestopp sowohl für endotheliales Prostazyklin (PGI_2) als auch für thrombozytäres Thromboxan (TXA_2). Während sich die endotheliale COX-1 durch Neusynthese wieder erholt, kann die thrombozytäre COX-1 erst wieder mit der Ausschüttung neuer Plättchen aus den Megakaryozyten aktiv werden (8 – 10 Tage).

i *Der Nettoeffekt von Low-Dose-Aspirin ist daher ein über Tage anhaltender Ausfall von Thromboxan.*

Frage 619

? Wie kommt es, dass ASS die Thrombozytenfunktion nur inkomplett hemmt?

! Thromboxan A2 spielt eine zentrale Rolle bei der Plättchenaktivierung, die Synthese wird durch verschiedene Agonisten stimuliert (Thrombin, ADP, Kollagen), außerdem wirken noch andere Substanzen unspezifisch agonistisch am Thromboxanrezeptor, so die zyklischen Endoperoxide PGH_2 und PGG_2.

i *Eine vollständige Hemmung der Thrombozyten ist nur durch Blockade des „Final Common Pathway" möglich, also durch GP-IIb/IIIa-Antagonisten (Abciximab, Tirofiban, Eptifibatid etc.).*

Frage 620

? Welche klinischen Faktoren begünstigen eine tiefe Venenthrombose?

! Prolongierte Immobilisierung, Hüft- und Beckenoperationen, fortgeschrittenes Alter, zentrale Venenkatheter, Adipositas, Frakturen des Beckens und großer Röhrenknochen, Peritonitis, nephrotisches Syndrom u. v. a.

Frage 621

? Welche kongenitalen oder erworbenen Thrombophilien kennen Sie?

! APC-Resistenz (Faktor-V-Leiden, 1691G-A-Mutation), Faktor-II-Leiden (G20 210 A-Mutation), Antiphospholipidantikörper (Lupusantikoagulans), AT-III-Mangel, AT-III-Dysfunktion, Mangel an Gerinnungsfaktoren: Protein C, Protein S, Heparin Kofaktor II, Plasminogen, Hyperhomocysteinämie, erhöhter Plasminogenaktivator-Inhibitor (PAI-1), heparininduzierte Thrombopenie (HIT), myeloproliferative Erkrankungen, Erhöhung der Faktoren VIII, VII, Fibrinogen u. v. a.

Frage 622

? Ein 73-jähriger Patient leidet nach einem aortokoronaren Bypass unter einer Sternumosteomyelitis. Nach mehrfachen Revisionsoperationen ist schließlich eine muskulokutane Lappenplastik zur Deckung erforderlich. Dieser Eingriff ist durch eine erhöhte Blutungsneigung mit APTT-Verlängerung bei normalem Quick-Wert unter begleitender Therapie mit 20 mg Enoxaparin kompliziert und erfordert mehrere Eingriffe zur Blutstillung. Wie gehen Sie weiter vor?

! Eine Therapie mit niedrig dosiertem LMWH führt normalerweise nicht zu einer APTT-Verlängerung, da LMWH überwiegend auf den Faktor Xa wirkt und die APTT sich auf die Aktivität von Faktor IIa (Thrombin) bezieht. Im vorliegenden Fall handelt sich also um die Differenzialdiagnose der APTT-Verlängerung.

i *Da bei den Voroperationen keine derartigen Probleme aufgetreten sind, muss von einem erworbenen Gerinnungsdefekt ausgegangen werden: Erworbene Inhibitoren der Gerinnung einschließlich Lupusantikoagulanzien müssen gesucht werden, eine Einzelfaktorenanalyse kann zunächst zurückgestellt werden. Bei diesen Inhibitoren, die durch Medikamente, Infektionen, Autoimmunerkrankungen oder neoplastische Erkrankungen entstehen können, kommt es zu einer erhöhten Rate an Thromboembolien. In jedem Fall muss die Abklärung in Zusammenarbeit mit einem Gerinnungslabor erfolgen.*

Frage 623

? Welche antihämostatischen Effekte von Heparin kennen Sie?

! Heparin bindet an den Progressivinhibitor AT III und katalysiert damit die Inaktivierung der Faktoren IIa, Xa, IXa, XIa und XIIa. Weiterhin bindet es an Heparin Kofaktor II und inaktiviert auf diesem Weg erneut Faktor IIa (Thrombin).

i *Besonders hochmolekulares Heparin bindet an Thrombozyten, was sowohl zu einer Aggregationshemmung als auch zu einer Aggregationsverstärkung führen kann. Niedermolekularem Heparin werden weniger Thrombozyteneffekte und damit weniger hämorrhagische Komplikationen zugeschrieben.*

Frage 624

? Wie bewerten Sie die Effektivität und Sicherheit von niedermolekularem Heparin im Vergleich zu unfraktioniertem Heparin?

! Nach umfangreichen Untersuchungen gilt es als gesichert, dass niedermolekulare Heparine (LMWH) mit einer Senkung des Thromboserisikos um 70 – 80 % deutlich effektiver als Low-Dose-Heparin (40 – 50 %)

sind. Somit sind sie der aPTT-gesteuerten konventionellen Heparintherapie gleichwertig bis überlegen.

i *Ob durch eine Dosissteuerung von niedermolekularen Heparinen über einen Faktor-Xa-Test eine weitere Verbesserung möglich ist, wird derzeit geprüft.*

Frage 625

? Welche Ursachen können einer Hämostasestörung in der Anästhesiologie und operativen Intensivmedizin zugrunde liegen?

! Die Ursachen sind oft multifaktoriell: Hämorrhagie durch Trauma oder akzidentell, plasmatisch, endothelial oder thrombozytär.

i *Eine Koagulopathie kann zudem entweder erworben oder aber hereditär sein.*

Frage 626

? Welche hereditären Koagulopathien kennen Sie und wann kommt es zu Problemen?

! Die angeborenen Koagulopathien lassen sich aufgrund ihres Erbgangs einteilen: X-chromosomal-rezessiv wird Hämophilie A oder B vererbt, autosomal das von-Willebrand-Syndrom, die Dysfibrinogenämie und sonstige Faktorenschwächen. Der Faktor-XI-Mangel wurde früher als Hämophilie C bezeichnet. Das klinische Bild wird von der Faktorenaktivität im Plasma bestimmt, die sich lebenslang nicht ändert.

i *Es gibt Hyper- und Hypokoagulopathien. Abhängig vom entsprechenden Faktor ist bei mehr als 150 – 200 % oder bei weniger als 70 % der Aktivität mit Problemen unterschiedlicher Schweregrade zu rechnen.*

Frage 627

? Wie diagnostizieren und behandeln Sie eine Hämophilie A?

! Der isoliert auftretende Faktor VIII-Mangel ist in der Mehrzahl der Fälle angeboren und folgt einem X-chromosomal rezessiven Erbgang. Die Inzidenz beträgt 1 : 5000 bis 1 : 10 000 bezogen auf männliche Geburten. Labordiagnostisch ist das Leitsymptom die verlängerte PTT bei normaler Prothrombinzeit (Quick, INR). Die PTT-Verlängerung ist von der Schwere der Hämophilie abhängig, sie kann 2- bis 3fach sein. Es müssen unbedingt sowohl die Menge an Faktor VIII, als auch das Vorhandensein von Hemmkörpern nachgewiesen werden. Eine rasche und effektive Hämostase kann nur durch Substitution der fehlenden Faktoren erreicht werden: 1 IE Faktor-VIII-Konzentrat/kg hebt den Spiegel des substituierten Faktors im Patienten um 1 %. Wichtigste Differenzialdiagnose ist das von-Willebrand-Syndrom.

i *Bei großen Operationen muss 3 – 4 h vorher mit der Substitution begonnen werden; abhängig von der Größe des Eingriffs muss der Faktorenspiegel bei 60 – 80 % liegen. Die aPTT- und Faktor-Bestimmungen müssen mindestens einmal täglich vor und nach der Substitution durchgeführt werden.*

Schwere Formen haben < 1 % Restaktivität, mittelschwere Formen 1 – 5 %, milde Formen 5 – 15 %.

Frage 628

? Wie therapieren Sie weitere Faktorenmängel?

! Faktor V und XI werden mit FFP ersetzt, ansonsten sind alle Faktoren als Präparat verfügbar, bei II-, VII-, IX- und X–Mangel wird PPSB gegeben.

i *Es sind Mindestaktivitäten von 20 – 40 % anzustreben, bei größeren Operationen auch mehr. Bei der Dosis-Berechnung wird davon ausgegangen, dass durch die Gabe von 1 ml FFP/kg KG die Faktor-XI-Aktivität oder andere Aktivitäten um 1 % erhöht werden.*

Frage 629

? Was bewirkt ein Faktor-XII-Mangel (Hageman-Faktor-Mangel) < 5 %?

! Es besteht eine Thromboseneigung, Hageman starb an einer Lungenembolie.

i *Faktor-XII-Mangel ist sehr selten und oft ein Zufallsbefund (PTT-Verlängerung).*

Frage 630

? Welche erworbenen Koagulopathien kennen Sie?

! Verlust-Koagulopathie, Antikoagulanzienblutung, Leberparenchymschädigung, Fibrinolyse, Vitamin-K-Mangel, Autoantikörper gegen Gerinnungsfaktoren (z. B. Hemmkörperhämophilie) und disseminierte intravasale Gerinnung (DIC).

Frage 631

? Welche Einsatzgebiete sehen Sie für die Therapie mit aktiviertem Faktor VII (Eptacog-alfa = Novoseven®)?

! Die Therapie bei erworbener Hämophilie A und B, angeborener Hämophilie A und B, wenn mit Hemmkörpern zu rechnen ist, Hemmkörperhämophilie, Faktor-VII-Mangel und Thrombasthenie Glanzmann sind zugelassene Indikationen. Alle weiteren Einsatzgebiete sind „Off-Label-Use“.

i *Bei therapierefraktären Blutungen kann aktivierter Faktor VII gegeben werden. In der Regel werden 90 µg/kg KG gegeben. Als Voraussetzungen bei therapierefraktären*

Blutungen gelten im Allgemeinen: keine Azidose (pH muss > 7,2 sein), Ausschluss einer antagonisierbaren Antikoagulanzienblutung und substituierbaren Koagulopathie, Fortbestehen einer Blutung trotz adäquater Substitution mit Thrombozyten (> 70 000/mm³), EK (Hb > 7 g/l), FFP und Gerinnungsfaktoren.

Frage 632

? Welche Immunkoagulopathien kennen Sie und was sind die Auslöser?

! Man kennt spontane Inhibitoren gegen Fibrinogen und die Faktoren V, VIII, IX, XI, XIII und vWF. Auslöser können Medikamente, Autoimmunerkrankungen oder Paraproteinämien sein, in etwa 50 % findet man keine Ursache.

i *Eine Sonderform ist die Gruppe der Antiphospholipidantikörper, die komplexe Gerinnungsstörungen mit Thrombosen induzieren.*

Frage 633

? Was verstehen Sie unter Lupusantikoagulanzien?

! Lupusantikoagulanzien sind die am häufigsten erworbenen Inhibitoren, sie gehören wie die Antikardiolipinantikörper zu den Antiphospholipid-Antikörpern. Es ist eine heterogene Gruppe von IgG- und IgM-Antikörpern und sie wurden zuerst beim Lupus erythematodes gefunden. Inzwischen hat man sie bei vielen Krankheiten nachgewiesen: bei Autoimmunerkrankungen, bei Myokardinfarkt und auch bei Dialysepatienten.

i *Leitsymptom ist die verlängerte PTT, daneben findet man eine milde Thrombopenie und einen echten Faktor-II-Mangel. Die Diagnose „Lupusantikoagulans" bedeutet ein erhöhtes Risiko von Gefäßverschlüssen. Klinisch besteht die Gefahr der unzureichenden Antikoagulation bei verlängerter aPTT. Der Nachweis erfolgt mit immunologischen Testverfahren. Von den Thrombophilie-Patienten mit Antiphospholipid-Antikörpern haben etwa 50 – 70 % Lupusantikoagulans-Aktivität.*

Frage 634

? Was ist eine Verbrauchskoagulopathie (DIC) und was kann sie auslösen?

! Diese komplexe Gerinnungsstörung kann durch Sepsis, Leberinsuffizienz, Tumoren, Polytrauma, Fruchtwasserembolie, Hämolyse, Schlangengift, extrakorporale Zirkulation, Transplantatabstoßung oder auch durch eine Fehltransfusion ausgelöst werden. Eine RES-Blockade oder -Aktivierung scheint bedeutsam zu sein bei der Kaskadenaktivierung: Komplement- und Kininsystem, Gerinnung, Fibrinolyse und unspezifische Proteolyse. Das Endothel und Interleukine spielen eine weitere wichtige Rolle.

i *Die systemische Gerinnungsaktivierung führt zur Bildung von löslichem Fibrin und Mikrogerinnseln, die durch eine Verlegung der Mikrozirkulation zu einem progredienten Organversagen führen. Die Entwicklung einer DIC ist ein dynamischer Prozess. Die kritische Abnahme des Gerinnungspotenzials, die Thrombopenie und die Hyperfibrinolyse können zu schweren Blutungen führen.*

Frage 635

? Wie führen Sie die Labordiagnostik bei DIC durch?

! Es ist entscheidend, die Tendenz und die Dynamik zu erfassen, was wichtiger ist, als die seltene Bestimmung vieler Parameter. Obligatorische Kontrollgrößen sind Prothrombinzeit nach Quick, aPTT, Fibrinogen, Thrombozyten und Blutungszeit. Geringere Priorität haben die Thrombin- und Reptilasezeit sowie die AT-III-Aktivität. Besonders empfindlich sind auch Faktor V und VII, wenn man sie bestimmen kann.

i *Beweisend für das Vorliegen einer DIC ist der Nachweis einer systemischen Gerinnungsaktivierung mit einem Verbrauch an Gerinnungsfaktoren und Thrombozyten. Im klinischen Alltag wird die Diagnose einer DIC aufgrund mehrerer klinischer und laboranalytischer Parameter sowie deren Veränderungen im weiteren Verlauf gestellt. Hilfreich sind steigende D-Dimere und lösliche Fibrin-Monome (FM). Zur Einschätzung der Organfunktionen sind Blutgasanalyse, Kreatinin-, Harnstoff-, Glukose- und Laktatbestimmung hilfreich.*

Frage 636

? Wie behandeln Sie eine Verbrauchskoagulopathie?

! Im Vordergrund steht die Behandlung der Grundkrankheit (kausal). Ansonsten muss es das Ziel sein, kritische Schwellen jener Parameter zu sichern, die sich als aussagekräftig erwiesen haben (supportiv). Der Blutverlust und die Aktivität der verfügbaren Plasmapräparationen müssen bekannt sein. Zu beachten ist auch die sog. „Nachschubrate" der Blutbestandteile (% des intravenösen Pools/h), die für Fibrinogen, AT III und Thrombozyten bei < 5 % liegt.

i *Für die Substitution werden ein Quick-Wert von etwa 50 %, ein AT III von 70 %, eine Thrombozytenzahl > 50 000/µl und ein Fibrinogen > 100 mg/dl angestrebt. Heparintherapie: 2500 – 10 000 IE/24 h bei 70 kg KG. Prognostisch entscheidend ist die Therapie der Grunderkrankung.*

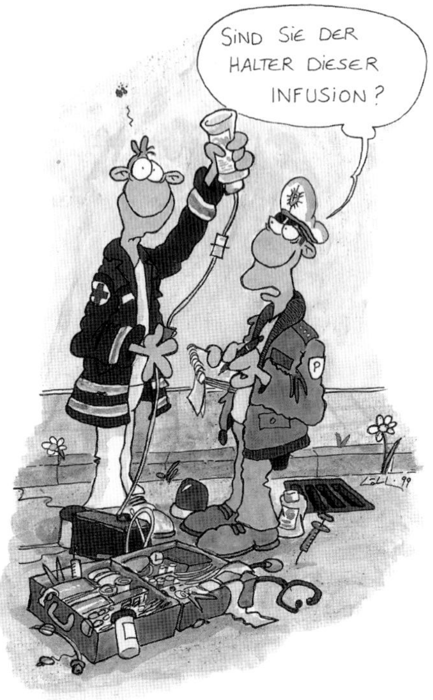

Frage 637

? Welche Fibrinolytika kennen Sie?

! **Streptokinase, APSAC (anisoylierte Plasminogen-Streptokinase-Aktivator-Komplexe) und Urokinase (ein physiologischer Plasminogenaktivator, der aus Urin gewonnen wird) werden heute in der Akuttherapie selten verwendet. Alteplase (rekombinanter Gewebsplasminogenaktivator) war das erste physiologische fibrinselektive Thrombolytikum. Neue Plasminogenaktivatoren sind z. B. Reteplase und Tenecteplase.**

i *Reteplase und Tenecteplase können im Gegensatz zu Alteplase als i. v.-Bolus verabreicht werden.*

Frage 638

? Was sind die klassischen Indikationen für eine Fibrinolyse?

! **Die frische proximale Beckenvenenthrombose (< 7 Tage), die Lungenembolie bei Kreislaufinstabilität, der akute Myokardinfarkt innerhalb 3 – 4 h nach Symptombeginn. Weiterhin Hirninfarkte und Shuntthrombosen**

i *Periphere arterielle Verschlüsse in Abhängigkeit von Alter und Ausdehnung des Verschlusses.*

Frage 639

? Nennen Sie Kontraindikationen für eine Fibrinolyse!

! **Es handelt sich um eine prinzipiell nicht ungefährliche Behandlung, da durch die Plasminogenaktivierung ein großer Teil des Fibrins gespalten wird.**
Absolute Kontraindikationen sind z. B. frische, chirurgisch nicht beherrschbare Blutungen, Aortendissektion, schwere Schädel-Hirn-Traumen, und nekrotisierende Pankreatitis. Bei hämorrhagischer Diathese, therapierefraktärer Hypertonie, schwerer Retinopathie, bekannten Aneurysmen, zurückliegender Operation (< 10 Tage) oder einer Hämophilie wird man sich nur bei vitaler Indikation zu einer Lyse entscheiden.

Frage 640

? Bei bedrohlichen Blutungen kann die Fibrinolyse gestoppt werden. Womit?

! **Aprotinin ist nicht mehr im Handel. Die synthetischen Antifibrinolytika Tranexamsäure (10 – 15 mg/kg KG bis max. 6 g/Tag) und ε-Aminocapronsäure (USA) werden verwendet.**

i *Bei unzureichender Wirkung sind Frischplasmen und Fibrinogen sowie Faktorenkonzentrate indiziert.*

Frage 641

? Wie überwachen Sie eine Fibrinolyse laborchemisch?

! **Bei Plasminogenaktivatoren sind bezüglich der Fibrinolyse keine Kontrollen erforderlich. Die Bestimmung von Fibrinogen und Fibrin(ogen)spaltprodukten, sowie ROTEM (Rotations-Thrombelastographie) sind hilfreich. Klinische Überwachung!**

i *Eine begleitende Heparinisierung wird mit der aPTT gesteuert.*

Intensivmedizin

Frage 642

? Welche Probleme erwarten Sie bei einem Patienten, der wegen ALI/ARDS nach dem Konzept der permissiven Hyperkapnie beatmet wird? Welche pH-Werte tolerieren Sie?

! Durch den Anstieg des $paCO_2$ kommt es zur intrazellulären Azidose. Weitere Folgen sind sympathoadrenerge Reaktionen mit gesteigertem Herzzeitvolumen (CI), erhöhtem myokardialem O_2-Verbrauch, erhöhtem pulmonalarteriellem Druck und ventrikulären Arrhythmien. Die Hirndurchblutung wird gesteigert. Problematisch sind pH-Werte < 7,1.

Frage 643

? Nennen Sie die Prinzipien der protektiven Ventilationsstrategie.

! Intermittierende CPAP-Rekrutierungsmanöver (40 mbar, 40 s), PEEP 2 mbar oberhalb des unteren Inflektionspunkts, „Driving-Pressure" (Plateaudruck-PEEP) < 20 mbar, inspiratorische Spitzendrücke < 40 mbar, Tidalvolumina < 6 ml/kg KG.

i *Zusätzlich evtl. „Inversed Ratio Ventilation" bei $FiO_2 > 0,5$, eventuell permissive Hyperkapnie.*

Frage 644

? Was versteht man unter einem inflektionspunktbezogenen idealen PEEP?

! Der untere Inflektionspunkt stellt eine Druck-Volumen-Beziehung dar, bei dem vermutlich die Mehrzahl aller Alveolen geöffnet (rekrutiert) werden kann.

i *Der ideale PEEP wird etwa 2 – 3 mbar oberhalb des unteren Inflektionspunktes gewählt, um das periodische Öffnen und Wiederverschließen von Alveolen und damit einen ventilationsinduzierten Lungenschaden durch Scherkräfte zu vermeiden.*

Frage 645

? Was sind Inflektionspunkte?

! Bei sehr niedrigen und sehr hohen Lungenvolumina ist die Volumenänderung (DV) pro Druckänderung (DP) sehr gering. Bei mittleren Lungenvolumina steigt DV/DP und damit die Steilheit in der statischen Druck-Volumen-Kurve an. Diejenigen Punkte auf der statischen Druck-Volumen-Kurve, bei denen die Steilheit der Kurve stark ansteigt oder wieder abnimmt, nennt man Inflektionspunkte.

Frage 646

? Erklären Sie die Beatmungsmodi BIPAP und APRV („Airway-Pressure Release Ventilation"). Welche Unterschiede bestehen zwischen APRV und BIPAP?

! APRV ist ein Beatmungsmodus, der konzeptionell der druckkontrollierten „Inversed-Ratio Ventilation" sehr ähnlich ist. Er erlaubt die Spontanatmung auf einem erhöhten Druckniveau während einer langen Inspirationsphase, gefolgt von einer kurzzeitigen Niedrigdruckphase (Exspiration, „Pressure Release") und wurde für spontan atmende Patienten mit Lungenversagen, die einen erhöhten PEEP und erhöhten mittleren Atemwegsdruck benötigen, entwickelt. Liegt keine Spontanatmung vor, so ist APRV mit der druckkontrollierten Beatmung mit inversem Atem-Zeit-Verhältnis identisch. Der Beatmungsmodus BIPAP ermöglicht dem Patienten auf zwei verschiedenen CPAP-Druckniveaus spontan zu atmen und wurde als Weaning-Verfahren entwickelt. Wird bei BIPAP ein inverses Atem-Zeit-Verhältnis eingestellt, so liegt der Modus APRV vor. Liegt keine Spontanatmung vor, so entspricht BIPAP ebenfalls einer druckkontrollierten Beatmung.

i *Beide Modi unterscheiden sich also außer ihrer historischen Entwicklung lediglich durch das eingestellte Atem-Zeit-Verhältnis.*

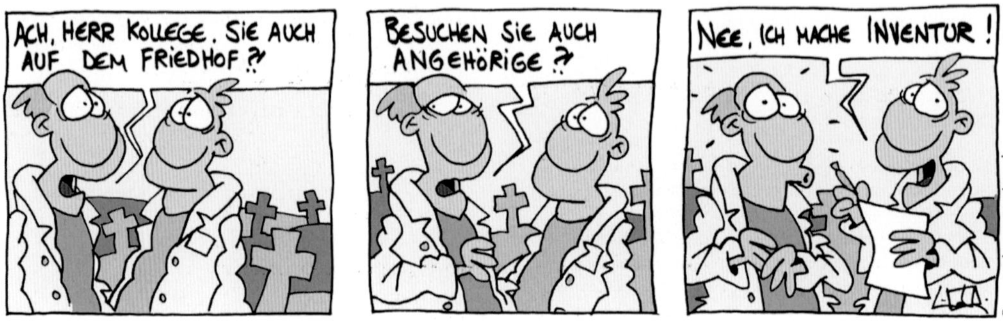
ACH, HERR KOLLEGE. SIE AUCH AUF DEM FRIEDHOF ?
BESUCHEN SIE AUCH ANGEHÖRIGE ?
NEE, ICH MACHE INVENTUR !

Frage 647

? Welche Vorteile bieten assistierende Beatmungsverfahren mit Erhalt eines Spontanatemanteils gegenüber der kontrollierten mechanischen Ventilation?

! **Das Beibehalten eines Spontanatemanteils während der künstlichen Beatmung führt zu physiologischeren Ventilations-Perfusions-Verhältnissen, zu einer besseren Oxygenierung und geringerer physiologischer Totraumventilation.**

i *Spitzen- und Mitteldrücke sind im Vergleich zu volumenkontrollierten Verfahren reduziert. Eine Atrophie der Atemmuskulatur wird verringert, der Analgosedierungsbedarf ist geringer und die Patienten-Compliance verbessert.*

Frage 648

? Erklären Sie den Beatmungsmodus „Proportional Pressure Support" (PPS). Nach welchen Prinzipien funktioniert PPS?

! **PPS oder „Proportional assist Ventilation" (PAV) stellt eine Weiterentwicklung der augmentierten Spontanatmung („Augmented spontaneous Breathing" [ASB], „Pressure Support") dar. PPS ist ein patienteninteraktiver Unterstützungsmodus, der die spontane Atmung des Patienten erkennt und proportional zu dessen Anstrengung verstärkt. Durch Druckunterstützung zu jedem Zeitpunkt der Inspiration proportional zum Verlauf des Atemantriebs wird die Kontrolle des Patienten über die Beatmung erhöht. Das Mess- und Regelintervall beträgt hierbei nur 8 Millisekunden. PPS ist in der Lage, die einzelnen Komponenten der Atemarbeit inspiratorisch zu unterstützen, indem differenziert die elastischen und resistiven Widerstände des respiratorischen Systems ganz oder teilweise kompensiert werden.**

i *Zwei Unterstützungskomponenten, deren Augmentationsgrad getrennt voneinander eingestellt werden kann, werden unterschieden: Die volumenproportionale Elastance-Kompensation ($Volume_{Assist}$) kompensiert elastische Widerstände (Elastance = 1/Compliance), die Flow-proportionale Resistance-Kompensation ($Flow_{Assist}$) kompensiert resistive Widerstände (Luftwege, Tubus).*

Frage 649

? Welche Gefahr besteht bei unsachgemäßer Anwendung von PPS?

! **Gefahren unter PPS-Beatmung bestehen durch die grundsätzlichen Eigenschaften des Regelungsalgorithmus. Während das respiratorische System nach dem Prinzip der negativen Rückkopplung (z. B. Zunahme der elastischen Rückstellkräfte proportional zu dem inspirierten Volumen) arbeitet, erfolgt die Beatmung mit PPS nach dem Prinzip der positiven Rückkopplung. Übersteigt die eingestellte Volumenassistenz die Rückstellkräfte der Patientenlunge, so setzt sich die Inspiration selbst verstärkend fort („Runaway"). Der Inspirationsabbruch des Respirators erfolgt erst bei Erreichen der eingestellten oberen Druckgrenze.**

Frage 650

? Nennen Sie Vor- und Nachteile des Beatmungsmodus PPS.

! ***Vorteile:*** **erhöhter Patientenkomfort, dem Patientenwunsch wird nahezu ideal entsprochen, keine Hyperventilation wie bei PS/ASB, weniger Sedierungsbedarf, niedrigere Atemwegsdrücke.**
Nachteile: **PPS erfordert prinzipiell Spontanatmung, keine Mindestunterstützung im Sinne einer Ventilationsgarantie (personalintensiv), Anwendung erfordert Kenntnis von Resistance und Compliance des jeweiligen Patienten, Instabilität bei falscher Einstellung („Runaway"), Einschränkung der Funktion durch Tubuslecks.**

Frage 651

? Vergleichen Sie die Beatmungsmodi ASB und PPS.

! ***ASB:*** **Höhe der Druckunterstützung ist konstant, Mindestunterstützung auf das eingestellte Druckniveau erfolgt, solange der Patient triggert.**
PPS: **Höhe der Druckunterstützung variiert mit der Einatembemühung, keine Mindestunterstützung, Anpassung an die Spontanatmung des Patienten.**

Frage 652

? Wie können Sie Resistance bzw. Compliance Ihres Patienten berechnen?

! $C = P_{plat} - PEEP/VT$
$R = P_{peak} - P_{plat}/Insp.\ Flow$

Frage 653

? Wovon hängt der Widerstand eines Tubus oder einer Trachealkanüle ab?

! **Der resistive Widerstand eines Tubus oder einer Trachealkanüle hängt von der Tubusgeometrie (Innendurchmesser, Länge) und dem Gasfluss ab.**

i *Die Komponente, die durch die Tubusgeometrie festgelegt ist, kann durch einen einzelnen Parameter, den Tubuskoeffizienten (K_{Tubus} [$mbar/l^2/s^2$]) beschrieben werden.*

Frage 654

? In der klinischen Praxis werden gelegentlich Tuben bei Langzeitbeatmungspatienten gekürzt. Ist dies sinnvoll im Hinblick auf die Reduktion der Atemarbeit durch Reduktion des Tubuswiderstands?

! **Nein! Die Tubuslänge geht zwar als Parameter in die Berechnung des Tubuswiderstands mit ein, sie hat im Gegensatz zum Innendurchmesser jedoch eine untergeordnete Bedeutung. Ausgeprägte Kürzungen des Tubus verringern in geringem Maß die Totraumventilation.**

Frage 655

? Was ist die automatische Tubuskompensation (ATC)? Erklären Sie das Funktionsprinzip!

! **ATC ist ein optionaler Beatmungsmoduszusatz zur gezielten Kompensation des tubusbedingten Atemwegswiderstands. Durch Messung des Drucks am Y-Stück und Berechnung des Trachealdrucks wird das Druckgefälle entlang des Tubus durch Erhöhung des Beatmungsdrucks während der Inspiration und Erniedrigung des Beatmungsdrucks während der Exspiration unter das gewählte PEEP-Niveau kompensiert.**

Frage 656

? Kann die automatische Tubuskompensation exspiratorisch bei PEEP = 0 mbar eingesetzt werden?

! **Nein! Das Funktionsprinzip der ATC erfordert eine exspiratorische Reduktion des Ventilatorsystemdrucks unter das gewählte PEEP-Niveau, um das exspiratorische Druckgefälle entlang des Tubus zu erhöhen und den Tubuswiderstand zu kompensieren. Ist der PEEP = 0 mbar, so wären hierfür subatmosphärische Ventilatorsystemdrücke erforderlich, weshalb ATC dann nur inspiratorisch wirkt.**

Frage 657

? Nennen Sie Kontraindikationen für die permissive Hyperkapnie!

! **Kontraindikationen sind erhöhter intrakranieller Druck, schwere Arrhythmien, manifeste pulmonale Hypertension mit schwerer Beeinträchtigung der rechtsventrikulären Pumpfunktion und maligne Hypertonie.**

Frage 658

? Definieren Sie die Sauerstofftoxizität.

! **Da das O_2-Molekül in der Zelle bei der Reaktion mit Substraten reduziert wird, können stark wirksame Oxidanzien (Superoxidradikal $O_2\bullet$, Wasserstoffperoxid H_2O_2, Hydroxylradikal $OH\bullet$) entstehen. Durch endogene Antioxidanzien werden diese normalerweise neutralisiert.**

i *Beim „oxidativen Stress", d. h. Verlust von Antioxidanzien oder starkem Anfall von Oxidanzien (z. B. durch zuviel O_2) kann die Lunge erheblich geschädigt werden. Die Inhalation eines Gasgemischs mit einer $FiO_2 > 0{,}6$ über mehr als 48 h gilt als toxische Exposition mit O_2. Auf zellulärer Ebene erklärt man sich die toxische O_2-Wirkung durch eine Oxidation Sulfhydrylgruppen tragender Enzyme, wodurch Peroxide und freie Sauerstoffradikale entstehen. Beeinträchtigt wird sowohl die Membranstabilität, als auch der Substratstoffwechsel, was in der Lunge zum Untergang von Alveolen führt. Es sind auch Einflüsse auf die Leber, das ZNS, die Niere, das Myokard, den Augenhintergrund, die Linsen und das Blut (Hämolyse) beschrieben. Entsprechend ist bei allen Patienten die niedrigst mögliche FiO_2 anzustreben.*

Frage 659

? Was versteht man unter „oxidativem Stress"?

! **Im gesunden Organismus herrscht ein Gleichgewicht zwischen Oxidanzien und Antioxidanzien. Wird die Kapazität der Antioxidanzien überschritten, sind Gewebsschäden möglich. Dies bezeichnet man als „oxidativen Stress".**

Frage 660

? Nennen Sie Krankheitsbilder in der Intensivmedizin, die mit oxidativem Stress in Verbindung gebracht werden!

! **ARDS, Asthma, Aspiration, Reperfusionsschäden z. B. nach Angioplastie, Schlaganfall, Schädel-Hirn-Trauma, Myokardinfarkt, akutes Nierenversagen, Multiorganversagen, Polytrauma, Verbrennungskrankheit, Sepsis.**

Frage 661

? Nennen Sie einige klinisch eingesetzte exogen zugeführte Antioxidanzien und bewerten Sie diese Therapie!

! **N-Acetylcystein, Vitamin C und E, Selen.**

i *Für kein Therapeutikum ist der Nutzen sicher belegt; für den Nutzen einer Selentherapie gibt es Hinweise.*

Frage 662

? Definieren Sie den Begriff ARDS!

! **Das akute Lungenversagen (ARDS) ist gekennzeichnet durch die Aktivierung körpereigener Mediatorsysteme mit diffuser alveolärer Schädigung, Mikrothrombosen, Stase in den Kapillaren und Aggregation von Entzündungszellen. Die Folgen sind: arterielle Hypoxämie, pulmonalarterielle Hypertonie, radiologische Zeichen des Lungenödems und starres Lungengewebe mit geringer Compliance.**

i *Die Verläufe sind bei den unterschiedlichen Ursachen uniform: primäre Lungenerkrankungen (Pneumonie, Aspiration, Lungenkontusion), protrahierter Schock jeder Ursache, Intoxikationen, Polytrauma, Sepsissyndrom, Multiorgandysfunktion (MODF), Massivtransfusion.*

Frage 663

? Definieren Sie eine Hypoxämie!

! **PaO_2 < 50 – 60 mmHg bei einer FiO_2 von 0,21.**

Frage 664

? Wie berechnen Sie die alveoloarterielle Sauerstoffdifferenz ($AaDO_2$)?

! **Barometrischer Druck (normal 760 mmHg) – alveolärer Wasserdampfpartialdruck (pAH_2O = 47 mmHg) × FiO_2 – alveolärer CO_2-Partialdruck ($pACO_2$ wird dem arteriellen $paCO_2$ gleichgesetzt) ergibt den alveolären O_2-Partialdruck (pAO_2).**
pAO_2 – paO_2 (arterieller O_2-Partialdruck) = $AaDO_2$

Frage 665

? Beschreiben Sie den Oxygenierungsindex und nennen Sie den Normwert!

! **Der Quotient paO_2/FiO_2 wird als Oxygenierungsindex oder „Horowitz-Quotient" bezeichnet. Normalwerte liegen bei > 350.**

Frage 666

? Welche Informationen gewinnen Sie aus der $AaDO_2$?

! **Eine Erhöhung der $AaDO_2$ ist ein Hinweis auf das Vorliegen eines Shunts (Ungleichgewicht zwischen Perfusion und Ventilation).**

i *Zur genaueren Berechnung des Shunts benötigen Sie das Totalvolumen (Qt = „Cardiac Index") sowie die gemischtvenöse und arterielle Sauerstoffsättigung (SvO_2 und SaO_2):*
Shuntfraktion (Qs) = $Qt \times (1 - SaO_2)/(1 - SvO_2) \times 100\,\%$

Frage 667

? Beschreiben Sie eine BIPAP-Beatmung! Nennen Sie Einsatzgebiete und Vorteile gegenüber anderen Beatmungsverfahren!

! **„Biphasic positive Airway Pressure" (BIPAP) ist eine Beatmungsform, bei der das Tidalvolumen durch die Druckdifferenz beim Wechsel zwischen 2 PEEP-Niveaus generiert wird. Als entscheidender Unterschied zur konventionellen IPPB-Beatmung kann der Patient zu jedem Zeitpunkt des Beatmungszyklus spontan atmen (die Spontanatmung kann druckunterstützt werden).**

i *Der Erhalt bzw. das frühe Wiedereinsetzen der Spontanatmung ist neben der Vermeidung von Barotraumen der entscheidende Vorteil des Verfahrens bei Patienten mit ARDS. BIPAP kann bei schwierigem Weaning nach Langzeitbeatmung effektiv sein.*

Frage 668

? Welche Therapiemöglichkeiten werden beim ARDS eingesetzt?

! **Beatmung unter Vermeidung von Baro- und Volutrauma, permissive Hyperkapnie, subtiles Flüssigkeitsmanagement und Lagerungstherapie (Bauchlage) gelten als etabliert.**

i *Der Stellenwert von Surfactanttherapie, NO-Inhalation, extrakorporaler Membranoxygenierung (ECMO), antiinflammatorischer Therapie und partieller Flüssigkeitsbeatmung („Partial Liquid Ventilation") ist noch nicht endgültig validiert.*

Frage 669

? Wie hoch liegt die Letalität beim ARDS?

! **Bei ca. 30 – 50 %, mit einem Trend zu besseren Ergebnissen in den letzten Jahren.**

i *Bei Versagen weiterer Organsysteme steigt die Letalität auf 100 %, bei isoliertem ARDS beträgt sie etwa 10 %.*

Frage 670

? Geben Sie die Normwerte für die hämodynamischen Parameter bei Erwachsenen an!

! **CI: 2,8 – 4,2 $l/min/m^2$, SV: 60 – 90 ml, SVI: 30 – 65 ml/m^2, RVSWI: 5 – 10 $g \times m/m^2$, LVSWI: 45 – 60 $g \times m/m^2$, SVR: 1200 – 1500 $dyn \times s \times cm^{-5}$, PVR: 100 – 300 $dyn \times s \times cm^{-5}$.**

Frage 671

? Welche Voraussetzungen müssen für das Weaning vom Beatmungsgerät erfüllt sein?

! Hämodynamische Stabilität, keine geplanten operativen Eingriffe, keine nicht beherrschten Infektionen, keine ausgeprägte metabolische Entgleisung (Säure-Basen-Haushalt, Glukosestoffwechsel) und weitgehend intakter Respirationstrakt (kein instabiler Thorax) sind allgemeine Voraussetzungen.
Folgende respiratorischen Voraussetzungen sollten zum Beginn des Weanings gegeben sein: Vitalkapazität (VK) > 5 ml/kg KG, max. inspiratorischer Sog > 10 mmHg, Atemfrequenz < 45/min, $AaDO_2$ > 350 mmHg, PEEP < 15 mbar, Atemminutenvolumen < 18 l/min, Oxygenierungsindex (paO_2/FiO_2) > 200.

Frage 672

? Nennen Sie verschiedene Weaning-Methoden!

! Das gewählte Vorgehen hängt vom Patienten und dem Krankheitsverlauf ab. Kurzfristig beatmete Patienten können bei ausreichender Vigilanz nach kurzer Spontanatmungsphase am T-Stück oder unter CPAP entwöhnt werden. Nach einer längeren Beatmung kann über ASB, BIPAP oder über CPAP entwöhnt werden. Nach einer Langzeitbeatmung oder bei erschwertem Weaning können BIPAP, ASB, PPS oder intermittierende Spontanatmung eingesetzt werden. Standardisierte Weaning-Protokolle verbessern die Ergebnisse.

i *COPD-Patienten profitieren wenig von assistierenden Beatmungsverfahren, da die hier zugrunde liegende Erschöpfung der „Atempumpe" durch diese nicht verhindert wird. Hier ist der Wechsel zwischen kontrollierter Beatmung („Erholung") und Spontanatmung effektiver; evtl. ist die intermittierende noninvasive Beatmung über Nasenmasken nötig.*

Frage 673

? Gibt es prognostische Faktoren für erfolgreiches Weaning?

! Ja. Der einfachste Parameter ist der max. inspiratorische Sog. Bei < 20 mmHg ist eine Entwöhnung sehr wahrscheinlich nicht möglich; eine Voraussage ist nicht in Bezug auf ein erfolgreiches Weaning möglich, sondern in Bezug auf das Scheitern des Versuchs. Der Yang-Index = Atemfrequenz/Tidalvolumen (in l) ist zur Prädiktion am geeignetsten: Bei Werten > 105/min/l sind 95 % der Weaning-Versuche erfolglos; liegt der Wert < 105/min/l sind 80 % der Versuche erfolgreich.

Frage 674

? Beschreiben Sie den Einsatz verschiedener transtrachealer Atemwegszugänge in der Intensivmedizin!

! Außerhalb von Notfallsituationen werden bei der Langzeitbeatmung die konventionelle chirurgische Tracheotomie sowie perkutane Tracheotomieverfahren (z. B. Dilatationstracheotomie nach Ciaglia, translaryngeale Tracheotomie nach Fantoni) eingesetzt. Die konventionelle Tracheotomie hat eine Gesamtkomplikationsrate von ca. 4 – 5 % (in erster Linie Blutungen und infektiöse Komplikationen). Der Vorteil liegt in der Präparation der anatomischen Strukturen und der uneingeschränkten Anwendbarkeit. Vorteile der perkutanen Techniken sind: schnellere Durchführung, geringere Dislokationsgefahr, geringere infektiöse Komplikationen, weniger Komplikationen nach Dekanülierung (kosmetisches Ergebnis, Trachealstenosen, Wundheilungsstörungen).

i *Es gibt allerdings Kontraindikationen für die perkutanen Techniken: Nichtbeherrschung der konventionellen Technik, fehlende Kapazität für die notfallmäßige konventionelle Tracheotomie, Alter < 18 Jahre, schwere Gerinnungsstörungen, anatomische Besonderheiten (nicht palpable Trachea, Z. n. Tracheotomie, Struma, Z. n. Neck Dissection oder Radiotherapie, Halsdeformitäten, instabile HWS, anomaler Verlauf der Trachea, Adipositas permagna) und erschwerte oder unmögliche konventionelle Intubation. Eine Modifikation der Ciaglia-Methode ist die Verwendung eines einzigen Dilatators, dessen Spitze gekrümmt ist und konisch zuläuft (ähnlich wie das Horn eines Rhinozeros – Ciaglia Blue Rhino®).*

Frage 675

? Ist die kinetische Therapie beim ARDS effektiv? Welche Techniken werden eingesetzt?

! Ja! Der Wechsel zwischen Bauch- und Rückenlage (für 6 – 12 h), die kontinuierliche axiale Rotation in Spezialbetten und die Seitenlagerung sind gängige Verfahren.

i *In einem Gesamtkonzept zusammen mit drucklimitierter Beatmung, permissiver Hyperkapnie und subtiler Flüssigkeitsbilanzierung trägt die kinetische Therapie zur Reduktion der Mortalität bei.*

Tabelle zu Frage 681.

Punkte	A	B	C	D	E	F
0	keine alveolären Infiltrate	> 299	< 300	< 6	> 79	< 20
1	geringe Anzeichen eines interstitiellen Ödems (1 Quadrant)	225 – 299	300 – 375	6 – 8	60 – 79	20 – 25
2	geringe Anzeichen eines interstitiellen Ödems (2 Quadranten)	175 – 224	375 – 450	9 – 11	40 – 59	25 – 30
3	fleckige Infiltrationen (3 Quadranten)	100 – 174	450 – 525	12 – 14	20 – 39	30 – 35
4	ausgedehnte Infiltrationen (4 Quadranten)	< 100	> 525	> 14	< 20	> 35

Frage 676

? Welche positiven und negativen Wirkungen erwarten Sie durch die kinetische Therapie?

! **Positive Akuteffekte sind Sekretmobilisierung, Verbesserung des Ventilations-Perfusions-Verhältnisses durch Umverteilung und Recruitment atelektatischer Bezirke. Längerfristig: Verbesserung der FRC, Reduktion alveolärer und interstitieller Ödeme sowie Reduktion infektiöser pulmonaler Komplikationen. Nachteile sind: Lagerungsschäden, Risiko akzidenteller Dislokation von Kathetern und Endotrachealtuben, Arbeitsaufwand und gelegentlich positive Wirkung nur in Bauchlage.**

Frage 677

? Welche positiven Effekte können beim Beatmungspatienten durch Ambroxol und Acetylcystein erzielt werden?

! **Hochdosiertes Ambroxol stimuliert die Surfactantbildung mit Reduktion von Dys- und Atelektasen.**

i *Acetylcystein verringert die Viskosität des Sekrets.*

Frage 678

? Ist durch NO-Inhalation eine Reduktion der Mortalität beim ARDS zu erzielen?

! **Nein! Bisherige Studien ergaben keine Reduktion der Mortalität.**

Frage 679

? Beschreiben Sie eine Inversed-Ratio-Ventilation“ (IRV)!

! **Das physiologische Inspirations-Exspirations-Verhältnis (I : E) von 1 : 2 wird auf 2 : 1 umgekehrt.**

i *Es resultieren eine Verlängerung der Kontaktzeit des Gasgemischs in der Alveole und eine bessere Eröffnung von Bezirken mit schlechter Compliance und hoher Resistance durch Aufbau eines „Intrinsic PEEP“.*

Frage 680

? Was versteht man unter ventilatorinduzierter diaphragmatischer Dysfunktion (VIDD)?

! **Sie ist durch Abnahme der Kontraktilität und asynchrone Arbeit in der Diaphragmamuskulatur gekennzeichnet, die genaue Ursache ist unbekannt. VIDD kann bereits nach kurzer Beatmungszeit auftreten.**

i *Klinisch imponiert VIDD als Atemmuster mit Einsatz der Thoraxwandmuskulatur (Erweiterung) und gleichzeitiger Erschlaffung des Zwerchfells sowie Höhertreten der Zwerchfellkuppe.*

Frage 681

? Beschreiben Sie den ARDS-Score nach Morel und Murray!

! **Mit dem Score werden 6 Kriterien erfasst: Röntgenbefund (A), Oxygenierungsindex paO_2/FiO_2 (B), $AaDO_2$ bei $FiO_2 = 1{,}0$ (C), PEEP (D), Compliance (E) und Spitzendruck (F). Die Summe der Punktzahlen in den Einzelkriterien wird durch die Gesamtzahl der Kriterien dividiert. Bei Score > 2: Diagnose des ARDS.**

Frage 682

? Nennen Sie Einschlusskriterien und Kontraindikationen für die extrakorporale Membranoxygenierung (ECMO) beim Erwachsenen!

! **Absolute Kontraindikationen sind maligne Grundleiden, nicht kausal therapierte oder therapierbare Sepsis, Gerinnungsstörungen, vorbestehende chronische Lungenerkrankung, Immunsuppression, zerebrale Schädigung, primäre Herzinsuffizienz. Relative Kontraindikationen sind Alter > 60 Jahre und vorangehende Beatmungszeit > 21 Tage.**
Einschlusskriterien sind:
- **„Fast-Entry": akute Hypoxie (paO_2 < 50 mmHg bei FiO_2 = 1,0 und PEEP > 5 mbar für mehr als 2 h**
- **„Slow-Entry" (nach 1 – 4 Tagen Beatmung): Oxygenierungsindex < 150 mmHg bei PEEP > 5 mbar, Compliance < 30 ml/mbar, Shunt > 30 %**

Frage 683

? Was versteht man unter „Intrinsic PEEP"?

! **Der „Intrinsic PEEP" (synonym: „Auto-PEEP") ist ein positiver Druck am Ende der Exspiration, der bei maschineller Beatmung in Lungenarealen mit schlechter Compliance (meist bei obstruktiven Lungenerkrankungen) – sog. „Air-Trapping" – entsteht.**

i *Erkennbar ist er bei der Darstellung der Fluss-Zeit-Kurve (der exspiratorische Fluss geht am Ende der Exspirationsphase nicht mehr auf 0 zurück) und der Druck-Zeit-Kurve (die Inspiration beginnt, ohne dass der Druck am Ende der Inspiration auf 0 bzw. den am Gerät eingestellten extrinischen PEEP zurückgeht).*

Frage 684

? Welche Informationen bietet Ihnen die Messung der Compliance am Respirator?

! **Die am Gerät gemessene Compliance entspricht der Compliance von Patientenlunge und Thorax plus Compliance des Beatmungssystems inkl. Beatmungsschläuche und ist somit als absoluter Wert wenig nützlich.**

i *Die Werte können zur Trendbeurteilung verwendet werden.*

Frage 685

? Beschreiben Sie die Druck-Volumen-Kurve der Lunge!

! **Die Druck-Volumen-Kurve ist S-förmig. Im unteren bogenförmigen Teil geht eine Druckerhöhung mit geringen Volumenveränderungen einher, im mittleren Teil ist die Beziehung zwischen Druck und Volumen linear und im oberen Teil geht eine Druckerhöhung nicht mehr mit einer Volumenveränderung einher.**

i *Die beiden Punkte, an denen sich die Form der Kurve ändert, werden oberer und unterer Umschlagspunkt („Inflection Points") genannt. Beim ARDS ist die Kurve nach rechts verschoben und verläuft flacher.*

Frage 686

? Was versteht man unter Resistance?

! **Die inspiratorische Resistance (R) ist der Atemwegswiderstand, definiert als Quotient aus Druckdifferenz zwischen Spitzendruck und Plateaudruck (durch endinspiratorische Okklusion des Exspirationsschenkels erfassbar) und inspiratorischem Flow (l/s).**

i *Beim intubierten Erwachsenen liegen die Werte bei R = 4 – 6 mbar/l/s (der niedrigste Wert für einen großlumigen Endotrachealtubus liegt bei 3 – 7 mbar/l/s!). Steigen die Spitzendrücke bei gleich bleibendem Plateaudruck, steigt die Resistance.*

Frage 687

? Welche negativen Auswirkungen hat ein „Intrinsic PEEP" auf die Atemarbeit?

! **Durch das erhöhte intrapulmonale Volumen wird die Druck-Volumen-Kurve flacher, d. h., um dasselbe Tidalvolumen zu erzielen, sind höhere Drücke nötig. Die Zwerchfelle stehen tiefer und flacher, sodass mehr Kontraktion nötig ist, um ein Tidalvolumen zu erreichen. Beide Faktoren führen zur Erhöhung der Atemarbeit mit erschwertem Weaning.**

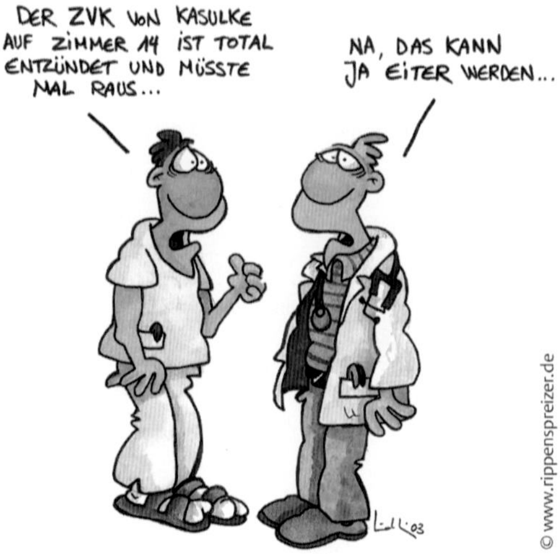
DER ZVK VON KASULKE AUF ZIMMER 14 IST TOTAL ENTZÜNDET UND MÜSSTE MAL RAUS...
NA, DAS KANN JA EITER WERDEN...

Frage 688

? Gibt es routinemäßig erhebbare Score-Systeme in der Intensivmedizin?

! **Ja! Zur Dokumentation, die auch unter dem Aspekt der G-DRG-Vergütung zunehmend wichtiger wird, eignen sich der SAPS (Simplified Acute Physiology Score) und TISS (Therapeutical Intervention Scoring System). Während der SAPS auf physiologischen Parametern basiert, impliziert der TISS die Korrelation von durchgeführten Maßnahmen mit dem Schweregrad der Erkrankung und erfasst diese. Die Beurteilung des Schweregrads der Erkrankungen eines intensivmedizinisch behandelten Patienten kann auch mit dem APACHE III-Score durchgeführt werden. Hier gehen physiologische Parameter, Alter und Gesundheitszustand des Patienten ein. Aktuell ist der TISS 28.**

Frage 689

? Ein Patient zeigt nach einer Laparotomie mit Ileozökalresektion bei bisher unauffälligem Verlauf am 10. Tag Fieberschübe bis 38,8 °C. Einziges invasives Monitoring ist ein zentraler Venenkatheter, Liegezeit 7 Tage, keine antibiotische Therapie. Welche Keime sind am wahrscheinlichsten, welche Maßnahmen ergreifen Sie?

! **Wenn seitens der Grundkrankheit keine Erklärung für das Fieber zu finden ist, muss an eine Katheterinfektion gedacht werden. Häufigste Erreger sind Staphylokokken (S. epidermidis, selten S. aureus). Nach Abnehmen von Blutkulturen muss der Katheter wie alle implantierten Fremdmaterialien bei Verdacht entfernt werden. Antibiotische Therapie je nach Resistenzlage in der Klinik mit Penicillinen, Cephalosporinen, Clindamycin oder Glykopeptiden (Vancomycin, Linezolid oder Teicoplanin) bei schwerem Verlauf und Hochrisikopatienten; die Infektion kann allein durch die Entfernung des Fremdmaterials behoben sein.**

Frage 690

? Welche antibiotische Therapie steht Ihnen bei Infektionen mit methicillinresistenten Staphylokokken (MRSA) zur Verfügung?

! **Vancomycin, Linezolid und Teicoplanin. in einigen Fällen ist auch Fosfomycin wirksam.**

i *Ist der Keim auch auf diese Antibiotika resistent, kann das neue zyklische Lipopeptid Daptomycin (Cubicin®) eingesetzt werden.*

Frage 691

? Definieren Sie die Begriffe SIRS und Sepsis.

! **Sepsis ist die Gesamtheit der lebensbedrohlichen Krankheitserscheinungen und pathophysiologischen Veränderungen als Folge der Wirkung pathogener Keime und ihrer Produkte, die aus einem Infektionsherd in den Blutstrom eindringen, große biologische Kaskadensysteme und spezielle Zellsysteme aktivieren und die Bildung und Freisetzung humoraler und zellulärer Mediatoren auslösen. Die Sepsis ist ein mediatorvermitteltes Krankheitsbild, an dessen Ende die Multiorgandysfunktion (MODF) und das Multiorganversagen (MOF) stehen. Kriterien zur Sepsisdiagnose sind:**

a. Fieber > 38,8 °C oder Hypothermie < 35,5 °C
b. Tachypnoe > 24/min oder Hypokapnie ($paCO_2$ < 32 mmHg)
c. Tachykardie > 100/min
d. Leukozyten > 15 000/mm³ oder < 5000/mm³
e. Nachweis von mindestens einem der Indikatoren einer inadäquaten Organperfusion oder einer Organfunktionsstörung: Bewusstseinsstörung, Hypoxämie (paO_2 < 75 mmHg unter Raumluft), Laktatanstieg > 1,6 mmol/l, Diurese < 30 ml/h, Abfall des systolischen arteriellen Drucks unter 100 mmHg

Beim SIRS („Systemic Inflammatory Response Syndrome") werden die Mediatorsysteme ohne primär mikrobielle Infektion durch Trauma, Intoxikation, Schock jeder Ursache oder Massivtransfusion aktiviert.

Frage 692

? Nennen Sie die wichtigste effektive und wissenschaftlich gesicherte Maßnahme, die eine Keimverschleppung unter den Patienten einer Intensivstation verhindert!

! **Gründliche Händedesinfektion vor und nach jedem Patientenkontakt.**

i *Alle Mitarbeiter sollten in der korrekten Durchführung der Händedesinfektion regelmäßig geschult werden.*

Frage 693

? Welche Laborparameter sind zur Diagnose der Sepsis verwertbar?

! **Die Bestimmung von Procalcitonin hat die höchste Spezifität und Sensitivität aller verfügbaren Laborparameter!**

i *Die Bestimmung der Leukozytenzahl, des C-reaktiven Proteins (CRP) und evtl. von Interleukin-6 ist hilfreich, aber alle diese Parameter sind unspezifisch. Sensitivere und spezifischere Biomarker sind Gegenstand der Forschung. Auch mit ROTEM kann eine Sepsis erkannt werden.*

Frage 694

? Beschreiben Sie die hyperdyname Phase des septischen Schocks und die Therapie!

! **Die hyperdyname (frühe) Phase des septischen Schocks ist durch folgende hämodynamischen Parameter gekennzeichnet: CI ↑, Herzfrequenz ↑, SVR ↓, MAP ↓. Hinzu treten Unruhe, Verwirrtheit, Oligurie und Fieber.**
Therapie: Beatmung, Volumensubstitution, Noradrenalin, Antibiose und kausale Therapie.

Frage 695

? Welches Wirkprinzip gilt für die β-Laktamantibiotika?

! **β-Laktamantibiotika (Penicilline, Cephalosporine und Carbapeneme) hemmen die Synthese von Zellwandstrukturen (Muraminsäuresynthese) der Bakterien, aktivieren Zellwandautolysine und binden nach Penetration der Zellwand an das Penicillinbindungsprotein.**

i *Sie sind bakterizid und wirken nur in der Vermehrungsphase der Bakterien.*

Frage 696

? Nennen Sie die Wirkmechanismen der Gyrasehemmer und Aminoglykoside!

! **Gyrasehemmer hemmen die Nukleinsäuresynthese, Aminoglykoside die Proteinsynthese in den Ribosomen.**

Frage 697

? Ist eine Elimination von Mediatoren bei der Sepsis durch Hämofiltration möglich?

! **Ja! Zytokine (z. B. Interleukin-1β) und Arachidonsäuremetaboliten können aus dem Serum filtriert werden.**

Frage 698

? Bewerten Sie den Einsatz der Hämofiltration zur Mediatorenelimination bei der Sepsis!

! **Der Nutzen der Hämofiltration ist in keiner Studie belegt worden.**

i *Die Clearance für Mediatoren liegt bei der Filtration sehr niedrig (10 % der endogenen Clearance), sodass quantitativ nur ein geringer Effekt erzielt werden kann.*

Frage 699

? Wie unterscheiden sich die Wirkungen von Amphotericin B und Azolderivaten (z. B. Fluconazol)?

! **Azolderivate wirken fungistatisch durch Hemmung der Ergosterolsynthese (Zellmembranbestandteil), Amphotericin B wirkt fungizid durch Komplexbildung mit Ergosterol (Störung der Zellmembran).**

i *Keine Kombination wegen antagonistischer Effekte mit Wirkungsverlust!*

Frage 700

? Ein 23-jähriger Patient wird mit schwerer Dyspnoe, trockenem Husten, Fieber (38,7 °C) und diskreten trockenen Rasselgeräuschen auf die Intensivstation gebracht. Die SaO_2 liegt unter 3 l/min O_2 bei 90 %. Das sofort angefertigte Thoraxröntgenbild zeigt einseitige kleinfleckige Verschattungen. Welche Diagnosen kommen in Frage?

! **Differenzialdiagnostisch muss an eine atypische Pneumonie durch Mykoplasmen oder Chlamydien, eine Legionellenpneumonie sowie sonstige Bronchopneumonien gedacht werden.**

Frage 701

? Wie behandeln Sie diesen Patienten?

! **Zur Antibiotikatherapie kommen Erythromycin und Chinolone in Frage, die bei den genannten Erregern und bei außerhalb der Klinik erworbenen Bronchopneumonien wirksam sind. Bei der manifesten respiratorischen Insuffizienz wäre die Indikation zur Beatmung gegeben.**

i *Vorab kann unter erhöhter FiO_2, Antibiose, Infusionstherapie, Atemtherapie und noninvasiver Beatmung unter engmaschiger Kontrolle der Blutgase ein konservatives Vorgehen bis zur Wirkung der Antibiose versucht werden.*

Frage 702

? Bei einem 55-jährigen Patienten mit diffuser Peritonitis nach Kolonperforation entwickelt sich 2 Tage nach der Laparotomie und Hemikolektomie eine schwere Sepsis. Unter adäquater Volumensubstitution wird der Patient katecholaminrefraktär kreislaufinstabil. Welche Therapieoption haben Sie?

! **Neben der Entscheidung über eine chirurgische Revision des Abdomens (kausale Therapie) kann die Kreislaufsituation durch die Gabe von Hydrokortison (100 mg Bolus, gefolgt von 300 mg/24 h als kontinuierliche Infusion) stabilisiert werden.**

i *Die begonnene kalkulierte initiale Antibiotikatherapie sollte nach bakteriologischem Ergebnis (Abstrich bei Erstoperation) testgerecht angepasst werden.*

Frage 703

? Gibt es weitere Ansätze zur Therapie der katecholaminrefraktären Vasoplegie?

! **Ja! Experimentelle und erste klinische Erfahrungen liegen zum Einsatz von Vasopressin, dem Vasopressinanalogon Terlipressin sowie zur Gabe von Methylenblau vor.**

i *Vasopressin und Terlipressin sind in Deutschland noch nicht eingeführt, Methylenblau ist außer Handel.*

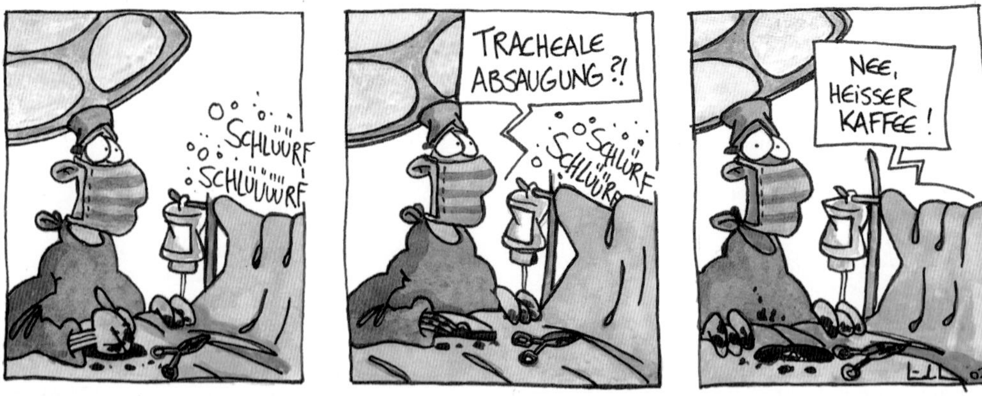

Frage 704

? Welchen Mediatorsystemen wird eine Rolle bei der Pathogenese der Sepsis zugeschrieben?

! **Zytokine (TNFα, Interleukine), Bradykinin, Histamin, Prostazykline, Thromboxan A, Prostaglandine, Komplementsystem, plättchenaktivierender Faktor (PAF).**

Frage 705

? Welche Medikamente wurden unter dem Ziel der Mediatorenblockade bei der Sepsis eingesetzt?

! **Steroide, Naloxon, Pentoxifyllin, NO-Syntheseinhibitoren, Prostaglandinsynthesehemmer (Ibuprofen), Thromboxansyntheseinhibitoren (Ketoconazol), Antikörper gegen Zytokine, Zytokinrezeptorantagonisten.**

Frage 706

? Wurde für Medikamente zur Mediatorenblockade bei Sepsis die Wirksamkeit nachgewiesen?

! **Nein!**

Frage 707

? Welcher zur Therapie von SIRS/Sepsis interessante Parameter kann über einen zentralen Venenkatheter bestimmt werden?

! **Die zentralvenöse O_2-Sättigung ($ZvSO_2$)!**

i *Während der Stellenwert einer zentralen Venendruckmessung zur Steuerung der Therapie erheblich relativiert wurde, hat sich in einigen großen Studien die $ZvSO_2$ als valider Parameter zur Therapiesteuerung erwiesen. Ziel der Volumen- und Vasopressortherapie ist der Erhalt einer $ZvSO_2$ > 70 %. Die $ZvSO_2$ liegt geschätzt 5 – 13 % höher als die gemischtvenöse SO_2 (aus dem Pulmonalarterienkatheter) und 15 % höher als die SO_2 in den Splanchnikusgefäßen. Sie repräsentiert mit ausreichender Genauigkeit und Geschwindigkeit die globale Gewebssauerstoffversorgung. Liegt die $ZvSO_2$ < 70 % kann bereits eine Gewebshypoxie vorliegen. Die Laktatwerte sind ein weiterer Parameter zur Beurteilung der O_2-Versorgung im Gewebe, die Veränderungen sind aber zeitverzögert.*

Frage 708

? Was versteht man unter „Early goal-directed Therapy"?

! **Eine zielgerichtete („Goal-directed") Therapie der Sepsis wird schon lange praktiziert und orientiert sich an hämodynamischen Parametern sowie einer Optimierung der Gewebsoxygenierung. Das Konzept der frühen zielgerichteten („Early goal-directed") Therapie beinhaltet den frühen (bei Aufnahme) Beginn einer auf die Optimierung der Gewebsoxygenierung ausgerichteten Therapie.**

i *Instrumente zur Therapiesteuerung sind die zentralvenöse SO_2, ZVD, Hämatokrit (> 30 %) und mittlerer arterieller Blutdruck. Volumentherapie, der Einsatz von Dobutamin und Vasopressoren (Noradrenalin) und Bluttransfusionen werden entsprechend eingesetzt. Die frühe Therapie nach Ausrichtung an der Gewebsoxygenierung scheint das Outcome der Patienten zu verbessern.*

Frage 709

? Welchen Stellenwert hat Drotrecogin alfa (Xigris®) in der Sepsistherapie?

! **Drotrecogin alfa ist rekombinantes aktiviertes Protein C (APC) und zur Therapie der schweren Sepsis mit Multiorganversagen zugelassen. APC wirkt antithrombotisch durch Hemmung von Faktor Va und VIIIa und fibrinolytisch. Zusätzlich wird die Freisetzung von Zytokinen (Interleukin1, TNFα) gehemmt. Nach den vor-**

liegenden Daten ist Drotrecogin alfa bei schwerer Sepsis wirksam. Wegen der hohen Kosten ist eine gewissenhafte Indikationsstellung wichtig.

i *Neben der Gabe von Breitspektrum-Antibiotika verbesserte Drotrecogin alfa in einer aktuellen prospektiven Multicenterstudie an über 2900 Patienten (Ferrer R et al., Am J Respir Crit Care Med, 2009) die Mortalität. Die „Surviving Sepsis Campaign" in ihrer Revision von 2008 listet die Drotrecogin-alfa-Therapie mit 2B (Qualität der Evidenz: A hoch – D sehr niedrig, Empfehlungsgrad: 1 stark – 2 schwach) bei nicht operativen Patienten.*

Frage 710

? Warum sollen bakterizide und bakteriostatische Antibiotika in der Regel nicht kombiniert werden?

! Bakterizide Antibiotika wirken besonders in der Wachstumsphase der Bakterien; diese wird durch bakteriostatische Antibiotika gehemmt.

Frage 711

? Nennen Sie Alternativen zur Antibiotikatherapie grampositiver Infektionen bei Penicillinallergie!

! Das Makrolid Erythromycin, das Lincosamin Clindamycin und Fosfomycin sind neben den Reserveantibiotika Vancomycin, Teicoplanin, Rifampicin, Linezolid und Daptomycin einsetzbar.

i *Bei der Anwendung von Cephalosporinen sind Kreuzallergien mit Penicillinen möglich.*

Frage 712

? Welche klinisch relevanten Lücken im Erregerspektrum haben Cephalosporine?

! Sie sind nicht wirksam gegen Enterokokken, Anaerobier und methicillinresistente Staphylokokken.

i *Substanzspezifische Lücken gibt es auch bei Pseudomonas aeruginosa.*

Frage 713

? Beschreiben Sie die pseudomembranöse Enterokolitis!

! Unter Antibiotikatherapie kann es zur Störung der Darmflora mit Überwucherung durch Clostridium difficile kommen. Dieser Sporen bildende, grampositive Anaerobier ist nicht invasiv, bildet allerdings Enterotoxine, die zu einer schweren Kolitis mit Schleimhautplaques („Pseudomembranen") führen. Diese pseudomembranöse Kolitis ist die häufigste vom Gastrointestinaltrakt ausgehende nosokomiale Infektion. Symptome sind Fieber, Bauchschmerzen, wässrige oder auch blutige Diarrhö; in seltenen Fällen toxisches Megakolon mit Meteorismus, Ileus und Schock. Diagnostik durch Erregernachweis im Stuhl (> 48 h Zeitaufwand), CT des Abdomens (Kokardenmuster), ggf. Koloskopie.

i *Therapie: Metronidazol oral oder i. v. (4-mal 500 mg/ 24 h), alternativ Vancomycin oral. Chirurgische Intervention bei Megakolon, Sepsis, Peritonitis, Multiorganversagen. Prävention durch überlegten Einsatz von Antibiotika.*

Frage 714

? Beschreiben Sie den Sinn und Zweck von Blutkulturen!

! Im angloamerikanischen Sprachraum erfolgt im Gegensatz zu Deutschland die weiterführende Labor-Diagnose der Sepsis hauptsächlich über die Bestimmung der Blutsenkungsgeschwindigkeit und das Differenzzialblutbild; den Blutkulturen wird ein wichtiger Stellenwert eingeräumt. Auch deutsche Leitlinien räumen den Blutkulturen unter anderem aus epidemiologischen Gründen noch einen hohen Stellenwert ein. Es besteht jedoch Einigkeit darüber, dass bei den gegenwärtig zur Verfügung stehenden kulturellen Verfahren der diagnostische Nutzen der Blutkulturen als gering einzustufen ist. Nur etwa jede 10. Blutkultur bringt überhaupt ein Ergebnis. Hygiene-Fehler bei der Abnahme und im Bereich der Präanalytik erbringen weitere diagnostische Unschärfe und oft falsch positive Ergebnisse. Andererseits wiesen in der Prävalenzstudie des SepNet über 80 % der Patienten mit schwerer Sepsis keine positiven Blutkulturen auf. In bis über 30 % der Fälle mit klinisch offensichtlichem Sepsisfokus und klinisch erfüllten Sepsiskriterien kann diese durch Blutkulturen mikrobiologisch nicht gesichert werden.

i *Wenn Blutkulturen überhaupt abgenommen werden, so sollten sie unter absolut sterilen Bedingungen nach gründlichster Hautdesinfektion oder aus frisch gelegten Kathetern genommen werden.*

Frage 715

? Welche Problemkeime sind in der Intensivmedizin zunehmend relevant?

! Methicillinresistenter Staphylokokkus aureus (MRSA), vancomycinresistente Enterokokken (VRE) und gramnegative Keime wie E. coli und Klebsiellen mit „Extended Spectrum Beta-Lactamase" (ESBL).

i *Nur durch konsequente Umsetzung von Hygienemaßnahmen (z. B. Isolation) und zielgerichtete Therapie kann die weitere Ausbreitung eingedämmt werden.*

Frage 716

? Beschreiben Sie Hygienemaßnahmen beim Auftreten von MRSA in Ihrer Intensivstation!

! **Alle Patienten müssen isoliert werden. Die weiteren Hygienemaßnahmen bei manifester Infektion sind das Tragen von Handschuhen, Mundschutz und Schutzkitteln. Bei asymptomatischen Patienten genügt die Verwendung von Handschuhen. Bei Befall der Haut Waschung mit Hexachlorophen oder Octenidin; bei nasaler Kolonisation von Patienten und Mitarbeitern muss die lokale Keimelimination durch die Gabe des bakteriostatischen Mupirocin (2 %ige Nasensalbe) 3-mal tgl. für 5 Tage erfolgen.**

i *Nur bei manifester Infektion sollte – nach Antibiogramm – die Therapie erfolgen (Vancomycin, Rifampicin, Teicoplanin, Linezolid, Fosfomycin, Clindamycin, Daptomycin), keine Übertherapie symptomloser Patienten! Asymptomatische Patienten frühzeitig nach Hause entlassen!*

Frage 717

? Gibt es Probleme mit Staphylococcus epidermidis?

! **Ja! Bei dem früher als apathogen betrachteten Staphylococcus epidermidis werden zunehmend multiple Resistenzen, einschließlich Methicillinresistenz (MRSE) beobachtet. Diese Infektionen sind zunehmend klinisch relevant.**

Frage 718

? Was müssen Sie bei Keimen beachten, die „Extended Spectrum Beta-Lactamase" produzieren (ESBL)?

! **ESBL-E. coli und -Klebsiellen sind gegen ein größeres Spektrum von Beta-Lactam-Antibiotika (Penicilline, Cephalosporine) resistent und treten zunehmend häufiger auf (5-mal seltener als MRSA). Meist sind Carbapeneme noch wirksam.**

i *ESBL wird durch eine Punktmutation verursacht.*

Frage 719

? Nennen Sie verfahrensimmanente Komplikationen beim Einsatz eines Pulmonaliskatheters!

! **Übliche Komplikationsmöglichkeiten im Rahmen der Einlage des Katheters in eine zentrale Vene sind Blutung, Hämatom, Pneumothorax und Thrombosierung. Folgende spezielle Komplikationen sind möglich: Lungeninfarkt, Verknotung des Katheters, Auslösen von Arrhythmien, Thrombenbildung, Infektion, Pulmonalarterienruptur.**

Frage 720

? Welche etablierten Verfahren zur invasiven Messung des Herzzeitvolumens kennen Sie?

! **Die Thermodilutionsmessung über einen Pulmonaliskatheter und die transthorakale Thermodilutionsmessung mittels PICCO.**

i *Bei der PICCO-Methode ist die Einlage eines speziellen arteriellen Katheters und eines ZVK erforderlich.*

Frage 721

? Nennen Sie Vor- und Nachteile dieser Verfahren!

! **Pulmonaliskatheter: Goldstandard. Er ermöglicht die Messung des PCWP (entspricht dem linksventrikulären enddiastolischen Volumen), damit ist die Beurteilung des Volumenstatus präziser. Nachteilig sind die typischen Katheterkomplikationen und aufwendigere Messungen.**
PICCO: Weniger invasiv, einfache Messung. Nachteilig sind mehr abgeleitete Parameter und schwierigere Ableitung von Therapieentscheidungen.

i *Der Einsatz von PICCO nimmt in letzter Zeit zu.*

Frage 722

? Welche noninvasiven Methoden stehen Ihnen zur Messung des Herzzeitvolumens zur Verfügung?

! **Echokardiographie (auch transösophageal), transösophageale Dopplerflussmessung in der Aorta ascendens, Bioimpedanzkardiographie, pulswelleninduzierte Messung des HZV.**

Frage 723

? Erklären Sie die Begriffe „Hibernating Myocardium“, „Stunned Myocardium“ und „Remodeling“

! **„Stunned und Hibernating Myocardium“ bezeichnen einen Zustand reversibler, kontraktiler Dysfunktion des Myokards. Bei einer lang anhaltenden myokardialen Ischämie, die nicht zur Nekrose führt, kann das Myokard bei chronisch reduzierter kontraktiler Funktion vital bleiben. Energiebedarf und Leistung sind reduziert („Hibernation“). Durch Reperfusion kann dieser Zustand behoben werden. Die Erholung kann jedoch erhebliche Zeit erfordern. In dieser Phase der postischämischen Dysfunktion bei vollständig oder nahezu vollständig wiederhergestellter Perfusion bis zur Erholung wird das Myokard als „Stunned“ bezeichnet. „Remodeling“ ist die Anpassungsreaktion der Herzmuskulatur nach erfolgter Nekrose, die meist mit einer Verschlechterung der Pumpfunktion einhergeht.**

i *ACE-Hemmer sollen das Remodeling positiv beeinflussen.*

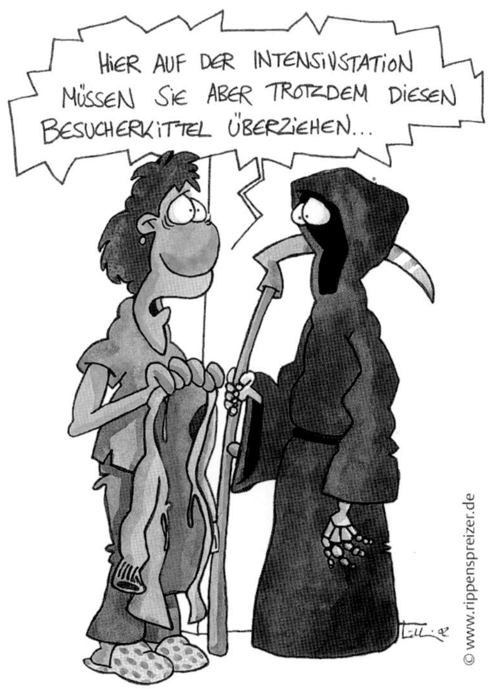
HIER AUF DER INTENSIVSTATION MÜSSEN SIE ABER TROTZDEM DIESEN BESUCHERKITTEL ÜBERZIEHEN...

Frage 724

? Ein 35-jähriger Patient, der im Kammerflimmern auf dem Sportplatz kollabierte, wird unter Reanimationsbedingungen in die Klinik transportiert. Da das Kammerflimmern therapierefraktär ist, wird beschlossen, eine perkutan implantierbare Herz-Lungen-Maschine anzuschließen. Diskutieren Sie die Vor- und Nachteile dieses Systems.

! **_Vorteile:_ Bei den perkutan implantierbaren Herz-Lungen-Maschinen handelt es sich um extrakorporale Membranoxygenationssysteme (ECMO), die aus einer Zentrifugalpumpe und einem Membranoxygenator bestehen. Sie können innerhalb weniger Minuten unter Fortsetzung der Reanimationsmaßnahmen über die A. und V. femoralis implantiert werden und eignen sich daher besonders für die notfallmäßige Implantation.**
Nachteile: Grundsätzlich für die ECMO: keine Entlastung des linken Ventrikels, sondern Nachlasterhöhung. Vor allem beim Kammerflimmern entstehen Leckperfusate über die Aortenklappe und Vv. thebesii mit konsekutiver Überdehnung des linken Ventrikels und reduzierter Koronarperfusion. Die Anwendungsdauer ist in der Regel auf 24 – 48 h begrenzt.

Frage 725

? Welche Therapieoptionen haben Sie bei akuter, katecholaminrefraktärer Linksherzinsuffizienz?

! **Ist eine akute Linksherzinsuffizienz durch die Gabe von Diuretika und Vasodilatatoren (ACE-Hemmer, Nitrate) sowie Katecholamine (Dobutamin, Dopamin, Noradrenalin, Adrenalin) nicht mehr rekompensierbar, können Phosphodiesterasehemmer (Enoximon, Milrinon) gegeben werden.**

i *Als invasives Verfahren kommt die intraaortale Ballongegenpulsation (IABP) zum Einsatz.*

Frage 726

? Nach welchem Prinzip wirkt die intraaortale Ballongegenpulsation?

! **Ein 35 – 50 cm^3 fassender Ballonkatheter wird über die A. femoralis in die Aorta descendens distal der A. subclavia eingelegt. Zwei Lumina sind vorhanden: eines für invasive Druckmessung, eines für die Gasfüllung des Ballons (Helium wegen geringerer Trägheit). EKG- oder druckkurvengesteuert wird der Ballon in der Diastole aufgepumpt und in der Systole entleert. Dadurch werden die (diastolische) koronare und zerebrale Perfusion sowie das Herzzeitvolumen gebessert (vergrößertes Schlagvolumen, Reduktion des linksventrikulären enddiastolischen Volumens und des linksventrikulären enddiastolischen Drucks) und gleichzeitig die linksventrikuläre Nachlast gesenkt.**

i *Damit ist die IABP eine Therapieoption bei therapieresistentem ischämischem Pumpversagen, „Low-Output-Syndrom" bei Rechtsherzinfarkt und refraktärer Postinfarktangina (zur Stabilisierung vor und während der Angiographie).*

Frage 727

? Welche Gefahr besteht bei inkorrekter Positionierung der IABP-Sonde und wie können Sie die korrekte Lage überprüfen?

! **Die häufigste Fehlpositionierung ist eine zu tiefe Lage der IABP-Sonde mit diastolischer Obstruktion der infradiaphragmalen Gefäße (Truncus coeliacus, A. mesenterica superior) mit konsekutiver Ischämie der nachgeschalteten Versorgungsgebiete.**
Die korrekte Lage der Sonde wird durch eine Röntgenthoraxaufnahme überprüft, bei der sich die Röntgenmarkierung der Sonde idealerweise knapp unterhalb des Aortenknopfes projizieren sollte.

Frage 728

? Unter welchen Bedingungen würden Sie eine Elektrokardioversion bei Vorhofflimmern (VHF) durchführen?

! **Durch die Terminierung des Vorhofflimmerns kann z. B. bei Mitralstenose oder Aortenstenose eine hämodynamische Verbesserung erzielt werden (Steigerung des Herzzeitvolumens durch aktive Füllung des Ventrikels bei regelmäßiger Vorhofkontraktion). Bei neu aufgetretenem VHF kann ohne weitere Diagnostik kardiovertiert werden. Bei länger bestehendem VHF muss durch transösophageale Echokardiographie eine Thrombenbildung im Vorhof ausgeschlossen sein oder über einen ausreichend langen Zeitraum (> 3 Monate) antikoaguliert werden (z. B. mit Phenprocoumon), da durch die Rhythmisierung eine zerebrale Embolisation induziert werden kann.**

i *Eine Antikoagulation ist bei chronischem VHF prinzipiell indiziert. Bei fehlender Compliance, Blutungskomplikationen (z. B. gastrointestinal) oder rezidivierenden Stürzen wird auf die Antikoagulation verzichtet.*

Frage 729

? Erklären Sie die Wirkung von Adenosin zur Therapie der paroxysmalen supraventrikulären Tachykardie!

! **Adenosin ist der Agonist am A1- und A2-Rezeptor (nicht adrenerges, nicht cholinerges Transmittersystem). A1-Rezeptoren sind hauptsächlich am Sinus- und AV-Knoten lokalisiert (kaum am Ventrikel); die Aktivierung führt zu negativ chronotroper und dromotroper Wirkung. Aktivierung von A2-Rezeptoren führt zur Relaxation glatter Muskulatur (Vasodilatation).**

Die Verlangsamung der Reizüberleitung auf Vorhofebene unterbricht den Erregungskreislauf bei der paroxysmalen supraventrikulären Tachykardie („Reentry-Tachykardie").

Frage 730

? Nennen Sie die hämodynamischen Parameter, die mit Hilfe des Pulmonaliskatheters gemessen, bzw. berechnet werden können!

! **Gemessene Parameter:**
- **Drücke im kleinen Kreislauf (MPAP)**
- **Herzzeitvolumen (CO)**
- **pulmonalkapillärer Okklusionsdruck (PCWP, Wedge-Druck)**

Berechnete Parameter:
- **Herzindex (CI)**
- **Schlagvolumen (SV)**
- **rechts- und linksventrikuläre Schlagarbeit (RVSW, LVSW)**
- **systemischer (SVR) und pulmonal-arterieller (PVR) Gefäßwiderstand**

Frage 731

? Wie wird das akute Koronarsyndrom behandelt?

! **Beim akuten Koronarsyndrom mit ST-Elevation (STEMI = „ST-Elevation Myocardial Infarction") und ohne ST-Elevation (NSTEMI = „Non-ST-Elevation Myocardial Infarction"): Acetylsalicylsäure (500 mg i. v. innerhalb der ersten 24 h), Betablocker (innerhalb der ersten 12 h), unfraktioniertes Heparin (5000 IE i. v.-Bolus), Nitrate s. l., Analgesie mit Morphin. Kausale Therapie durch perkutane transluminale Koronarangioplastie (PTCA) mit Stenteinlage. Bei fehlender Verfügbarkeit der PTCA (> 4 h bis Intervention) thrombolytische Therapie mit rt-PA (Alteplase), Tenecteplase oder Reteplase.**

i *Vorbereitend zur PTCA wird die Thrombozytenfunktionshemmung intensiviert: Clopidogrel 300 mg p. o., Gabe von Glykopeptid-IIa/IIb-Inhibitoren, heute meist Eptifibatid (Integrilin®) oder Tirofiban (Aggrastat®).*

Frage 732

? Welche antiischämische Medikation wird bei instabiler Angina pectoris und Non-ST-Hebungsinfarkt (NSTEMI, früher: nicht transmuraler Myokardinfarkt) zusätzlich eingesetzt?

! **Nitrate, Betablocker, Kalziumantagonisten wie Diltiazem oder Verapamil.**

Frage 733

? Beschreiben Sie die Wertigkeit der Troponine zur Diagnostik des Myokardinfarkts.

! **Der Nachweis von Troponinen (z. B. Troponin T, Troponin I) ist hoch sensitiv für eine Myokardnekrose (je nach Labor > 0,1 – 0,2 µg/l).**

i *Etwa 3 h nach dem Schmerzereignis steigt beim Infarkt der Troponin-T- oder -I-Wert an. Falsch-hohe Werte werden beim niereninsuffizienten Patienten beobachtet.*

Frage 734

? Können Sie Kalziumantagonisten vom Dihydropyridin-Typ wie Nifedipin beim Herzinfarkt oder der instabilen Angina pectoris einsetzen?

! **Nein! Nifedipin gilt als kontraindiziert. Eingesetzt werden Kalziumantagonisten vom Benzothiazepin-Typ (Diltiazem) oder vom Phenyalkylamin-Typ (Verapamil).**

Frage 735

? Eine 46-jährige übergewichtige Patientin wurde wegen einer Unterschenkeltrümmerfraktur mit einem Fixateur externe versorgt. Nach 8 Tagen kann die Patientin erstmals an Gehstützen mobilisiert werden. Am Abend klagt sie plötzlich über Atemnot, Husten und Herzrasen. Welche Diagnose ist am wahrscheinlichsten?

! **In erster Linie muss an eine Lungenembolie gedacht werden; es liegen einige prädisponierende Faktoren vor: Übergewicht, Immobilisation, operativer Eingriff.**

i *Weitere Faktoren wären z. B. Schwangerschaft, orale Antikonzeptiva, Tumorleiden, Dehydratation, Protein-C- und -S-Mangel, AT-III-Mangel, APC-Resistenz (Faktor-V-Leiden-Mutation).*

Frage 736

? Welche Kriterien müssen bei einer Lungenembolie erfüllt sein, wenn sie als Schweregrad 3 nach Grosser (submassive Lungenembolie) eingestuft wird?

!
a. **Klinik: akute schwere Dyspnoe, Tachypnoe, Tachykardie, Angst**
b. **Systemischer Blutdruck: vermindert**
c. **Pulmonalarterieller Druck: 25 – 30 mmHg**
d. **PaO_2: < 70 mmHg**
e. **Befall: Lappenarterien**
f. **Miller-Score: 17 – 24**

i *Bei den Schweregraden 3 und 4 ist die Thrombolyse indiziert, der Verlauf oft letal!*

Frage 737

? Welche Diagnostik halten Sie für indiziert?

! **Die Klinik ist entscheidend! Dyspnoe, Husten und Tachykardie sind Leitsymptome.
Die Blutgasanalyse zeigt einen Anstieg des $paCO_2$ und Abfall des paO_2, die Veränderungen im EKG (SI/QIII-Typ, Rechtsschenkelblock, ST-Hebungen rechtspräkordial) sind oft nicht erfassbar, die Röntgenthoraxaufnahme zeigt nur bei 40 % der Patienten Veränderungen: „Hilusamputation", Westermark-Zeichen (Aufhellung in der Peripherie), evtl. Pleuraerguss und Infiltrate. Wegweisend für eine schwere Lungenembolie kann die Echokardiographie (Rechtsherzbelastungszeichen, Thrombus in der Pulmonalarterie) sein; die besten Methoden sind Spiral-CT und Pulmonalisangiographie.**

Frage 738

? Das Spiral-CT zeigt eine massive Lungenembolie. Welche Therapie leiten Sie ein?

! **Allgemeine intensivmedizinische Therapie mit O_2-Gabe, Oberkörperhochlagerung, Analgesie mit Morphin, Einlage eines ZVK, Vollheparinisierung nach Bolusgabe von Heparin. Es liegt eine Lungenembolie mit Schweregrad 4 nach Grosser vor. Die Thrombolyse (z. B. mit Alteplase) ist indiziert, obwohl die Operation erst 8 Tage zurückliegt, da die Prognose insgesamt schlecht ist.**

i *Ultima Ratio wäre die operative Embolektomie mit oder ohne EKZ (extrakorporale Zirkulation).*

Frage 739

? Nennen Sie häufige klinische Symptome bei Lungenembolien!

! **Dyspnoe, Thoraxschmerz, Hämoptysen, Schweißausbruch, Synkope, Herzjagen, Angst, Husten, Abdominalschmerz.**

Frage 740

? Welche Therapieoptionen haben Sie beim akuten Koronarsyndrom mit kardiogenem Schock?

! **Intubation nach Narkoseeinleitung mit Etomidate, Fentanyl oder Sufentanil, Relaxation mit Rocuronium. Beatmung mit hoher FiO_2, Kreislaufstabilisierung mit angepasster Volumentherapie, Dobutamin und ggf. Noradrenalin oder Adrenalin. Ist eine PTCA-Möglichkeit in der Klinik vorhanden, schnellstmögliche PTCA. Ansonsten Verlegung zur PTCA, beim instabilen Patienten und längerer Transportzeit ist eine vorgeschaltete Lysetherapie sinnvoll.**

i *Besonders bei STEMI (ST-Hebungsinfarkt) der Hinterwand ist eine großzügigere Volumengabe sinnvoll. Nach PTCA ist beim refraktären kardiogenen Schock die IABP (intraaortale Ballongegenpulsation) indiziert, ggf. auch ein linksventrikuläres Assist-System.*

Frage 741

? Tenecteplase (Metalyse®) wird zur Thrombolyse bei akutem Herzinfarkt eingesetzt. Was wissen Sie über Vorteile und Risiken?

! **Tenecteplase wird wie Reteplase (Rapilysin®) als Bolus injiziert (30 – 50 mg). Die 30-Tage-Sterblichkeit beträgt wie bei Alteplase (Actilyse®) etwa 6 %.**

i *Der größeren Praktikabilität (Bolusapplikation) steht ein leicht erhöhtes Risiko für Hirnblutungen gegenüber.*

Frage 742

? Welches sind die Ziele der Analgosedierung?

! **Bei einem beatmeten Patienten ist in aller Regel die Beseitigung von Schmerzen, die Dämpfung von Angst und eine emotionale Abschirmung erforderlich, um eine suffiziente Oxygenierung und Ventilation zu ermöglichen. Sympathikoadrenerge Reaktionen sollen unterdrückt werden.**

i *Die Sedierungsdauer sollte so kurz wie möglich sein, um unerwünschte Effekte wie Durchgangssyndrome und Medikamentenüberhänge zu vermeiden. Die Analgesie sollte mit geeigneten Medikamenten während des Weanings und nach der Extubation fortgesetzt werden.*

Frage 743

? Welches sind die wesentlichen Nebenwirkungen?

! **Beeinträchtigung der kardiozirkulatorischen und respiratorischen Situation sowie Entzugserscheinungen und hirnorganisches Psychosyndrom nach Absetzen der Substanzen.**

i *Inwieweit einzelne Substanzen das Immunsystem beeinträchtigen, ist derzeit nicht abschließend geklärt.*

Frage 744

? Welche Phasen der Analgosedierung werden unterschieden?

! **Für klinische Belange wird in Akut- und Weaning-Phase unterteilt. Die Akutphase beginnt nach dem Trauma oder der Operation und kann Tage, aber auch Wochen dauern.**

i *Wenn die Vitalfunktionen stabilisiert sind, ist eine Kommunikation und Kooperation erforderlich. In dieser Phase muss die Analgosedierung reduziert werden.*

Frage 745

? Erläutern Sie den Ramsay-Score zur Einschätzung der Sedierung!

! **Der Sedierungsgrad kann klinisch eingeschätzt werden. Nach Ramsay gibt es eine Einteilung von 1 – 6. Kriterien sind Schlaf, Reaktion auf Ansprache, Schmerz und Berührung, Ängstlichkeit, Unruhe und Kooperation. Angestrebt wird ein Grad 2 – 4. Bei 1 akzeptiert der Patient die Beatmung nicht, bei Werten >4 ist die Sedierung zu tief, er ist kaum erweckbar.**

i *Der Ramsay-Score ist nicht am relaxierten Patienten zu erheben.*

Tabelle zu Frage 745.

Ramsay-Score	Sedierungsgrad
0	Patient ist wach, voll orientiert
1	Patient ist ängstlich, agitiert, unruhig
2	Patient ist wach, kooperativ, ruhig, akzeptiert die Beatmung
3	Patient schläft, promptes Erwachen auf Ansprache oder Berührung
4	Patient schläft, träge Reaktion auf Ansprache oder Berührung
5	Patient schläft, nur Reaktion auf starke Schmerzreize
6	Patient schläft, keine Reaktion auf Schmerzreize

Frage 746

? Wie wird der Analgesierungsgrad praktisch bestimmt?

! **Mit Hilfe einer visuellen Analogskala kann das Schmerzniveau zwischen 0 und 100 % eingeschätzt werden.**

i *Voraussetzung ist natürlich die Kooperationsfähigkeit des Patienten.*

Frage 747

? Wie ermitteln Sie den Relaxierungsgrad?

! **Am besten durch Relaxometrie: Mit einem batteriebetriebenen Gerät wird ein Nerv (z. B. N. ulnaris) an 2 Stellen in seinem Verlauf mit Gleichstrom gereizt. Die Stärke der Kontraktion – hier des M. adductor pollicis – ist maßgeblich.**

i *Es gibt verschiedene Stimulationsmuster: Einzelreiz alle 10 s, Viererreizung mit einer Frequenz von 2 Hz („Train of Four", TOF), „Double-burst Stimulation" (DBS) oder posttetanische Fazilitation („Post-tetanic Count", PTC).*

Frage 748

? Erläutern Sie die taktile Beurteilung der Viererreizung.

! Es kann durch die Zählung der Reizantworten nach einer Viererreizung auf die Höhe der Einzelzuckung geschlossen werden. Die visuelle Beurteilung überschätzt eher die Zahl der Zuckungen und unterschätzt den Grad der Relaxation. Wird nur die 1. Zuckung gefühlt oder gesehen, entspricht dies einer 90 %igen Abnahme der Einzelzuckung oder 10 % der Kontrolle. Werden die ersten beiden Zuckungen gefühlt, ist der Relaxierungsgrad 80 %, bei 3 Zuckungen sind es 70 %.

i *Bei 0 – 60 % Relaxierung kann mit TOF nicht weiter differenziert werden, es sei denn, es wird mechanographisch oder elektromyographisch registriert.*

Frage 749

? Welche Ursache kann ein delirantes Durchgangssyndrom haben, das eine Entwöhnung kompliziert?

! Alkohol- und Medikamentenentzug, metabolische, hypoxische oder endokrine Enzephalopathie sowie das zentral-anticholinerge Syndrom (ZAS) können die Ursache sein.

i *Fremdanamnestische Angaben sind oft wegweisend.*

Frage 750

? Ein Patient mit Thoraxtrauma muss beatmet werden. Was sind die praktischen Grundsätze für die Sedierung und die Analgesie?

! Eine ausreichende Analgosedierung kann meist nur mit einer Kombination aus mehreren Substanzen erreicht werden. Die Voraussetzung für die Anwendung von Sedativa ist eine ausreichende Analgesie. Die Substanzen sollen kontinuierlich und getrennt appliziert werden. Bei kooperativen Patienten (Ramsey-Score 2) ist auch eine PCA-Pumpe möglich.

i *Zusätzlich können Regionalanästhesieverfahren wie Intrapleural- oder thorakale Epiduralanästhesie eingesetzt werden.*

Frage 751

? Welche Sedativhypnotika kennen Sie?

! Benzodiazepine, Barbiturate, Propofol, Ketamin, S-Ketamin, Gammahydroxybuttersäure und Neuroleptika.

i *Der α_2-Agonist Clonidin hat sedierende Effekte und reduziert den Bedarf an Anästhetika. Inhalationsanästhetika sind ebenfalls zusätzlich einsetzbar. Ein neuer α_2-Agonist, Dexmedetomidin, ist zzt. nur in den USA erhältlich und stellt eine mögliche Alternative zu Clonidin dar.*

Frage 752

? Welche Analgetika sind Ihnen geläufig und welche Wirkungen haben sie?

! Für die Schmerzbehandlung bei beatmeten Patienten sind Opioide indiziert: Fentanyl, Alfentanil, Sufentanil, Remifentanil. Die wichtigsten Wirkungen sind Analgesie, Atemdepression, Euphorie, Sedierung, orthostatischer Blutdruckabfall, Obstipation, Antidiurese, Juckreiz und Übelkeit/Erbrechen, außerdem dämpfen sie den Hustenreflex. Weiter sind eine Toleranzentwicklung und eine Abhängigkeit zu beachten. Die Wirkung beruht auf der Interaktion mit spezifischen Bindungsstellen (μ, κ, δ). Der σ-Rezeptor wird nicht mehr zu den Opiatrezeptoren gezählt, obwohl Opioide auch an diesem Rezeptor wirken.

i *In der Weaning-Phase und nach der Extubation können schwächer wirksame Opioide (z. B. Piritramid) in Kombination mit Non-Opioiden (i. v.-Paracetamol, Metamizol) verwendet werden. Der α_2-Agonist Clonidin hat neben sedierenden auch antinozizeptive (analgetische) Wirkungen und wird im Rahmen von Weaningkonzepten eingesetzt.*

Frage 753

? Welche Argumente – von klinischer Erfahrung abgesehen – können für die Bevorzugung bestimmter Arzneimittel und -kombinationen genannt werden?

! Besonderheiten hinsichtlich der Plasmaproteinbindung und des Verteilungsvolumen sind von untergeordneter Bedeutung. Das Hauptinteresse gilt der Steuerbarkeit auch nach tage- und wochenlanger Infusion. Die wesentliche pharmakokinetische Determinante ist die hepatische Extraktion. Arzneimittel mit niedriger Extraktion (< 30 % Elimination bei einmaliger Leberpassage) sind schlecht steuerbar, die Wirkung kann noch 3 Tage oder mehr anhalten (Thiopental, Flunitrazepam, Diazepam). Arzneimittel mit hoher Extraktion (> 70 %) sind gut steuerbar, es sind bei hohem Herzzeitvolumen aber extrem hohe Dosierungen erforderlich (Propofol, Methohexital).

i *Aus pharmakokinetischer Sicht sind Arzneimittel mit mittlerer hepatischer Clearance zu bevorzugen (Ketamin, Midazolam, GHB, Piritramid, Sufentanil).*

Frage 754

? Was verstehen Sie unter kontextsensitiver Halbwertszeit?

! Die Betrachtung der Pharmakokinetik wird mit der Anwendung eines 3-Kompartiment-Modells nach längerer Infusionsdauer den praktischen Bedürfnissen nicht gerecht. Entscheidend ist die Arzneimittelkonzentration am Wirkort. 1992 wurde von Hughes der Begriff der „kontextsensitiven Halbwertszeit" geprägt; es wird genau die Dauer der Abnahme der Arzneimittelkonzentration an den Wirkorten um die Hälfte be-

schrieben. Der Begriff „Kontext" bezieht sich auf die Dauer der Infusion. Gesamtkörper-Clearance, Verteilungsvolumina und Eliminationshalbwertszeiten können über die Effekte von Biotransformation und Speicherung/Entspeicherung nach unterschiedlich langer Arzneimittelzufuhr keine brauchbaren Aussagen liefern.**

i *Die kontextsensitive HWZ stellt also ein Maß für die Substanzkumulation im Organismus dar.*

Frage 755

? Welche Grenzen hat die kontextsensitive Halbwertszeit?

! Erfasst man definierte Arzneiwirkungen an einem größeren Kollektiv und misst bei Auftreten der Wirkungen die Blut-Plasma-Konzentration, so ergibt sich bei Auftragen der Konzentration auf der Abszisse und der Zahl der Individuen mit gestufter Arzneimittelwirkung auf der Ordinate eine S-förmige Kurve (vgl. Sauerstoffbindungskurve). Die Steilheit der Kurve ist arzneimittelspezifisch und für jede einzelne Wirkung separat zu bestimmen: Kreislaufdepression, Atemdepression, Narkose, Analgesie. Außerdem sind für verschiedene Schmerzreize intraindividuell und interindividuell sehr unterschiedliche Konzentrationen erforderlich. Darüber hinaus ist es bis heute unmöglich, den Analgetikabedarf am Narkotisierten zu bestimmen: Während mit physiologischen Parametern eine Unterdosierung vermutet werden kann, wird eine Überdosierung klinisch nicht manifest.

i *Eine Halbierung der Arzneimittelkonzentration bedeutet nicht zwangsläufig eine klinisch relevante Abnahme der Wirkintensität. Immerhin zentriert die kontextsensitive Halbwertszeit die Aufmerksamkeit auf den entscheidenden Aspekt der Konzentration an den Rezeptoren und deren zeitlichen Verlauf.*

Frage 756

? Welche Substanzen sind aufgrund der Erkenntnisse durch die kontextsensitive Halbwertszeit für die Analgosedierung zu bevorzugen?

! Sufentanil ist Fentanyl überlegen. Diazepam, Flunitrazepam und Thiopental sollten nicht mehr angewendet werden. Sehr günstig sind Midazolam, Propofol, Remifentanil und Alfentanil: Die kontextsensitive Halbwertszeit steigt auch bei vielstündiger Infusion nicht über 50 – 60 min an. Eine pharmakokinetische Besonderheit ist bei Remifentanil vorhanden: der Abbau erfolgt durch unspezifische Esterasen, die kontextsensitive Halbwertzeit bleibt konstant bei 3 min, unabhängig von der Infusionsdauer.

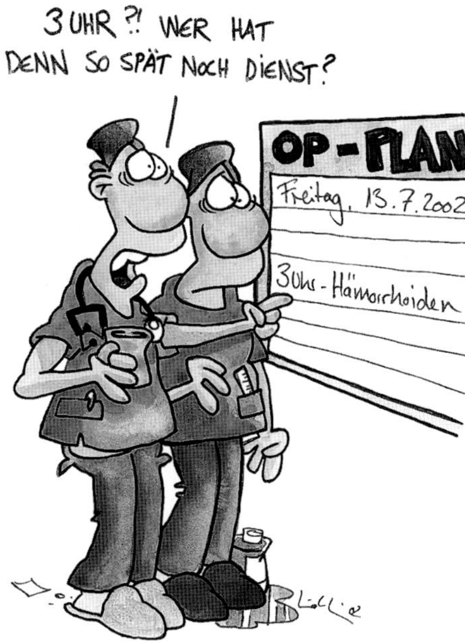
3 UHR ?! WER HAT DENN SO SPÄT NOCH DIENST?
OP-PLAN
Freitag, 13.7.2002
3Uhr - Hämorrhoiden

Frage 757

? Was sind die Besonderheiten von Gammahydroxybuttersäure?

! Die GHB ist eine körpereigene Substanz, die wahrscheinlich an der Regulation des normalen Schlafs beteiligt ist. Sie wirkt nicht analgetisch, atem- oder kardiodepressiv, eine Toleranz ist nicht bekannt. Es gibt Responder und Non-Responder, im Einzelfall können die Wirkung und insbesondere die Wirkdauer nicht vorhergesehen werden, d. h. der Patient kann nach 4 h oder 3 Tagen wieder erwachen, da kein Zusammenhang zwischen Plasmaspiegel und Wirkung besteht.

i *Die eigentliche Indikation ist das aggressive Psychosyndrom, eine Kombination mit Opiaten wird empfohlen. Zu bedenken sind der hohe Natriumgehalt (Änderung der Zubereitung geplant), das Auftreten von Myoklonien und anterograde Amnesie. Dosierung: initial 50 mg/kg, dann 10 – 20 mg/kg/h.*

Frage 758

? Was wissen Sie über Clomethiazol?

! Dieses Thiamin-Derivat (Thiamin: Vitamin B1) hat sedierende, hypnotische und antiepileptische Wirkungen.

i *Da die Substanz atem- und kardiodepressiv ist und die bronchiale Sekretproduktion steigert, ist die Anwendung sehr eingeschränkt möglich, zumal mit Kumulation gerechnet werden muss. Todesfälle sind beschrieben!*

Frage 759

? Wie ist Isoflurane zu beurteilen?

! Isoflurane 0,3 – 0,6 Vol% ist die „letzte Option" bei infolge Ethylismus oder Drogenabhängigkeit nicht zu sedierenden Patienten (ca. 5 % je nach Region).

i Es ergeben sich mehrere Nachteile: Ein Narkosegerät mit Anästhesiegasabsaugung ist erforderlich, hohe Kosten, evtl. organtoxische Wirkungen bei längerer Anwendung. Vorrichtungen zur Rückführung der volatilen Anästhetika sind verfügbar. Es sind auch Miniaturverdampfer (z. B. Anesthetic conserving Device – AnaConDA®) verfügbar.

Frage 760

? Gibt es nicht medikamentöse Methoden zur Verbesserung einer Analgosedierung?

! Ja! Allgemeinmaßnahmen wie korrekte, möglichst schmerzfreie Lagerung, Abschirmung von störenden akustischen und optischen Reizen, ruhiges Hantieren, Ansprechen des Patienten in einfacher, verständlicher und repetitiver Form, Einhalten eines Tag-Nacht-Rhythmus, Gewähren von längerer (> 2 h), nicht durch Manipulation unterbrochener Ruhezeit sind – häufig in ihrer Wirksamkeit unterschätzte – Faktoren, die den Analgosedierungsbedarf senken.

Frage 761

? Welche Einsatzgebiete gibt es für Clonidin?

! Der α_2-Agonist Clonidin (40 – 400 µg/h/70 kg) wirkt zentral sympatholytisch, anxiolytisch, sedativ und analgetisch. Der Hauptangriffspunkt für die Sympatholyse ist die Formatio reticularis, für die Anxiolyse und Analgesie der Locus coeruleus. Opioiddosen können bis 70 % und Sedativa bis 45 % reduziert werden, da die endogene Noradrenalinsynthese und -freisetzung gebremst wird.

i Clonidin wird insbesondere bei Alkohol- und Opioidentzug verwendet, als unerwünschte Wirkung ist mit Blutdruckabfall, Bradykardie (Nucleus tractus solitarii) und Hemmung der gastrointestinalen Motilität zu rechnen. Vorsicht ist also bei Hypovolämie, AV-Block, Sick-Sinus-Syndrom und Aortenstenose geboten. Eine Weiterentwicklung ist das noch nicht in Deutschland erhältliche Dexmedetomidin: Es hat eine höhere α_1/α_2-Selektivität (1600fach statt 200fach), was geringere Nebenwirkungen erwarten lässt.

Frage 762

? Beschreiben Sie den Wert von Sufentanil zur Analgesie!

! Sufentanil (0,5 – 1 µg/kg/h) ist das am stärksten analgetisch wirksame Opioid: 1000-mal stärker als Morphin und 7- bis 10-mal stärker als Fentanyl. Es hat eine große therapeutische Breite, wirkt hypnosedativ und lässt eine partielle Entkopplung von Analgesie und Atemdepression erkennen, hat eine stabile Hämodynamik, dämpft vegetativ, ist gut steuerbar (kontextsensitive HWZ < 60 min).

i Bei der Kombination mit Midazolam kann es zur Downregulation der Opioidrezeptoren kommen.

Frage 763

? Erläutern Sie Ursachen einer echten und einer scheinbaren Toleranzentwicklung auf Opioide im Rahmen der Analgosedierung.

! Es gibt Hinweise dafür, dass kontinuierlich applizierte Benzodiazepine über eine Hemmung deszendierender Schmerzbahnen und eine Downregulation von Rezeptoren eine Wirkverminderung von Opioiden bewirken, es muss dann eine Dosissteigerung des Opioids erfolgen.
Andererseits muss auch bedacht werden, dass die metabolische Rate der Leber zunimmt, dass Flüssigkeitsverschiebungen oder Änderungen der Proteinbindungskapazität des Blutes vorliegen oder dass die Blut-Hirn-Schranke sich normalisiert hat. Auch eine Dialyse oder Hämofiltration kann die Ursache sein. Pharmakokinetik und -dynamik sind in der Intensivmedizin sehr komplex.

Frage 764

? Nennen Sie den Erhaltungsbedarf und erweiterten Bedarf an Wasser beim Erwachsenen!

! **Der Erhaltungsbedarf an Flüssigkeit beträgt 1,5 – 2 ml/kg KG/h. Der erweiterte Bedarf variiert nach Schwere des Traumas oder der Dehydratation von 2 – 10 ml/kg KG/h zusätzlich.**

Frage 765

? Nennen Sie Applikationswege zur enteralen Ernährung bei beatmeten Patienten!

! **Zufuhr über gastral, duodenal und jejunal platzierte Sonden.**

i *Mögliche Sondenwege sind oral, nasal, über perkutane endoskopisch kontrollierte Gastrostomie (PEG), Katheter-Feinnadel-Jejunostomie und (heute selten) über chirurgische Gastrostomie (Witzel-Fistel).*

Frage 766

? Welches Sondenmaterial ist für Langzeitapplikation von Sondennahrung am besten geeignet?

! **Nur Polyurethan- oder Silikonsonden sind geeignet.**

i *Die üblichen Magensonden oder Duodenalsonden aus PVC (Weichmacher!) sind nicht geeignet (Veränderung der Materialeigenschaften).*

Frage 767

? Nennen Sie verschiedene Typen von enteralen Ernährungslösungen!

! **Es werden hochmolekulare (NDD), modifizierte hochmolekulare und niedermolekulare Lösungen (CDD) eingesetzt. Hochmolekulare Ernährungslösungen enthalten Kohlenhydrate, Eiweiße und Fette im Verhältnis 45 – 60 % : 15 – 22 % : 25 – 30 % bei einer Osmolarität von ca. 450 mosmol/l und einem Energiegehalt von 1 – 1,6 kcal/ml. Bei modifizierten Lösungen sind nach je Einsatzgebiet das Verhältnis und die Eigenschaften der Inhaltsstoffe verändert:**
- **Diabetes mellitus – Ersatz von Glukose durch Fruktose, Sorbit**
- **Niereninsuffizienz – hohe Energiedichte, reduzierter und adaptierter Eiweißanteil**
- **Stoffwechselerkrankungen – z. B. laktose-, gluten-, purin- oder cholesterinfrei**

i *Niedermolekulare Lösungen bestehen aus synthetischen mono- oder niedermolekularen Einzelkomponenten (Oligopeptide, Oligo- oder Disaccharide, mittelkettige Triglyzeride). Die Osmolarität liegt unter 600 mosmol/l, der Energiegehalt bei 1 kcal/ml.*

Allen genannten Lösungen sind Elektrolyte (Na, K, Mg, HPO_4, Ca), Vitamine und Spurenelemente zur Bedarfsdeckung zugesetzt.

Frage 768

? Nennen Sie die Einsatzgebiete der verschiedenen Typen von enteralen Ernährungslösungen!

! **Hochmolekulare Lösungen werden zur Ernährung über Sonden unter Umgehung der normalen Nahrungspassage bis zum Magen verwendet. Ihre Anwendung ist an eine weitgehend normale Funktion des gesamten Magen-Darm-Trakts gebunden. Sie können bei allen Patienten eingesetzt werden, bei denen eine normale Nahrungszufuhr nicht möglich ist.**
Niedermolekulare Lösungen sollen bereits in den oberen Dünndarmabschnitten vollständig resorbiert werden; damit sind sie z. B. bei Kurzdarmsyndrom, Pankreasinsuffizienz oder Störungen des Dickdarms einsetzbar.

Frage 769

? Diskutieren Sie die Vor- und Nachteile der diskontinuierlichen und kontinuierlichen Applikation von Sondennahrung!

! **Die diskontinuierliche (Bolus-)Applikation wird nur bei gastral platzierten Sonden verwendet. Sie imitiert die physiologische Magenfüllung und ist damit bei bewusstseinsklaren und langzeiternährten Patienten zu bevorzugen; es werden Boli bis 400 ml eingesetzt. Bei Störungen der Magenentleerung sind Regurgitation und Aspiration möglich.**
Die kontinuierliche (Pumpen-)Applikation erfolgt vorzugsweise über duodenale oder jejunale Sonden. Sie ist benutzerfreundlich und bei beatmeten oder bewusstlosen Patienten gut einsetzbar; die Applikationsgeschwindigkeit liegt bei 20 – 200 ml/h. Bei hoher Applikationsgeschwindigkeit sind Rückfluss in den Magen und Diarrhöen möglich.

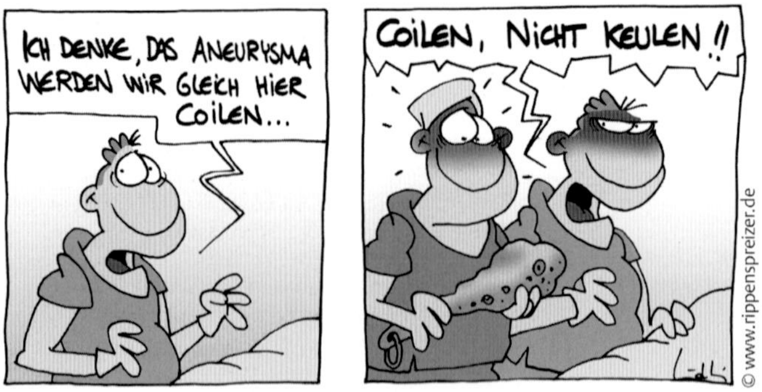
ICH DENKE, DAS ANEURYSMA WERDEN WIR GLEICH HIER COILEN...
COILEN, NICHT KEULEN!!
© www.rippenspreizer.de

Frage 770

? Beschreiben Sie die Symptome einer Hypophosphatämie!

! **Muskelschwäche, Adynamie, Müdigkeit.**

i *Da Phosphat Bestandteil aller modernen parenteralen Ernährungslösungen ist, wird das klinische Bild heute nur selten angetroffen.*

Frage 771

? Gibt es Indikationen für eine hochkalorische parenterale Ernährung?

! **Eine erhöhte Kalorienzufuhr über den üblichen Grundumsatz (25 kcal/kg KG/24 h) bzw. über einen erhöhten postoperativen Bedarf (30 kcal/kg KG/24 h) hinaus ist bei Sepsis, Polytrauma und Verbrennung (bis max. 50 kcal/kg KG/24 h) indiziert.**

i *Für höhere Kalorienzufuhren gibt es keine Indikationen.*

Frage 772

? Wie hoch ist der normale Aminosäurenbedarf bei parenteraler Ernährung?

! **1 – 2 g/kg KG/24 h.**

Frage 773

? Welche Bedeutung hat der Zusatz von Glutamin zur parenteralen Ernährung in der Intensivmedizin?

! **Glutamin kann unter intensivmedizinischen Bedingungen (z. B. Sepsis) essenziell werden. Inzwischen ist der Zusatz von Glutamin zu handelsüblichen Aminosäurenlösungen und Kompletternährungslösungen möglich.**

i *Glutamin hat folgende Effekte: Aufrechterhaltung der intestinalen Barrierefunktion, Unterstützung der zellulären Immunabwehr, Erhöhung hepatischer Glutathionreserven, Verringerung einer katabolen Stoffwechsellage.*

Frage 774

? Zählen Sie Maßnahmen zur Behandlung der postoperativen Darmatonie auf!

! **Eine Darmatonie kann durch Überwiegen sympathischer Aktivität bzw. parasympathischer Unterfunktion entstehen. Bei fehlender Peristaltik können prokinetische Medikamente oder Regionalanästhesie eingesetzt werden:**

- **medikamentöse Therapie: Cholinesterasehemmer (Neostigmin, Pyridostigmin), Dopaminantagonisten (Metoclopramid, Domperidon), Erythromycin (besonders bei Gastroparese)**
- **Regionalanästhesie: thorakale Epiduralanästhesie mit sympatholytischer Lokalanästhetika-Konzentration**

i *Ist die Peristaltik vorhanden, können Laxanzien (Bisacodyl, Natriumpicosulfat, Rizinusöl), osmotisch wirksame Substanzen (Laktulose, Mannitol, orale Röntgenkontrastmittel), Gleitmittel (Polyethylenglykol=Macrogol 3350, Movicol®) oder Einläufe eingesetzt werden. Bei opioidinduzierter Obstipation kann Methylnaltrexon (Relistor®) versucht werden (Off-Label-Use!).*

Frage 775

? Wieviel Phosphat substituieren Sie bei einer Hypophosphatämie?

! **Liegt das Serumphosphat < 1 mg/dl (0,3 mmol/l) werden 0,6 mg (0,02 mmol)/kg KG/h i. v. substituiert, bis Werte um 2 mg/dl (0,6 mmol/l) erreicht werden.**

i *Bei oraler Therapiemöglichkeit dann 1200 mg/24 h p. o. bzw. Fortsetzung der i. v.-Substitution unter täglicher Kontrolle der Serumspiegel.*

Frage 776

? Gibt es eine typische Klinik der Hyperphosphatämie?

! **Nein! Bei Hyperphosphatämie liegt die Phosphatplasmakonzentration bei > 1,62 mmol/l. Die Symptomatik ist von der Grundkrankheit geprägt.**

Frage 777

? Wie behandeln Sie eine Hyperphosphatämie?

! **So genannte „Gastrointestinaldialyse" durch Bindung von Phosphat an oral verabreichtes Sucralfat, aluminiumhaltige Antazida oder Kalziumazetat (4 g/24 h).**

i *Bei Patienten im Nierenversagen Hämodialyse.*

Frage 778

? Gibt es klare Indikationen für Humanalbumin in der Intensivmedizin?

! **Nein! Als Volumenersatzmittel gibt es keine Indikation; nur in speziellen Situationen (Verbrennungskrankheit, nach Aszitespunktion, beim nephrotischen Syndrom und in der pädiatrischen Intensivmedizin) wird Humanalbumin noch – traditionell – eingesetzt. Eine Metaanalyse der Cochrane Collaboration konnte keinen Überlebensvorteil bei Intensivpatienten zeigen, die Humanalbumin erhielten – tendenziell war das Outcome schlechter. Auch in den genannten Situationen (speziell in der pädiatrischen Intensivmedizin) werden zunehmend HAES-Lösungen eingesetzt. Wird das zugeführte Kolloid schnell wieder eliminiert (beim Aszites in das abdominelle Kompartiment, beim nephrotischen Syndrom über die Niere) sind Humanalbumingaben teuer und wenig effektiv.**

Frage 779

? Erklären Sie den Begriff der Hämodialyse.

! **Die Hämodialyse ist ein Verfahren, bei dem antikoaguliertes Blut über semipermeablen Membranen zirkuliert. Auf der anderen Seite der Membran strömt ein speziell aufbereitetes Waschwasser, sog. Dialysat, in Gegenrichtung zum Blutfluss über die Membran.**

i *Die Blutreinigung wird hierbei durch Diffusion, Osmose und Konvektion erreicht.*

Frage 780

? Was ist eine Hämofiltration?

! **Bei der Hämofiltration handelt es sich um ein Druckfiltrationsverfahren, bei dem in Abhängigkeit vom Filtrationsdruck auf druckstabile Membranen ein Filtrat erzeugt wird.**

i *Verschiedene Substitutionslösungen können nach den Erfordernissen des Patienten vor der Filtration (Prädilution) oder danach (Postdilution) zum Ersatz des Filtrats zugemischt werden.*

Frage 781

? Erklären Sie die Begriffe Ultrafiltration und Hämoperfusion.

! **Bei der Ultrafiltration wird über einen hohen transmembranösen Druckgradienten und unter Verwendung von Hämodialysemembranen Flüssigkeit abgepresst, die nicht substituiert wird. Die Hämoperfusion wird zur Adsorption von im Blut gelösten exogenen oder endogenen Toxinen verwandt. Hierbei wird das Blut des Patienten über oberflächenreiche Feststoffe (z. B. Aktivkohle oder Resine) geleitet und die Toxine gebunden.**

i *Die Ultrafiltration ist nicht als Blutreinigungsverfahren verwendbar, sondern wird zum Entzug von Plasmawasser eingesetzt. Bei der Hämoperfusion treten keine substitutionsbedürftigen Volumenverschiebungen auf.*

Frage 782

? Was wissen Sie über die Clearance von Molekülen bei den Verfahren der Hämodialyse und Hämofiltration?

! **Die Clearance von Molekülen zeigt bei der Hämodialyse eine linear sinkende Korrelation mit zunehmendem Molekulargewicht. Sie ist somit gut zur Elimination kleinerer Moleküle geeignet. Ab einer Molekülgröße von etwa 1000 Dalton wird die Clearance schlechter. Die Obergrenze liegt bei Molekülen von etwa 7000 Dalton. Die Hämofiltration hingegen eliminiert Klein- und Mittelmoleküle bis zu einem Molekulargewicht von etwa 22 000 Dalton.**

i *Oberhalb dieser Trenngrenze verläuft die Korrelation linear sinkend analog zur Hämodialyse.*

Frage 783

? Was müssen Sie hinsichtlich infektiologischer Gegebenheiten berücksichtigen, wenn Sie einen Patienten einer intermittierenden Hämodialyse unterziehen wollen?

! **Vor Beginn einer Hämodialysebehandlung sind ein HIV-Test und ein Hepatitisstatus durchzuführen, um eine Übertragung auf andere Patienten, die anschließend mit diesem Gerät dialysiert werden, zu verhindern. Wurde ein Patient mit HIV oder Hepatitis dialysiert, muss das Gerät anschließend einer totalen Desinfektion unterzogen und wichtige Teile müssen ausgetauscht werden.**

i *Von einigen Dialyseabteilungen werden Geräte für eine sog. Infektionsdialyse bereitgehalten.*

Frage 784

? Welche nicht maschinell gestützten Verfahren der Blutreinigung gibt es? Wie funktionieren sie und welchen Stellenwert haben sie?

! **Kontinuierliche arteriovenöse Hämodialyse (CAVHD), kontinuierliche arteriovenöse Hämofiltration (CAVH) und die Peritonealdialyse. Das Funktionsprinzip der CAVHD und CAVH entspricht der maschinellen Hämodialyse bzw. Hämofiltration. Der Unterschied liegt darin, dass bei den Spontanverfahren das Druckgefälle zwischen Arterie und Vene die treibende Kraft ist, bestimmt durch Herzauswurfleistung und Blutdruck, also keine Pumpen zwischengeschaltet sind. Bei der Peritonealdialyse wird das Dialysat steril über spezielle Katheter in das Peritoneum gefüllt und nach einem individuellen Zeitzyklus abgelassen und erneuert. Harnpflichtige Substanzen werden über das Peritoneum an das Dialysat abgegeben. Die Effektivität ist begrenzt, katheterassoziierte Komplikationen häufig und das Verfahren eignet sich vor allem für ausgewählte Patienten in der chronisch-ambulanten Therapie.**

Gerade Intensivpatienten mit hämodynamischer Instabilität, die eine Acetat- oder Bikarbonatdialyse oder kurzfristige Volumenverschiebungen (bei der intermittierenden Hämodialyse) nicht tolerieren, lassen sich mit pumpengestützten kontinuierlichen Verfahren wesentlich einfacher behandeln. CAVHD und CAVH wurden weitgehend verdrängt, die Peritonealdialyse hat in der Intensivmedizin kaum Einsatzgebiete.

Frage 785

? Welche Möglichkeiten zur Antikoagulation haben Sie bei extrakorporalen Nierenersatzverfahren?

! **Heparine (Standard), LMWH, Danaparoid (bei HIT), regionale Zitrat-Antikoagulation (besonders perioperativ), Prostazyklin (selten eingesetzt).**

Gerade bei Intensivpatienten mit hohem Blutungsrisiko, manifester Blutung oder notwendigen operativen Eingriffen ist die konventionelle CVVHD problematisch. Hier ist die Zitratdialyse, bei der während der Passage durch das Gerät das Blut durch Zitratgabe antikoaguliert und die Wirkung „post Filter" durch Kalziumgabe wieder reversiert wird, von Vorteil.

Frage 786

? Welche Gefäßzugänge zur Dialyse/CVVHDF/CVVHF kennen Sie?

! **Temporär: Über großlumige Doppellumen-Katheter (z. B. Shaldon-Katheter). Intermediär: Implantierte und perkutan ausgeleitete Katheter (z. B. Demers-Katheter). Permanent: Arterio-venöse Shuntanlage.**

Cave: Eine CVVHDF oder CVVHF über doppellumige Demerskatheter ist in der Regel nicht unproblematisch (relativ kleine Lumina).

Frage 787

? Welchen Vorteil bieten kontinuierliche venovenöse Nierenersatzverfahren?

! **Mit kontinuierlichen arteriovenösen Dialyse- oder Filtrationsverfahren sind verschiedene Probleme verbunden. Fehlende Anschlussmöglichkeiten bei Patienten mit arteriellen Durchblutungsstörungen oder nach Y-Prothesenimplantation, arterielle Gefäßverschlüsse bei Langzeitanwendung, häufiges Clotting eines Hämofilters bei Patienten mit ausgeprägter Kreislauflabilität und deshalb angepassten reduzierten Blutflussraten führten zur Entwicklung venovenöser Hämodialysen oder Hämofiltrationen. Diese werden mit zweilumigen Kathetern (z. B. Shaldon-Katheter durchgeführt) und erfordern somit lediglich die Punktion einer großlumigen Vene.**

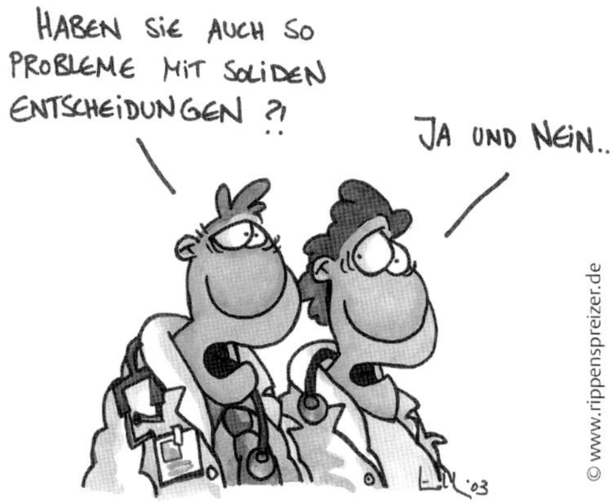
HABEN SIE AUCH SO PROBLEME MIT SOLIDEN ENTSCHEIDUNGEN ?!
JA UND NEIN...
© www.rippenspreizer.de

Ein weiterer Vorteil dieser Verfahren liegt darin, dass arterielle Gefäße für eine eventuell später erfolgende Shuntanlage zur intermittierenden Dialyse geschont werden.

Frage 788

? Auf Ihrer Intensivstation betreuen Sie einen 40-jährigen polytraumatisierten Patienten (Tag 25 nach Trauma und 5 chirurgischen Interventionen), der 16 Tage nach Trauma über ein SIRS und konsekutives ARDS langsam ein anurisches Nierenversagen entwickelte. Gewichtszunahme durch Flüssigkeitseinlagerung 28 kg seit Aufnahme, Temperatur 39,9 °C, hyperdyname, katecholaminpflichtige Kreislaufsituation. Die Katecholamine konnten jedoch in den letzten Tagen sukzessive reduziert werden. Diskutieren Sie den Einsatz eines kontinuierlichen extrakorporalen Nierenersatzverfahrens.

! **Das anurische Nierenversagen erfordert selbstverständlich ein Nierenersatzverfahren. Da der Patient außerdem ein septisches Krankheitsbild mit Katecholamintherapie hat, ist ein schonendes kontinuierliches Nierenersatzverfahren notwendig. Der längere Intensivaufenthalt und die voraussichtlich längere Verweildauer auf der Intensivtherapiestation erfordern ein weitgehendes Schonen der arteriellen Gefäße, weshalb arteriovenöse kontinuierliche Verfahren vermieden werden sollten. Eine kontinuierliche venovenöse Hämofiltration oder -diafiltration (CVVH/CVVHDF) ist das Verfahren der Wahl.**

Die kontinuierliche venovenöse Hämodiafiltration (CVVHDF) erlaubt eine bessere Elimination im kleinmolekularen Bereich als die CVVH. Mit der CVVHDF ist es auch möglich, eine (über Tage und Wochen verlaufende) vorsichtige Negativbilanzierung des Patienten, sowie nach Senkung des zentralen Temperatursollwerts eine zusätzliche Reduktion der Körpertemperatur durchzuführen.

Frage 789

? Welche Parameter sind bei den kontinuierlichen Blutreinigungsverfahren einem akkuraten Monitoring zu unterziehen?

! **Genaue stündliche Flüssigkeitsbilanzierung, kontinuierliche Registrierung der Körpertemperatur, Serumelektrolyte, harnpflichtige Substanzen, Blutbild und Gerinnung. Die Antikoagulation mit Heparin kann am Patientenbett durch die ACT („Activated Clotting Time") zeitnah gesteuert werden. Sinnvoll ist ein „Drug-Monitoring" von Medikamenten mit schmalem therapeutischen Bereich (mindestens zweimal wöchentlich, bei Bedarf auch häufiger, z. B. Herzglykoside, Aminoglykosidantibiotika, Antiarrhythmika, Antiepileptika).**

i *Für alle kontinuierlichen Verfahren ist eine lückenlose Überwachung durch ärztliches oder pflegerisches Personal erforderlich.*

Frage 790

? Was versteht man unter dem Begriff „Verbrennungskrankheit"?

! Das thermische Trauma führt nicht nur zu einer lokalen Schädigung, sondern setzt eine Kettenreaktion in Gang: Der Schmerz bewirkt eine Freisetzung von Katecholaminen und weiteren vaso-, gerinnungs- und immunoaktiven Mediatoren wie Prostaglandinen, Leukotrienen und Kininen.

i *Die Gewebsreaktion wird weiterhin durch Histamin, Komplementaktivierung und Sauerstoffradikale beeinflusst.*

Frage 791

? Der Notarzt schätzt eine VKOF (verbrannte Körperoberfläche) des Patienten von 60 – 70 %. Nach welchen Kriterien erfolgen Erstversorgung und Auswahl der Zielklinik?

! Eine stationäre Behandlung ist erforderlich bei > 20 % VKOF bei Erwachsenen und bei > 10 % bei Kindern, weiterhin bei sehr tiefen Verbrennungen (3°) und ungünstiger Lokalisation: Gesicht, Hände, Perineum. In jedem Fall ist die Kontaktaufnahme mit einem Verbrennungszentrum sinnvoll.

i *Die empfohlene Kaltwassertherapie ist wegen Unterkühlungsgefahr nicht zu übertreiben (max. 10 min). Die Indikation zur Intubation und Beatmung ist bei erforderlicher intensiver Schmerztherapie und drohender Schwellung der Atemwege großzügig zu stellen. Die Infusionstherapie erfolgt mit isotonen Elektrolytlösungen gemäß Baxter-Formel, inhalative oder i. v.-Glukokortikoide (Dexamethason, Budesonid) sind nicht zu empfehlen.*

Bei dem Patienten ist die Behandlung in einer Spezialklinik für Verbrennungspatienten indiziert. Über eine zentrale Notrufnummer (Berufsfeuerwehr) in Hamburg stehen bundesweit etwa 170 Betten in spezialisierten Verbrennungszentren zur Verfügung.

Frage 792

? Welches Beatmungsregime würden Sie bevorzugen?

! Die letzten 30 Jahre sind durch eine ständige Weiterentwicklung von Beatmungstechniken geprägt. Bisher gibt es keine vergleichende kontrollierte und prospektive klinische Studie, die eindeutig die Überlegenheit einer Beatmungsform belegt. Basierend auf derzeit verfügbaren Daten gibt es aber eindeutige Empfehlungen, z. B. vom American College of Chest Physicians (ACCP): initialer Einsatz der druckkontrollierten Beatmung (PCV), dadurch bessere Anpassung von Tidalvolumina und Druckniveaus.

Frage 793

? Wie wird ein Inhalationstrauma diagnostiziert?

! Essenziell ist die Verdachtsdiagnose bei Exposition von heißer Luft (300 °C), Dampf (100 °C) oder toxischen Substanzen in geschlossenen Räumen und klinischen Zeichen wie Atemnot, Heiserkeit, Dysphagie, Ruß im Sputum und Gesichtsverbrennungen.
Abgesichert wird die Diagnose durch fiberoptische Bronchoskopie und ggf. Ventilations-Perfusions-Szintigraphie mit Xenon-133. Endgültig gesichert wird die Diagnose durch den weiteren klinischen Verlauf: erheblich höherer Flüssigkeitsbedarf, Notwendigkeit einer invasiveren Beatmungstherapie mit höheren FiO_2, höheren Drücken und größeren Atemvolumina sowie eine protrahierte Rekonvaleszenz.

Frage 794

? Welcher generelle Konsens besteht hinsichtlich einer optimalen Respiratortherapie?

! Der Beatmungsmodus muss immer eine ausreichende Oxygenierung (pO_2) und Ventilation (pCO_2) bei ausreichender Sauerstoffsättigung gewährleisten. Der p_{max} sollte nicht über 30 mbar sein, ein PEEP von 5 – 15 mbar ist empfehlenswert, das Zugvolumen sollte 12 – 15 ml/kg KG nicht überschreiten. Bei Überschreiten der Grenzwerte ist das Konzept der permissiven Hyperkapnie zu erwägen, wenn bei intakter Nierenfunktion keine zu starke Entgleisung des pH-Werts (> 7,15) entsteht.

i *In Ausnahmefällen können bei starker Erniedrigung der Thorax- oder Lungen-Compliance auch p_{insp} > 35 mbar toleriert werden, die Möglichkeit zur Anlage einer Thoraxdrainage sollte dann jederzeit kurzfristig gegeben sein.*

Frage 795

? Was führt zur Fehldiagnose eines Inhalationstraumas?

! In erster Linie chronisch-obstruktive Lungenerkrankungen und vorbestehende Pneumonien wegen Aspiration oder Infektion des Tracheobronchialbaums. Bei Verbrennungen im Gesichtsbereich ist eine Schädigung der tieferen Atemwege nicht zwangsläufig.

i *Oft ergibt erst der weitere Verlauf (Verschlechterung der Ventilation und Oxygenierung) die endgültige Diagnose.*

Frage 796

? Welche Besonderheiten sind bei der Therapie des Inhalationstraumas zu beachten?

! **Initial ist die kardiozirkulatorische Stabilisierung und Beatmung mit 100 % O_2 des Patienten vorrangig. Eingehende Untersuchung auf weitere Verletzungen, Bestimmung von CO-Hb sowie Suche nach Vergiftungshinweisen (z. B. Zyanide oder andere Toxine, die einer Antidottherapie zugänglich sind) schließen sich an. Bei CO-Intoxikation kann zur Reduktion der Eliminationshalbwertszeit (von 250 auf 27 min) bei 2 bar eine hyperbare Oxygenierung erwogen werden.**

i *Weiterhin ist der bis zu 100 % erhöhte Volumenbedarf bei Inhalationstraumen wichtig; die Prognose quoad vitam ist erheblich schlechter.*

Frage 797

? Was ist bei der Respiratortherapie des Inhalationstraumas zu berücksichtigen?

! **Das Freihalten der Atemwege wird durch Absaugmanöver, Befeuchtungsstrategien, intensive Physiotherapie und Einsatz von Pharmaka mit bronchodilatativer Wirkung gefördert: β-Mimetika, unspezifische PDE-Hemmer (Theophyllinderivate), Ketamin.**

i *Hohe Beatmungsdrücke sind wegen der Gefahr des Barotraumas und der Verschlechterung der endobronchialen Durchblutung zu vermeiden, permissive Hyperkapnie (pH < 7,25, pCO_2 > 50 mmHg) und Tolerierung eines pO_2 > 70 mmHg bei Verminderung des AZV und Erhöhung der AF sind akzeptabel.*

Frage 798

? Welche Prinzipien gelten bei der der Oberflächenbehandlung von Verbrennungen?

! **Nach intensiver Oberflächenspülung mit antimikrobiellen Lösungen (Marfenidsäure, Polyvidonjod, Lavasept, Novoxol, Hibicet, Silbernitrat etc.) erfolgt ein Salbenverband mit Sulfadiazin-Silber, nachdem durch Escharotomie eine periphere Zirkulation gewährleistet wird. Zu einem späteren Zeitpunkt wird eine tangentiale oder epifasziale Nekrektomie mit konsekutiver Deckung durch autologe Spalthaut oder Fremdhaut (homolog, heterolog) durchgeführt.**

i *Eine weitere temporäre Abdeckung mit Chlorhexidin-Gaze (z. B. Bactigras®) und anderen Dermis-Äquivalenten ist empfehlenswert. Im Gesichtsbereich wird zur Unterstützung der Fibroblastensprossung Haifischhaut (z. B. Integra®) verwendet. Bei Hypergranulation verwendet man kortisonhaltige Externa.*

Frage 799

? Diskutieren Sie die Wertigkeit medikamentöser Therapie (Dopamin, Diuretika etc.) zur Prophylaxe des akuten Nierenversagens!

! **Für keine medikamentöse Therapie ist eine prophylaktische Wirkung gesichert.**

i *Die Verbesserung der renalen Perfusion durch Dopamin oder Dopexamin geht nicht mit einer Verbesserung des Outcome einher.*

Frage 800

? Beschreiben Sie die heparininduzierten Thrombopenien (HIT)!

! **Die HIT Typ II wird durch Antikörper gegen einen Komplex von Heparin mit Plättchenfaktor 4 hervorgerufen, die sekundär mit Membranbestandteilen der Thrombozyten reagieren. Bei der HIT Typ I wird durch die Gabe von unfraktioniertem oder niedermolekularem Heparin eine reversible und unkomplizierte Thrombopenie verursacht. Die HIT Typ II (Inzidenz: bis 3 % 5 – 10 Tage nach i. v.-Heparin, seltener nach s. c.-Gabe) geht mit lebensbedrohlichen thromboembolischen Komplikationen, selten auch Blutungen einher.**

i *Der Antikörper kann z. B. mit dem heparininduzierten Plättchenaggregationstest (HIPA) oder mittels ELISA nachgewiesen werden.*

Frage 801

? Was ist bei der Verwendung von Danaparoid-Natrium als alternatives Antikoagulans bei der HIT Typ II zu beachten?

! **Danaparoid-Natrium ist ein Heparinoid. In der Literatur sind Kreuzreaktionen mit „HIT-Typ-II-Antikörpern" in bis zu 2 % der Fälle beschrieben. Liegt kein weiterer Grund für eine Thrombozytopenie vor, wie dies gerade bei Intensivpatienten sehr häufig ist, so sollten die Thrombozytenzahlen nach Umstellen auf Danaparoid-Natrium wieder ansteigen.**

i *Ist dies nicht der Fall, so ist eine Kreuzreaktion in Betracht zu ziehen und die Antikoagulation auf Argatroban (Argatra®) 0,2 – 0,5 µg/kg/min umzustellen (Alternative: Hirudin). Im weiteren Verlauf kann auch das Octapeptid Fondaparinux appliziert werden („Off-Label-Use!").*

Frage 802

? Wie gehen Sie bei Verdacht auf heparininduzierte Thrombozytopenie Typ II (HIT II) vor?

! **Alle Heparine sind sofort abzusetzen (cave: heparinisierte Spüllösungen in Druckmesssystemen). Tests zum Nachweis der HIT Typ II sind: heparininduzierter Plättchenaggregationstest (HIPA) oder plättcheninduzierter Immunfluoreszenztest (PIFT) auf Antikörper gegen Komplexe von Heparin und Plättchenfaktor 4. Die Antikoagulation wird auf alternative Präparate umgestellt. In Deutschland werden Danaparoid-Natrium (Orgaran®), ein Heparinoid mit Anti-Xa-Aktivität, und Argatroban (Argatra®) am häufigsten verwendet.**

i *Bei Danaparoid muss aktivierter Faktor Xa (chromogener Test oder Heptest®) bestimmt werden. Der Thrombinantagonist Argatroban (0,2 – 0,5 µg/kg/min), kann mit der PTT kontrolliert werden. Auch Fondaparinux (1- bis 2-mal 2,5 mg/Tag), ein synthetisches Octapeptid des Heparins, hat keine Bindungsstellen für Heparinantikörper.*

Frage 803

? Welche Maßnahmen zur Ulkusprophylaxe bei Intensivpatienten sind effektiv?

! **Ausschaltung von Stress durch adäquate Analgesie und Sedierung, frühestmögliche enterale Ernährung, Optimierung der intestinalen Perfusion und medikamentöse Ulkusprophylaxe mit Protonenpumpenhemmern.**

Frage 804

? Welche medikamentöse Ulkusprophylaxe wird heute am häufigsten eingesetzt?

! **Durch den frühestmöglichen Beginn der enteralen Ernährung hat die medikamentöse Prophylaxe einen deutlich geringeren Stellenwert. Die Aufrechterhaltung der aziden Barriere im Gastrointestinaltrakt steht im Vordergrund. Protonenpumpenhemmer (z. B. Omeprazol, Pantoprazol, Lansoprazol, Esomeprazol) sind bei Risikopatienten (gestörte Perfusion, Ulkusanamnese) die 1. Wahl, alternativ H_2-Rezeptorenblocker (z. B. Ranitidin).**

i *Antazida, Wismutpräparate und Anticholinergika (Pirenzepin) werden nicht mehr empfohlen.*

Frage 805

? Beschreiben Sie den Stellenwert des Erhalts der Magensaftazidität bei Intensivpatienten!

! **Durch die Anhebung des Magensaft-pH und damit dem Verlust der Bakterizidie wird die Funktion des Magens als Barriere zwischen bakteriell besiedeltem Darm und den oberen Luftwegen kompromittiert.**

i *Ulkusprophylaxe und -therapie mit Medikamenten, die den Magensaft-pH anheben (Protonenpumpenhemmer, H_2-Blocker), gehen mit einer verdoppelten Pneumonierate einher (Mikroaspiration kontaminierten Mageninhalts).*

Frage 806

? Wie hoch ist die Inzidenz von Stressulkusblutungen in der Intensivmedizin?

! **Unterschiedliche Angaben zwischen 0 und 39 %.**

i *Endoskopisch-interventionspflichtige oder operationspflichtige Ulkusblutungen sind nach Etablierung der frühen enteralen Ernährung und Einführung der Protonenpumpenhemmer insgesamt deutlich seltener zu beobachten. Transfusionspflichtige Blutungen sollen nach größeren Studien etwa bei 1 – 2 % der Patienten vorkommen.*

Frage 807

? Was versteht man unter einer „Stressgallenblase"?

! **Eine akute Cholezystitis unklarer Pathogenese (wahrscheinlich ischämiebedingt im Rahmen von Schocksituationen) mit sonographisch nachgewiesenem Gallenblasenhydrops (Sludge-Phänomen).**

i *Klinisch Fieber, rechtsseitiger Oberbauchschmerz und Bilirubinanstieg. Komplikation: Perforation. Therapie: Cholezystektomie.*

Frage 808

? Nennen Sie Ursachen für eine hyperkalzämische Krise!

! **Eine Hyperkalzämie liegt bei einem Serumkalziumspiegel > 3,5 mmol/l, eine hyperkalzämische Krise bei > 4 mmol/l vor. Ausgelöst wird die Krise durch Flüssigkeitsmangel oder -verlust bei bestehender Hyperkalzämie.**

i *Diese kann durch primären Hyperparathyreoidismus (Parathormon ↑) oder Tumorleiden verursacht sein.*

Frage 809

? Beschreiben Sie die Klinik der hyperkalzämischen Krise!

! **Komplexe Symptomatik aus gastrointestinalen kardiovaskulären, renalen und neurologischen Symptomen.**

a. **Gastrointestinale Symptome: unstillbares Erbrechen, Obstipation, Ileus, Pankreatitis.**
b. **Kardiovaskuläre Symptome: Hypotonie, Hypovolämie, verkürzte QT-Zeit, Schock.**
c. **Renale Symptome: Niereninsuffizienz, Polyurie, Nierenversagen.**
d. **Neurologische Symptome: Unruhe, Verwirrtheit, Bewusstseinseintrübung bis zum Koma.**

Frage 810

? Wie therapieren Sie eine hyperkalzämische Krise?

! **Initial Volumensubstitution mit 0,9 %iger NaCl-Lösung, Furosemid (40 mg/2 h i. v.), Calcitonin (4 IE/kg KG i. m. 12-stündlich), Hydrokortison (200 mg/24 h i. v.), Biphosphonate (z. B. Pamidronat 90 mg i. v.).**

i *Ggf. Dialyse!*

Frage 811

? Beschreiben Sie das Reye-Syndrom!

! **Es handelt sich um eine toxische Leberfunktionsstörung mit assoziierter Enzephalopathie, typischerweise nach einem akuten fieberhaften Virusinfekt unklarer Pathogenese.**

i *Die kausale Assoziation mit eingenommener Acetylsalicylsäure ist nicht sicher. Klinische Manifestationen sind: nach viralem Infekt vorübergehende Erholung über Tage bis Wochen, dann akute Verschlechterung mit rezidivierendem Erbrechen, Bewusstseinstrübung, Fieber, Hyperventilation, Krampfanfällen und Hypoglykämie. Typische Laborkonstellation: GOT und GPT 1- bis 2fach erhöht, Bilirubin normal, Blutzucker erniedrigt, Ammoniak 2- bis 5fach erhöht (bei > 5facher Erhöhung schlechte Prognose), Quick und PTT sowie Elektrolyte normal.*

Frage 812

? Wie therapieren Sie das Reye-Syndrom?

! **Eine kausale Therapie existiert nicht. Symptomatische intensivmedizinische Therapie.**

Frage 813

? Welche ätiologischen Faktoren führen zur akuten Pankreatitis?

! **Auslöser sind Alkoholismus, biliäre Obstruktion, Traumen und viele weitere Faktoren. Die Pathogenese ist letztlich noch nicht klar.**

i *Es werden toxische Substanzen (Amylase, Lipase, Phospholipase A, Trypsinogen, Kinine, Prostaglandine etc.) freigesetzt, die zur tryptischen Nekrose des Organs und der umgebenden Strukturen führen.*

Frage 814

? Wie therapieren Sie Patienten mit akuter Pankreatitis?

! **Primär immer konservativ: Nulldiät, Stressulkusprophylaxe, Infusionstherapie, Schmerztherapie (Non-Opioide, Opioide mit geringer Wirkung auf den Sphincter Oddi, Periduralanästhesie), Monitoring der Organfunktionen (Herz-Kreislauf-System, Lunge, Niere, ZNS, Leber). Die routinemäßige Einlage von Magensonden wird nicht mehr empfohlen. Bei biliärer Pankreatitis ggf. ERCP (endoskopische retrograde Cholangio-Pankreatikographie) mit Papillotomie und Steinextraktion.**

i *Bei Änderungen des klinischen Bilds (z. B. Organversagen): bildgebende Verfahren (CT, Sonographie), ggf. operative Intervention.*

Frage 815

? Wann ist eine Operationsindikation bei akuter Pankreatitis gegeben?

! **Voraussetzung ist der Nachweis einer Pankreasnekrose im CT zusammen mit der Entwicklung eines SIRS oder einer Sepsis.**

i *Das Auftreten eines Organversagens oder Persistieren eines Organversagens ist in der Regel eine Operationsindikation.*

Frage 816

? Ist eine generelle Gabe von Antibiotika bei der akuten Pankreatitis indiziert?

! **Nein. Antibiotika sind indiziert bei Infektionszeichen im Rahmen einer biliären Pankreatitis oder bei infizierten Pankreasnekrosen. Im ersten Fall können Ureidopenicilline (Mezlocillin, Piperacillin), im zweiten Fall Cephalosporine (Ceftriaxon, Cefotaxim) kombiniert mit Metronidazol oder Carbapeneme (Imipenem/Cilastatin, Meropenem) eingesetzt werden.**

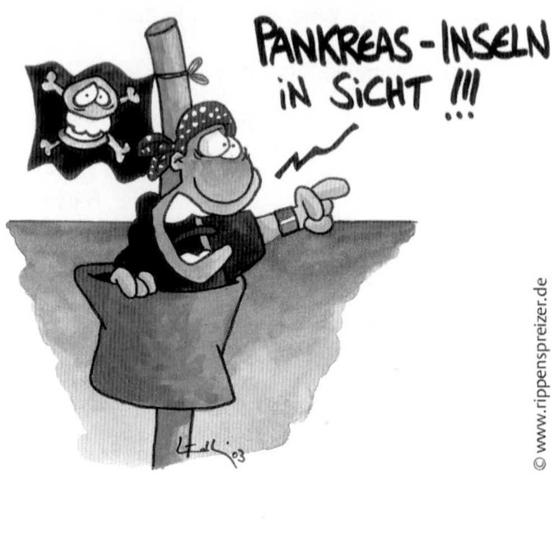

Frage 817

? Welche laborchemischen Marker weisen auf eine Sauerstoffschuld und eine Entzündungsreaktion hin?

! **Blutgasanalyse (pH, BE, Bikarbonat), zentralvenöse SO_2 und Laktat sind Hinweise auf die Sauerstoffschuld.**

i *Leukozyten, CRP und Procalcitonin sind Parameter einer Entzündungsreaktion bzw. Sepsis.*

Frage 818

? Verbessert eine großzügige Bikarbonat-Substitution das Outcome?

! **Nein! Die Pufferung mit Bikarbonat führt beim hämorrhagischen Schock über eine CO_2-Erhöhung zur intrazellulären Azidose und Verschiebung der Sauerstoffbindungskurve nach links und damit zu einer Verschlechterung der Sauerstoffabgabe an das Gewebe. Bei einer hypoxischen metabolischen Azidose sollte unter forcierter Volumentherapie und dem Versuch, das Sauerstoffangebot zu erhöhen, zurückhaltend gepuffert werden. Die Koagulopathie infolge Azidose kann durch Bikarbonat nicht behandelt werden, sondern klingt unter Therapie erst nach 16 – 20 h ab (!).**

Frage 819

? Wie behandeln Sie den Reperfusionsschaden?

! **Die möglichst frühzeitige kardiozirkulatorische Therapie mit Volumen und vasoaktiven Pharmaka ist die einzige Möglichkeit der Begrenzung des Reperfusionsschadens durch aktivierte Sauerstoffspezies.**

i *Antioxidanzien haben keinen gesicherten Einfluss (Acetylcystein, Vitamin C und E, Selen).*

Frage 820

? Welche Volumenersatzmittel bevorzugen Sie?

! **Eine klinisch eindeutige Überlegenheit des einen oder anderen Volumenersatzmittels konnte bislang nicht gezeigt werden; bei kristalloiden Lösungen sind aber die 3- bis 4fachen Mengen im Vergleich zu kolloidalen Lösungen erforderlich. Alternativ wird zurzeit der Einsatz hypertoner, hyperonkotischer Lösungen (7,2 % NaCl in HAES) – die sog. „Small-Volume-Resuscitation" zur Stabilisierung des intravasalen Volumens diskutiert. Eine endgültige Bewertung dieses interessanten Konzepts ist noch nicht möglich.**

i *Innerklinisch sollten rechtzeitig Erythrozytenkonzentrate und Frischplasmen sowie Thrombozytenkonzentrate appliziert werden, um einen Hb-Abfall unter 7 g/dl und Thrombozytenabfall unter 50 000/µl zu vermeiden. Humanalbumin wird in der Schockphase so gut wie nicht mehr verwendet.*

Frage 821

? Welche Besonderheiten des Schädel-Hirn-Traumas kennen Sie?

! **Der Hirndruck (ICP) und der zerebrale Perfusionsdruck (CPP) sind die entscheidenden Parameter, sie sollten nicht über 25 mmHg bzw. unter 70 mmHg sein, eine intrakranielle Drucksonde ist erforderlich. Es sollten keine hypotonen Lösungen verwendet werden, der pCO_2 sollte bei 35 mmHg liegen, der Oberkörper ist 30° hoch zu lagern. Hypertone Lösungen (Mannit 20 %), Trispuffer und NaCl 10 %, Relaxation und Barbiturate können zur Senkung des Hirndrucks beitragen.**

i *Ultima Ratio ist nach Liquordrainage durch entsprechende Sonden die operative dekompressive Kraniektomie. Die Therapiekontrolle erfolgt neben dem Druckmonitoring mittels CCT.*

Frage 822

? Was müssen Sie beim Thoraxtrauma beachten?

! **Neben einer frühzeitigen Beatmung sind die Einlage von Thoraxdrainagen und die engmaschige Überwachung mit Blutgasanalysen, Röntgen und ggf. Thorax-CT von entscheidender Bedeutung. Oxygenierung und Ventilation werden durch PEEP-Beatmung, erhöhte FiO_2 sowie intensive Physiotherapie mit Lagerungsdrainage (kinetische Therapie) gesichert.**

i *Bei besonderen Fragestellungen ist eine Bronchoskopie oder Thorakoskopie/-tomie indiziert. Die Lungenkontusion ist häufig verlaufsbestimmend.*

Frage 823

? Welche Besonderheiten bietet das Abdominaltrauma?

! **Abdominaltraumen können mit erheblichen Blutverlusten verbunden sein und führen unbehandelt schnell zum Tod. Deshalb müssen sie schnellstmöglich operativ versorgt werden.**

Bei gleichzeitigem Vorliegen anderer Verletzungen (z. B. SHT, Gefäße, Extremitäten, Becken) kommt es leicht zum Prioritätenproblem. Die operative Versorgung intraabdominaler Verletzungen sollte unmittelbar vor oder überlappend mit einer neurochirurgischen Versorgung oder sonstigen operativen Intervention zur Stabilisierung des Patienten durchgeführt werden.

Frage 824

? Ist eine Beckenfraktur als schwerwiegend einzustufen?

! Ja! Mehrere Liter Blut können in das Becken fließen, da die Blutungen chirurgisch kaum zu stillen sind und sich wegen ihrer venösen Genese der interventionellen Radiologie entziehen. Eine Beckenzwinge oder ein Fixateur externe sind neben einer Beckentamponade die einzige Möglichkeit der Blutstillung.

Frage 825

? Was sind bei der Versorgung polytraumatisierter Patienten weitere große Gefahren?

! Dass Verletzungen übersehen werden!

Eine nicht erkannte HWS-Fraktur kann zur Tetraplegie führen, eine unmittelbare operative Stabilisierung ist erforderlich. Eine unbehandelte Kiefer-/Mittelgesichtsfraktur kann dauerhafte Schmerzen und Essstörungen zur Folge haben, der Kiefer muss kieferchirurgisch versorgt werden. Bei Beckenfrakturen kann bei forcierten Katheterisierungsversuchen eine urethrale Verletzung entstehen. Bei insuffizienter Kreislauftherapie und Oxygenierung kann ein hypoxischer Hirnschaden die Folge sein. Durch große Blutverluste und Freisetzung von Gewebsthromboplastin („Tissue Factor") entstehen schwere Gerinnungsstörungen (Hypofibrinogenämie durch Hyperfibrinolyse, Dilutionskoagulopathie, DIC), die früh und konsequent behandelt werden müssen. Als hilfreich hat sich dafür eine Point-of-Care-Diagnostik mittels Rotations-Thrombelastogramm (ROTEM®) erwiesen. Hyperfibrinolyse kann nur mit diesem Verfahren nachgewiesen werden.

Frage 826

? Wie therapieren Sie eine Zyanidvergiftung?

! Das Überleben ist abhängig von der schnellen Sicherung der Vitalfunktionen (Intubation, Beatmung, Kreislauftherapie, Azidosekorrektur, Hirnödemprophylaxe) und nicht von der Geschwindigkeit der Antidottherapie.

i *Grundlage der Antidotwirkung ist die Bindung von CN^- an andere Schwermetalle (Fe^{3+}) durch Injektion von Met-Hb-Bildnern wie Amylnitrit, Natriumnitrit (300 mg) oder das wenig toxische 4-DMAP (3 mg/kg KG). Alternativ wird hoch dosiert Hydroxycobolamin (Cyanokit 2,5 g®) eingesetzt, das CN^- bindet. Die physiologische hepatische Zyanidentgiftung erfolgt durch rhodanasevermittelte Kopplung an Schwefel (ungiftiges SCN^-), diese Reaktion kann durch Natriumthiosulfat (50 – 100 mg/kg KG) beschleunigt werden.*

Frage 827

? Welche Gefahren der Antidottherapie der Zyanidvergiftung sind Ihnen bekannt?

! Eine Überdosierung des Methämoglobinbildners 4-DMAP kann zur transfusionspflichtigen Hämolyse führen; es sollen nicht mehr als 30 – 40 % des Hämoglobins umgewandelt werden. Toluidinblau (2 – 4 mg/kg) kann aber nicht gegeben werden, da es die CN^--Wirkung wieder verstärkt.

i *Besonders bei gleichzeitiger CO-Vergiftung kann die Gabe von Met-Hb-Bildnern deletär sein, deshalb vorab immer CO-Hb-Bestimmung. Wenn Patienten zum CO-Hb auch noch Methämoglobin bilden ist der O_2-Transport massiv gestört.*

Frage 828

? Was ist die sinnvollste Therapie einer CO-Intoxikation?

! Die HBO (hyperbare Oxygenierung)!

i *Durch 2 – 3 bar O_2 kann die Halbwertszeit der CO-Bindung von 3 – 5 h auf 20 – 30 min verkürzt werden. Durch Erhöhung des physikalisch gelösten Sauerstoffs (pO_2 > 2000 mmHg) wird die Gewebeversorgung gesichert.*

Frage 829

? Wie therapieren Sie eine Acetylsalicylsäurevergiftung?

! Nach einer primärer Detoxikation (provoziertes Erbrechen, Magenspülung) symptomatisch.

i *Abhängig von der Vergiftungsphase (die primäre respiratorische Alkalose durch Hyperventilation schlägt schnell in eine metabolische Azidose um): Bei Azidose aggressive Therapie mit HCO_3^-, Kalium und Volumenzufuhr unter invasivem Monitoring. Zusätzlich müssen die Hyperthermie, die Gerinnungsstörungen und die Ateminsuffizienz behandelt werden. Zur sekundären Detoxikation ist die Hämodialyse sehr effektiv.*

Frage 830

? Eine 21-jährige Patientin hat in suizidaler Absicht 14 g Paracetamol genommen, die Ingestion liegt etwa 16 h zurück. Wie gehen Sie vor?

! Sie bestimmen die Plasmakonzentration! In der Regel sind Dosen ab 8 g für Erwachsene hepatotoxisch.

i *Der Schweregrad der Hepato- und Nephrotoxizität hängt von der Einnahmemenge ab; da diese oft nicht bekannt ist, hat die Plasmakonzentrationsbestimmung eine wichtige prognostische Bedeutung. Anhand der „Treatment Line", die 25 % unter der toxischen Grenze liegt und mit Hilfe eines Nomogramms (nach Rumack-Matthew) ermittelt wird, erfolgt die Gabe von N-Acetylcystein (12-mal 70 mg/kg). Gefährlich sind Plasmaspiegel > 200 mg/l nach 4 h und > 50 mg/l nach 12 h, was einer Ingestion von 7,5 – 15 g bei gesunder Leber ohne Enzyminduktion entspricht (Cytochrom P450). Es soll außerdem früh Aktivkohle nach Magenspülung gegeben werden, was aber nach > 6 h keinen Sinn mehr hat. Die Antidottherapie kann auch nach 24 – 36 h noch sinnvoll sein, forcierte Diurese, Hämodialyse oder Hämoperfusion haben keine große Bedeutung.*

Frage 831

? Wie ist die Klinik bei Paracetamol-Intoxikation?

! Initial treten keine Symptome auf, nach 12 – 14 h kommt es zu einem unspezifischen Krankheitsgefühl: Übelkeit, Bauchschmerz, Schwitzen, Schwindel etc.

i *Nach einem freien Intervall von 1 – 2 Tagen werden die Patienten ikterisch, somnolent und oligurisch infolge einer schweren Stoffwechselentgleisung mit metabolischer Azidose und Hypoglykämie.*

Frage 832

? Was verstehen Sie unter sekundärer Giftelimination?

! **Die Entfernung der resorbierten Toxine aus dem Organismus durch forcierte Diurese, Hämoperfusion, Hämodialyse und -filtration.**

i ***Forcierte Diurese*** *mit Schleifendiuretika und Gabe von $NaHCO_3$ zur Alkalisierung des Urins wird z. B. bei Vergiftungen mit Barbituraten, Opiaten und Knollenblätterpilz (Phalloides) eingesetzt. Auf Lungen- und Hirnödem ist zu achten. Bei der* ***Hämoperfusion*** *wird Blut über eine Kohlefilterpatrone geleitet, z. B. zur Elimination von Theophyllin, Methotrexat, Paraquat und Phenobarbital.* ***Hämodialyse*** *ist nur sinnvoll bei niedriger Plasmaproteinbindung, kleiner Molekülgröße und geringem Verteilungsvolumen, z. B. für Glykol, Lithium, Thallium, Salizylate. Die kontinuierliche venovenöse* ***Hämofiltration*** *ist geeignet für Lithium, Methotrexat, Paraquat.*

Frage 833

? Wie therapieren Sie eine Digitalisüberdosierung?

! **Meist reicht Absetzen oder Reduktion der Dosis aus.**

i *Bei manifester Intoxikation sind Magenspülung und Aktivkohle angezeigt, bei lebensbedrohlichen Rhythmusstörungen (Kammerflimmern, AV-Block) kann durch Infusion von Digoxin-Antikörperfragmenten (Fab) eine schlagartige Besserung erreicht werden. Dosierung bei unbekannter Einnahmedosis: 200 mg Fab-Antikörper über 15 – 30 min, bei schwerer Vergiftung können auch 1000 mg Fab erforderlich sein, Wiederholung bis zum Therapieerfolg. Bei bekannter Serumkonzentration beträgt die Dosis in mg: ng/ml Glykosid × kg KG × k (k = 0,37 für Digoxin, k = 0,037 für Digitoxin). Nach Verabreichung von Fab-Antikörpern kann der Glykosidserumspiegel ansteigen, was aber ohne Bedeutung ist.*

Frage 834

? Was tun Sie bei Therapieresistenz gegen Fab-Antikörper bei der Digitalis-Intoxikation?

! **Als Antiarrhythmika wegen der mangelnden AV-Knoten-Wirksamkeit: Lidocain, Phenytoin. Bei supraventrikulärer Tachykardie kann auch Verapamil erforderlich sein.**

i *Gegebenenfalls ist ein passagerer Schrittmacher erforderlich.*

Frage 835

? Was befürchten Sie bei einer Kombinationsvergiftung mit trizyklischen Antidepressiva und MAO-Hemmern?

! **Ein Serotonin-Syndrom!**

Frage 836

? Was verstehen Sie unter einem Serotonin-Syndrom und wann kann es auftreten?

! **Es liegt eine Hyperstimulation von 5-HT1A-Rezeptoren vor, was zu Hyperthermie, Dehydratation, Tachykardie, Verwirrtheit, Agitation, Ataxie und in schweren Fällen auch zu Gerinnungsstörungen (DIC), Rhabdomyolyse und akutem Nierenversagen führt.**

i *Auslöser können psychotrope Substanzen (Amphetamin, „Ecstasy", „Speed"), aber auch Kombinationen von Antidepressiva sein.*

Frage 837

? Beschreiben Sie Klinik und Therapie der Intoxikation mit trizyklischen Antidepressiva!

! **Es kommt durch Hemmung der Wiederaufnahme von Noradrenalin und Serotonin zu einer Konzentration dieser Substanzen. Pharmakologisch kommt es zu einer adrenergen, anticholinergen, sedierenden und chinidinartigen Wirkung.**

i *Die Symptome sind Hypertonie, Arrhythmie, Hypotonie, zentral anticholinerges Syndrom, Sehstörungen, Krämpfe, Koma, Obstipation und Harnretention. Magenspülung und Aktivkohle sind bis 24 h sinnvoll, Physostigmin kann sinnvoll sein. Wegen ausgeprägter Arrhythmieneigung ist Defibrillationsbereitschaft erforderlich. Als Antiarrhythmikum kann nur Lidocain eingesetzt werden. Eine sekundäre Detoxikation ist nur sehr eingeschränkt möglich. Intensivtherapeutisches Vorgehen ist selbstverständlich. Die Prognose ist ernst, aufgrund der langen Halbwertszeit (z. B. bei Amitryptilin 16 h) muss mit einem längeren Verlauf gerechnet werden.*

Frage 838

? Was fällt Ihnen zur Vergiftung mit Organophosphaten ein?

! **Wichtigster Vertreter der Organophosphate ist Parathion (E 605). Sie werden als sehr wirkungsvolle Kontakt- und Systeminsektizide, aber auch als Fungizide und gegen Parasiten eingesetzt. Auch Ecothiopat zur Glaukomtherapie gehört in diese Gruppe. Als Kampfgifte wurden Sarin, Soman und Tabun eingesetzt. Organophosphate sind Hemmstoffe der Cholinesterase, der Organismus wird mit Azetylcholin überschwemmt.**

Organophosphate sind in der forensischen Toxikologie sehr interessant, da sie häufig bei Suiziden („Haustrunk des Winzers") oder Morden benutzt werden.

Frage 839

? Charakterisieren Sie das Vergiftungsbild durch Parathion!

! **Es ist gekennzeichnet durch muskarinartige (intestinale Spasmen, Hypersalivation, Bronchorrhoe und -konstriktion etc.), nikotinartige (fibrilläre Zuckungen, Muskelsteife, Hypertonie, Tachykardie, Lähmungen der Atemmuskulatur) und zentrale (Somnolenz, Ataxie, Tremor, Verwirrtheit, Krämpfe und Koma mit Atemlähmung) Wirkungen.**

Bei oraler Aufnahme ist der Verlauf fulminant, bei transdermaler Resorption schleichend.

Frage 840

? Welche Maßnahmen zur Giftelimination kennen Sie?

! **Induziertes Erbrechen, Magenspülung, Gabe von Aktivkohle, forcierte Diarrhö, forcierte Diurese, Dialyse, Hämofiltration, Hämoperfusion, Austauschtransfusion.**

Frage 841

? Beschreiben Sie Klinik und Therapie der Methanol-Intoxikation!

! **Die Letaldosis liegt bei 30 – 100 ml (0,3 – 1 ‰). Die Toxizität entsteht durch die metabolische Azidose (Abbau von Methanol über Formaldehyd zu Ameisensäure).**
Klinik: **Kopfschmerzen, Unruhe, Sehstörungen, Abdominalschmerz, Krämpfe, Koma.**
Therapie: **Sicherung der Atemwege, O_2-Gabe, Infusionstherapie, Azidoseausgleich, Ethanolinfusion bis zum Erreichen eines Blutspiegels von 1 ‰ zur Hemmung des Abbaus; Hämodialyse, Gabe von Folsäure.**

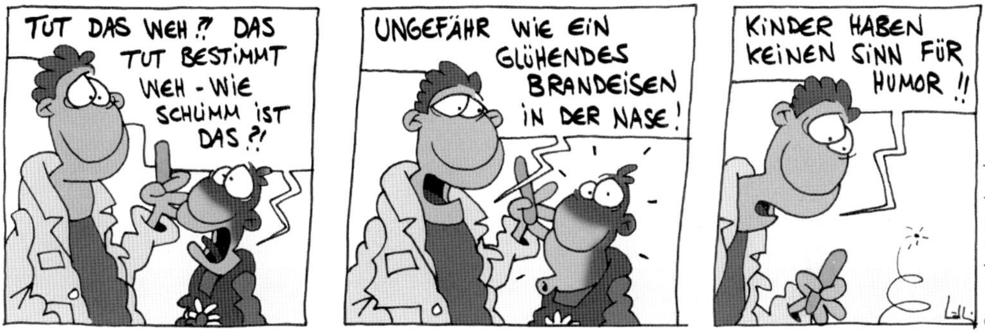
TUT DAS WEH ?! DAS TUT BESTIMMT WEH - WIE SCHLIMM IST DAS ?!
UNGEFÄHR WIE EIN GLÜHENDES BRANDEISEN IN DER NASE !
KINDER HABEN KEINEN SINN FÜR HUMOR !!

Frage 842

? Beschreiben Sie intensivmedizinische Besonderheiten beim Tetanus!

! In Deutschland ist aufgrund der hohen Impfrate ein Tetanus selten. Trotzdem muss das Krankheitsbild bei Patienten mit unvollständigem Impfschutz differenzialdiagnostisch in Erwägung gezogen werden. Besonders bei alten Patienten (diabetische Gangrän!), Demenzpatienten und Patienten mit Behinderungen ist ein Impfschutz nicht sicher vorauszusetzen. Eine Langzeitbeatmung ist zu erwarten; die Prognose ist schlecht bei schnellem Erkrankungsbeginn (< 48 h), bei verzögertem Beginn besser.

i *Abschirmung gegen optische und akustische Reize, frühzeitige enterale Ernährung. Nach Hyperimmunoglobulingabe (500 IE i. m.) operative Sanierung und Penicillintherapie zur Keimelimination. Sedierung und Kontrolle der Muskelaktivität durch Diazepam (bis 400 mg/24 h i. v.), zusätzlich Baclofen (per Magensonde). Gegebenenfalls Relaxation durch Vecuronium, z. B. vor dem Absaugen. Bei sympathischer Überaktivität Betablocker.*

Frage 843

? Beschreiben Sie die Symptomatik des akuten Alkoholentzugssyndroms!

! Die häufigste Ursache eines akuten Verwirrtheitszustands ist das Alkoholentzugssyndrom mit Prädelir und Delir.

i *Prädelir: motorische Unruhe, Fingerspreiztremor, Tachykardie, Tachypnoe, Schwitzen.*

Delir: Desorientiertheit, psychomotorische Unruhe, Halluzinationen, ausgeprägte Suggestibilität.

Frage 844

? Wie therapieren Sie das akute Alkoholentzugssyndrom?

! Keine Alkoholsubstitution bei Alkoholentzugssyndrom mit Prädelir und Delir! Gabe von Clonidin (Paracefan®): Initiale Bolusgabe von bis zu 600 µg i. v., Dauerinfusion mit 1,8 mg (max. 10 mg) i. v./24 h, ggf. Kombination mit Benzodiazepinen (Midazolam, Lorazepam). Alternativ: Butyrophenon-Neuroleptika (Droperidol) und Phenothiazin-Neuroleptika (Promethazin, Levopromazin). In leichteren Fällen evtl. Clomethiazol (initial bis 768 mg p. o., max. 1536 mg innerhalb von 2 h p. o.). Allgemeine intensivmedizinische Therapie mit Infusionstherapie, Ausgleich von Elektrolytstörungen, i. v.-Gabe von 1 g Mg^{2+}/24 h, O_2-Gabe.

i *Häufig liegen wegen der Fehlernährung von Alkoholkranken Mangelzustände an Vitamin B6 (Pyridoxin) und Vitamin B1 (Thiamin) vor. Die damit verbundenen Krankheitsbilder sind die Wernicke-Enzephalopathie (Vit. B6) und das Korsakow-Syndrom (Vit. B1). Durch Gabe von je 100 mg Vit. B6 und Vit. B1 i. v./24 h für 3 Tage kann ein bestehender Mangel sicher ausgeglichen werden.*

Frage 845

? Nennen Sie die intensivmedizinischen Therapieoptionen nach schwerem Schädel-Hirn-Trauma (SHT)!

! Beatmung mit moderater ($paCO_2 \approx 35$ mmHg) Hyperventilation zur kurzfristigen Hirndrucksenkung (max. 48 h, danach wenig wirksam), Oberkörperhochlagerung (30°), Vermeidung von Husten und Pressen (Analgosedierung), Aufrechterhaltung eines für den Patienten normalen Blutdrucks, Normothermie bis moderate Hypothermie, Vermeidung und aggressive Therapie von Hyperglykämien.

i *Bei klinischen Zeichen erhöhten Hirndrucks (Hirnstammsymptomatik, Verschlechterung der Bewusstseinslage) oder nach ICP-Monitoring Gabe von Osmodiuretika (Mannitol) und Barbituraten (Thiopental). Die Effekte einer Hypothermie oder von NMDA-Antagonisten (Ketamin) sind noch nicht endgültig validiert.*

Frage 846

? Beschreiben Sie die Therapie des Status epilepticus!

! Man spricht vom Status epilepticus, wenn Grands maux hintereinander auftreten und zwischenzeitlich das Bewusstsein nicht wiedererlangt wird. Ist ein Grand-mal-Status durch parenterale Gabe von Phenobarbital, Phenytoin und Clonazepam nicht zu durchbrechen, muss eine Thiopentalanästhesie (unter Intubation und Beatmung) bis zum Durchbrechen des Status („Burst Suppression" im EEG) eingesetzt werden. Als Reservemedikation können 60 – 100 mg Lidocain i. v. gegeben werden. Beim fokalen Status werden Phenytoin und Valproinsäure (i. v. verfügbar) eingesetzt. Nicht konvulsiv sind Status psychomotoricus und Absencenstatus; die Therapie erfolgt mit Phenytoin und Valproinsäure.

Frage 847

? Was versteht man unter zentraler pontiner Myelinolyse?

! **Eine durch Hyponatriämie (meist iatrogene, rasche Änderungen des Na-Spiegels) verursachte Myelinolyse der Pons besonders bei Alkoholikern und Tumorpatienten. Leitsymptom ist die Bewusstseinsstörung bis zum Koma oder plötzliche Verwirrtheit mit Halluzinationen. Zusätzlich auftreten können Störungen der Blickmotorik mit und ohne Nystagmus, Hirnnervenausfälle, epileptische Anfälle, Para- und Tetraparese.**

i *Im MRT schmetterlingsförmiger Entmarkungsherd in der Pons. Blande Verläufe sind möglich; entscheidend ist eine stets vorsichtige Korrektur des Wasser- und Elektrolythaushalts. Bei Auftreten eines SIADH (Syndrom der inadäquaten ADH-Sekretion) kann Desmopressin oder Phenytoin eingesetzt werden.*

Frage 848

? Beschreiben Sie die intensivmedizinische Therapie der Subarachnoidalblutung (SAB)!

! **Die allgemeine Intensivtherapie der in der Regel durch Ruptur eines zerebralen Aneurysmas verursachten SAB umfasst: Ruhigstellung und Analgesie des Patienten, vorsichtige, aber konsequente Blutdrucknormalisierung (Nifedipin, Urapidil, Clonidin, Dihydralazin), strenge Bettruhe (bis zur operativen Intervention), Vermeidung von Pressen (Laxanzien), Low-Dose-Heparin. Ab dem 2. Tag Prophylaxe von Vasospasmen mit Nimodipin (15 mg/kg KG i. v.) für ca. 2 Wochen.**

i *Die häufigen Arrhythmien bedürfen keiner spezifischen Therapie. Intensive Überwachung von Bewusstseinslage und neurologischem Befund. Monitoring mit transkraniellem Doppler (Vasospasmen) und CT (Hydrozephalus). Bei schwerem Verlauf (Stadium IV und V) Intubation und Beatmung. In den ersten 7 Tagen ist die Gefahr der Nach- oder Rezidivblutung am größten.*

Frage 849

? Beschreiben Sie die Klinik der akuten idiopathischen demyelinisierenden Polyneuritis (AIDP, Guillain-Barré-Syndrom)!

! **Leitsymptom sind distal an den Beinen beginnende, weitgehend symmetrische, aufsteigende, schlaffe Paresen mit abgeschwächten oder aufgehobenen Muskeleigenreflexen und nur geringen Sensibilitätsstörungen. Nach einem grippeähnlichen Prodromalstadium diskrete Parästhesien an den Füßen, dann mehr oder weniger rasch zunehmende motorische Paresen. Vorsicht beim Auftreten von Hirnnervensymptomen (Fazialis- oder Abduzensparese) wegen möglichen Befalls der Zwerchfell-, thorakalen und abdominellen Muskulatur mit respiratorischer Insuffizienz.**

i *Grundsätzlich gute Prognose bei langwierigem intensivmedizinischen Verlauf; Rückbildung um so vollständiger, je kürzer der Zeitraum zwischen Erreichen des maximalen neurologischen Defizits und Beginn der Erholung ist.*

Frage 850

? Was versteht man unter „Critical Illness Neuropathy" (CIP)?

! **Eine (Poly-)Neuropathie unklarer Pathogenese im Rahmen von SIRS, Sepsis und Multiorganversagen, häufig nach septischer Enzephalopathie.**

i *Die Häufigkeit liegt bei klinischer Einschätzung etwa bei 35 %, elektrophysiologisch haben etwa 70 % aller kritisch Kranken eine Neuropathie. Differenzialdiagnostisch muss an eine „Critical Illness Myopathy" und an zerebrale Schäden gedacht werden.*

Frage 851

? Beschreiben sie das klinische Bild der „Critical Illness Neuropathy" (CIP)?

! **Eine CIP manifestiert sich meist als erschwertes Weaning vom Respirator. Atrophierte Muskulatur und schlaffe Paresen mit abgeschwächten Muskeleigenreflexen sind häufig.**

i *Die Prognose ist beim Überleben der Grunderkrankung gut, allerdings führen verlängerte Beatmungs- und Liegedauer ihrerseits zu Komplikationen.*

Frage 852

? Definieren Sie den Schlaganfall!

! **Als ischämischer Schlaganfall (Synonym: Hirninsult, „Stroke") wird ein akutes fokales neurologisches Defizit aufgrund einer umschriebenen zerebralen Durchblutungsstörung bezeichnet. Ischämische Schlaganfälle können wegen der großen Zahl möglicherweise betroffener Hirnareale in einer Vielzahl von klinischen Erscheinungsformen beobachtet werden. Der zeitliche Verlauf ist variabel, Symptome können nur Minuten bis Stunden anhalten (transitorische ischämische Attacke, TIA) oder weiter bestehen (vollendeter Schlaganfall).**

Frage 853

? Beschreiben Sie die Ätiologie akuter fokaler neurologischer Defizite!

! **95 % sind vaskulär bedingt, 5 % durch Anfälle, Tumoren, MS, metabolisch oder funktionell. Von den vaskulär bedingten Defiziten sind 85 % durch zerebrale Ischämien und 15 % durch Blutungen verursacht.**

Zerebrale Ischämien sind zu 70 % zerebrovaskulär, zu 25 % kardiogen embolisch und zu 5 % durch Koagulopathien und aortoarterielle Embolien verursacht. Die zerebrovaskulären Ereignisse entstehen zu 70 % durch eine Makroangiopathie (Stenose, Verschluss, Dissektion) und zu 30 % durch eine Mikroangiopathie.

Frage 854

? Beschreiben Sie die Diagnostik des Schlaganfalls!

! **Nach den Leitlinien der DGN ist obligat: Klinische Untersuchung innerhalb von 10 min nach Eintreffen in die Klinik, CCT (innerhalb von 25 min), Routinelabor, EKG, Pulsoxymetrie, Echokardiographie, Ultraschall der extra- und intrakraniellen Gefäße.**

Die MRT-Diagnostik ist fakultativ, ebenso eine MR-Angiographie.

Frage 855

? Beschreiben Sie die Akuttherapie des Schlaganfalls!

! **Nach den Leitlinien der DGN ist im Zeitfenster von 3 h eine Lyse-Therapie mit rtPA (Alteplase, Actilyse®) beim ischämischen Schlaganfall empfohlen. Obligat ist vorab ein CCT zum Ausschluss einer Blutung durchzuführen. Schlaganfälle sollen an spezialisierten Einrichtungen („Stroke-Units") behandelt werden.**
Bei zerebralen Ischämien gilt: „Time is Brain". Beginn einer spezifischen Therapie 60 min nach Eintreffen in der Klinik („Door-to-Needle-Time"). Sicherung der Atemwege, zusätzliche Oxygenierung. Hypertension ohne Überschreiten kritischer Werte (180/120 mmHg) nicht behandeln, bei RR > 180/120 mmHg Urapidil, Clonidin oder β-Blocker. Therapie einer Hypotonie durch Infusionstherapie und Vasopressoren. Blutzuckereinstellung: BZ-Werte > 200 mg/dl vermeiden. Körpertemperatur < 37,5 °C halten, Ausgleich von Elektrolytstörungen.

Frage 856

? Welche Verlaufsformen sind beim hypoxisch/anoxischen Hirnschaden möglich?

! **Beim Überleben der Anoxie kann es zu einem akuten organischen Psychosyndrom („Durchgangssyndrom") mit Restitutio ad integrum oder Residualzustand, zum apallischen Syndrom (Coma vigile mit motorischen und vegetativen Störungen) oder anderen postanoxischen Störungen wie Lance-Adams-Syndrom (Myoklonien, Asterixis, Ataxie), Korsakow-Syndrom (Amnesie mit Desorientiertheit und Konfabulationen), akinetisch-rigidem Syndrom oder generalisierter Dystonie mit Hirnnervenbeteiligung kommen.**

Die Prognose ist offen. Aussagekräftige prognostische Kriterien sind neben bildgebenden Verfahren (MRT) und klinischen Scores der Verlauf der somatosensiblen evozierten Potenziale (SEP N. medianus) und die Serumspiegel der neuronspezifischen Enolase (NSE) im Verlauf.

Frage 857

? Beschreiben Sie die Symptomatik der Akutphase einer hypoxischen Hirnschädigung!

! **Koma, Dekortikationshaltung (Beuge-Streck-Haltung), Dezerebrationshaltung (generalisierte Streckhaltung bei Schmerzreizen) und Myoklonien sind möglich.**

Frage 858

? Nennen Sie die Kriterien zur Diagnose des Hirntods!

! **Nach Ausschluss von Sedierung und Relaxation, Hypothermie, Intoxikation, hypovolämischem Schock, endokrinen und metabolischen Komata, Hirnstammenzephalitis oder neuromuskulärer Übertragungsstörung müssen 2 unabhängige Untersucher (nicht in Verbindung mit einem Transplantationsteam, mindestens 1 Untersucher mit Erfahrung in der neurologischen Intensivmedizin) folgende Voraussetzungen zur Hirntoddiagnose prüfen: Feststellung des Komas, Apnoetest, Hirnstammareflexie: Pupillen lichtstarr, weit und entrundet, okulozephaler Reflex fehlt, Kornealreflex bds. ausgefallen, keine Schmerzreaktion bei Schmerzreiz im Versorgungsgebiet des N. trigeminus (Stich ins Nasenseptum), Pharyngeal-Tracheal-Reflex ausgefallen (kein Würgen, kein Husten beim trachealen Absaugen), ziliospinaler Reflex ausgefallen (Kneifen des oberen Trapeziusrandes).**

Nach Dokumentation muss die Untersuchung nach 12 h bei primärer Hirnschädigung und nach 72 h nach sekundärer Hirnschädigung wiederholt werden; bei Kindern mindestens 24 h, bei Früh- und Neugeborenen mindestens 72 h. Durch Einsatz apparativer Untersuchungen kann die Beobachtungszeit verkürzt werden: Dokumentation eines isoelektrischen (Nulllinien-)EEG über 30 min, extra- und transkranielle Dopplersonographie der Hirngefäße im Verlauf, Angiographie (arterielle DSA-Technik), AEP und SEP (falls keine Schädigung der peripheren Strecke vorliegt).

Frage 859

? Muss zur Explantation von Organen beim Hirntoten eine Allgemeinanästhesie durchgeführt werden?

! **Ja! Eine Anästhesie mit volatilen Anästhetika und Muskelrelaxanzien kann zur Ausschaltung spinaler Reflexe nötig sein.**

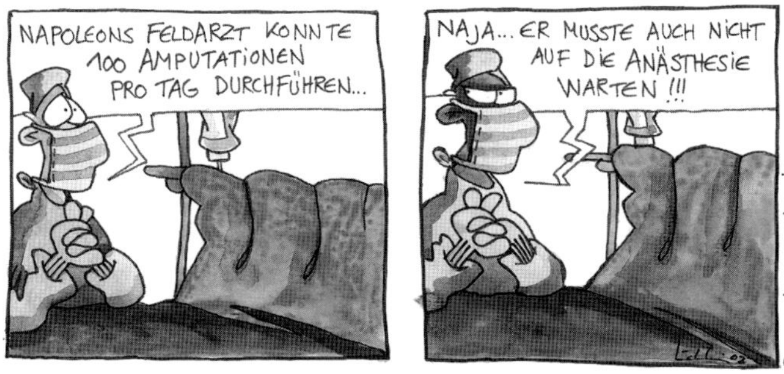
NAPOLEONS FELDARZT KONNTE 100 AMPUTATIONEN PRO TAG DURCHFÜHREN...
NAJA... ER MUSSTE AUCH NICHT AUF DIE ANÄSTHESIE WARTEN !!!
© www.rippenspreizer.de

Frage 860

? Was versteht man unter einem Mittelhirnsyndrom?

! Bei Infarkt bzw. Blutung im oberen Hirnstamm (Mittelhirn) oder Mittelhirneinklemmung bei supratentorieller Raumforderung mit Massenverlagerung des Gehirns kommt es zum Ausfall der Formatio reticularis (tiefes Koma), der kortikobulbären und rubrospinalen Bahnen (keine Innervation der Beuger → Streckkrämpfe) und der sympathischen und parasympathischen Pupilleninnervation (mittelweite, wenig reaktive Pupillen). Weiterhin ist die Atmung hochfrequent, oberflächlich und regelmäßig („Maschinenatmung").

i *Neben der Rückbildung sind über das Fortschreiten zum Bulbärhirnsyndrom bis zum Übergang in ein apallisches Syndrom sind verschiedene Verläufe möglich.*

Frage 861

? Beschreiben Sie ein Bulbärhirnsyndrom!

! Ausfall der gesamten Hirnstammfunktionen einschließlich der pontobulbospinalen Bahnen bei ausgedehntem Hirnstamminsult oder progressiver Hirnstammeinklemmung bei supratentorieller Raumforderung.

i *Die Symptome sind tiefes Koma, schlaffer Muskeltonus (Rumpf, Extremitäten), weite, lichtstarre Pupillen und Divergenz der Bulbi, ataktische Atmung, Schnappatmung bis zum Atemstillstand. Nach wenigen Stunden irreversibler Funktionsverlust, Hirntod.*

Frage 862

? Differenzieren Sie verschiedene Formen des Hirnödems!

! Man unterscheidet ein vasogenes (extrazelluläres) und ein zytotoxisches (intrazelluläres) Hirnödem.

i *Beim vasogenen Hirnödem kommt es durch die gestörte Blut-Hirn-Schranke (z. B. Trauma), Störungen der Autoregulation und osmotische Störungen zum vermehrten Austritt von Flüssigkeit ins Interstitium. Beim zytotoxischen Hirnödem führen Hypoxie, Intoxikationen oder metabolische Störungen zum Energiemangel der Zelle. Das Versagen energieabhängiger membranständiger Pumpsysteme verursacht einen Natrium- und Wassereinstrom in die Zelle mit vermehrter intrazellulärer Flüssigkeit.*

Frage 863

? Nennen Sie Indikationen für eine invasive Hirndruckmessung und nennen Sie die Normwerte!

! Klinische Verlaufbeobachtung nicht möglich (Sedierung, Relaxation), Hirndruckzeichen im initialen CT (Aufhebung der basalen Zisternen) und postoperativ (nach Hämatomausräumung).
Ein Hirndruck (ICP) < 15 mmHg ist normal, von 15 – 25 mmHg kritisch und > 25 mmHg pathologisch; es gibt jedoch eine große Spanne (20 – 80 mmHg) des ICP, bei der es klinisch zur Einklemmung kommen kann. Im klinischen Verlauf sollte der Hirndruck unter 20 mmHg gehalten werden, der zerebrale Perfusionsdruck muss mindestens 70 mmHg betragen.

Frage 864

? Beschreiben Sie die Liquorbefunde bei viraler und bakterieller Meningitis!

! Der Liquor ist bei der Virusmeningitis klar, die Eiweiße und der Liquorzucker sind weitgehend normal, es liegt eine lymphomonozytäre Pleozytose (< 300/µl) vor.
Bei bakterieller Meningitis ist der Liquor in der Regel eitrig-trübe mit erhöhtem Eiweiß (Schrankenstörung), erniedrigtem Liquorzucker (< 60 % des simultan bestimmten Blutzuckers), erhöhtem Laktat und > 300 (bis 1000) polymorphkernigen Zellen/µl.

Frage 865

? Wie therapieren Sie erhöhten Hirndruck?

! **Oberkörperhochlagerung um 30 – 40° (nicht im Schock), keine Torsion oder Reklination des Kopfes (Abfluss über Jugularvenen erhalten), Fiebersenkung, Vermeidung von Pressen und Husten, Vermeidung von Hypoventilation, Erhaltung von Normotension, Normoglykämie und normalen Natriumwerten. Analgosedierung, moderate Hyperventilation mit $paCO_2$ um 35 mmHg (nicht prophylaktisch, eingeschränkte Wirkung nach ca. 48 h Dauer), Steroide (bei Tumoren), Osmotherapie (Mannitol, Glycerin), Barbiturate (Thiopental).**

i *Die Hypothermie ist wahrscheinlich effektiv, aber noch nicht validiert. Der Nutzen von THAM zum Azidoseausgleich ist nicht gesichert. Beim therapierefraktären Hirndruck Liquordrainage, ggf. operative dekompressive Kraniektomie.*

Frage 866

? Wie sieht die intensivmedizinische Therapie des Guillain-Barré-Syndroms aus?

! **Elementar ist die Beherrschung der interkurrenten Komplikationen (Infektionen, Thrombosen, Stressulzera) der erforderlichen Langzeitbeatmung.**

i *Durch Beteiligung des vegetativen Nervensystems kann es zu lebensbedrohlichen Bradykardien oder zur Asystolie (ggf. Schrittmacherimplantation), orthostatischen Störungen und Blasen-Mastdarm-Störungen kommen. Die Tracheotomie ist frühzeitig nötig.*

Frage 867

? Nennen Sie die Stadieneinteilung der Subarachnoidalblutung (nach Hunt und Hess)!

!

Stadium I:	**asymptomatisch oder leichter Meningismus und leichter Kopfschmerz**
Stadium II:	**deutlicher Kopfschmerz und Meningismus, außer Augenmuskelparesen keine Ausfälle**
Stadium III:	**Somnolenz, leichte Ausfälle**
Stadium IV:	**Koma 1 – 2°, mäßige bis schwere Ausfälle**
Stadium V:	**Koma 3 – 4°, Streckmechanismen**

i *Im Stadium I–III: Frühoperation. Im Stadium IV–V: konservativ.*

Notfallmedizin

Frage 868

? Sie werden als Notarzt zu einem bewusstlosen Patienten gerufen. Der Patient liegt in einem Pflegebett und ist in extrem reduzierten Allgemeinzustand. Von den Angehörigen erfahren Sie, dass der Patient an einem inkurablen, austherapierten malignen Lymphom leidet; die Angaben sind durch die Aufzeichnungen des ambulanten Pflegedienstes bestätigt. Der Patient erhält retardiertes Morphin über eine perkutane Gastroenterostomie, er reagiert nicht auf Ansprache und Schmerzreize, die Pupillen sind mittelweit. Wie verhalten Sie sich?

! **Der Patient liegt offensichtlich im Sterben. Jede Therapie, die zu einer Lebensverlängerung führt, ist in dieser Situation unangebracht, da sie nur einer Verlängerung des Leidens dient.**

i *Sie sind evtl. seitens der Angehörigen, von denen Sie in dieser Situation als Akutmediziner alarmiert wurden, unter einem Erwartungsdruck. Sinnloser Aktionismus ist in dieser Situation nicht angebracht; ein ausführliches klärendes Gespräch mit den Angehörigen, die Sicherstellung ausreichender Analgesie (in diesem Fall gegeben), Flüssigkeitssubstitution und ggf. die Hinzuziehung des Hausarztes zur weiteren Betreuung sind sinnvoll. Der Behandlungsverzicht kann in diesem Fall keine negativen Konsequenzen haben.*

Frage 869

? Ein 56-jähriger Patient kollabiert plötzlich, bei Herz-Kreislauf-Atemstillstand wird von Laien reanimiert. Nach Eintreffen des Notarztes wird der Patient intubiert und beatmet, die kardiopulmonale Reanimation (CPR) fortgeführt. Das EKG zeigt grobes Kammerflimmern. Beschreiben Sie die weitere Therapie!

! **Sofortige Defibrillation mit 360 J, ggf. wiederholt. Ist unter mehrfacher Defibrillation kein stabiler Rhythmus zu erzielen, ist die Gabe von Amiodaron (150 – 300 mg) indiziert. Gegebenenfalls Adrenalingabe, Blindpufferung mit 1 ml/kg KG $NaHCO_3$ i. v. erst nach 10 min suffizienter CPR. Ist unter CPR kein stabiler Rhythmus zu erzielen, Fortsetzung der Therapie einschließlich wiederholter Defibrillation und Kaliumsubstitution, ggf. Transport unter Reanimationsbedingungen.**

i *Als Reservemedikament kann – obwohl nicht in den AHA-Richtlinien aufgeführt – Ajmalin eingesetzt werden.*

Frage 870

? Welche Kriterien sprechen für das Einstellen einer Reanimation?

! **Die Chancen für eine erfolgreiche Reanimation (CPR) sind dann gering, wenn nach 60 min CPR keine spontane elektrische Aktivität des Herzens nachweisbar ist, nur elektrische Aktivität mit verlangsamten Kammerkomplexen vorliegt oder therapieresistentes Kammerflimmern mit ständigen Amplitudenverlusten vorliegt.**

Frage 871

? Gibt es neuere Therapieempfehlungen in der Reanimatologie?

! **Ja! Die Guidelines der European Resuscitation Council (ERC) werden alle 5 Jahre neu veröffentlicht. Aktuell gültig ist die Version von 2005, die Veröffentlichung der Guidelines 2010 steht bevor.**

i *Die CPR wird bei Erwachsenen und Kindern im Verhältnis 30 Thoraxkompressionen : 2 Beatmungen durchgeführt. Die etablierten Notfallmedikamente sind nun Adrenalin, O_2, Atropin, $NaHCO_3$ und Kalium. Amiodaron wird als einziges Antiarrhythmikum empfohlen. Der Einsatz von Vasopressin als Ergänzung zum Adrenalin findet international zunehmend Eingang in die Empfehlungen (nur als Importpräparat erhältlich). Nach den ILCOR-Empfehlungen und ERC-Richtlinien 2005 wird nach Wiederkehr des Spontankreislaufs – ROSC (Restoration of spontaneous Circulation) – nach präklinischem Herz-Kreislaufstillstand bei primärem Kammerflimmern die Hypothermiebehandlung (32 – 34 °C bis 24 h) empfohlen. Die Empfehlung darf kritisch gesehen werden, da bei Hypothermiepatienten gehäuft Pneumonien, Blutungen und Sepsis beobachtet werden.*

Frage 872

? Definieren Sie den Begriff „Schock“!

! **Syndrom der ungenügenden nutritiven Perfusion der Vitalorgane mit nachfolgender Zellhypoxie, Ansammlung toxischer Metabolite, Zellstoffwechselstörungen und schließlich struktureller Veränderung der betroffenen Organe und Gewebe.**

Frage 873

? Welche Ursachen gibt es für den Schock?

! **Dem Schock liegt ein Missverhältnis zwischen O_2-Versorgung und O_2-Bedarf durch Abnahme des Herzzeitvolumens (HZV), Verteilungsstörung des Blutflusses oder Störung der O_2-Aufnahme und -Verwertung der Zellen zugrunde.**

i *Nach dem Auslöser für den Schock unterteilt man in hypovolämischen, anaphylaktischen, kardiogenen, septischen oder neurogenen Schock.*

Frage 874

? Beschreiben Sie die Pathophysiologie des Schocks!

! **Gemeinsame Endstrecke aller Schockformen ist die Störung der Mikrozirkulation. Klinisch ist bei Therapieresistenz der Endpunkt aller Schockformen das Multiorganversagen (MOV).**
Die Initialphase ist durch die sympathikoadrenerge Gegenregulation des Körpers gekennzeichnet. Zur Aufrechterhaltung eines ausreichenden systemarteriellen Perfusionsdrucks kommt es im Bereich der Endstrombahn zu einer präkapillären und postkapillären Vasokonstriktion. Sekundär führt eine präkapilläre Vasodilatation bei persistierender postkapillärer Konstriktion zur Strömungsverlangsamung (Stase), Thrombozyten- und Erythrozytenaggregation, Azidose, Verminderung des arteriovenösen Druckgradienten und Permeabilitätsstörung der Membranen. Durch Flüssigkeitssequestration (Viskositätszunahme) und zunehmende Azidose wird die Mikrozirkulation weiter verschlechtert. Der Endzustand dieser zunehmenden Minderversorgung der Zelle mit Substraten und O_2 ist die irreversible Zellschädigung. Ab diesem Punkt ist auch bei einer adäquaten kausalen Therapie der Schockursache der Zustand nicht mehr reversibel.

Frage 875

? Beschreiben Sie die Klinik eines Patienten im Schock!

! **Zentralisation mit verminderter Kapillarfüllung, Tachykardie, Blutdruckabfall bzw. initial Verringerung der Blutdruckamplitude, Oligurie, Unruhe, Verwirrtheit.**

Frage 876

? Worin besteht die Therapie des hypovolämischen Schocks?

! **Schocklagerung (Trendelenburg-Lagerung), O_2-Gabe, frühzeitige Intubation und Beatmung, Infusionstherapie mit kolloidalen (auch hypertonen) und kristalloiden Lösungen über großlumige periphervenöse Zugänge. Blutstillung bei äußeren Verletzungen, suffiziente Analgesie bevorzugt mit Ketamin (einziges nicht kreislaufdepressives Anästhetikum).**

Frage 877

? Ein 78-jähriger Patient sitzt im Sessel und klagt seit einem Tag über zunehmende Luftnot. Er ist orthopnoisch und kaltschweißig, die Herzfrequenz liegt bei 35/min, der Blutdruck bei 90/55 mmHg. Im EKG AV-Block III°. Anamnestisch ist ein insulinpflichtiger Typ-II-Diabetes mellitus bekannt (54 IE Depotinsulin täglich), der Patient nimmt täglich 0,2 mg Acetyldigoxin und 5 mg Enalapril ein. Der Blutzucker liegt bei 135 mg%. Nennen Sie die wahrscheinlichste Diagnose, die wichtigste Differenzialdiagnose und die adäquate Therapie!

! **Die Symptomatik entspricht einem kardiogenen Schock bei dekompensierter Linksherzinsuffizienz. Die Bradykardie kann differenzialdiagnostisch durch eine Digitalisüberdosierung (Digoxin bei Niereninsuffizienz – bei Diabetes häufig) oder durch einen – bei Diabetes möglicherweise klinisch stummen – Myokardinfarkt mit Beteiligung des Reizleitungssystems verursacht worden sein.**
Die Therapie besteht in O_2-Gabe, i. v.-Gabe von Diuretika (z. B. Furosemid) zur Vorlastsenkung und Reduktion des Plasmavolumens, Katecholamintherapie mit 5 – 10 mg/kg KG/min Dobutamin, bei persistierender Bradykardie niedrig dosiert Adrenalin (50 – 100 µg Boli), ggf. passagere transkutane Schrittmachertherapie. Bei Therapieresistenz Intubation und Beatmung.

Frage 878

? Sie treffen als Notarzt einen jungen Patienten mit Thoraxschussverletzung am Einsatzort an. Der Patient ist bewusstseinsklar, RR 90/60, Pulsfrequenz 105/min. Bei der körperlichen Untersuchung finden Sie eine Einschussöffnung in der Medioklavikularlinie links in Höhe Th 5/6 und keine Ausschussöffnung. Das Atemgeräusch ist auf der linken Seite abgeschwächt, der Patient klagt über Schmerzen, die beim Einatmen verstärkt sind. Wie gehen Sie vor?

! Es handelt sich um ein isoliertes, penetrierendes (offenes) Thoraxtrauma. Der Patient ist im Schock und es liegt wahrscheinlich ein Pneumo- oder Hämothorax vor. Das Verletzungsausmaß kann bei dem Rasanztrauma (Schussverletzung) erheblich sein: Lungenparenchymzerreißung, Verletzung großer Gefäße (Aorta, Pulmonalgefäße), Herzverletzungen, Wirbelsäulenverletzungen neben der obligaten Pleuraverletzung. Vorgehen: O_2-Gabe über Maske mit hohem Flow, Schaffung von mindestens 2 großlumigen venösen Zugängen, aggressive Volumentherapie mit kristalloiden und kolloidalen Lösungen. Wegen der Gefahr eines Spannungspneumothorax Einlage einer Pleuradrainage in Lokalanästhesie. Nach Einlage der Drainage großzügige Indikation zur Intubation und Beatmung; Narkoseeinleitung mit Ketamin und Rocuronium oder Succinylcholin („Rapid-Sequence Induction").

i *Rascher Transport in die nächstgelegene Klinik zur Primärdiagnostik und -therapie oder, falls ohne Zeitverlust erreichbar, in die nächstgelegene Klinik der Maximalversorgung.*

Frage 879

? Vom ärztlichen Leiter Rettungsdienst werden Sie bei einer Fortbildung informiert, dass Sugammadex (Bridion®) jetzt auf dem Notarztwagen (NEF) mitgeführt wird. Als Begründung wird Ihnen mitgeteilt, dass damit weniger intubationsgeübten Kollegen zusätzliche Sicherheit geboten wird. Was halten Sie davon?

! Das Aufnehmen des Cyclodextrins Sugammadex zur Reversierung nicht depolarisierender Muskelrelaxanzien vom Amino-Steroid-Typ in die Arzneimittelbestückungsliste eines NEF ist nicht sinnvoll. Sugammadex gehört ausschließlich in die Hand des Anästhesisten im OP. Auch bei Notfällen mit Intubationspflichtigkeit, bei denen nicht depolarisierende Muskelrelaxanzien eingesetzt werden, kann unzureichende Ausbildung oder Ungeübtheit nicht durch ein Medikament zur Reversierung (besonders für Rocuronium) kompensiert werden.

i *Ist ein Patient intubationspflichtig und kann der Patient am Notfallort dann nicht intubiert werden, ist dies in der überwiegenden Mehrzahl der Fälle auf mangelnde Übung oder Narkosekompetenz des Notarztes zurückzuführen. Dies bedeutet: Im Falle der misslungenen Intubation (evtl. mit traumatisierenden Intubationsversuchen) nach Induktion und Relaxation kann der Patient durch Sugammadex bestenfalls in den Zustand vor Anwendung des Relaxans zurückgeführt werden. In der Regel ist der Patient schlechter oxygeniert, die Intubationspflichtigkeit, wie sie vor der Anwendung des nicht depolarisierenden Muskelrelaxans bestanden hat, besteht weiter.*

Frage 880

? Klassifizieren Sie die Atemstörungen in der Notfallmedizin nach der Ätiologie!

! **Obstruktive und restriktive Ventilationsstörungen, Perfusionsstörungen der Lunge, neurogene Atemstörungen.**

Frage 881

? Nennen Sie Beispiele für obstruktive Ventilationsstörungen!

! **Man unterscheidet Obstruktionen der oberen und der unteren Luftwege.**
Obere Luftwege (vom Mund bis zu den Segmentbronchien): Zurückfallen der Zunge, Bolusaspiration, Schwellung von Zunge, Larynx und Trachealschleimhaut, Bronchialkarzinom.
Untere Luftwege (vom Segmentbronchus bis zur Alveole): Asthma bronchiale, exogen allergische Alveolitis.

Frage 882

? Nennen Sie restriktive Ventilationsstörungen!

! **Pneumo-, Sero- und Hämothorax, Lungenödem, Pneumonie, Aspiration, Thoraxtrauma mit Lungenkontusion, Pneumokoniosen.**

Frage 883

? Sie werden als Notarzt zu einem 58-jährigen Mann mit „Atemnot" gerufen. Sie treffen einen orthopnoischen, unruhigen, zyanotischen Patienten mit hörbarem exspiratorischen Giemen an. Die SaO_2 beträgt 66 %, die Herzfrequenz 145/min, der Blutdruck 225/135 mmHg. Die Auskultation ergibt ein leises Atemgeräusch mit verlängertem Exspirium und feuchten Rasselgeräuschen. Ein „Asthma" sei bekannt und mit inhalativen Steroiden behandelt. Welche Diagnose stellen Sie, wie gehen Sie vor?

! **Differenzialdiagnostisch kommen ein Lungenödem bei hypertensiver Krise, eine dekompensierte Herzinsuffizienz bei Hypertonie und ein Asthmaanfall mit konsekutiver Globalherzinsuffizienz in Frage. Neben O_2-Gabe (6 l/min über Gesichtsmaske) und Beruhigung des Patienten stehen bei allen Differenzialdiagnosen die Blutdrucksenkung (z. B. mit Urapidil) und Vorlastsenkung (Nitroglyzerin s. l., Furosemid i. v.) an erster Stelle. Die Gabe eines Steroids (z. B. Prednisolon i. v.) ist sinnvoll wegen des langen Wirkeintritts und der diagnostisch unklaren Situation. Ein primärer Einsatz von Theophyllin oder β2-Mimetika ist wegen der Tachykardie und der möglicherweise bestehenden Herzinsuffizienz nicht sinnvoll. Bessert sich die SaO_2 unter der Therapie nicht rasch, sind Intubation und Beatmung indiziert. Parallel dazu inotrope Therapie mit Dobutamin.**

Frage 884

? Wo legen Sie eine Pleuradrainage ein?

! **Am häufigsten in der vorderen Axillarlinie bei Th 4/5 – Th 5/6 (nicht unterhalb der Mamille).**

i *Alternativ in der Medioklavikularlinie in Höhe Th 2/3.*

Frage 885

? Welche technischen Varianten zur Pleuradrainage kennen Sie?

! **Das Verfahren der Wahl ist die Thorakozentese (Hautschnitt, Spreizen der Faszie und Muskulatur, Eröffnen der Pleura und digitale Kontrolle der Drainageneinlage).**

i *Die Punktion mit einer trokararmierten Drainage ist heute weitgehend verlassen.*

Frage 886

? Wie werten Sie die notfallmäßige Entlastungspunktion der Pleura?

! **Eine schnelle Entlastung eines Spannungspneumothorax ist außer durch Einlage einer Pleuradrainage auch durch die (ggf. mehrfache) Punktion mit einer großlumigen (2 mm Durchmesser) Kanüle möglich. Anschließend muss die Einlage einer Pleuradrainage erfolgen.**

i *Beim spontan atmenden Patienten muss die Kanüle mit einem Ventil (z. B. Tiegel-Ventil) versehen werden, um einen Lufteinstrom bei der Inspiration zu verhindern. Das Verfahren ist technisch einfacher und schneller, allerdings auch weniger zuverlässig als die Pleuradrainage. Hauptprobleme sind unzureichende Entlastung und Dislokation, sowie mangelhafte Funktion der handelsüblichen Tiegel-Ventile.*

Frage 887

? Wie definieren Sie ein Polytrauma?

! **Es gibt eine anatomische Definition: Verletzung einer Körperhöhle und zweier langer Röhrenknochen oder Verletzung zweier Körperhöhlen. Nach der physiologischen Definition müssen gleichzeitig mehrere Verletzungen vorliegen, von denen mindestens eine lebensbedrohlich ist.**

i *Zu bevorzugen ist die physiologische Definition, da ein Rückschluss auf die Verletzungsschwere möglich ist.*

Frage 888

? Welche Scoring-Systeme sind Ihnen zur Präzisierung des Schweregrads, zur prognostischen Einschätzung und als Voraussetzung für die Vergleichbarkeit von Therapieerfolgen geläufig?

! **GCS, RTS und ISS sind gängige Scoresysteme.**

i ***GCS:*** *Der Glasgow Coma Scale klassifiziert das Schädel-Hirn-Trauma (Augenöffnen, verbale Reaktion und motorische Reaktion).*

RTS: *Der Revised Trauma Score nach Champion erfasst Störungen des zerebralen, zirkulatorischen und respiratorischen Systems und korreliert gut mit der Überlebenswahrscheinlichkeit, er erfasst Störungen der physiologischen Systeme.*

ISS: *Der Injury Severity Score ist anatomisch ausgerichtet. Die Erhebung dieses Scores setzt die Kenntnis des genauen Verletzungsmusters voraus und kann also erst nach der Schockraumphase und Diagnostik erhoben werden (Punkte 1 – 6 für Weichteile, Kopf/Hals, Gesicht, Thorax, Abdomen, Extremitäten). 15 von 36 Punkten gelten als Polytrauma, 24 als schweres Polytrauma.*

Frage 889

? Welches sind die wichtigsten Verletzungsursachen?

! **Hierzulande dominieren stumpfe Verletzungen durch Verkehrsunfälle und Stürze aus großer Höhe.**

Frage 890

? Das Verletzungsmuster hängt vom Unfall ab; wie verteilen sich die Frakturen statistisch?

! **80 % der Patienten haben Extremitäten- und Beckenfrakturen, 60 % SHT, 25 – 50 % Thoraxtrauma, 12 – 40 % Abdominaltrauma und 6 – 10 % Wirbelsäulentrauma.**

Frage 891

? Erläutern Sie die Letalitätsursachen im zeitlichen Verlauf!

! **Der sofortige Tod tritt in etwa bei 50 % der Verkehrs- und Arbeitsunfälle ein und ist rettungsmedizinisch nicht beeinflussbar. Der frühe Tod (4 – 6 h) tritt durch Blutungen als Folge von Organ- und Gefäßrupturen, Spannungspneumothorax, Bronchusabriss oder schwerste SHT ein, er ist prinzipiell durch eine optimale Rettungskette vermeidbar!**

i *Im weiteren Verlauf wird die Prognose des polytraumatisierten Patienten im Wesentlichen durch die Entwicklung des Multiorganversagens (MOV) und die Folgen der primären und sekundären Schäden geprägt. Insgesamt ist ein SHT für 50 %, eine Blutung für 40 % und ein MOV für 10 % der Todesfälle verantwortlich.*

Frage 892

? Was verstehen Sie unter der „Golden Hour" des Schocks?

! **Die Therapiemaßnahmen der ersten Stunde können erheblich zur Letalitäts- und Morbiditätsreduktion beitragen. Dazu muss die Therapie möglichst rasch nach dem Trauma koordiniert und parallel zur Diagnostik erfolgen.**

i *Die vier Phasen (ALPHA, BRAVO, CHARLIE, DELTA) tragen den unterschiedlichen therapeutischen und diagnostischen Prioritäten Rechnung. Der spezifische Ablauf unterliegt einer großen Variabilität und ist daher im Detail nur begrenzt standardisierbar.*

- *Phase ALPHA: Lebensrettende Sofortmaßnahmen. In der **1. Minute** nach der ABC-Regel: Atemwege, Beatmung, Kreislauftherapie und Blutstillung.*
- *Phase BRAVO: Dringliche Sofortmaßnahmen. In den ersten **5 Minuten**: Intubation, venöse Zugänge, Volumentherapie, Monitoring, Entkleiden und Stabilisierung von Frakturen (einschließlich HWS-Krawatte).*
- *Phase CHARLIE: Obligate Maßnahmen. In den ersten **30 Minuten**: gründliche klinische Untersuchung, Blasenkatheter, art. Messkanüle, venöse Schleuse (Shaldon, 12-G/14-G-Mehrlumenkatheter), Sonographie, Aufnahmelabor, Röntgendiagnostik, CT, ggf. Transfusion.*
- *Phase DELTA: Komplettierung von Diagnostik und Therapie. Erweiterte Röntgendiagnostik, Bronchoskopie, operative Versorgung, Intensivtherapie.*

Frage 893

? Erläutern Sie die Pathophysiologie des traumatisch-hämorrhagischen Schocks!

! **Das zelluläre Sauerstoffangebot (DO_2) wird durch eine Hypoxämie und die Anämie infolge des Blutverlusts stark vermindert. Eine Sympathikusstimulation (Schmerz und Angst) verstärkt die entstehende Sauerstoffschuld.**

i *Eine überschießende Entzündungsreaktion mit Leukozytose und Aktivierung humoraler und zellulärer Mediatorsysteme legt den Grundstein für ein konsekutives Multiorganversagen.*

Frage 894

? Wie versorgen Sie einen Patienten mit SHT, Thoraxtrauma und Unterschenkelabriss ohne stabilen Kreislauf?

! **Zuerst muss versucht werden, Atmung und Kreislauf zu stabilisieren: Über großlumige venöse Zugänge (G 16, G 14) werden kolloidale und kristalloide Lösungen infundiert (Hydroxyäthylstärke, Gelatine und Ringerlaktat, hypertone HAES-Lösung mit 7,2 %NaCl), bei Ateminsuffizienz und GCS < 8 ist eine orotracheale Intubation und Beatmung mit 100 % O_2 obligat, ansonsten ist die Indikation großzügig zu stellen. Parallel zur Kreislaufstabilisierung Stoppen der Blutung am Unterschenkelstumpf durch Druckverband und ggf. manuelle Kompression (kein Abklemmen von Gefäßen etc.).**

i *Die Indikation zur Thoraxdrainage ist bei Beatmungsschwierigkeiten nach regelrechter Intubation gegeben, da die Möglichkeit des Hämatopneumothorax besteht.*

Frage 895

? Welches sind die exakten Indikationen zur Beatmung?

! **Störungen der Atemmechanik, des Gasaustauschs oder des Bewusstseins erfordern die Atemwegskontrolle durch orotracheale Intubation.**

i *Eine suffiziente Schmerztherapie mit stark wirksamen Analgetika (Opioide) und/oder analgetisch wirksamen Anästhetika (S-Ketamin) ist bei multiplen Extremitätentraumata ohne Beatmung kaum möglich.*

Frage 896

? Wie verhalten Sie sich bei schwieriger Intubation?

! **Schwierige Umgebungsbedingungen und unterschiedliche Praxis des Notarztes erfordern einen Stufenplan in der Anwendung der Atemwegsicherung, der neben Patientensicherheit, Zeitaufwand, Praktikabilität und Invasivität der Maßnahme auch das Verletzungsmuster beinhalten muss, um Risiken auszuschließen. Zunächst wird nach Gabe von Ketamin, Etomidat oder Thiopental eine Intubation ohne Relaxierung versucht. Gelingt auch nach Applikation von Succinylcholin kein atraumatisches Einführen des Tubus in die Trachea, bleiben neben einer assistierten Maskenbeatmung der Einsatz von Larynxmaske oder Kombitubus sowie die Koniotomie. Durch eine differenzierte Sedierungs- und Narkosetechnik sowie ein algorithmisches Vorgehen müssen Misserfolge ausgeschlossen werden.**

Frage 897

? Wann und wie führen Sie die Koniotomie durch?

! **Die Koniotomie ist neben der transtrachealen Jet-Ventilation die Ultima Ratio bei der „Cannot intubate – cannot ventilate"-Situation (Difficult Airway Society Guidelines 2004).**
Der Hals wird überstreckt, das Lig. cricothyroideum lokalisiert. Die Haut wird mit einem Skalpell längs etwa 3 – 4 cm durchtrennt, das vertikale Ligament eröffnet man 1 – 2 cm längs, ggf. auch quer, um einen ID 7,5- bis 8,5-mm-Tubus einführen zu können. Es ist die Länge der Trachea bis zur Bifurkation zu beachten (10 – 12 cm beim Erwachsenen), um eine einseitig bronchiale Beatmung zu vermeiden.

i *Durch frustrane Intubationsversuche ohne suffiziente Ventilation wird der Patient gefährdet! Ein Algorithmus zur Beherrschung der Situation sollte in jeder Abteilung vorhanden sein.*

Frage 898

? Würden Sie einen Patienten mit SHT und Thoraxtrauma intubieren, wenn er bei stabilem Kreislauf noch wach und ansprechbar ist?

! **Ja! Obwohl bei etwa 5 – 10 % gleichzeitig Verletzungen der HWS vorliegen, ist bei manueller HWS-Stabilisierung bei der Intubation nicht mit einer Verschlechterung des Neurostatus zu rechnen. Sehr gefährlich ist das Unterschätzen von Thoraxtraumen bei jungen, gesunden Patienten: Sie können kurzzeitig kompensieren, dekompensieren dann aber infolge Schmerz, Blutverlust und Hypoxie. Eine unkontrollierte Notfallbeatmung unter hektischen Bedingungen muss unbedingt vermieden werden.**

Frage 899

? Erläutern Sie die Vor- und Nachteile des Glasgow Coma Scores (GCS)!

! **Der GCS ist seit über 20 Jahren weltweit verbreitet: Er ist einfach, valide und auch präklinisch anwendbar. Es werden maximal 15 Punkte für „Augenöffnen", „motorische" und „verbale Reaktion" vergeben. Der Score ist konsistent bei verschiedenen Untersuchern und korreliert mit Behandlungsaufwand und Prognose. Nachteilig ist die Begrenzung der Anwendung auf unbehandelte Patienten (Intubation und Analgosedierung verhindern eine exakte Beurteilung) und die schwierige Einstufung von Kindern.**

Frage 900

? Warum ist die GCS-Einstufung von Traumapatienten so wichtig?

! **Bei Verdacht auf Schädel-Hirn-Trauma müssen in der Zielklinik ein CT und eine neurochirurgische Versorgung verfügbar sein, um die verzögerte Diagnose und eine unnötige Sekundärverlegung zu vermeiden. Die GCS-Erhebung ermöglicht eine Verlaufskontrolle in der Rettungskette.**

Frage 901

? Welches sind die obersten Kriterien bei der Zuweisung eines polytraumatisierten Patienten in eine Klinik?

! **Entscheidend ist die Stabilität von Atmung und Kreislauf und damit die Transportfähigkeit. Bei akuter abdomineller Blutung darf der Patient nicht primär in eine neurochirurgische oder sonstige Spezialklinik geflogen werden (z. B. Verbrennungszentrum, Ophthalmologie). Zuerst müssen Kreislauf und Atmung stabilisiert sein. Es besteht die Gefahr der primären Unterversorgung wegen spektakulärer Verletzungen: Mittelgesichtstrauma, Handabriss, großflächige Verbrennungen, Augenperforation.**

i *Bei Nichtbeachtung dieses Grundsatzes endet ein Notarzteinsatz nicht selten deletär; bei Instabilität eines Notfallpatienten ist die* ***nächstgelegene*** *geeignete Klinik anzusteuern. Von dort kann dann nach Kreislaufstabilisierung, Versorgung mit sicheren Zugängen, Laborkontrollen und Transfusionstherapie eine Weiterverlegung durchgeführt werden, wenn eine definitive Versorgung in der Einrichtung nicht möglich ist.*

Frage 902

? Sie betreuen als Notarzt einen im Fahrzeug eingeklemmten 25-jährigen Patienten, der ab Thoraxmitte nicht zugänglich ist. Der Patient ist somnolent, Karotispuls schwach tastbar und er äußert ein Taubheitsgefühl im linken Arm. Die Rettung erfordert mindestens 30 min. Wie gehen Sie vor?

! **Der Patient ist im Schock. Vordringlich ist bei verzögerter Rettung die Stabilisierung der Vitalfunktionen: Schaffung möglichst vieler peripher- und auch zentralvenöser Zugänge, adäquate Volumentherapie mit kolloidalen und kristalloiden Lösungen. Trotz des möglichen HWS-Traumas mit Rückenmarkschädigung Einleitung der Anästhesie (Ketamin) nach orientierender neurologischer Untersuchung (Dokumentation!), vorsichtige Intubation unter Traktion der HWS in Längsrichtung ohne Reklination und Anteflexion, Anbringen einer Stiff-Neck-Krawatte, Beatmung.**

i *Bei verzögerter Rettung und vermutetem/möglichem Polytrauma (Abdominal-, Becken-, Extremitäten- und Thoraxtrauma) kann eine Blutprobe ins nächstgelegene Zielkrankenhaus zur Blutgruppenbestimmung und Kreuzprobe geschickt werden, im Ausnahmefall können Blutkonserven an den Unfallort gebracht werden. Bei spinalem Trauma kann Methylprednisolon (30 mg/kg KG) i. v. gegeben werden.*

Frage 903

? Halten Sie eine Bluttransfusion am Notfallort für indiziert?

! **Nein! Obwohl in der Literatur über Transfusion von Erythrozytenkonserven am Unfallort berichtet wird (z. B. aus Israel), kann in der Regel keine entscheidende Verbesserung des Verlaufs erzielt werden. Die Logistik wäre schwierig, es könnten ausschließlich 0-negativ-Konserven transfundiert werden, die nur begrenzt verfügbar sind. Durch die Besonderheiten der Transfusionspraxis würden die übrigen Rettungsmaßnahmen verzögert oder behindert. Bei den kurzen Transportzeiten in Deutschland (5 – 15 min) ist eine ausreichende Therapie von Blutverlusten mit kolloidalen Lösungen möglich, zumal kurzfristig bei Normoxie und Normovolämie Hämatokritwerte von 5 – 10 % überlebt werden. Die Zielklinik ist aber rechtzeitig zu informieren.**

Frage 904

? Wie beurteilen Sie einen posttraumatischen Kreislaufstillstand?

! **Patienten mit posttraumatischem Kreislaufstillstand am Notfallort sind in der Regel trotz lege artis durchgeführter CPR kaum noch zu retten.**

In den meisten Fällen liegen letale Verletzungen vor: Abriss von Aorta, V. cava oder Pulmonalarterien, prolongierte Hypoxie, Medulla-oblongata-Ruptur etc. Eine CPR ist aber indiziert bei Kammerflimmern und Asystolie unter Hypothermie („Not dead until warm and dead“). Weitere mögliche Ursachen für einen Herzstillstand sind Perikardtamponade oder ein Spannungspneumothorax.

Frage 905

Würden Sie am Unfallort eine offene CPR durchführen?

Nein! Eine Thorakotomie und offene Herzmassage sollten nur im Schockraum einer Klinik von einem erfahrenen Kollegen durchgeführt werden, da dieses Vorgehen meist in eine größere Operation mündet und mit schweren abdominellen und intrathorakalen Verletzungen zu rechnen ist. Bei geschlossenem Thorax kann die Situation eher beherrscht werden.

Frage 906

Wie hoch schätzen Sie die Letalität bei Notwendigkeit zur CPR nach Trauma?

Die Ergebnisse sind sehr schlecht: In deutschsprachigen und US-Studien finden sich von 1970 – 1994 bei 1359 Patienten nur 8 Überlebende, die Letalität beträgt 99,6 %.

Bei mehreren Schwerverletzten oder Massenanfall von Verletzten (Triagebedingungen) darf bei Patienten mit traumatischem Herz-Kreislauf-Atemstillstand keine Reanimation begonnen werden.

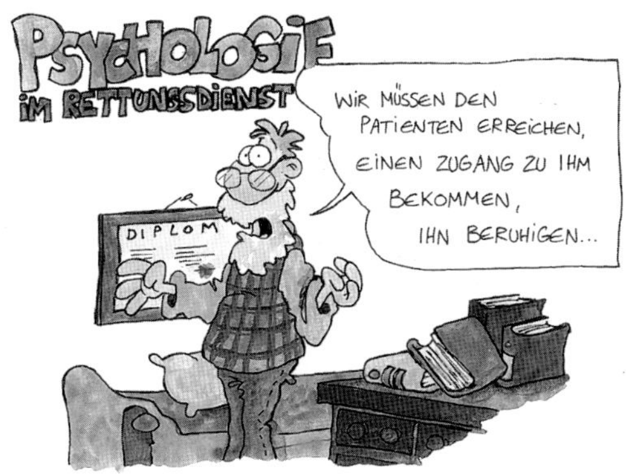
PSYCHOLOGIE
IM RETTUNGSDIENST
WIR MÜSSEN DEN PATIENTEN ERREICHEN, EINEN ZUGANG ZU IHM BEKOMMEN, IHN BERUHIGEN...
DIPLOM

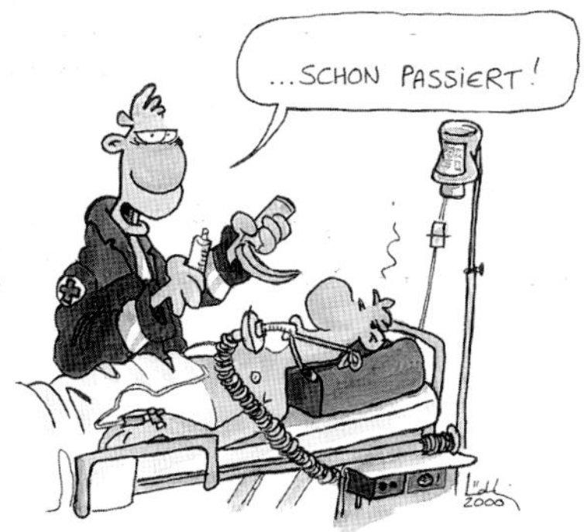
...SCHON PASSIERT!

Frage 907

? Nennen Sie die häufigsten kardiologischen Notfälle!

! Myokardinfarkt und Angina pectoris, Rhythmusstörungen, Dekompensation einer Herzinsuffizienz und hypertensive Entgleisungen.

Frage 908

? Wie erklären Sie die positiven Effekte von Morphin bei der manifesten Linksherzinsuffizienz?

! Stressabschirmung durch Analgesie und Sedation (z. B. beim Myokardinfarkt) bei gleichzeitiger Senkung des pulmonal-arteriellen Widerstands und der Vorlast.

Frage 909

? Nennen Sie die Vor- und Nachteile der transkutanen Schrittmachertherapie!

! Hauptvorteil ist der einfache, schnelle und noninvasive Einsatz. Nachteilig sind Muskelkontraktionen und Schmerzen durch die zur adäquaten Stimulation erforderlichen hohen Stimulationsenergien; Analgosedierung oder ggf. Narkose erforderlich.

Frage 910

? Sie werden zu einem 31-jährigen Patienten mit dem Symptom „thorakaler Schmerz" gerufen. Der Patient ist orthopnoisch, hat keine Halsvenenstauung und gibt starke, in beide Arme und das Epigastrium ausstrahlende Schmerzen an. Im EKG sehen Sie deutliche ST-Hebungen von V1 –V6 sowie in den Ableitungen I–III. Welche Differenzialdiagnose stellen Sie, welche Angaben erfragen Sie und wie behandeln Sie?

! Differenzialdiagnosen sind Perikarditis und Myokardinfarkt. Sie fragen nach Fieber und Symptomen viraler Infekte (Myalgie, Abgeschlagenheit, Kopfschmerz) und nach Risikofaktoren (Rauchen, Fettstoffwechselstörungen, Diabetes, Familienanamnese), die auch beim jungen Patienten an einen Herzinfarkt denken lassen. Beim Vorliegen eines fieberhaften Infekts ist die Perikarditis in Anbetracht der ST-Hebungen über Vorder- und Hinterwand am wahrscheinlichsten.
Therapie mit Beruhigung des Patienten, O_2-Gabe, Analgesie (ASS i. v. oder Morphin), Sedierung, Oberkörperhochlagerung, Transport in die Klinik.

Frage 911

? Ein 67-jähriger Patient ruft den Notarzt wegen „Herzrasens". Der bisher nicht behandelte Patient klagt über schnellen, unregelmäßigen Puls und vegetative Symptome (Übelkeit, Schwitzen). Der Blutdruck liegt bei 97/65 mmHg, die Herzfrequenz bei 154/min, der Herzschlag ist arrhythmisch mit peripherem Pulsdefizit. Welche Verdachtsdiagnose stellen Sie, wie gehen Sie diagnostisch und therapeutisch vor?

! Es besteht eine Tachyarrhythmia absoluta, wahrscheinlich bei Vorhofflimmern oder -flattern mit schneller Überleitung; wichtigste diagnostische Maßnahme ist das EKG. Ursächlich kommen u. a. Myokardinfarkt, Elektrolytstörungen und Hyperthyreose in Frage.
Präklinische Therapie mit O_2-Gabe, Legen eines i. v.-Zugangs, Infusion einer Vollelektrolytlösung, Versuch der Frequenzkontrolle durch titrierende Gabe von Verapamil (5 – 10 mg) oder eines Betablockers (ideal: Esmolol).

i *Eine präklinische schnelle Digitalisierung ist bei unklarem Elektrolytstatus und möglichem Myokardinfarkt (Kontraindikation) nicht zu empfehlen.*

Frage 912

? Sie kommen als Notarzt zu einer 24-jährigen Patientin mit akuter Atemnot bei bekanntem Asthma bronchiale. Die Patientin ist unruhig, zyanotisch, orthopnoisch mit einem beim Betreten des Zimmers hörbaren exspiratorischen Giemen. Die Pulsoxymetrie ergibt eine SaO_2 von 56 % und eine Herzfrequenz von 156/min. Wie therapieren Sie?

! Ihre Diagnose ist ein schwerer Asthmaanfall mit Hypoxie. Sofortige O_2-Gabe (8 l/min) über Maske, Legen eines peripheren Venenzugangs, Infusion mit 500 ml Vollelektrolytlösung, Steroide (z. B. Prednisolon 250 mg i. v.), langsame i. v.-Injektion von 200 mg Theophyllin, gefolgt von 200 mg als Infusionszusatz. Zusätzlich β2-Mimetika (z. B. Reproterol) als Bolusinjektion, gefolgt von einer Dauerinfusion.

i *Bessert sich die Hypoxie nicht und erschöpft sich die Patientin (Status asthmaticus), ggf. Intubation und Beatmung nach Narkoseeinleitung mit Ketamin (1 – 2 mg/kg KG). Ultima Ratio: Adrenalin endobronchial über Tubus (1 – 3 mg/10 ml NaCl 0,9 %) und/oder systemisch (Boli von 100 µg i. v.).*

Frage 913

? Nennen Sie typische klinische Symptome und EKG-Veränderungen beim akuten Koronarsyndrom!

! **Lageunabhängiges retrosternales Druckgefühl, ggf. ausstrahlender Schmerz in Hals, Arme und Oberbauch, fehlende Besserung auf Nitratgabe und vegetative Symptome mit Übelkeit, Erbrechen, Schwitzen und Bradykardie sind typisch.**
Im EKG entweder keine typischen Veränderungen (NSTEMI: Non-ST-Elevation myocardial Infarction, Non-ST-Hebungsinfarkt) oder infarkttypische Veränderungen (STEMI: ST-Elevation myocardial Infarction, ST-Hebungsinfarkt): sehr früh hohes „Erstickungs-T", dann ST-Hebung. Bei ST-Hebung in Ableitung I, II, V1 –V4: Vorderwandinfarkt. Bei ST-Hebung in Ableitung II, III, aVF mit ST-Senkung in V1 – 2: Hinterwandinfarkt.

i *Häufig: Arrhythmien. Cave: Beim Schenkelblock ist eine sichere EKG-Diagnose des Infarkts nicht möglich.*

Frage 914

? Beschreiben Sie die präklinische Therapie des akuten Koronarsyndroms (ACS)!

! **Beruhigung des Patienten (und der Angehörigen), O_2-Insufflation, i. v.-Zugang, Infusion einer Vollelektrolytlösung. Nitroglyzerinspray s. l., Analgesie mit Morphin i. v. bis zur Schmerzfreiheit, Bolusgabe von unfraktioniertem Heparin (5000 IE) i. v., Acetylsalicylsäure 250 mg i. v.**

i *Bei langem Anfahrtsweg zur nächsten Klinik mit Linksherzkatheter und PTCA-Bereitschaft, Symptomdauer < 4 h, sicheren Infarktzeichen im EKG, typischer Klinik und fehlenden Kontraindikationen ist die prähospitale Lyse (Alteplase, Tenecteplase, Reteplase) indiziert. Ansonsten zügiger Transport zur akuten PTCA.*

Frage 915

? Nennen Sie die Symptome und die Behandlung eines hypertensiven Notfalls!

! **Krisenhafter, exzessiver Blutdruckanstieg (> 130 mmHg diastolisch) bei bestehender Hypertonie (Messung an beiden Armen) mit neurologischen (Kopfschmerz, Tinnitus, Übelkeit, Sehstörungen, Schwindel, Schlaganfall, Krämpfe) und kardiovaskulären Symptomen (Angina pectoris, Dyspnoe, Tachykardie, Lungenödem).**

i *Therapie: O_2-Gabe, Oberkörperhochlagerung, Nitrendipin oder Nifedipin s. l., Urapidil i. v., ggf. Furosemid i. v., Nitroglyzerin s. l.*

Frage 916

? Eine 43-jährige Patientin klagt über plötzliche Luftnot, Herzrasen, Husten und allgemeines Unwohlsein. Sie ist wegen eines Knietraumas mit einem Oberschenkelgipstutor immobilisiert. Wie lautet die Verdachtsdiagnose?

! **Die nahe liegende Diagnose bei der Symptomkonstellation Dyspnoe, Tachypnoe, Husten und Tachykardie bei Immobilisation ist die Lungenembolie. Weitere Symptome können Thoraxschmerzen, Schwitzen, Hypotonie, Halsvenenstauung und Rhythmusstörungen sein.**

i *Die genannten klinischen Symptome entsprechen dem Schweregrad II nach Grosser.*

Frage 917

? Beschreiben Sie die präklinische Diagnostik der Lungenembolie!

! **Entscheidend ist die klinische Verdachtsdiagnose.**

i *Das EKG ist selten aussagekräftig; Hinweise sind: Rechtstyp, S_I/Q_{III}-Typ, Rechtsschenkelblock, ST-Hebungen in V1 – 2, P pulmonale und Verschiebung des R/S-Übergangs nach links.*

Frage 918

? Wie therapieren Sie bei einem Verdacht auf schwere Lungenembolie (Schweregrad III nach Grosser) präklinisch?

! **Oberkörperhochlagerung, O_2-Gabe, Analgesie (Morphin), Heparinbolus (5000 – 10 000 IE i. v.), sicherer i. v.-Zugang, bei Hypotension vorsichtige Infusionstherapie, Dobutamingabe. Zügiger, schonender Transport zur nächsten geeigneten Klinik.**

i *Verschlechtert sich der Patient und wird reanimationspflichtig: Adrenalin, kardiopulmonale Reanimation, Entscheidung über präklinische Lysetherapie (Alteplase, Tenecteplase).*

Frage 919

? Ein 38-jähriger Patient alarmiert den Notarzt wegen Herzjagens. Sie treffen den Patienten hypoton (RR 80/65 mmHg), schweißig mit einer Herzfrequenz von 176/min an. Das EKG zeigt eine supraventrikuläre Tachykardie. Der Patient gibt an, solche Episoden bereits mehrmals erlebt zu haben; er sei deswegen bereits medikamentös behandelt worden. Welche Diagnose stellen Sie und wie behandeln Sie?

! **Es handelt sich unter Berücksichtigung der Anamnese um eine paroxysmale supraventrikuläre Tachykardie. Nach Dokumentation mittels EKG Legen eines i. v.-Zugangs und Gabe von Adenosin oder Ajmalin zur Terminierung der sog. „Reentry-Tachykardie" durch kreisende Erregung auf Vorhofebene.**

Frage 920

? Welches sind die Besonderheiten der Tätigkeit als Hubschraubernotarzt?

! Die Versorgung von Schwerstverletzten und der konsekutive Transport in Spezial- und Schwerpunktkliniken.

i *Entscheidend ist die frühe ärztliche Verfügbarkeit und die Möglichkeit der zügigen Stabilisierung von Atmung und Kreislauf.*

Frage 921

? Nach einem schweren Verkehrsunfall mit 4 Verletzten wird der Rettungshubschrauber angefordert. Was ist Ihre Aufgabe als Notarzt während des Anflugs?

! Über Funk müssen Informationen über Verletzungsmuster, Zahl und Alter der Patienten eingeholt werden, damit u. U. weitere Rettungskräfte angefordert und Zielkliniken vorab ausgesucht werden können.

i *Die Navigation erfolgt in der Regel durch Pilot und Rettungssanitäter.*

Frage 922

? Wie verhalten Sie sich nach Eintreffen am Unfallort?

! Der oberste Grundsatz ist am schwersten durchzuhalten: Ruhe bewahren und Übersicht bekommen.

i *Es empfiehlt sich, mit dem bodengebundenen Notarzt Kontakt aufzunehmen, der meistens früher vor Ort ist, und die Aufteilung der Patienten vorzunehmen. Eventuell ist auch ein Leitender Notarzt (LNA) anwesend, der bei Anfall von mehr als 3 – 4 Schwerstverletzten angefordert wird. Grundsätzlich hat mit Ausnahme des LNA kein Notarzt Weisungsbefugnis gegenüber den Kollegen; dem zuerst anwesenden Arzt kommt aber eine gewisse Organisationskompetenz zu, da er die größte situative Kenntnis hat.*

Frage 923

? Warum ist bei allen Notfallpatienten die routinemäßige Blutzuckerbestimmung indiziert?

! Eine nicht erkannte Hypoglykämie hat deletäre Folgen (irreversible Hirnschädigung).

i *Besonders bei bewusstseingetrübten oder bewusstlosen Patienten mit offensichtlichem Schädel-Hirn-Trauma oder Intoxikationen (Alkohol) könnte eine evtl. für den Zustand des Patienten kausale Hypoglykämie übersehen werden.*

Frage 924

? Was wissen Sie über Leitlinien zur Therapie in der Notfallmedizin?

! Die Notfallmedizin leidet seit längerem unter der fehlenden Möglichkeit, die Effektivität der präklinischen Versorgung nachweisen zu können. In diesem Zusammenhang wird der Ruf nach medizinischen Standards sowie diagnostischen und therapeutischen Leitlinien als Basis für eine Vergleichbarkeit immer lauter.

i *Leitlinien sind Orientierungspunkte für eine qualitätssichernde medizinische Versorgung und eine Entscheidungshilfe, bilden aber keine Rechtsnorm. Folglich haben sie auch keine haftungsbegründende oder -befreiende Wirkung. Im juristischen Sprachgebrauch wird der Terminus „der im Verkehr erforderlichen Sorgfalt“ verwendet, worunter die fachspezifische Sorgfalt verstanden wird.*

Frage 925

? Welche Rolle spielen „Algorithmen“ in der Notfallmedizin?

! Algorithmen sind in Form von Flussdiagrammen gestaltete Leitlinien und gehen von einem Leitsymptom aus. Sie geben einen raschen Überblick über wissenschaftlich empfohlene diagnostische und therapeutische Verfahren. Sie sind Empfehlungen für ein einheitliches ärztliches Handeln in charakteristischen Notsituationen, aber kein „Krückstock“ für Ungeübte.

i *Ziel ist, auf definierte und medizinische Probleme mit konstanter Regelmäßigkeit in jeder Situation kompetent zu reagieren, also der kleinste gemeinsame Nenner. Der weniger Geübte sollte nur auf das zurückgreifen, was er beherrscht.*

Frage 926

? Wie verhalten Sie sich bei plötzlichem Säuglingstod („Sudden Infant Death", SIDS)?

! **Bei Fehlen sicherer Todeszeichen ist der Transport in eine Klinik unter Reanimationsbedingungen die wünschenswerteste Lösung im Sinne der Eltern und des beteiligten medizinischen Personals. Ist der irreversible Tod offensichtlich, muss eine unklare Todesursache bescheinigt und die Polizei informiert werden; eine Autopsie sollte durchgeführt werden. Die Vermittlung der Eltern an Selbsthilfeorganisationen („Eltern-helfen-Eltern") kann hilfreich sein.**

i *In Europa verstirbt ca. 1 ‰ der Säuglinge plötzlich und unerwartet, in medizinischem Sinne gelingt keine Klärung der Todesursache.*

Frage 927

? Sie werden zu einem knapp 2-jährigen Kind gerufen, das nach etwa 2 min leblos aus einem Gartenteich gerettet wurde. Das Kind ist bradykard, bewusstlos, hypoton, zyanotisch und hypotherm. Wie gehen Sie vor?

! **Das Kind wird in Kopftieflage mit O_2 über Maske beatmet. Nach dem Entfernen der nassen Kleidung wird intraossär ein Zugang gelegt. Kann ein i. v.-Zugang nicht zügig gelegt werden und bessert sich der Zustand des Patienten nicht rasch: endotracheale Intubation, Beatmung und medikamentöse Therapie endotracheal (Atropin, Adrenalin: 3fache i. v.-Dosis). Das Kind wird nach der Intubation mit einer Magensonde versorgt und unter O_2-Beatmung bei Thiopental-Sedierung in eine Kinderklinik gebracht.**

i *Es handelt sich hier mit hoher Wahrscheinlichkeit um „trockenes Ertrinken" durch persistierenden Laryngospasmus.*

Frage 928

? Sie werden zu einem 46-jährigen Mann gerufen, der nach einem Tauchgang über muskelkaterartige Schmerzen, Juckreiz. Müdigkeit und Sprachstörungen klagt. Was wissen Sie über die Caisson-Krankheit und wie gehen Sie vor?

! **Die als Druckunfall- oder Dekompressionskrankheit bekannte Taucherkrankheit wird durch Ausperlen von Stickstoff in Körpergeweben und Blut verursacht, wenn der Taucher zu schnell auftaucht. Die entstehenden Mikrogasblasen sind das Korrelat für Ausprägung und zeitliches Auftreten von Symptomen: Juckreiz, Ödem, Muskel- und Knochenschmerzen, Müdigkeit, neurologische Ausfälle bis zum Querschnitt und Mittelhirnsyndrom sowie Krämpfe. Man unterscheidet Typ I (lokal) und Typ II (zentral oder kardiopulmonal). Die Vitalfunktionen müssen überwacht werden; Auskultation und Perkussion (Barotrauma) sind erforderlich. Möglichst hohe FiO_2 über Maske, ggf. ist eine Intubation mit konsekutiver CPR erforderlich.**

i *Kontrovers wird die Gabe von ASS, Lidocain und Glukokortikoiden beurteilt. Essenziell ist der rasche Transport in ein HBO-Zentrum (hyperbare Oxygenierung), wo mit 2 – 3 bar O_2 ein paO_2 von 2000 mmHg erreicht werden kann. Eine andere kausale Therapie ist nicht bekannt.*

Frage 929

? Die Alarmierung des Notarztes erfolgt mit der Meldung „3-jähriges Kind mit Atemnot". Sie treffen ein schwer krank wirkendes Mädchen sitzend an. Die rektale Temperatur liegt bei 39,8 °C, das Kind atmet mit deutlichem inspiratorischen Stridor. Die Mutter berichtet, das Kind habe im letzten Jahr 3-mal einen Pseudokruppanfall gehabt. Sie auskultieren das Kind; außer dem Stridor ergibt sich kein wegweisender Befund. Welche Differenzialdiagnose ziehen Sie in Betracht?

! **Die Situation konfrontiert Sie mit der Differenzialdiagnose Pseudokrupp (Laryngotracheobronchitis) – Epiglottitis. Im vorliegenden Fall sprechen das hohe Fieber, der Stridor, das Fehlen von Husten und die schwere Allgemeinsymptomatik trotz der Pseudokruppanamnese für die Epiglottitis.**

i *Weitere wegweisende Befunde für den Verdacht auf eine Epiglottitis sind ausgeprägter Speichelfluss, kloßige Sprache und Schluckstörung. Beim Pseudokrupp liegt ebenfalls ein inspiratorischer Stridor vor; typisch ist ein bellender Husten und das Fieber ist selten hoch.*

Frage 930

? Wie behandeln Sie das Kind?

! **Die Epiglottitis ist ein lebensbedrohlicher Zustand! Sie unterlassen jede Manipulation an dem Kind (kein i. v.-Zugang, kein Absaugen, kein Laryngoskopieversuch!), belassen es im Sitzen bei der Mutter und lassen das Kind O_2 inhalieren. Unverzüglicher Transport in eine Kinderklinik, in der Sie ein Notfallteam vorab alarmieren.**

i *Bei zunehmender Atemnot, Hypoxie und Erschöpfung vorsichtige Maskenbeatmung, diese ist oft gut möglich. Intubationsversuche nur bei totaler Verlegung der Atemwege und nicht möglicher Maskenbeatmung. Die Intubation ist sehr schwierig, Koniotomiebereitschaft!*

Frage 931

? Sie treffen am Einsatzort einen etwa 10-jährigen Jungen an, der generalisiert tonisch-klonisch krampft. Passanten geben an, dass der Krampfanfall bereits ca. 15 min andauert. Wie gehen Sie vor?

! **Sie haben keine anamnestischen Angaben und evtl. liegt ein Status epilepticus vor (Krampfanfall > 30 min Dauer oder Serie von Anfällen, zwischen denen der Patient das Bewusstsein nicht wiedererlangt). Sicherung der Atmung, Seitenlage, O_2-Gabe über Maske, Legen eines i. v.-Zugangs, Blutzuckerbestimmung, Diazepam 0,1 mg/kg KG oder Clonazepam 0,5 – 1 mg i. v. Ist die i. v.-Gabe nicht möglich: Diazepam 10 mg rektal. Primäre Intubation und Beatmung nur bei respiratorischer Insuffizienz. Ist der Status nicht zu durchbrechen: Narkoseeinleitung mit 3 – 5 mg/kg KG Thiopental i. v., Intubation und Beatmung.**

Frage 932

? Erläutern Sie die Häufigkeit, das klinische Bild und die Behandlung von Giftschlangenbissen!

! **In Deutschland ist in der freien Natur am ehesten mit Kreuzotterbissen (Vipern) zu rechnen. Klapperschlangen (Crotaliden) finden sich im Gegensatz zu Amerika vornehmlich in privaten Gehegen.
Lokalsymptome sind Ödem und Hämatom, weitere Symptome sind Gerinnungs- und Kreislaufstörungen. Lähmungserscheinungen (Sprach- und Schluckstörungen) kommen bei Giftnattern (Kobras, Elapiden) vor. Bei der Erstversorgung kommt die größte Bedeutung dem Ruhigstellen der betroffenen Extremität zu: „Pressure-Immobilisation" durch Bandage. Manipulationen wie Aussaugen, Ausschneiden oder Abbinden sollten unterbleiben, da die Giftverteilung dadurch gefördert wird und eine Blutung entstehen kann. Der Patient muss schnellstens liegend in ein Krankenhaus transportiert werden, um Antiserum zu erhalten. Chirurgische Therapien sind die Ausnahme: Fasziotomie, Nekrektomie.**

Frage 933

? Sie werden zu einer 25-jährigen Primipara in der 36. Schwangerschaftswoche wegen vaginaler Blutung gerufen. Die Patientin hat keine Wehen, der Blutdruck liegt bei 85/40 mmHg, die Frequenz bei 118/min. Mehrere Vorlagen sind bereits durchgeblutet. Welche Verdachtsdiagnose stellen Sie?

! **Die naheliegende Diagnose ist eine Placenta praevia.**

i *Eine Placenta-praevia-Blutung ist ein dramatischer Notfall mit zwei zeitgleich betroffenen Patienten.*

Frage 934

? Wie behandeln Sie die Patientin?

! **Keine vaginale Untersuchung! Schaffung mehrerer großlumiger i. v.-Zugänge, aggressive Infusionstherapie mit kristalloiden und kolloidalen Lösungen, O_2-Gabe (6 l/min) über Maske, Kopftief-Linksseitenlagerung, schnellstmöglicher Transport in die nächstgelegene Klinik mit gynäkologischer Abteilung.**

i *Anmeldung in der Klinik zur Vorbereitung eines notfallmäßigen Kaiserschnitts.*

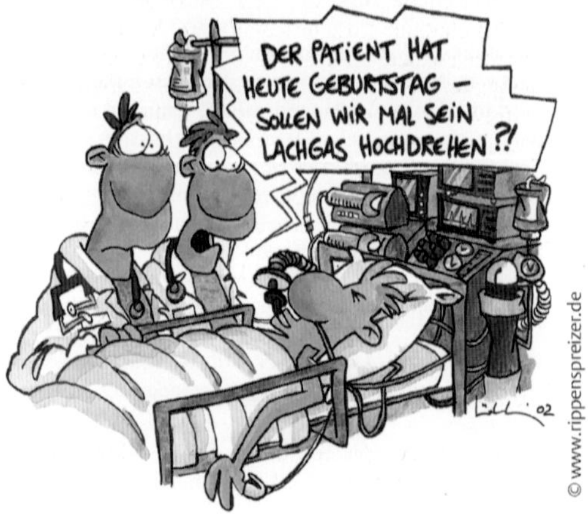
DER PATIENT HAT HEUTE GEBURTSTAG – SOLLEN WIR MAL SEIN LACHGAS HOCHDREHEN ?!

Notfallmedizin

Frage 935

? In einem Galvanisierbetrieb werden Sie zu einem Patienten mit Tachypnoe, Übelkeit und deutlicher Rotfärbung der Haut gerufen, Sie bemerken „Bittermandelgeruch“. Woran denken Sie und wie gehen Sie vor?

! **An eine Blausäure-Vergiftung (HCN)!**

i *Sie gehören zu den 60 – 80 % der Bevölkerung, die diesen Geruch wahrnehmen können. Selbstschutz ist geboten (= Handschuhe, Mundschutz). Auch Rauchgase bei Schwelbränden können Blausäure enthalten: Verbrennung von Wolle, Leder und Kunststoffen unter O_2-Mangel. Hierbei ist auch an eine gleichzeitige CO-Intoxikation zu denken!*

Frage 936

? Erläutern Sie die Pathophysiologie der Zyanidintoxikation.

! **Blausäure (Zyanwasserstoff, Zyanid) zählt zu den ultraschnell wirkenden Giften. Es ist eine flüchtige, sehr schwache Säure (pK_a-Wert 9,2, Siedepunkt 26 °C), bei pH 7,4 sind nur 1,6 % dissoziiert. Sie diffundiert sehr leicht durch Zellmembranen. HCN wird über die Lunge aufgenommen, die Zyanide (NaCN, KCN) werden oral aufgenommen und im Magen als HCN resorbiert.**

i *Das CN^- bindet mit hoher Affinität an die Cytochrome der mitochondrialen Atmungskette; es kommt zur „inneren Erstickung“ und durch anaerobe Glykolyse zur metabolischen Azidose.*

Frage 937

? Wie erklärt sich die frische Gesichtsfarbe?

! **Durch Blockade der Zellatmung (hohe Affinität zu Fe^{3+} der Cytochromoxidase A3) wird kein Sauerstoff verbraucht.**

i *Das Fe^{2+} des Hämoglobins ist nicht blockiert, die Bindung von Sauerstoff an Blut wird nicht beeinträchtigt.*

Frage 938

? Erläutern Sie Klinik und Komplikationen der Zyanidintoxikation sowie die Differenzialdiagnose.

! **Leichte Vergiftung: Kopfschmerz, Schwindel, Atemnot mit Todesangst, Herzklopfen, Engegefühl, Erbrechen, Schleimhautreizung.**

Schwerer Verlauf: Bewusstseinsverlust, Atemlähmung und Lungenödem bei Krämpfen, nach initialer Tachykardie Kammerflimmern und Herzstillstand.
Inhalativ wirken 200 – 300 ppm HCN binnen weniger Sekunden, ingestiv nach Minuten. Laborchemisch werden Laktatazidose, Hyperglykämie und Gerinnungsstörungen beobachtet.
Differenzialdiagnosen sind eine H_2S-Vergiftung oder ein Koma sonstiger Genese.

Frage 939

? Sie finden einen 23-jährigen bewusstseinsgetrübten, dyspnoischen Mann mit Herzinfarktsymptomatik in einem alten Haus mit Gasheizung. Wie gehen Sie vor?

! **Es muss an eine CO-Intoxikation gedacht werden, der Patient muss an die frische Luft, Beatmung mit 100 % Sauerstoff, rascher Helikoptertransport zur HBO (= hyperbare Oxygenierung bei 2 – 3 bar).**

i *Die endgültige Diagnose erhält man durch die Blutgasanalyse und Bestimmung von CO-Hb; es gelten die allgemeinen Therapieprinzipien wie bei Schock und Azidose sonstiger Genese.*

Frage 940

? Erläutern Sie die Pathophysiologie der CO-Vergiftung.

! **Durch Anlagerung von CO an Fe^{2+} des Hämoglobins entsteht Carboxy-Hämoglobin (CO-Hb). Nach dem Massenwirkungsgesetz wird CO äquimolar wie O_2 gebunden, allerdings mit einer 300fachen Affinität. Daher hemmen bereits geringe CO-Mengen in der Atemluft den O_2-Transport erheblich: 0,07 Vol% CO (= 1/3000 der O_2-Konzentration!) in der Atemluft bewirken eine 50 %ige Blockade des Hämoglobins. Verstärkend wirkt sich der „Haldane-Effekt“ aus (je größer der Anteil der blockierten Fe^{2+}-Atome ist, desto schlechter binden die restlichen Fe^{2+}-Atome O_2).**

i *Ab 10 – 20 % CO-Hb kommt es zu Kurzatmigkeit und Herzklopfen, ab 40 – 50 % treten Koma und Kreislaufdepression ein.*

Frage 941

? Sie finden ein krampfendes, bewusstseinsgetrübtes 4-jähriges Kind, das nach Angaben der Eltern 12 Tabletten Acetylsalicylsäure geschluckt hat. Ist die Situation vital bedrohlich?

! **Ja, auf jeden Fall! Bei 12 Tabletten ist von 6 g auszugehen, was in diesem Fall 300 mg/kg KG und damit**

einer schweren Intoxikation entspricht; die letale Dosis beträgt etwa 500 mg/kg KG.

Frage 942

? Welches sind die Komplikationen der Salizylatvergiftung?

! **Die klinischen Komplikationen sind besonders durch ZNS-Toxizität und schwere metabolische Störungen bedingt: Koma, Krämpfe, Alkalose/Azidose, Elektrolytentgleisung, Hypo-/Hyperglykämie. Erschwerend kommen respiratorische (Lungenödem) und kardiale Störungen (Arrhythmie, Kammerflimmern) sowie Gerinnungsstörungen hinzu.**

i *Tödliche Verläufe im Kindesalter sind möglich.*

Frage 943

? Wie beurteilen Sie den Wert der Magenspülung zur primären Giftelimination?

! **Erbrechen und Magenspülung ist im Allgemeinen nur sinnvoll, wenn eine orale Ingestion maximal 1 h zurückliegt, es sei denn, die Substanz verzögert eine Magenentleerung (z. B. Opiate). Bei Säuren und Laugen besteht die Gefahr der Perforation, somnolente Patienten müssen zum Aspirationsschutz intubiert werden. Auch bei organischen Lösungsmitteln (Benzin) und Schaumbildnern besteht große Aspirationsgefahr. Es soll bei Erwachsenen mit bis zu 10 l gespült werden, anschließend wird Aktivkohle (1 g/kg KG) gegeben.**

i *Die Indikation zur Magenspülung wird für die meisten Substanzen (speziell Ethylalkohol) zunehmend restriktiv gestellt. Geschlossene Pump-Spülsysteme (z. B. Easy-Lav®) sind effektiv und hygienisch.*

Frage 944

? Bei einem Obstbauern bestehen Hämatemesis, Sehstörung und Bewusstseinstrübung. Wie gehen Sie vor, an was denken Sie?

! **An eine Methanolintoxikation!**

i *Ernsthafte klinische Komplikationen treten erst nach ca. 6 – 24 h auf: Sehstörungen, Konvulsionen, Nierenversagen und Hämatemesis durch Akkumulation von Ameisensäure (Alkohol- und Aldehyddehydrogenase). Neben der Sicherung der Vitalfunktionen ist die Applikation von Ethanol (1 mg/kg i. v.) essenziell, da der Stoffwechselweg durch die 10fach höhere Affinität von Ethanol blockiert wird. Bei zusätzlicher Folsäureapplikation zur Formiatelimination, Azidosebekämpfung und konsequenter Intensivtherapie einschließlich Hämodialyse ist die Prognose günstig. Die Ingestion geschieht durch Verwechslung mit Ethanol oder bei „schwarz gebrannten" Spirituosen.*

Frage 945

? Sie werden zu einer 63-jährigen Patientin mit Sinusbradykardie, Sehstörungen, Appetitlosigkeit und Kopfschmerzen gerufen. Was liegt vor?

! **Es ist an eine Digitalisintoxikation zu denken, wenn die Patientin digitalisiert ist.**

i *Es besteht keine verlässliche Korrelation zwischen Serumspiegel und Klinik, aggravierend wirken Hypokaliämie, Hypomagnesiämie und Hyperkalzämie. Toxisch wirken im Allgemeinen Digoxin > 2,5 ng/ml und Digitoxin > 30 ng/ml. Das Bild der Intoxikation wird beherrscht durch eine Hyperkaliämie, die durch Hemmung der zellulären K^+-Aufnahme (Blockade der Na^+-K^+-ATPase) ausgelöst ist. Der Patient wird komatös, entwickelt Herzrhythmusstörungen und eine toxische Diurese.*

Frage 946

? Beschreiben Sie die Therapie der Parathionintoxikation!

! **Neben primärer Giftentfernung wird mit hohen Dosen Atropin (2 – 5 mg alle 10 min) das Azetylcholin kompetitiv verdrängt.**

i *Innerhalb 24 h kann auch eine Dephosphorylierung der Azetylcholinesterase mit Obidoxim (3 – 5 mg/kg) versucht werden. Oxime sind selbst Hemmstoffe der Cholinesterase und wirken nicht bei allen Organophosphaten. Selbstschutz ist entscheidend, da diese stark lipophilen Substanzen außerordentlich rasch überall resorbiert werden.*

Frage 947

? Bewerten Sie den Stellenwert der Antidota bei der Behandlung von Intoxikationen und nennen Sie einige Substanzen!

! **In der Wertigkeit der Therapieprinzipien ist die Antidottherapie nach Aufrechterhaltung der Vitalfunktionen, Verhütung weiterer Resorption und Beschleunigung der Elimination erst an 4. Stelle einzustufen! Außer bei Parathion-, Benzodiazepin- und Opioidintoxikation ist die Intoxikation selten eindeutig nachvollziehbar und eine Antidottherapie daher nicht sinnvoll. Beim Vorliegen einer Mischintoxikation (z. B. HCN und CO) kann die präklinische Applikation von Antidoten sogar gefährlich sein, sodass der präklinische Einsatz nur sehr selten indiziert ist. Das Prinzip ist die chemische oder physikalische Giftinaktivierung bzw. ein pharmakologischer Antagonismus am Rezeptor. Wichtige Chelatbildner für Schwermetalle sind Ca-Na_2-EDTA, D-Penicillamin, Desferoxamin und DMPS. Met-Hb-Bildner sind Amylnitrit, 4-DMAP und Methylenblau. Atropin antagonisiert Organophosphate. Rezeptorantagonisten sind Naloxon und Flumazenil. Physostigmin antagonisiert die Cholinesterase. Antiseren gibt es für Schlangen- und Spinnenbisse sowie bei Botulismus.**

Frage 948

? Erläutern Sie die Besonderheiten der Amphetamin-Vergiftung („Ecstasy", MDMA, „Speed", „XTC")!

! **Diese Substanzen werden hauptsächlich von 20- bis 25-Jährigen auf sog. „Rave Parties" konsumiert. Während früher psychiatrische Befunde im Vordergrund standen (Panik, Depersonalisation etc.) häufen sich in letzter Zeit Berichte von akut lebensgefährlichen und letalen Zwischenfällen.**

i *Ursache ist das Serotonin-Syndrom, dessen intensivmedizinische Therapie letztlich rein symptomatisch ist.*

Frage 949

? Was wissen Sie über Kokain und was kennzeichnet eine Intoxikation mit „Crack", „Rock" oder „Koks"?

! **Kokain ist in Deutschland die Droge der Reichen und sozial Bessergestellten. Es wird aus den Blättern der Cocapflanze gewonnen und liegt als Kokain-HCl in Form von Kristallen oder weißem Pulver vor; es wird in der Regel geschnupft. Durch „Reuptake-Blockade" von Noradrenalin und Dopamin in neuronalen Synapsen kommt es zu Euphorie und Kontaktfreudigkeit. Die Vergiftung zeigt sich durch kardiovaskuläre, zentralvenöse und pulmonale Symptome: Es kommt zum Herzinfarkt, Rhythmusstörungen, Hirninfarkten und -blutungen, pulmonalen Infiltrationen, Nekrose des Nasenseptums und Muskelnekrosen (Vasokonstriktion).**

i *Die Therapie ist symptomatisch mit Nitroglyzerin, Bikarbonat und Diazepam. Beim Kokainschock (Hypotension, Bradykardie) sind Adrenalin und Methylprednisolon erforderlich.*

Frage 950

? Würden Sie bei einem Patienten mit Alkoholintoxikation (Blutalkoholspiegel 3,5 ‰) eine Magenspülung durchführen?

! **Nein! Eine Elimination relevanter Mengen des Toxins ist nicht möglich; die potenziellen Risiken der Magenspülung überwiegen den Nutzen der Maßnahme.**

Schmerztherapie

Frage 951

? Nennen Sie die wichtigsten physiologischen Schmerztypen, die schmerzleitenden Nervenfasertypen und weiterleitenden Systeme!

! Man unterscheidet den epikritischen und den protopathischen Schmerz:

- **Epikritischer Schmerz wird über Rezeptoren an der Körperoberfläche initiiert und über Aδ-Fasern (schnellleitend, myelinisiert) zum Rückenmarkhinterhorn weitergeleitet. Seine Qualität ist scharf, stechend und lokalisierbar.**
- **Protopathischer Schmerz wird über Rezeptoren im Körperinneren aufgenommen und über C-Fasern (langsame Überleitung, nicht myelinisiert) zum Rückenmarkhinterhorn geleitet. Seine Qualität ist dumpf und schlecht lokalisierbar.**

Im Rückenmarkhinterhorn erfolgt in beiden Fällen die Umschaltung auf das 2. Neuron der Schmerzbahn, den Tractus spinothalamicus. Das 3. Neuron der Schmerzbahn leitet beim epikritischen Schmerz vom Thalamus zum Gyrus postcentralis im Parietallappen weiter, beim protopathischen Schmerz vom Thalamus auf verschiedene Hirnregionen. Dies erklärt die gute Lokalisation des epikritischen Schmerzes durch die Weiterleitung zum sensorischen Kortex.

Frage 952

? Welche Schmerzformen können und müssen klinisch differenziert werden?

! Nozizeptorvermittelter Schmerz und neuropathischer Schmerz.

i *Bei Nozizeptorschmerzen sind peripheres und zentrales Nervensystem intakt, neuropathischer Schmerz geht mit einer Schädigung derselben einher. Klinisch ist neuropathischer Schmerz durch Spontanschmerz (brennend, einschießend), sog. „positive Symptome" (Hyperalgesie, Allodynie, Dysästhesie) und „negative Symptome" (Sensibilitätsstörung, -ausfall) gekennzeichnet.*

Frage 953

? Wie sieht die medikamentöse Basistherapie neuropathischer Schmerzsyndrome aus?

! Die drei etablierten Säulen der Therapie sind trizyklische Antidepressiva, Antiepileptika und Opioide.

i *Alle drei Gruppen sind wirksam, allerdings müssen oft frühzeitig 2 oder 3 Gruppen kombiniert werden. Die klassischen trizyklischen Antidepressiva sind wegen ihrer noradrenergen Komponente analgetisch wirksam. Moderne selektiv serotonerg wirksame Substanzen sind in der Schmerztherapie nicht effektiv. Alternativen sind moderne Substanzen mit noradrenerger Komponente wie Venlafaxin oder Mirtazapin.*

Frage 954

? Nennen Sie die häufigsten neuropathischen Schmerzsyndrome!

! Schmerzhafte Polyneuropathien (diabetisch, toxisch), neuropathischer Rückenschmerz, neuropathischer Schmerz bei Tumoren, Postzosterneuralgie, neuropathischer Schmerz nach Schlaganfall und Phantomschmerz.

i *Bekannte neuropathische Schmerzsyndrome wie die Trigeminusneuralgie und komplexe regionale Schmerzsyndrome (CRPS) sind vergleichsweise selten.*

Frage 955

? Welche Therapieoptionen haben Sie bei schweren, durch Standardtherapie nicht beherrschbaren neuropathischen Schmerzsyndromen?

! Therapieversuche mit oralem Ketamin oder Verwendung von L-Polamidon als Opioid – beide Substanzen haben NMDA-antagonistische Wirkungen. Die immer noch empfohlene „erweiterte Pharmakotherapie" mit den Antiarrhythmika Mexiletin oder Tocainid ist wegen teils erheblicher Nebenwirkungen nicht zu empfehlen.

i *Invasiv und im Stellenwert noch nicht zu beurteilen ist die intrathekale Therapie mit Ziconitid (ein ω-Conotoxinpeptid der Kegelschnecke) das N-Kalzium-Kanäle langwirkend blockiert.*

Frage 956

? Welche Antiepileptika werden bevorzugt eingesetzt?

! Vorwiegend Kalzium-Kanalblocker wie Gabapentin und Pregabalin aufgrund deutlich besserer Verträglichkeit.

i *Die Narium-Kanalblocker wie Carbamazepin und Phenytoin sind nebenwirkungsreich; wegen Arzneimittelinteraktionen ist der Einsatz besonders bei Polypharmakotherapie schwierig.*

Frage 957

? Wie erklärt man die Entstehung des Phantomschmerzes?

! **Die genaue Pathogenese ist nicht endgültig geklärt. Man vermutet, dass es durch die pathologische Afferenz nach Durchtrennung eines peripheren Nervs im Rückenmarkhinterhorn zur verstärkten Bildung exzitatorischer Neurotransmitter (Substanz P, Glutamat), Aktivierung von „Silent Genes" und damit zu „neuronaler Plastizität" (Alteration des Neurons) kommt. Damit lässt sich die Wirkung von Substanzen, die spinal inhibitorisch an Neurotransmittersystemen wirken (trizyklische Antidepressiva, Kalzitonin) sowie die Wirkung von rückenmarknahen Regionalanästhesien erklären. Ein weitere Erklärungsmöglichkeit ist mit spinaler Hyperaktivität durch Ausfall inhibitorischer Afferenz (Deafferenzierung) gegeben. Eine wichtige weitere Komponente ist die veränderte kortikale Verarbeitung. Verlagerung und Vergrößerung der rezeptiven Felder im sensiblen Kortex mit pathologischer Verarbeitung sind durch funktionelle MR-Untersuchung beschrieben.**

Frage 958

? Definieren Sie Schmerz!

! **Schmerz ist eine unangenehme Sinnes- und Gefühlswahrnehmung, die mit einer wirklichen oder möglichen Gewebeschädigung einhergeht und mit Begriffen derselben beschrieben wird.**

i *Diese Definition der IASP (International Association for the Study of Pain) ist vorwiegend physiologisch orientiert. Die komplexen biopsychosozialen Dimensionen des Schmerzerlebens werden nicht abgebildet.*

Frage 959

? Nennen Sie typische Koanalgetika und ihre Einsatzgebiete!

! **Unter dem unscharfen Begriff „Koanalgetika" werden analgetisch wirksame Substanzen (trizyklische Antidepressiva, Antiepileptika) und unterstützend wirksame Substanzen zusammengefasst.**

i
- *Trizyklische Antidepressiva: neuropathische Schmerzsyndrome (z. B. postzosterische Neuralgie, CRPS Typ I und II, Polyneuropathien) und Phantomschmerz*
- *Antikonvulsiva: neuropathische Schmerzsyndrome (besonders bei einschießendem Schmerz, Polyneuropathien)*
- *Steroide: Leberkapselspannungsschmerz, CRPS Typ I, trigeminaler Schmerz bei Hirndruck durch Tumoren*
- *Neuroleptika: Antiemesis, Sedierung*
- *Myotonolytika: muskuloskeletaler Schmerz*
- *Osteoklastenhemmer: Knochenmetastasen*
- *Benzodiazepine: Anxiolyse, Myotonolyse*

Frage 960

? Nennen Sie die für eine Dauertherapie zur Verfügung stehenden stark wirksamen Opioide!

! **Morphin, Oxycodon, Hydromorphon, Fentanyl, Buprenorphin und Levomethadon sind enteral oder transdermal verfügbar.**

i *Für die Opioiddauertherapie gilt: lang wirksames Opioid oder retardierte Darreichungsform, enteral oder transdermal. Die genannten Substanzen erfüllen diese Kriterien.*

Frage 961

? Nennen Sie wichtige Anwendungsgrundsätze in der Schmerztherapie bei medikamentöser Therapie!

! **Therapie so weit wie möglich enteral oder transdermal. Einhalten fester Dosisintervalle, keine Verordnung nach Bedarf. Verordnung einer Schmerzdurchbruchsmedikation mit schnell wirkenden Substanzen. Oft vernachlässigt ist die konsequente und prophylaktische Therapie von therapieinduzierten Nebenwirkungen (Obstipation, Nausea, Emesis). Keine Kombination von Medikamenten gleichen Wirkprinzips (keine 2 Opioide, keine 2 NSAR kombinieren).**

i *Parenterale oder rückenmarknahe Therapie möglichst nur in der Akutphase oder bei Therapieresistenz.*

Frage 962

? Nennen Sie opioidtypische Nebenwirkungen!

! **Pruritus, Sedation, Übelkeit und Erbrechen, Harnverhalt, Atemdepression, Obstipation.**

i *Obstipation ist bei Langzeitanwendung das führende Problem; alle anderen Nebenwirkungen sind initial häufig und im Verlauf seltener.*

Frage 963

? Welche Medikamente können Sie zur Schmerztherapie bei Patienten mit vorbestehender Ulkuskrankheit einsetzen?

! **Verwendet werden können Opioide, Paracetamol, Flupirtin, Metamizol und Antidepressiva.**

i *Medikamente, die mit einer Prostaglandinsynthesehemmung einhergehen (klassische NSAR, ASS) sind, wie auch die gastrointestinal besser verträglichen selektiven COX2-Inhibitoren (Coxibe), nicht einsetzbar.*

Frage 964

? Teilen Sie die Analgetika nach pharmakologischen Aspekten ein und nennen Sie Beispiele!

! **Eine Einteilung in Opioide und Non-Opioide ist sinnvoll. Non-Opioid-Analgetika können in saure antipyretische Analgetika (z. B. NSAR, ASS) und nicht saure antipyretische Analgetika (z. B. Paracetamol, Metamizol) und sonstige Non-Opioide (z. B. Nefopam, Flupir-**

tin, Ketamin) differenziert werden. Die früher verwendete Einteilung in „zentral wirkende“ und „peripher wirkende“ Analgetika sollte nicht mehr verwendet werden (so wurde z. B. das vorwiegend zentral wirksame Metamizol als „peripheres“ Analgetikum eingestuft).

Frage 965

? Bewerten Sie das Konzept der präemptiven Analgesie!

! **Das Konzept ist theoretisch überzeugend und tierexperimentell gut belegt.**

i *Allerdings konnte z. B. beim Phantomschmerz bislang in keiner prospektiven, doppelblinden, klinischen Studie die Effektivität einer präemptiven Analgesie belegt werden.*

Frage 966

? Definieren Sie den Begriff „präemptive Analgesie“!

! **Theoretisches Modell (Wall 1988) mit Bestätigung durch klinische Studien (McQuay 1988), nach dem eine Reduktion der postoperativen Schmerzintensität durch Gabe von Analgetika (Opioide, NSAR, Regionalanästhesie) vor der Operation erreicht werden kann.**

i *Theoretisch werden die Sensibilisierung von Nozizeptoren und die Neuroplastizität durch Freisetzung exzitatorischer Transmitter (z. B. NMDA, Substanz P, CGRP) auf spinaler Ebene sowie die Aktivierung von „Silent Genes“ (Wind-up-Phänomen) verhindert.*

Frage 967

? Worin besteht der Vorteil selektiver Zyklooxygenase-2-Hemmer (COX-2-hemmer, „Coxibe“)?

! **Durch die selektive Hemmung der COX-2 sollen bei diesen NSAR (z. B. Celecoxib) die über COX-1-Hemmung vermittelten gastrointestinalen Nebenwirkungen bei verbesserter antiinflammatorischer und analgetischer Wirkung verringert werden.**

i *Für alle Coxibe gelten die gleichen Kontraindikationen wie für klassische NSAR. Die Beobachtung eines erhöhten kardiovaskulären Risikos für Rofecoxib führte zur Marktrücknahme, ebenso werden zurzeit die kardiovaskulären Risiken klassischer NSAR kritisch betrachtet. Zurzeit sind nur noch Celecoxib und Etoricoxib im Handel.*

Frage 968

? Ist es sinnvoll, 2 Opioide zu kombinieren?

! **Nein! Die Kombination von partiellen Antagonisten mit reinen Agonisten ist aus nahe liegenden Gründen nicht sinnvoll; die Kombination von Agonisten mit unterschiedlicher Rezeptoraffinität führt zu keiner Wirkungssteigerung. Ausnahmen: die intraoperative parallele Gabe länger wirkender Opioide während einer noch laufenden Remifentanil-Infusion zur postoperativen Schmerztherapie oder in Einzelfällen die „Top-up“-Medikation beim Schmerzdurchbruch unter transdermalen Systemen.**

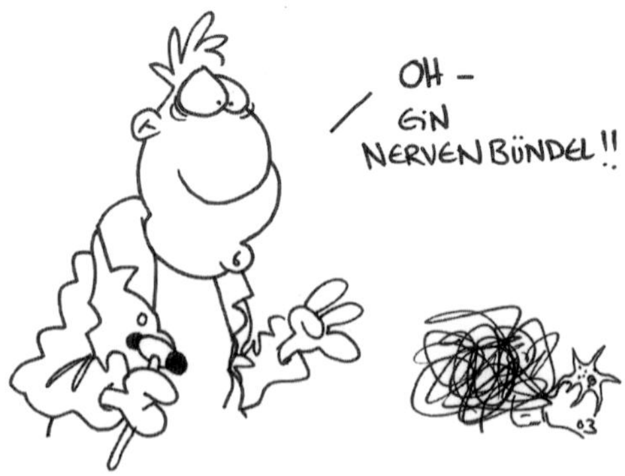

Frage 969

? Müssen Opioide bei Leberinsuffizienz in der Dosis reduziert werden?

! **Ja! Die meisten Opioide werden hepatisch metabolisiert und renal eliminiert. Morphin wird z. B. in der Leber glukuronidiert und renal eliminiert; eine Dosisreduktion ist bei Leberinsuffizienz nötig.**

Frage 970

? Welche Hilfsmittel stehen Ihnen zu einer standardisierten Schmerzanamnese bei chronischem Schmerz zur Verfügung?

! **Mehrdimensionale algesimetrische Verfahren auf der Basis der Selbstbeobachtung wie z. B. der Schmerzfragebogen der DGSS werden verwendet.**

i *Ein zusätzliches Hilfsmittel sind Schmerztagebücher zur Längsschnittbeurteilung und Fragebögen zur Erfassung von Depression und Angst (PHQ-D).*

Frage 971

? Was versteht man unter „Deafferenzierungsschmerz"?

! **Durch rückenmarknahe Läsion peripherer Nerven (z. B. Plexusausriss) können inhibitorische (Aβ-) Fasern ausfallen und segmentale hemmende Einflüsse fehlen.**

i *Die Folge ist spontane Hyperaktivität der enthemmten Rückenmarksneurone mit der Ausbildung von Schmerzsyndromen: starke, unilaterale, diffuse, brennende Dauerschmerzen.*

Frage 972

? Definieren Sie „zentralen" Schmerz!

! **Nach Thalamusläsionen (z. B. durch Ischämie oder Blutung) kann es nach Wochen bis Monaten durch pathologische neuronale Aktivität zu einem neuropathischen Schmerzsyndrom kommen, das meist in die kontralaterale Körperhälfte (obere und/oder untere Extremität, seltener: Kopf und Gesicht) projiziert wird.**

i *Dieser Dauerschmerz ist brennend, sehr stark, unilateral und diffus. Die Therapie erfolgt mit trizyklischen Antidepressiva, ggf. Neuroleptika.*

Frage 973

? Beschreiben Sie übertragenen Schmerz („Referred Pain") und nennen Sie Beispiele!

! **Im Bereich des Rückenmarkhinterhorns werden Afferenzen aus inneren Organen, Muskulatur, Bindegewebe und Haut gemeinsam auf das 2. Neuron des somatoästhetischen Systems weitergeleitet. Bei der Übertragung auf das 3. Neuron zur zentralen Verarbeitung des Inputs kann der Ursprung des Schmerzreizes nicht mehr eindeutig einem Organ oder der Haut zugeordnet werden; der Körper nimmt bevorzugt einen (epikritischen) Ursprung des Schmerzreizes aus einem Hautareal („Head-Zone") an, auch wenn die Ursache ein inneres Organ ist („Referred Pain").**

i *Klassisches Beispiel ist der Myokardinfarkt mit Schmerzen im linken Arm; weitere Beispiele sind Schulterschmerzen bei subphrenischen Prozessen.*

Frage 974

? Beschreiben Sie die Klinik neuropathischer Schmerzsyndrome!

! **Dauerschmerz wechselnder Intensität, als Brennschmerz oder mit einschießendem Schmerzcharakter.**

i *Die Patienten geben oft typische Auslöser für einschießende Schmerzen an. Allodynie (ein normalerweise* ***nicht*** *schmerzhaft empfundener Reiz verursacht Schmerzen), Dysästhesie und Hyperästhesie (ein normalerweiser* ***leicht*** *schmerzhaft empfundener Reiz wird stark schmerzhaft empfunden) sind typische (sog. „positive") Symptome.*

Frage 975

? Welche Wurzel ist bei einem Bandscheibenvorfall L 3/4 betroffen? Nennen Sie die Kennmuskulatur!

! **Lumbal treten die Nervenwurzeln unterhalb des gleichnamigen Wirbelkörpers aus, werden aber durch die in der Etage darüber liegende Bandscheibe bei einem Vorfall komprimiert: Kompression der Wurzel L 4 durch den Vorfall bei L 3/4.**

i *Kennmuskel ist der M. quadriceps femoris, die Beinstreckung ist abgeschwächt, Kennreflex ist der Patellarsehnenreflex.*

Frage 976

? Welche Symptomatik ist bei einem zervikalen, lateralen Bandscheibenvorfall C 6/7 typisch?

! **Bei allen zervikalen Wurzelkompressionen ist die Beschwerdeverstärkung durch Kopfdrehung und Retroflexion zur erkrankten Seite sowie Linderung bei entsprechenden Bewegungen zur Gegenseite typisch.**

i *Die C 7-Läsion ist die häufigste zervikale Wurzelläsion und gekennzeichnet durch Schmerzen von der HWS über Ober- und Unterarmstreckseite bis zum 2. und 3. Finger. Die Sensibilität ist hauptsächlich am Mittelfinger eingeschränkt; die Mm. triceps brachii, pronator teres und pectoralis sind wie auch die Beuger im Handgelenk und die Fingerstrecker paretisch. Kennreflex ist der Trizepssehnenreflex.*

Frage 977

? Nennen Sie Techniken der psychologischen Schmerztherapie!

! **Kognitiv-verhaltenstherapeutische Verfahren (z. B. Bewältigungsstrategien – Coping), operante Verfahren (Erarbeiten von schmerzinkompatiblem Verhalten, Unterdrücken von schmerzverstärkendem Verhalten), psychophysiologische Verfahren (Entspannungstherapien, Hypnose).**

Frage 978

? Nennen Sie einige Entspannungstechniken!

! **Progressive Muskelentspannung nach Jacobson, autogenes Training, Biofeedbackverfahren, imaginative Techniken, meditative Techniken, Atemtechniken.**

Frage 979

? Welche Medikamente sind zur Akutschmerztherapie bei Patienten mit obstruktiven Atemwegserkrankungen geeignet?

! Piritramid, Paracetamol und Pethidin sind wegen fehlender Histaminliberation und fehlender Wirkung auf die Prostaglandinsynthese im Allgemeinen geeignet.

i *Wird der Einsatz anderer Substanzen erwogen, muss jedes Medikament bezüglich der Verträglichkeit erprobt werden.*

Frage 980

? Ist die Kombination verschiedener Non-Opioide zur Akutschmerztherapie sinnvoll?

! In der S 3-Leitlinie zur akuten perioperativen und posttraumatischen Analgesie (2009) wurde dies nicht abschließend beurteilt. Die Kombination von zwei NSAR oder eines NSAR mit einem Coxib gilt als nicht sinnvoll.

i *Eine Kombination von Metamizol, Paracetamol und einem NSAR (oder Coxib) erscheint wegen unterschiedlicher Wirkmechanismen möglich und ist in der klinischen Erfahrung wirksam.*

Frage 981

? Beschreiben Sie die Vor- und Nachteile von Metamizol zur Akutschmerztherapie!

! Das nicht saure, antipyretische Analgetikum Metamizol hat folgende Vorteile: schneller Wirkungseintritt (Minuten), mittellange Wirkdauer (ca. 4 h), starke Analgesie (vergleichbar mit schwachen Opioiden), gute Spasmolyse (z. B. beim Kolikschmerz), keine relevante Wirkung auf die Prostaglandinsynthese und die Blutgerinnung, keine akute Toxizität, keine Kumulation bei Nieren- und Leberinsuffizienz.
Nachteile: Allergische Reaktionen sind (selten) möglich, Hauptnebenwirkung ist eine Hypotonie durch Vasodilatation (deshalb langsame i. v.-Injektion: 1 g/min).

i *Eine Agranulozytose ist bei einem Risiko von 1 : 1 000 000 nicht relevant (40 % reversibel nach Absetzen, die übrigen Fälle durch granulozytenstimulierenden Faktor therapierbar)!*

Frage 982

? Welche Faktoren limitieren den Einsatz von NSAR zur postoperativen Schmerztherapie?

! Beeinflussung der Thrombozytenfunktion durch Prostaglandinsynthesehemmung, Einschränkung der renalen Perfusion (besonders bei vorbestehender Niereninsuffizienz und Komedikation mit Diuretika und ACE-Hemmern), NSAR-assoziierte Gastropathie und Enteropathie (erosive Gastritis, Ulzera, Darmulzera) und Fehlen von i. v.-applizierbaren Substanzen mit Ausnahme von Parecoxib (Dynastat®).

i *Seit 2004 wird ein erhöhtes Risiko für kardiovaskuläre Ereignisse durch NSAR-Therapie in epidemiologischen Studien und Studien bei Langzeitanwendung (z. B. bei Polyposis coli) berichtet. Dies ist auch in der perioperativen Therapie mit NSAR bei Risikopatienten (KHK, Hypertonie, Herzinsuffizienz) zu beachten.*

Frage 983

? Eine 23-jährige Patientin in der 11. Schwangerschaftswoche hat bei seit mehreren Jahren bestehender Migräne einen schweren Migräneanfall. Wie können Sie die Patientin therapieren?

! Im 1. Trimenon liegen für folgende Analgetika Erfahrungen vor: Acetylsalicylsäure (ASS) bis 1 g/24 h ist wahrscheinlich unbedenklich; Morphin und Pethidin sind bei kurzfristiger Anwendung ebenfalls wahrscheinlich unbedenklich.

i *Beim Migräneanfall kann also ASS (auch i. v.) eingesetzt werden; eine mögliche Alternative ist als nicht medikamentöses Verfahren die Akupunktur. Keine Opioide!*

Frage 984

? Welche Analgetika können Sie zwischen der 13. und 24. Schwangerschaftswoche einsetzen?

! Acetylsalicylsäure (bis 1 g/24 h), Metamizol (bis 3-mal 500 mg/24 h), Paracetamol (bis 3-mal 1 g/24 h)

i *Opioide nur kurzfristig bedarfsorientiert: Morphin (10 – 20 mg i. v./s. c.) und Pethidin (50 – 100 mg i. v./s. c.).*

Frage 985

? Was versteht man unter PCA?

! **Die patientenkontrollierte Analgesie (PCA) ist ein Verfahren zur postoperativen Schmerztherapie, bei dem die Analgesie – vorzugsweise mit Opioiden – vom Patienten „On Demand“ gesteuert wird. Es werden spezielle programmierbare Spritzenpumpensysteme mit Sicherheitsfunktionen eingesetzt. Der Patient muss an einem patientennah angebrachten Schalter die programmierte Bolusinjektion auslösen. Bei abnehmender Vigilanz und Orientierung durch die Opioidwirkung ist dies nicht mehr möglich. Weiterhin können eine Maximaldosis pro Zeiteinheit und die sog. Lockout-Zeit (Sperrzeit des Systems nach einer Anforderung) festgelegt werden.**

i *Die PCA kann mit einer Basisrate+Anforderungen oder ohne Basisrate (heute bevorzugt) betrieben werden. Üblicherweise werden stark wirksame Opioide wie Piritramid oder Morphin verwendet, eine intensive Überwachung durch einen Schmerzdienst ist bei der Anwendung auf allgemeinen Pflegestationen unerlässlich.*

Frage 986

? Was bedeutet NCA?

! **Unter „Nurse-Controlled Analgesia“ (NCA) versteht man alle Formen der Schmerztherapie durch die Pflegekraft auf Anforderung durch den Patienten.**

i *In der Pädiatrie ist die NCA die häufigste Form der Schmerztherapie.*

Frage 987

? Nennen Sie Verfahren zur postoperativen Schmerztherapie!

! **Die Kombinationstherapie aus Opioiden und Non-Opioiden ist etabliert.**

i *Intermittierende i. m.-Opioidgaben sollten heute zugunsten der titrierend ausgeführten i. v.-Opioidanalgesie verlassen sein. Kombination von Non-Opioiden (Metamizol, NSAR, Paracetamol) mit Opioiden, Regionalanästhesien (Katheterepiduralanalgesie, Leitungsanästhesie in Kathetertechnik, Peniswurzelblock, Wundspülung mit Lokalanästhetika), PCA, PCEA (patientenkontrollierte Epiduralanästhesie).*

Frage 988

? Wie behandeln Sie ein akutes Rückenschmerzsyndrom bei einem lumbalen lateralen Bandscheibenprolaps L3/4?

! **Primär konservativ! Die Ausnahme sind schwere neurologische Defizite (beim lateralen Vorfall Sensibilitätsausfall und Lähmung), die ggf. früh operativ versorgt werden.**

i *Entlastende Lagerung im Stufenbett, Wärmeanwendung, entlastende Krankengymnastik, Gabe von NSAR (Coxibe, klassische NSAR), Myotonolytika (Diazepam, Tetrazepam, Flupirtin), Steroidstoßtherapie (Prednison 1-mal 50 mg p. o./Tag, schrittweise Reduktion über 1 Woche). Zusätzlich ggf. Opioide (Tilidin/Naloxon, Tramadol), ggf. abendliche Gabe von trizyklischen Antidepressiva (z. B. Amitryptilin). Alternativ oder bei Persistenz: Epiduralblockade (Lokalanästhetika+ggf. Steroide).*

Frage 989

? Welche Argumente sprechen gegen die Verwendung von Acetylsalicylsäure i. v. zur postoperativen Analgesie?

! **Die ungünstige Nutzen-Risiko-Relation.**

i *Die analgetische Wirkung entspricht anderen Non-Opioiden, die Wirkung ist kurz (2 h). Die Thrombozytenfunktionshemmung mit konsekutiver Blutungsneigung verbietet den perioperativen Einsatz.*

Frage 990

? Welche Eigenschaften sollten die zur postoperativen Analgesie verwendeten Medikamente haben?

! **Schneller Wirkungseintritt, mittellange Wirkdauer, starke Wirkung, geringe kardiovaskuläre, pulmonale, zentralnervöse, hepatische, renale und allergische Nebenwirkungen.**

i *Keines der bisher verfügbaren Medikamente vereinigt alle Eigenschaften in sich.*

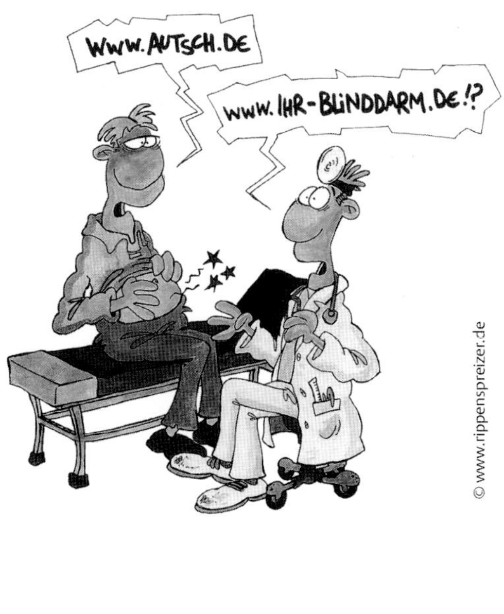

Frage 991

? Eine 23-jährige Patientin klagt nach einer Sectio caesarea bei Beckenendlage in Allgemeinanästhesie über einen lumboischalgiformen, rechtsseitigen Schmerz. Anamnestisch ist ein konservativ behandelter Bandscheibenvorfall vor 4 Jahren ohne Symptomatik seit 3 Jahren bekannt. Wie gehen Sie diagnostisch vor?

! **Es handelt sich um ein interessantes Problem: Zum einen klagen bis zu 50 % aller Schwangeren während und nach der Schwangerschaft über Rückenschmerzen, zum anderen könnte im Rahmen der Lagerung zur Sectio ein bestehender Bandscheibenvorfall erneut radikuläre Symptome verursachen bzw. ein neuer Prolaps aufgetreten sein. Eine medikamentöse Therapie ist durch die Stillzeit limitiert. Das entscheidende diagnostische Mittel ist die genaue neurologische Untersuchung. Nur bei eindeutiger radikulärer Symptomatik (Beinschmerz > Rückenschmerz, segmentale Ausbreitung, sensibles, motorisches oder sympathisches Defizit, Hinweise auf Cauda-equina-Syndrom mit Blasen- und Mastdarmlähmung) wäre eine bildgebende Diagnostik sinnvoll.**

Frage 992

? Sie erheben bei der Patientin folgenden Befund: Alle Muskeleigenreflexe o. B., Sensibilität und Motorik uneingeschränkt, Blasen- und Mastdarmfunktion nicht eingeschränkt. Die Patientin klagt über einen diffusen Rückenschmerz mit nicht segmentaler, rechtsseitiger Ausstrahlung lateral bis zur Oberschenkelmitte. Die Beschwerden sind im Sitzen verstärkt und durch Gehen gebessert. Welche Verdachtsdiagnose stellen Sie?

! **Es liegt ein nicht radikulärer Schmerz vor. Sie palpieren bei der Patientin die Iliosakralgelenke (ISG) beidseits. Falls sie Triggerpunkte über dem ISG identifizieren können, über die bei Druck der Schmerz verstärkt wird, liegt der Verdacht auf einen myofaszialen („Referred Pain"), pseudoradikulären Schmerz durch Triggerpunkte über dem ISG nahe.**

i *Die Beschwerden bei diesem Syndrom werden im Gegensatz zum radikulären Schmerz durch Bewegung gebessert.*

Frage 993

? Wie behandeln Sie?

! **Die – unter der Berücksichtigung der Stillzeit – am wenigsten belastende Therapie besteht in der Infiltration der Triggerpunkte mit Lokalanästhetika (z. B. Bupivacain 0,5 %). Eine deutliche Besserung der Symptomatik bestätigt Ihren Verdacht.**

i *Zusätzlich krankengymnastische Behandlung und physikalische Therapie (Wärmeapplikation). Gegebenenfalls Wiederholung der Infiltration.*

Frage 994

? Zu Patienten mit Verbrennungen III° wird häufig die Meinung geäußert, dass wegen der Zerstörung der Nozizeptoren in der Haut diese Patienten nur geringe Schmerzen haben. Nehmen Sie dazu Stellung!

! **Die Verbrennungen und Verbrühungen I° und II° sind wegen massiver Nozizeptorerregung sehr schmerzhaft. Es gibt ausreichend Berichte über starke Schmerzen auch bei Verbrennungen III°, sodass hier ebenso eine rigorose initiale und konsequent fortgesetzte Analgesie nötig ist.**

Frage 995

? Welche pharmakokinetischen Besonderheiten gibt es bei der Applikation von Medikamenten in der Pädiatrie?

! **Die Körperzusammensetzung und die physikochemischen Eigenschaften eines Pharmakons bestimmen sein Verteilungsmuster. Der Anteil an Wasser, Fett und Muskelmasse an der Gesamtkörpermasse ist altersabhängig. Das extrazelluläre Flüssigkeitsvolumen (EZV) ist ein relevanter Verteilungsraum und ist beim Neugeborenen (40 % des KG) etwa doppelt so groß wie beim Erwachsenen (20 % des KG), nach ½ bis 1 Lebensjahr ist die Angleichung erfolgt. Die hepatische Elimination ist die ersten drei Monate eingeschränkt, nach einem halben Jahr aber ebenso funktionsfähig wie die Niere.**

i *Oral zugeführte Pharmaka werden bis zum 3. Lebensjahr verzögert resorbiert, rektal gibt es keine altersspezifischen Veränderungen.*

Frage 996

? Welche Besonderheiten der Pharmakodynamik kennen Sie?

! **Die pharmakokinetischen Veränderungen (Absorption, Verteilung, Metabolisierung und Elimination) sind nur ein Teilaspekt. Die spezifische Rezeptorwirkung ist vom Lebensalter abhängig.**

i *Es muss mit abweichenden Dosis-Wirkungs-Profilen gerechnet werden, insbesondere auch wegen der erhöhten Permeabilität der Blut-Hirn-Schranke.*

Frage 997

? Welche Grundregeln zur klinischen Pharmakologie des heranwachsenden Organismus kennen Sie?

! Die Vorhersage von Konzentrations-Zeit-Wirkungsprofilen bleibt bei Kindern unter 3 Jahren immer nur eine grobe Schätzung.

i *Eine individuelle Dosierung sowie eine subtile Therapiekontrolle und -dokumentation („Drug Monitoring") sind nötig, besonders bei Pharmaka mit geringer therapeutischer Breite; es muss sehr vorsichtig titriert werden (z. B. höhere Empfindlichkeit und verlängerte Halbwertszeiten für Opioide).*

Frage 998

? Welches intraoperativ begonnene Analgetikaregime ist bei Kindern zu empfehlen?

! Die Wirkung der intraoperativ gegebenen Opioide hält meistens noch postoperativ an, sie ist abhängig von der Substanz, der Dosierung, der Anästhesiedauer und der Interaktion mit weiteren Pharmaka. Die Therapie mit Non-Opioiden (i. v.-Paracetamol, Metamizol) ist effektiv.

i *Piritramid (0,1 mg/kg) kann bereits in der Ausleitphase gegeben werden.*

Frage 999

? Wie gestalten Sie die postoperative Schmerztherapie?

! Die postoperative Schmerztherapie (insbesondere bei Kindern) ist nach wie vor ein Stiefkind der Anästhesiologie. Die Kriterien werden in erster Linie von den organisatorischen Voraussetzungen und Erfahrungen einer anästhesiologischen Abteilung oder Praxis bestimmt, weniger von Literaturangaben. Es müssen neben der Auswahl der Methoden (systemisch, regional) auch spezielle Aspekte mitberücksichtigt werden: Einstellung der Ärzte und des Personals zur Schmerztherapie, unterstützende bzw. bemitleidende Haltung der Eltern, der Einfluss der Prämedikation- und Narkoseverfahren.

i *Wie beim Erwachsenen ist die strukturierte Kombinationsanalgesie aus Opioiden, Non-Opioiden und Lokal-/Regionalanästhesie das Verfahren der Wahl.*

Frage 1000

? Welche Schmerzursachen müssen in Betracht gezogen werden?

! Neben dem postoperativen Schmerz können eine volle Blase, ein drückender Gips oder ein Kompartmentsyndrom die Ursache für extreme Unruhe sein.

i *Die Trennungssituation von den Eltern sollte berücksichtigt werden.*

Frage 1001

? Was verstehen Sie unter unspezifischer Schmerztherapie?

! Da verschiedene Einflüsse das Schmerzempfinden modulieren, sollten die Eltern früh beim Kind sein, eine gelassene Atmosphäre herrschen und eine frühzeitige orale Nahrungszufuhr gestattet werden. Bei starker Unruhe wirkt ein Sedativum besser als ein Analgetikum: Midazolam 0,05 – 0,1 mg/kg i. v. oder Diazepam rektal 0,5 – 1,5 mg/kg.

i *Auf schmerzhafte Applikation (i. m., s. c.) muss verzichtet werden.*

Frage 1002

? Welche Bedeutung hat die Lokal- und Regionalanästhesie?

! Wenn immer möglich, sollten lang wirksame Lokalanästhetika wie z. B. Bupivacain 0,25 % eingesetzt werden. Bei einer Dosierung von 3 mg/kg bleibt die Plasmakonzentration unterhalb der toxischen Grenze. Die populärste Methode ist die Kaudalanästhesie, andere empfehlenswerte Blockaden sind die axilläre Plexusanästhesie (ab 3 Jahren), die Peniswurzelblockade, die N.-ilioinguinalis- und N.-iliohypogastricus-Blockade sowie seltener die Spinal- und Periduralanästhesie. Die Anlage der Regionalanästhesie erfolgt in Allgemeinanästhesie.

i *Trotz begrenzter Anwendbarkeit ist auch an eine Oberflächenanästhesie mit Lidocainsalbe, -gel oder -spray sowie an EMLA-Creme zu denken. Einfach und effektiv ist die Instillation von Lokalanästhetika beim Wundverschluss.*

Frage 1003

? Welche Vor- und Nachteile hat die Regionalanästhesie bei der postoperativen Schmerztherapie von Kindern?

! Die Vorteile sind offensichtlich: geringerer Anästhetikaverbrauch, Schmerzfreiheit in der Aufwachphase, Nebenwirkungen zentral wirkender Analgetika wie Brechreiz, Atemdepression und Schläfrigkeit werden reduziert, eine frühe orale Flüssigkeitszufuhr und Mobilisation ist möglich. Die Nachteile sind: erhöhter technischer und personeller Aufwand und ein erhöhtes Risiko durch pharmakokinetische und -dynamische Besonderheiten.

i *Das Fehlen der nötigen Erfahrung und Routine im Umgang mit Regionalanästhesien bei Kindern ist das größte Problem.*

Frage 1004

? Welche Non-Opioid-Analgetika werden bei Kindern verwendet?

! Paracetamol, Diclofenac, Ibuprofen und Metamizol werden häufig verwendet.

i *Paracetamol ist das am weitesten verbreitete Analgetikum, es kann i. v., rektal oder p. o. verabreicht werden. Die Tagesdosis liegt bei 4-mal 10 mg/kg KG nach einer „Ladedosis" von bis zu 40 mg/kg KG. Die Wirkung ist ausschließlich zentral, antiinflammatorische Effekte fehlen. Acetylsalicylsäure wird nicht mehr empfohlen (Thrombozytenfunktionsstörung, Reye-Syndrom). Diclofenac (0,5 – 3 mg/kg/Tag) und Ibuprofen (10 – 20 mg/kg/Tag) sind starke Zyklooxygenasehemmer und somit stark analgetisch und antiödematös wirksam; an Nebenwirkungen sind eine Funktionsstörung der Nieren, eine hepatotoxische Wirkung und eine pseudoallergische Reaktion möglich. Metamizol (10 – 15 mg/kg KG alle 4 – 6 h) ist ab dem 3. Lebensmonat zugelassen. Unter Beachtung von Kontraindikationen (Pyrazolonallergie) ist es ein effektives Analgetikum. I.v.-Gabe nur als Infusion, die immer wieder diskutierte Agranulozytose ist eine extrem seltene Nebenwirkung (1 : 1 000 000).*

Frage 1005

? Welche Opioide (zentral wirksame Analgetika) bevorzugen Sie intraoperativ bei Kindern?

! Fentanyl, Alfentanil und Sufentanil wirken in äquipotenten Dosen nahezu identisch und sind durch Naloxon antagonisierbar.

i ***Fentanyl*** *(1 – 10 µg/kg KG) hat eine hohe Fettlöslichkeit und wird rasch umverteilt. Der volle Effekt tritt in 2 – 3 min auf, niedrige Dosierungen klingen durch Redistribution ab, höhere durch Metabolisierung in der Leber. Bei Frühgeborenen wurden Halbwertszeiten bis 32 h (!) beobachtet. Als Teil einer Anästhesiemethode sind kleinste Dosen sinnvoll (1 µg/kg KG).*

i ***Alfentanil*** *(10 – 40 µg/kg KG) ist weniger fettlöslich und innerhalb einer Minute voll wirksam, nach 1 h ist keine Wirkung mehr nachweisbar. Die analgetische Potenz beträgt ¼ von Fentanyl, bei > 1 – 3 µg/kg KG tritt Apnoe auf.*
Sufentanil *(0,1 – 10 µg/kg KG) wirkt 10-mal stärker als Fentanyl, 1000-mal stärker als Morphin und ist innerhalb von 1 – 2 min voll wirksam. Durch die plötzliche Sympathikolyse kommt es bei Hypovolämie zu Blutdruckabfall.*

Frage 1006

? Welche Opioide sind postoperativ empfehlenswert?

! Am häufigsten werden Tramadol, Piritramid und Morphin verwendet.

i ***Morphin*** *(0,1 – 0,2 mg/kg KG i. v.) ist gut untersucht und bewährt. Es ist im Vergleich zu anderen µ-Agonisten relativ hydrophil und erst nach 5 – 10 min wirksam, bei Neugeborenen wegen der durchlässigen Blut-Hirn-Schranke schneller. Es hat eine lange Wirkungsdauer (3 – 4 h) und wirkt zusätzlich sedierend. Bei Hypovolämie und Asthma ist auf Histaminliberation und Hypotonie zu achten. Zu* ***Tramadol*** *(0,5 – 1 mg/kg KG) und dem in der Anästhesiologie häufig eingesetzten* ***Piritramid*** *(0,1 – 0,2 mg/kg KG) gibt es ausreichende klinische Erfahrungen.*

Frage 1007

? Welche Grundsätze sind bei der perioperativen Schmerztherapie mit Opioiden zu beachten?

! Um Verwechslungen und Dosierungsfehler zu vermeiden, sollte man sich auf wenige Substanzen beschränken. Starre Intervalle sind nicht sinnvoll. Empfehlenswert ist eine i. v.-Titration nach Bedarf in der ersten postoperativen Phase.

i *Nebenwirkungen treten häufig auf, können antizipiert und entsprechend behandelt werden: Atemdepression, Übelkeit/Erbrechen, Harnverhalt, Obstipation und Juckreiz.*

Frage 1008

? Wie sind Kinder nach und während einer Opioidtherapie zu überwachen?

! Die wichtigste Größe bei der Überwachung ist die Beurteilung des Bewusstseins, da einer Atemdepression eine zunehmende Sedierung vorausgeht und wache, ansprechbare Kinder jenseits des Säuglingsalters nicht plötzlich einen Atemstillstand haben.

i *Das regelmäßige Registrieren des Sedationsgrads durch gut ausgebildetes Kinderpflegepersonal ist daher die beste Garantie für die optimale Betreuung. Das Monitoring sollte Atemfrequenz und Pulsoxymetrie umfassen.*

Frage 1009

? Kann die PCA bei Kindern angewendet werden?

! **Ja! Ab dem Alter von 7 – 8 Jahren. Ein Kind, das einen Spielcomputer („Gameboy") beherrscht, kann auch mit einer PCA umgehen!**

Frage 1010

? Welche chronischen Schmerzsyndrome gibt es im Kindesalter?

! **Außerhalb der Tumorschmerztherapie gibt nur wenige benigne chronische Krankheiten, die mit chronischen Schmerzen einhergehen, wie z. B. Sichelzellanämie (Krisen) und juvenile Polyarthritis.**

i *Eingesetzt werden Non-Opioide (Paracetamol, Metamizol, Diclofenac) und Opioide (Morphin).*

Frage 1011

? Welche an Aberglaube grenzende Meinung ist leider unter Ärzten bezüglich der Schmerztherapie bei Kindern weit verbreitet?

! **„Säuglinge, speziell Neugeborene können schmerzhafte Reize nicht diskriminieren und haben ohnehin keine Erinnerung!"**

i *Diese Meinung ist durch die Grundlagenwissenschaft eindeutig widerlegt.*

Frage 1012

? Welche Besonderheiten der Schmerzmessung und -beurteilung gibt es im Kindesalter?

! **Bis zum Alter von 2,5 Jahren ist keine quantitative Selbsteinschätzung der Schmerzen möglich, es muss eine Fremdeinschätzung erfolgen. Diese erfolgt am besten durch Personen, die das Kind unter normalen Umständen kennen und somit Veränderungen im Sozialverhalten abschätzen können. Für ältere Kinder gibt es die sog. Smiley-Skala, ab dem Schulalter kann die visuelle Analogskala verwendet werden.**

i *Das Beurteilen der Schmerzintensität wird wesentlich dadurch erschwert, dass Angst und Schmerz nicht unterschieden werden können. Postoperativ wird zudem häufiger als bei Erwachsenen ein Aufwachdelir mit Agitation und Desorientierung gesehen. Ferner muss daran erinnert werden, dass sich Schmerzwahrnehmung und -empfindung mit zunehmendem Alter ändern.*

Frage 1013

? Welche Verhaltensänderungen gibt es bei Kindern mit Schmerzen?

! **Insbesondere beim Säugling kommt es zum Schreien, Weinen, Grimassieren und der Unmöglichkeit, eine Beruhigung zu erreichen. Außerdem kommt es zu physiologischen Veränderungen: Herzfrequenz, Blutdruck, Hirndruck, Schwitzen und Sauerstoffbedarf.**

i *Viele Kinder reagieren mit Rückzug, essen nichts mehr und leiden still, das „brave Kind" ist in Wirklichkeit depressiv.*

Frage 1014

? Welche nicht medikamentösen Möglichkeiten der Akutschmerztherapie gibt es?

! **Neben Lagerung, physikalischen Maßnahmen (Kühlung) und der medikamentösen Schmerztherapie ist auch das Umfeld und das nicht ärztliche Behandlungsteam von großer Bedeutung: Dem Kind müssen verständliche Informationen gegeben werden („Es piekst gleich"), die Hand der Mutter kann gedrückt werden, das Kind soll Wahlmöglichkeiten haben („Wer darf dich festhalten?"), die Eltern sollen gut vorbereitet sein.**

Tumorschmerztherapie

Frage 1015

? Führen Sie das Stufenschema der WHO zur Tumorschmerztherapie aus!

! **Auf Stufe 1 des Stufenplans werden Non-Opioide wie NSAR (Diclofenac, Ibuprofen etc.) und antipyretische saure und nicht saure Analgetika (ASS, Paracetamol, Metamizol etc.) eingesetzt. Stufe 2 beinhaltet die Medikamente der Stufe 1 kombiniert mit schwachen Opioiden (Tramadol, Tilidin/Naloxon). In Stufe 3 werden die Medikamente der Stufe 1 mit stark wirksamen Opioiden (Morphin, Fentanyl, Oxycodon etc.) kombiniert. In den Stufen 1 – 3 werden zusätzlich Koanalgetika (trizyklische Antidepressiva, Antikonvulsiva, Steroide) und Adjuvanzien (Laxanzien, Antiemetika etc.) verordnet.**

i *Mit einer Therapie auf Stufe 1 werden nur 11 % aller Patienten schmerzkontrolliert, auf Stufe 2 immerhin 34 %. Dies legt eine frühzeitiges Wechseln auf Stufe 2 nahe. Mit Stufe 3 können ca. 90 % aller Tumorschmerzpatienten adäquat schmerzkontrolliert werden. Bei den übrigen Patienten müssen ggf. parenterale/rückenmarksnahe Opioide und/oder invasive Maßnahmen zum Einsatz kommen.*

Frage 1016

? Welche Möglichkeiten bieten sich Ihnen für die Schmerztherapie mit stark wirksamen Opioiden bei einem Patienten, der wegen eines Mundbodenkarzinoms nicht mehr schlucken kann?

! **Fentanyl oder Buprenorphin als transdermales therapeutisches System sind einfach einsetzbar und effektiv.**

i *Liegt eine perkutane Gastroenterostomie können Sie alternativ Morphin als Retardgranulat applizieren.*

Frage 1017

? Sehen Sie Indikationen für neurochirurgische oder perkutane neurodestruktive Verfahren (Neurolysen) beim Tumorschmerz?

! **Beim Tumorschmerz sind Neurolysen oder neurochirurgische Verfahren (intrathekale oder intraventrikuläre Opioidapplikation über implantierte Pumpen) wegen der begrenzten Lebenserwartung selten indiziert, aber eher zu erwägen als beim chronisch-benignen Schmerz, bei dem sie praktisch nie indiziert sind.**

i *Eine Ausnahme ist die Zöliakusblockade/Neurolyse beim Patienten mit Pankreaskarzinom. Die Indikation kann großzügig gestellt werden.*

Frage 1018

? Ein 67-jähriger Patient mit (diabetischer) Niereninsuffizienz und kompensierter Retention (Serumkreatinin 3,7 mg/l) muss bei einem metastasierten Kolonkarzinom wegen viszeraler Schmerzen analgetisch behandelt werden. Wie gehen Sie vor?

! **Die starre Einhaltung des Stufenschemas der WHO mit Beginn auf Stufe 1 (Non-Opioide+Adjuvanzien) ist problematisch. Die Auswahl der Non-Opioid-Analgetika beschränkt sich wegen der Niereninsuffizienz auf Paracetamol und Metamizol; NSAR können nicht eingesetzt werden. Ist der Patient unter einer hohen Dosis (6 g/24 h) Metamizol kombiniert mit Antidepressiva und Paracetamol als Durchbruchsmedikation nicht schmerzfrei, sollten frühzeitig Opioide eingesetzt werden oder primär auf Stufe II begonnen werden.**

i *Auch hier muss die Niereninsuffizienz beachtet werden. Am geeignetsten sind niedrige Dosen (bis 400 mg/Tag) retardiertes Tilidin/Naloxon (verursacht am wenigsten Obstipation) und wegen fehlender Kumulation in üblichen Dosierungen Hydromorphon und Buprenorphin.*

Frage 1019

? Ein 67-jähriger Patient leidet unter einem progredienten, diffus ossär metastasierten Prostatakarzinom. Er klagt über starken Rückenschmerz mit einschießendem Schmerz in das rechte Bein und Schmerzen in beiden Hüftgelenken. Bisherige Medikation: Depotspritze mit Gn-RH-Antagonist (Leuprorelin) und Flutamid. Zur Schmerzbehandlung 2-mal 30 mg retardiertes Morphinsulfat, Metamizol 4-mal 500 mg. Wie gehen Sie vor?

! **Eine neurologische Untersuchung (radikuläre Symptomatik?) und bildgebende Diagnostik (Röntgennativaufnahme der Wirbelsäule in 2 Ebenen, ggf. CT/NMR, Knochenszintigraphie) ist zur weiteren Planung der Therapie sinnvoll. Liegen osteoklastische Metastasen vor: Beginn mit Osteoklastenhemmern (z. B. Clodronat oder Pamidronat i. v.), zusätzliche Gabe von NSAR (z. B. Ibuprofen, Diclofenac) und Erhöhung der Morphindosis. Bei diffusen osteoblastischen Metastasen ggf. palliative Radionuklidtherapie (Strontium, Samarium), zusätzlich ASS (4 g/24 h p. o.) oder NSAR. Finden sich Wirbelkörperdestruktionen mit Myelonkompression und drohender Querschnittlähmung: operative Stabilisierung und/oder Radiatio. Beim neuropathischem Schmerz Gabe von trizyklischen Antidepressiva oder/und Antiepileptika, Steroide bei Wurzelkompression. Zusätzlich Estramustin oder Mitomycin zur palliativen Chemotherapie.**

Frage 1020

? Eine 35-jährige Patientin mit metastasiertem Mammakarzinom wird chemotherapiert. Sie klagt neben Dyspnoe bei diffuser pulmonaler Filiarisierung über starke, einschießende, einseitige Gesichtsschmerzen. Bisherige Schmerzmedikation: 3-mal 50 mg/24 h Diclofenac p. o., 400 mg/24 h retardiertes Tramadol p. o. Wie gehen Sie vor?

! **Die Dyspnoe kann durch Ersetzen von Tramadol durch Morphin (Senkung des pulmonal-arteriellen Drucks) und durch Steroidtherapie evtl. gelindert werden. Die Gesichtsschmerzsymptomatik ist möglicherweise eine symptomatische Trigeminusneuralgie bei Hirnmetastasen, bei der Opioide kaum wirksam sind. Nach bildgebender Diagnostik (CT/NMR) Steroidtherapie (Dexamethason 4-mal 4 mg/24 h p. o.) und ggf. Radiatio.**

i *Zusätzlich Antiepileptika (Gabapentin, Pregabalin oder Carbamazepin).*

Frage 1021

? Was versteht man unter Schmerzdurchbruchsmedikation („Rescue Medication")?

! **Therapieziel beim Tumorschmerz ist die durchgehende Schmerzkontrolle auf einem für den Patienten akzeptablen Niveau. Durch den Einsatz retardierter Opioide kann bei stabilem Schmerz dieses Ziel leicht erreicht werden. Leider ist bei der Mehrzahl der Patienten mit Tumorleiden die Schmerzintensität stark schwankend, sodass es bei der Einstellung auf retardierte Opioide bei Dosen mit tolerablen Nebenwirkungen öfter zum Schmerzdurchbruch kommen kann. Die einfache Dosiserhöhung kann nur bis zu einem gewissen Grad Abhilfe schaffen, da im schmerzärmeren Intervall die Nebenwirkungen (z. B. Sedation) gesteigert sein können.**

i *Die Verordnung einer speziellen Zusatzmedikation (Opioide, Nonopioide oder Koanalgetika) für den Schmerzdurchbruch ist sinnvoll.*

Frage 1022

? Wie sieht eine Schmerzdurchbruchsmedikation aus?

! **Bei Therapie mit retardierten, transdermalen oder lang wirksamen Opioiden wird eine Dosis von etwa ⅕ der kontinuierlich verabreichten Dosis unretardiert gegeben. Für Morphin (Sevredol®), Hydromorphon (Palladon®), Oxycodon (Oxygesic Akut®), Fentanyl und Buprenorphin (Temgesic®) gibt es entsprechende Produkte.**

i *Für Fentanyl sind inzwischen buccal applizierbare Sticks (Actiq®), Sublingualtabletten (Effentora®) und Nasenspray (Instanyl®) in unterschiedlichen Dosierungen erhältlich. Alternativ kann ein Non-Opioid oder Koanalgetikum, dessen Dosis noch nicht ausgereizt ist, verordnet werden (z. B. Metamizol, Paracetamol, NSAR, trizyklische Antidepressiva, Antiepileptika).*

Frage 1023

? Was versteht man unter Opioidrotation?

! **Während einer Langzeittherapie mit retardierten Opioiden kann es zum Nachlassen der Wirkung und/oder zur Zunahme von Nebenwirkungen kommen. Eine bewährte Maßnahme ist der Wechsel auf ein anderes Opioid. Hierbei wird anhand von Tabellen die äquivalente Dosis berechnet und die Therapie mit ca. 25 % geringerer Dosis als berechnet umgesetzt.**

i *Bei der Therapie nicht tumorbedingter Schmerzen ist bei schnellem Nachlassen der Wirkung und erfolgloser Opioidrotation vor Fortführung der Opioidtherapie die Indikation zu reevaluieren (psychische Komorbidität?).*

Frage 1024

? Ein 65-jähriger Patient hat bei einem Bronchialkarzinom mit massiver Skelettmetastasierung stärkste Schmerzen im Becken- und LWS-Bereich. Ein palliatives operatives Vorgehen und eine Radiatio sind nicht mehr möglich. Der Patient erhält bereits 300 µg/h Fentanyl transdermal, 125 mg Amitryptilin, 8 g Metamizol sowie Clodronat. Welche Therapieoptionen haben Sie noch?

! **Bei diffuser osteoblastische Metastasierung ist evtl. noch eine systemische Radionuklidtherapie (z. B. mit Samarium oder Strontium) möglich. Der Schmerz scheint nur begrenzt opioidsensibel zu sein, ein Opioidwechsel kann versucht werden. NSAR oder ASS wären noch additiv möglich, ggf. ist eine systemische Lokalanästhetikagabe (Lidocain bis 2 g/24 h i. v./s. c.) wirksam.**

i *Als Ultima Ratio kann unter stationären Bedingungen eine Ketamindauerinfusion (0,5 – 1 mg/kg KG/h) eingesetzt werden.*

Frage 1025

? Eine bewusstseinsklare, 85-jährige Patientin mit metastasiertem Ovarialkarzinom äußert den Wunsch, zu Hause zu sterben und lehnt jede weitere Therapie außer der Schmerzmittelgabe ab. Eine enterale Zufuhr von Nahrungsmitteln und Medikamenten ist nicht mehr möglich. Die Patientin war unter transdermaler Fentanyl-Therapie schmerzfrei, aber dysphorisch und lehnte die Medikation ab. Zurzeit ist die Patientin unter einer

i. v.-Morphindauerinfusion mit 120 mg/24 h entspannt und schmerzfrei. Welche – angesichts der sehr kurzen verbleibenden Lebensspanne – einfache und sichere Applikationsmöglichkeit bleibt Ihnen?

! Der Wechsel auf eine transdermale Buprenorphingabe wäre möglich. Als Alternative zur parenteralen Therapie über periphere und zentralvenöse Zugänge (einschließlich Portsystemen), die in der häuslichen Betreuung nur bedingt geeignet sind, kann die s. c.-Dauerinfusion von Morphin auch über eine G18- oder G20-Butterflykanüle (z. B. am lateralen Oberschenkel) erfolgen. Die Kanülen sind einfach zu betreuen, können bis zu 10 Tage in situ belassen werden, der Wechsel an einen anderen Punktionsort ist unproblematisch.

i Zusätzlich zur Analgetikaapplikation (z. B. über einfache uhrwerkbetriebene Infusionspumpen) kann auch bis zu 1 l Elektrolytlösung per Schwerkraftinfusion gegeben werden.

Frage 1026

? Sie betreuen einen 54-jährigen Patienten mit Sigmakarzinom und ausgeprägter hepatischer Filiarisierung schmerztherapeutisch. Nach 3 Zyklen hoch dosierter 5-Fluorouracil/Leukovorin-Therapie klagt der unter 120 mg/24 h retardiertem Morphin und 200 mg Diclofenac bislang schmerzfreie Patient über einen dumpfen, drückenden rechtsseitigen Oberbauchschmerz, der im Liegen zunimmt. Was vermuten Sie als Schmerzursache, wie behandeln Sie?

! Bei der Lebermetastasierung kann die genannte Symptomatik auf einen Leberkapselspannungsschmerz hinweisen.

i Therapeutisch kann Dexamethason zirkadian (4-mal 4 mg/24 h p. o.) eingesetzt werden, worunter die Patienten im Allgemeinen innerhalb weniger Tage beschwerdefrei werden.

Frage 1027

? Ein Patient wird mit 6-stündlicher Gabe von retardiertem Morphin behandelt. Halten Sie diese Applikationsintervalle für sinnvoll?

! Nein! Die galenische Zubereitung erlaubt ein Intervall von 12 h und dieses Intervall sollte wegen besserer Compliance auch eingehalten werden.

i Bei Nachlassen der Wirkung vor der nächsten Dosis sollte die Einzeldosis erhöht werden.

Frage 1028

? Welche galenischen Zubereitungen für Morphin sind Ihnen bekannt?

! Zur oralen Therapie ist die früher gebräuchliche wässrige Morphinlösung heute weitestgehend verlassen, in neuer galenischer Formulierung kann sie als Durchbruchsmedikation verwendet werden. Unretardiertes Morphin ist in auch Tablettenform erhältlich. Retardierte Zubereitungen mit 12 h und 24 h Wirkdauer sind üblich.

i Für Patienten, die keine Tabletten schlucken können, sind Retardgranulate (über enterale Ernährungssonden applizierbar), rektale und parenterale (i. v., i. m., s. c., epidural) Zubereitungen erhältlich.

Therapie chronisch benigner Schmerzen

Frage 1029

? Wie bezeichnet man heute die früher als Kausalgie oder M. Sudeck bezeichneten Krankheitsbilder?

! Die neue Taxonomie der IASP verlässt die bisherigen pathogenetischen Erklärungsversuche. Die Kausalgie (Brennschmerz nach Nervenläsion) wird heute als „komplexes regionales Schmerzsyndrom (CRPS) Typ II" bezeichnet, die sympathische Algodystrophie (sive M. Sudeck) wird heute als CRPS Typ I klassifiziert.

Frage 1030

? Definieren Sie die diese Krankheitsbilder!

! Das Krankheitsbild des CRPS Typ I beinhaltet sympathische, sensible und motorische Störungen, die nach Schädigung (unabhängig vom Ausmaß derselben) meist in den distalen Anteilen einer Extremität entstehen und nicht mit der Schädigung größerer Nerven einhergehen.

i Klinisch imponiert CRPS Typ II mit meist brennenden, einschießenden Schmerzen mit paroxysmaler Verstärkung und Funktionseinschränkung nach einer Nervenverletzung.

Frage 1031

? Gibt es eine Phantomschmerzprophylaxe?

! **Die Wirkung einer rückenmarknahen Regionalanästhesie über 3 Tage vor und für die Durchführung des Eingriffs wurde als Prophylaxe gewertet, wobei der eindeutige Nachweis bisher fehlt und auch neue doppelblinde, plazebokontrollierte Studien mit Beobachtungszeiten von bis zu einem Jahr keinen Effekt belegen konnten. Kann der Eingriff wegen einer Gerinnungsstörung nicht in zentraler Regionalanästhesie durchgeführt werden, sind evtl. periphere Regionalanästhesien und die perioperative Calcitonintherapie (100 – 200 IE 1-mal tägl. i. v. für 7 – 10 Tage) möglich. Auch die Perfusion des Stumpfes mit Lokalanästhetika über in die Wunde eingelegte Katheter wird praktiziert.**

i *Für keine chirurgische oder anästhesiologische Maßnahme ist eine Wirkung gut belegt.*

Frage 1032

? Bewerten Sie Regionalanästhesieverfahren im Rahmen chronischer benigner Schmerzsyndrome!

! **Bei Chronifizierung (Grad III nach Gerbershagen) ist durch einzelne Verfahren alleine kein Therapieerfolg zu erzielen. Einzig multimodale Ansätze unter Einbeziehung medikamentöser, regionalanästhesiologischer, physiotherapeutischer, physikalischer und psychotherapeutischer Verfahren sind Erfolg versprechend.**

i *Der Einsatz invasiver Techniken ist äußerst kritisch zu sehen.*

Frage 1033

? Gibt es Indikationen für neurochirurgische oder perkutane neurodestruktive Verfahren (Neurolysen) beim chronischen benignen Schmerz?

! **Mit sehr wenigen Ausnahmen: Nein! Einzig die lumbale Grenzstrangneurolyse zur Behandlung des chronischen Ischämieschmerzes, die operative Therapie der Trigeminusneuralgie und die Neurolyse des Plexus coeliacus beim Pankreaskarzinom sind etablierte Verfahren.**

i *Wegen der hohen Effizienz medikamentöser Verfahren sind alle neurodestruktiven Techniken stark zurückgedrängt worden. Bei chronisch benignem Schmerz sollten über die o. g. Ausnahmen hinaus keine neurodestruktiven Verfahren eingesetzt werden, da die Probleme durch den Deafferenzierungsschmerz nach Neurolyse noch verstärkt werden können. Der Stellenwert der Rückenmarkstimulation („Spinal Cord Stimulation“, SCS), der zentralen Stimulation („Deep Brain Stimulation“) oder der peripheren Nervenstimulation über implantierte Elektroden ist noch nicht abschließend zu bewerten und sollte weiter kritisch betrachtet werden.*

Frage 1034

? Wie behandeln Sie eine postzosterische Neuralgie (PZN)?

! **Persistiert nach Abklingen der Effloreszenzen beim akuten Zoster der Schmerz oder wird er stärker (besonders bei Patienten > 60 Jahre), muss an eine PZN gedacht werden. Therapieziel ist die Schmerzkontrolle: durch medikamentöse Therapie mit Trizyklika, Antiepileptika und Opioiden kombiniert mit wiederholter Sympathikusblockade. Der Sympathikusblock wird im betroffenen Gebiet (z. B. thorakal über Epiduralblockade, am Arm über Ganglion-stellatum-Blockade) mit Lokalanästhetika oder als ganglionäre lokale Opioidanalgesie (GLOA) durchgeführt. Durch dieses Vorgehen kann die Häufigkeit einer persistierenden PZN gesenkt werden.**

i *Bei chronischen PZN ist die Therapie schwierig. Trizyklische Antidepressiva, Opioide und Antiepileptika werden bevorzugt, NSAR und antipyretische Analgetika sind meist unwirksam. Lokaltherapie mit Capsaicin, Indometacin oder ASS (in Ether gelöst) kann wirksam sein.*

Frage 1035

? Ein Patient mit CRPS Typ II im linken Arm nach traumatischer Nervenläsion klagt trotz Medikation mit Antiepileptika (Carbamazepin 1200 mg/24 h p. o.) und Opioiden (Morphinsulfat 300 mg/24 h p. o.) über starke einschießende Schmerzen! Welche therapeutischen Optionen können Sie dem Patienten anbieten?

! **Versuchsweiser Einsatz von Antidepressiva, Gabapentin, Pregabalin oder Cannabinoiden als Komedikation, Einsatz der TENS (transkutane elektrische Nervenstimulation) und Ersetzen von Morphinsulfat durch transdermales Fentanyl oder Levomethadon (NMDA-antagonistische Wirkung). Psychotherapie!**

i *Der Einsatz invasiver Verfahren wie „Spinal Column Stimulation“ (SCS) oder peripherer Nervenstimulation ist sehr kritisch abzuwägen.*

Frage 1036

? Nennen Sie Konzepte zur Therapie des CRPS Typ I (früher: sympathische Algodystrophie, M. Sudeck).

! **Frühestmöglicher Behandlungsbeginn mit Sympathikusblockaden (z. B. intervenöse regionale Sympathikusblockade, Plexusanästhesie oder Ganglion-stellatum-Blockade für die obere Extremität, Epiduralblockade oder lumbale Grenzstrangblockade an der unteren Extremität). Die Blockade kann mit Lokalanästhetika, Opioiden (ganglionäre lokale Opioidanalgesie – GLOA) oder als i. v.-Guanethidinblockade nach Hannington-Kiff durchgeführt werden. Zusätzlich intensive krankengymnastische Übungsbehandlung und physikalische Therapie. Symptomatisch können trizyklische Antidepressiva und Opioide gegeben werden. Eine Steroidtherapie (Stoßtherapie) ist sinnvoll.**

Nicht belegt ist die Wirksamkeit einer Therapie mit Calcitonin.

Frage 1037

? Beschreiben Sie die Klinik des CRPS Typ I (sympathische Algodystrophie, M. Sudeck)!

! Nach Trauma (unabhängig von Art, Ausmaß und Lokalisation) einer Extremität kommt es zu sympathischen, sensiblen und motorischen Störungen meist distal generalisiert in der Extremität.

Klinisch können 3 Phasen unterschieden werden (Scores wie der Kieler-CRPS-Score erfassen den klinischen Verlauf präziser):

- ***1. Phase*** *(sympathische Unterfunktion) mit erhöhter Durchblutung und Überwärmung der Haut, lokalem Ödem, Rötung, eingeschränkter Beweglichkeit und schnellem Haut- und Nagelwachstum.*
- ***2. Phase*** *(Dystrophie) mit reduzierter Hauttemperatur, blasser, zyanotischer Haut, brüchigen Nägeln, vermindertem Haarwuchs, Schmerzverschlimmerung durch Kälte, Ödem, übertriebener Schonung und Verhaltensänderung.*
- ***3. Phase*** *(irreversible Atrophie) mit kutaner und subkutaner Atrophie, Muskelschwund und Osteoporose.*

Frage 1038

? Beschreiben Sie die Ursachen und die Symptomatik des Ischämieschmerzes!

! Ischämieschmerz wird bei arterieller Verschlusskrankheit und anderen Gefäßerkrankungen (Thrombangiitis obliterans, Vaskulitis) beobachtet. Neben mediatorvermitteltem nozizeptivem Schmerz liegt häufig eine ischämische Neuropathie mit typischer Symptomatik vor.

Typische Symptome sind belastungsabhängiger Schmerz (Claudicatio intermittens), später Ruheschmerz von krampfartigem, ziehendem und auch brennendem Charakter.

Frage 1039

? Welche Therapieoptionen haben Sie beim Ischämieschmerz an der unteren Extremität!

! Zur Akutintervention sind die lumbale Katheterepiduralanalgesie und periphere Nervenblockaden geeignet, besonders bei gleichzeitig bestehendem Nozizeptorschmerz. Die Methode der 1. Wahl bei chronischem Ischämieschmerz ist die lumbale Grenzstrangblockade bzw. bei gutem Ergebnis die Grenzstrangneurolyse.

Medikamentös werden trizyklische Antidepressiva, Antiepileptika und retardierte stark wirksame Opioide (z. B. Morphin, Oxycodon, Tilidin) eingesetzt.

Frage 1040

? Wie therapieren Sie den Ischämieschmerz an der oberen Extremität?

! Zur Akutintervention können die Katheter-Plexus-brachialis-Blockade (axillär oder vertikal infraklavikulär), die Ganglion-stellatum-Blockade (auch als GLOA) und als Alternative die i. v.-Guanethidinblockade eingesetzt werden.

Ist das Langzeitergebnis einer Serie von Stellatumblockaden schlecht, bleibt neben der symptomatischen Therapie mit trizyklischen Antidepressiva und Opioiden die operativ-thorakoskopische thorakale Sympathektomie.

Frage 1041

? In welcher Technik führen Sie eine Stellatumblockade durch?

! Der klassische ventrale Zugang nach Leriche und Fontaine ist die etablierte Technik. Der Patient wird mit einem Kissen unter den Schulterblättern in Rückenlage mit rekliniertem Kopf gelagert. Der Schnittpunkt einer horizontalen Linie vom Unterrand des Krikoids nach lateral mit dem M. sternocleidomastoideus wird markiert. Nach Anlage einer Hautquaddel werden mit der freien Hand der M. sternocleidomastoideus sowie A. carotis und V. jugularis nach lateral gezogen und mit einer 6 cm langen G22-Kanüle senkrecht auf den Querfortsatz des 6. HWK zugestochen. Nach Knochenkontakt wird die Nadel etwa 2 mm zurückgezogen und nach Aspiration in 2 Ebenen 1 ml Lokalanästhetikum injiziert. Nach etwa 20 s Injektion des restlichen Volumens. Die Anwendung der Immobile-Needle-Technik mit Verwendung einer Verbindungsleitung zur Spritze und Injektion durch eine Hilfsperson ist sinnvoll. Verwendet werden zur therapeutischen Blockade 8 ml Bupivacain 0,25 % oder Ropivacain 0,2 %.

Bei identischer Technik werden zur ganglionären lokalen Opioidanalgesie (GLOA) 8 ml NaCl 0,9 %+ 30 µg Buprenorphin verwendet.

Frage 1042

? Welche sympathischen Ganglien müssen für die Sympathikolyse der unteren Extremität blockiert werden?

! Die Ganglien in Höhe von L 2, 3 und 4 versorgen die untere Extremität.

Frage 1043

? Hat die Injektion eines großen Volumens (20 ml) an einer Stelle (L 3) Vorteile gegenüber der Technik mit 3 Einzelinjektionen (L 2, 3 u. 4) bei der lumbalen Grenzstrangblockade?

! Für die diagnostische Blockade: Ja! Der Vorteil besteht in der Vermeidung mehrerer Punktionen; die Ergebnisse sind der Mehrfachinjektionstechnik etwa gleichwertig.

i Bei der Grenzstrangneurolyse ist die Punktion bei L 2, 3 und 4 unter Verringerung des Einzelinjektionsvolumens in Bezug auf einen potenziell möglichen Abfluss des Neurolytikums zum Paravertebralraum (Spinalnerven!) sicherer.

Frage 1044

? Beschreiben Sie die Technik der Grenzstrangblockade!

! In Seitenlagerung oder Bauchlage werden Oberkörper und Beinen abgesenkt und die Dornfortsätze von L 2, 3 und 4 identifiziert. Der Einstich für die Blockade bei L 2 erfolgt nach Anlage einer Hautquaddel mit einer 12-cm-G22-Kanüle etwa 8 – 10 cm lateral von L 3. Unter Durchleuchtungskontrolle wird die Nadel in Richtung auf den Wirbelkörper vorgeschoben. Bei Kontakt mit dem Querfortsatz wird die Nadel kranial von diesem vorbeigeführt. Nach Knochenkontakt mit dem Wirbelkörper wird die Nadel etwas zurückgezogen und am Wirbelkörper entlang bis zur Höhe der Vorderkante vorgeschoben. Nach Injektion von 1 ml wasserlöslichem Kontrastmittel (KM) stellt sich ein begrenztes KM-Depot dar, das sich nach kranial und kaudal ausbreitet. Eine „Fiederung" der KM-Darstellung spricht für eine Injektion in den M. psoas.

i Danach wird in entsprechender Technik bei L 3 und L 4 vorgegangen. Nach Aspiration werden pro Segment 5 ml Lokalanästhetikum (z. B. Bupivacain 0,25 %) injiziert.

Frage 1045

? Welches Neurolytikum verwenden Sie?

! In Deutschland ist 96 %iges Ethanol in Ampullen problemlos erhältlich und für die Neurolyse geeignet.

i Eine Alternative ist 6 – 10 %iges Phenol, das allerdings nicht in industriell gefertigten Darreichungsformen erhältlich ist.

Frage 1046

? Beschreiben Sie die Symptomatik des primären Fibromyalgiesyndroms (PFS)!

! Mit einer Prävalenz von 1 – 2 % häufige, ätiologisch unklare, weichteilrheumatische Erkrankung, Erkrankungsbeginn im 25.– 50. Lebensjahr. Leitsymptom: diffuse Muskelschmerzen in mehreren Körperregionen, Schmerzhaftigkeit bei Druck („Tender Points"). Der Schmerz ist stechend oder ziehend und belastungsabhängig. Typisch ist eine ausgeprägte Schmerzempfindlichkeit an anatomisch definierten „Tender Points"; die Schmerzen sind in Nacken- und Schulterbereich, Rücken, Händen und Knien lokalisiert.

i Häufig sind zusätzliche funktionelle Störungen (z. B. Colon irritabile). Schmerzverstärkung durch Stress, Wetteränderung, körperliche Aktivität.

Frage 1047

? Wie therapieren Sie das PFS?

! Mehrdimensionaler Ansatz: Antidepressiva und Myotonolytika (Tolperison, Flupirtin) gelten als einzige etablierte Pharmakotherapie. Physikalische Therapie, krankengymnastische Übungsbehandlung, Psychotherapie.

i Keine Analgetikadauertherapie (Opioide, Non-Opioide).

Frage 1048

? Wie behandeln Sie eine neu aufgetretene Trigeminusneuralgie?

! Ausschluss symptomatischer Fälle (Tumoren, Encephalitis disseminata, Gefäßanomalien, knöcherne Veränderungen). Schnelle Aufsättigung mit Carbamazepin (bis 3-mal 400 mg/24 h).

i Versuch mit Morphin i. v. (5 – 10 mg, Wiederholung bis zur Wirkung), bei Opioidresistenz bis zur Aufsättigung mit Carbamazepin: GLOA am Ggl. cervicale superius.

Frage 1049

? Beschreiben Sie die Klinik der idiopathischen Trigeminusneuralgie!

! Streng einseitige paroxysmale Schmerzattacken im Gesicht und Stirnbereich von wenigen Sekunden bis 2 min Dauer.
Kein neurologisches Defizit, Anfälle bei jedem Patienten mit immer gleichem Muster und 4 der folgenden 5 Schmerzcharakteristika:
- **Ausbreitung entsprechend einem oder mehreren Ästen des N. trigeminus**
- **plötzlicher, heftiger, scharfer, oberflächlicher, stechender oder brennender Schmerz**
- **sehr starke Intensität**
- **Auslösung über Triggerfaktoren (Essen, Trinken, Waschen)**
- **zwischen den Attacken Schmerzfreiheit**

Frage 1050

? Welche Therapieoptionen gibt es bei nicht ausreichender Symptomkontrolle durch Carbamazepin für Patienten mit Trigeminusneuralgie?

! Medikamentöse Alternativen zum Carbamazepin sind heute Gabapentin oder Pregabalin. Phenytoin (bis 300 mg/24 h) und Clonazepam (bis 8 mg/24 h) sind nebenwirkungsreiche weitere Alternativen. Zu den genannten Antiepileptika kann Baclofen (bis 60 – 80 mg/24 h) kombiniert werden.

In Abhängigkeit vom Allgemeinzustand des Patienten kommen neurochirurgische Verfahren in Frage: OP nach Janetta oder perkutane neurodestruierende Verfahren. Alkoholneurolysen oder periphere Nervenexhairesen sind obsolet. Bei allen neurochirurgischen Verfahren (am wenigsten wohl bei der Operation nach Janetta) besteht die Gefahr der Ausbildung einer quälenden Anaesthesia dolorosa (Deafferenzierungsschmerz, Dauerschmerz) im Gesicht.

Frage 1051

? Eine 25-jährige Patientin klagt über erstmalig aufgetretene starke Kopfschmerzen. Sie beschreibt einen von der Stirn nach okzipital ziehenden, rechtsseitigen Dauerschmerz. Die Symptomatik begann vor 5 h mit Unwohlsein, Übelkeit, „Flimmern" im rechten Auge, gefolgt vom Kopfschmerz. Welche Diagnose stellen Sie?

! **Die Symptomatik ist typisch für eine Migräne mit Aurasymptomatik.**

Unter Aura versteht man neurologische Ausfälle (homonyme Gesichtsfeldausfälle, Paresen, Sprachstörungen, Flimmerskotome), die dem Kopfschmerz vorausgehen.

Frage 1052

? Welche Diagnostik leiten Sie ein?

! **Bei typischer Klinik ist im Allgemeinen keine weitere Diagnostik erforderlich. Tritt die Symptomatik erstmals auf oder liegt eine prolongierte oder stark ausgeprägte Aurasymptomatik (neurologisch komplizierte Migräne) vor, sollte zum Ausschluss seltener symptomatischer Formen einmalig eine bildgebende Diagnostik (kraniales CT) durchgeführt werden.**

Im weiteren Verlauf ist bei bekannter Migräne nur dann eine weitere Diagnostik erforderlich, wenn die Symptomatik stark verändert ist.

Frage 1053

? Welche Substanzen sind bei primären Kopfschmerzsyndromen wie Migräne oder Spannungstypkopfschmerz grundsätzlich nicht indiziert?

! **Opioide!**

Opioide sind unwirksam und ein Therapieversuch ist unbedingt zu vermeiden.

Frage 1054

? Wie behandeln Sie die Patientin?

! **Initial:**

- **Antiemetika: Metoclopramid (10 mg p. o./i. v.) oder Domperidon (20 mg p. o.)**
- **Analgetika: Acetylsalicylsäure (1000 mg p. o.), Paracetamol (1 g p. o./rektal), Ibuprofen (300 mg p. o.).**

Bei Therapieresistenz oder mittelschwerer bis schwerer Symptomatik:

- **Serotonin-Agonisten (5-HT 1 B/D-Agonisten, „Triptane") wie Sumatriptan, Rizatriptan, Naratriptan.**
- **Ergotamin gilt als obsolet, Reservemittel: Acetylsalicylsäure i. v. (1000 mg), Metamizol i. v. (500 – 1000 mg).**

Frage 1055

? Ein 60-jähriger Mann kommt mit starkem Kopfschmerz zur Aufnahme. Er läuft unruhig im Zimmer herum, klagt über einen einseitigen, unerträglichen, links orbital lokalisierten Kopfschmerz von brennendem bohrendem Charakter („wie wenn eine glühende Nadel durch das Auge gestochen würde"). Das linke Auge ist gerötet, der Patient gibt an, dass der Schmerz „aus heiterem Himmel" begonnen hätte. Wie lautet die wahrscheinlichste Diagnose?

! **Die Beschreibung ist typisch für einen akuten Cluster-Kopfschmerz, der streng einseitig ohne Prodromi auftritt. Das Krankheitsbild gehört zur Gruppe der trigeminoautonomen Kopfschmerzsyndrome.**

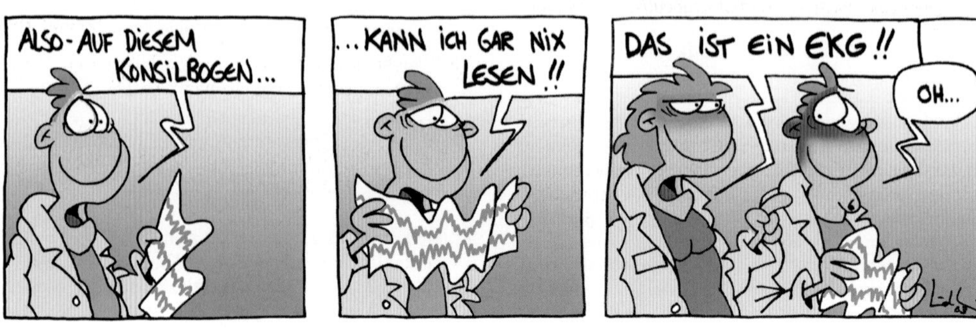
ALSO - AUF DIESEM KONSILBOGEN...
...KANN ICH GAR NIX LESEN !!
DAS IST EIN EKG !!
OH...

Differenzialdiagnostisch muss an ein Glaukom oder intrakranielle Prozesse (bei Erstmanifestation kraniales CT) gedacht werden.

Frage 1056

? Wie behandeln Sie diesen Patienten?

! **Keine Opioide und Non-Opioide! Die O_2-Inhalation (8 l/min über Gesichtsmaske) für 15 min ist die Therapie der 1. Wahl.**

Weitere Möglichkeiten sind Serotonin-Agonisten (5-HT1 B/D-Agonisten) und die intranasale Instillation von Lidocain (1 ml Lidocain 4 % bei Reklination und Rotation zur betroffenen Seite). Beim chronischen Verlauf sind Verapamil, Lithium oder Steroide einsetzbar.

Frage 1057

? Ein 56-jähriger Patient wird Ihnen konsiliarisch vorgestellt. Seit einer Bandscheibenoperation vor 10 Jahren besteht chronischer Rückenschmerz. Jetzt stationäre Aufnahme wegen eines Ulcus ventriculi mit akuter oberer gastrointestinaler Blutung. Der Patient hat über 2 Jahre 150 – 200 mg Diclofenac eingenommen. Er klagt über verstärkten Rückenschmerz. Wie gehen Sie vor?

! **Sie erheben eine exakte Schmerzanamnese einschließlich aller bisherigen Therapieversuche. Bei dem langen Verlauf ist eine Chronifizierung sehr wahrscheinlich, sodass nach Beherrschung der Akutsituation ein langfristiges Therapiekonzept angestrebt werden muss. Die bisherige Therapie mit NSAR kann verständlicherweise nicht mehr weitergeführt werden. Diagnostisch sollte – falls seit der Operation nicht erfolgt – eine bildgebende Diagnostik (CT) durchgeführt werden. Zur Akutintervention kann eine lumbale Katheterepiduralanästhesie eingesetzt werden. Parallel sollte unter stationären Bedingungen das Ansprechen auf verschiedene medikamentöse Therapien geprüft werden: i. v.-Opioidtest, Gabe von trizyklischen Antidepressiva oder Antiepileptika.**

Gleichzeitig unter Analgesie intensive physiotherapeutische Behandlung. Exploration psychischer Störungen und Angebot einer weiteren psychotherapeutischen Behandlung.

Frage 1058

? Patienten mit Schmerzsyndromen bei primär chronischer Polyarthritis erhalten neben der Basistherapie häufig NSAR zur Schmerztherapie. Welche weiteren medikamentösen Therapieoptionen haben Sie bei diesen Patienten?

! **Einsatz retardierter schwacher (Tramadol), mittelstarker (Tilidin/Naloxon) oder starker (Morphin, Oxycodon etc.) Opioide, zusätzliche Gabe von niedrig dosierten trizyklischen Antidepressiva (z. B. Amitryptilin). Einsatz von Coxiben anstelle der klassischen NSAR, zusätzliche Gabe von Metamizol und Paracetamol.**

Weitere Alternativen sind myotonolytische Analgetika (Flupirtin).

Frage 1059

? Welche Patienten profitieren am meisten von einer transdermalen Opioidtherapie?

! **In erster Linie Patienten, bei denen eine orale Therapie nicht mehr möglich ist.**

Eine transdermale Therapie ist bei Patienten mit stabilem Schmerzniveau am effektivsten; stark fluktuierende Schmerzintensität erfordert eine häufige Gabe der Durchbruchsmedikation.

Frage 1060

? Beschreiben Sie die Technik der Blockade am Ggl. cervicale superius!

! **Zugang von enoral; nach Oberflächenanästhesie der Schleimhaut am oberen Rand der Tonsillenloge: etwa 5 mm kranial des oberen Rands der Tonsillenloge Eingehen mit einer G22-Kanüle mit Abstandshalter unter ständiger Aspiration bis ca. 10 mm Tiefe.**

Dort Injektion von 1 ml NaCl 0,9 %+ 30 µg Buprenorphin nach negativer Aspiration.

Frage 1061

? Warum dürfen bei der Blockade am Ggl. cervicale superius keine Lokalanästhetika verwendet werden?

! **Wegen der unmittelbaren Nähe hirnversorgender Arterien; bei akzidenteller Injektion sofortige toxische LA-Wirkung!**

Frage 1062

? Welche Medikamentengruppe betrachten Sie als Migräneprophylaktikum der 1. Wahl?

! **Betablocker wie Propranolol oder Metoprolol in retardierter Zubereitung und niedriger Dosis sind die 1. Wahl zur Prophylaxe.**

Frage 1063

? Welche Besonderheiten müssen Sie beim Einsatz der Betablocker beachten?

! **Einschleichende Dosierung (Propranolol bis 160 mg/24 h, Metoprolol bis 200 mg/24 h) wegen Nebenwirkungen (Hypotonie, Müdigkeit, Bradykardie). Wirkungseintritt nach 2 Wochen, stabile Wirkung nach 6 Wochen!**

i *Ein Auslassversuch nach 6 Monaten wird empfohlen.*

Frage 1064

? Welche Alternativen zur medikamentösen Migräneprophylaxe kennen Sie?

! **Trizyklische Antidepressiva, NSAR und Antiepileptika wie Valproinsäure oder Topiramat gelten als wirksam.**

i *Kalziumantagonisten (Flunarizin, Cyclandelat) und Serotoninantagonisten (Lisurid, Pizotifen) sind wegen fehlendem Wirksamkeitsnachweis oder schwerer Nebenwirkungen weitgehend verlassen.*

Frage 1065

? Welche Therapieoption haben Sie neben der Attackenbehandlung bei Patientinnen mit menstrueller Migräne?

! **Eine perimenstruelle Kurzzeitprophylaxe mit klassischen NSAR (Ibuprofen, Naproxen) oder auch Coxiben (Celecoxib).**

i *Beginn 2 Tage vor der Menstruation, Fortsetzung für 5 Tage.*

Frage 1066

? Nennen Sie eine wichtige Differenzialdiagnose zur Migräne bei häufig auftretenden Anfällen!

! **Die chronisch paroxysmale Hemikranie gehört zur Gruppe der indometacin-sensitiven Kopfschmerzen, befällt junge Frauen und ist gekennzeichnet durch hohe Anfallsfrequenz (bis zu 100 kurze Attacken)**

i *Promptes Ansprechen auf Indomethacingabe unterstützt die Diagnose. Der Übergang in einen Dauerkopfschmerz (Hemicrania continua) ist möglich.*

Weiterführende Literatur

Albin MS, ed. Textbook of neuroanesthesia. New York: McGraw-Hill; 1997.

Barash PG, Cullen BF, Stoelting RK, Calahan M, Stock MC. Handbook of clinical anesthesia. 6th ed. Philadelphia: Lippincott Williams & Wilkins; 2009.

Benumof JL. Anesthesia in uncommon diseases. 4th ed. Philadelphia: Saunders; 1998.

Beck H, Martin E, Motsch J, Schulte am Esch J, Hrsg. Schmerztherapie. AINS Bd. 4, 1. Aufl. Stuttgart: Thieme; 2001.

Diener HC, Maier C. Die Schmerztherapie. 3. Aufl. München: Elsevier; 2008

Duke JD. Anaesthesia secrets. 3rd ed. Philadelphia: Mosby Elsevier; 2006.

Jahn UR, Van Aken HK, Hrsg. Zusatzweiterbildung Intensivmedizin. 1. Aufl. Stuttgart, Thieme; 2006.

Kochs E, Krier C, Buzello W, Adams HA. Anästhesiologie. AINS Band 1. Stuttgart: Thieme; 2001.

Kretz FJ, Beushausen T, Ure BM, Roth B, Hrsg. Kinder Notfall-Intensiv: Lebensrettendes Know-how. 3. Aufl. München: Elsevier; 2009.

Kretschmer V, Gombotz H, Rump G. Transfusionsmedizin – Klinische Hämotherapie. 1. Aufl. Stuttgart: Thieme 2008.

Larsen R. Anästhesie. 8. Aufl. München: Elsevier; 2006.

List WF, Osswald PM, Hornke IH. Komplikationen und Gefahren in der Anästhesie. 4. Aufl. Berlin: Springer; 2002.

Marino PL. Das ICU-Buch: Praktische Intensivmedizin. 4. Aufl. München: Elsevier; 2008.

Meier G, Büttner J. Atlas der peripheren Regionalanästhesie. 1. Aufl. Stuttgart: Thieme; 2004.

Miller RD. Anesthesia. 6th ed. London: Churchill Livingstone; 2004.

Mutschler E, Geisslinger G, Kroemer HK, Ruth P, Schäfer-Korting M. Mutschler Arzneimittelwirkungen kompakt. 1. Aufl. Stuttgart: Wissenschaftliche Verlagsgesellschaft; 2005.

Niesel HC, Van Aken HK. Lokalanästhesie, Regionalanästhesie, Regionale Schmerztherapie. 2. Aufl. Stuttgart: Thieme; 2006.

Roewer N, Thiel H. Taschenatlas der Anästhesie. 3. Aufl. Stuttgart: Thieme; 2008.

Stille W, Brodt HR, Groll A, Just-Nübling G. Antibiotika-Therapie: Klinik und Praxis der antiinfektiösen Therapie. 11. Aufl. Stuttgart, New York: Schattauer; 2005.

Stoelting R, Dierdorf S. Anesthesia and Co-existing Disease. 4th ed. London: Churchill Livingstone; 2002.

Thiel H, Roewer N. Anästhesiologische Pharmakotherapie. 1. Aufl. Stuttgart: Thieme; 2004.

Victor M, Ropper AH. Adam´s and Victor´s principles of neurology. 9th ed. New York: McGraw-Hill; 2001.

Zenz M, Jurna I. Lehrbuch der Schmerztherapie. 2. Aufl. Stuttgart: Wissenschaftliche Verlagsgesellschaft; 2001.